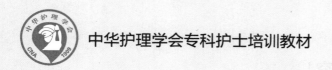

中华护理学会专科护士培训教材

U0304102

心血管专科护理

总主编　吴欣娟

主　编　李庆印　童素梅

副主编　秦彦荣　胡晓鸿　姜　琳

人民卫生出版社

·北京·

版权所有，侵权必究！

图书在版编目（CIP）数据

心血管专科护理 / 李庆印，童素梅主编 . —北京：
人民卫生出版社，2022.3（2025.1 重印）
中华护理学会专科护士培训教材
ISBN 978-7-117-32565-3

Ⅰ. ①心… Ⅱ. ①李… ②童… Ⅲ. ①心脏血管疾病
–护理–技术培训–教材 Ⅳ. ①R473.5

中国版本图书馆 CIP 数据核字（2021）第 270348 号

| 人卫智网 | www.ipmph.com | 医学教育、学术、考试、健康，购书智慧智能综合服务平台 |
| 人卫官网 | www.pmph.com | 人卫官方资讯发布平台 |

中华护理学会专科护士培训教材
——心血管专科护理
Zhonghuahulixuehui Zhuanke Hushi Peixun Jiaocai
——Xinxueguan Zhuanke Huli

主　　编：李庆印　童素梅
出版发行：人民卫生出版社（中继线 010-59780011）
地　　址：北京市朝阳区潘家园南里 19 号
邮　　编：100021
E - mail：pmph @ pmph.com
购书热线：010-59787592　010-59787584　010-65264830
印　　刷：河北新华第一印刷有限责任公司
经　　销：新华书店
开　　本：787×1092　1/16　印张：30
字　　数：730 千字
版　　次：2022 年 3 月第 1 版
印　　次：2025 年 1 月第 4 次印刷
标准书号：ISBN 978-7-117-32565-3
定　　价：89.00 元
打击盗版举报电话：**010-59787491**　E-mail：WQ @ pmph.com
质量问题联系电话：**010-59787234**　E-mail：zhiliang @ pmph.com

编 者

（按姓氏笔画排序）

于杨洋（北京医院）

马　萍（首都医科大学附属北京安贞医院）

王　润（北京大学第三医院）

王　静（北京大学人民医院）

王　毅（北京大学人民医院）

王守凤（首都医科大学附属北京安贞医院）

王艳蓉（首都儿科研究所附属儿童医院）

王雅亭（北京大学第三医院）

韦妍妍（中国人民解放军总医院）

邓永鸿（华中科技大学同济医学院附属协和医院）

邓海波（中国医学科学院北京协和医院）

田　淬（中国人民解放军总医院）

付佳丽（北京大学人民医院）

付佳青（首都医科大学附属北京安贞医院）

吕玉颖（首都医科大学附属北京朝阳医院）

朱艳楠（北京大学第三医院）

刘　洋（北京大学第三医院）

刘　莉（首都医科大学附属北京朝阳医院）

闫　琳（中国医学科学院阜外医院）

许　斌（首都医科大学附属北京安贞医院）

严　蕊（北京医院）

杜桂芳（首都医科大学附属北京安贞医院）

李　霞（首都医科大学附属北京潞河医院）

李庆印（中国医学科学院阜外医院）

李美华（中国人民解放军总医院）

李海燕（中国人民解放军总医院）

李葆华（北京大学第三医院）

李熙瑶（北京大学人民医院）

李燕君（华中科技大学同济医学院附属协和医院）

杨　蕊（首都医科大学附属北京潞河医院）
杨丽娜（中国人民解放军总医院）
谷红俊（中国人民解放军总医院）
宋超群（中国人民解放军总医院）
张　卨（北京大学第三医院）
张海泳（首都医科大学附属北京朝阳医院）
张喜维（首都医科大学附属北京安贞医院）
范春蕾（北京大学人民医院）
金克非（首都医科大学附属北京安贞医院）
郑一梅（北京大学第一医院）
郑方芳（北京大学人民医院）
赵　晶（首都医科大学附属北京安贞医院）
赵立新（首都医科大学附属北京友谊医院）
胡晓鸿（首都医科大学附属北京安贞医院）
段　静（中国人民解放军总医院）
段俊滔（北京大学第三医院）
侯　琳（首都医科大学附属北京安贞医院）
侯淑肖（北京大学护理学院）
姜　琳（北京大学人民医院）
秦玲玲（首都医科大学附属北京朝阳医院）
秦彦荣（首都医科大学附属北京安贞医院）
崔玉贤（北京大学人民医院）
崔玲玲（北京医院）
童素梅（北京大学第三医院）
曾　珠（华中科技大学同济医学院附属协和医院）
翟海昕（中国医学科学院北京协和医院）
魏　丹（首都儿科研究所附属儿童医院）

序 言

　　健康是促进人类全面发展的必然要求,是社会经济发展的基础条件。2016年中共中央、国务院印发了《"健康中国2030"规划纲要》,要把健康融入所有政策,全方位、全周期保障人民健康,大幅提高健康水平。近年来,我国健康领域成就显著,人民健康水平不断提高,在"共建共享、全民健康"的背景下,护理学科发展面临着前所未有的机遇与挑战。

　　护理工作是医疗卫生事业的重要组成部分。护士作为呵护人民群众全生命周期健康的主力军,在协助诊疗、救治生命、减轻痛苦、促进康复等方面都发挥着不可替代的作用。《全国护理事业发展规划(2016—2020年)》中明确指出,要加强护士队伍建设,建立护士培训机制,发展专科护士队伍,提高专科护理水平,提升专业素质能力。随着医药卫生体制改革的不断深化和人民群众对健康服务需求的日益提高,护理专科化已成为临床护理实践发展的必然方向,专科护士在适应医学发展、满足人民健康需求等方面起到举足轻重的作用。

　　中华护理学会在国家卫生健康委员会的领导下,致力于推进中国护理领域知识的传播与实践,加强和推动护理学科发展,为国家和人民群众培养各专科护理人才,提升护理人员专业水平和服务能力。专科护士培训教材体系建设,是专科护理人才同质化培养的重要保证。本套教材由我国护理专业领域多位知名专家共同编写,内容紧密结合护理专业发展的需要,涵盖了各专科护理领域的新理念、新知识、新技能,突出实用性、系统性和可操作性。教材编写过程中得到了各级领导和专家的高度重视和鼎力支持,在此表示诚挚的感谢!

　　功以才成,业由才广。我们衷心期望本套教材能为我国专科护士培养提供有力的指导,为切实加强护理人才队伍建设和提升专科护理质量作出积极的贡献。

中华护理学会理事长　吴欣娟

2020年3月

\ 前 言 》

　　《中国心血管健康与疾病报告 2019》指出,我国心血管病的患病率及病死率仍保持快速增长的趋势。心血管病给社会造成的疾病负担日益加重,中国心血管病的护理工作也进入到一个非常关键的时期。近年来,心血管病护理队伍不断发展壮大,在临床护理、护理管理、护理研究等诸多方面形成了心血管专业特有的护理体系。随着心血管重症、心脏康复护理、心血管治疗新技术等领域的发展,倡导心血管全生命周期的护理及健康管理,对心血管专科护理人员的培养提出了专业化、技术化和精细化的更高要求。在我国,虽然有个别地区曾进行过心血管专科护士培训的尝试,但心血管专科护士培训尚没有统一的考核和评价标准,心血管专科护士培训工作尚在探索中,规范化的心血管专科护士培训建设迫在眉睫。

　　2018 年 4 月,中华护理学会第 27 届理事会分支机构成立大会上设立了心血管专业委员会,以促进心血管病护理的专科发展。2019 年,在心血管专业委员会的积极组织下,举办了全国范围的第一期心血管专科护士培训工作,培训包括系统的理论授课、规范的临床技能实践、心血管病二级预防工作坊及个案管理临床实践。为了与国际接轨,提升心血管病护理人员指导患者疾病预防和康复的能力,促进心血管病护理人员在疾病预防领域发挥更大的作用,第一期培训班特邀美国心脏协会（American Heart Association, AHA）的专家团队针对心血管病二级预防开展了专题培训。培训内容由美国斯坦福大学的教授设计并亲自授课,引起参与培训护士的热烈反响,参与培训护士的专科水平得到大幅度提升。为了让心血管专科护士培训更加规范化、标准化,促进全国心血管专科护士培训质量的同质化,中华护理学会心血管专业委员会组织撰写了本书。

　　本书的编写汇集了国内众多心血管领域的专家,经过了数十次的修改和审阅,本书的编写过程不仅是专家编写团队将自己多年的理论、临床经验进行提炼和分享的过程,也是促进心血管专科护理发展的一次重要合作。中华护理学会心血管专业委员会的委员们在编写团队的组织、体系的构建和书稿的审核过程中倾注了大量心血。

　　本书内容共九章,分别介绍了心血管专科护理、心血管病基础理论、心血管病患者的护理、心血管病急危重症的救治及护理配合、专科操作技术及护理、院内感染预防与控制、护理安全评估及管理、心血管病二级预防和护理教学与科研。本书囊括了心血管护理领域各方面的知识,借鉴引用了国内外最新的指南、专家共识和行业标准,内容与时俱进,符合现阶段我国心血管病护理发展与创新的思路。

　　全书图文并茂,便于学习和掌握;介绍了最新指南与共识,有利于心血管专科护士拓展新思路,将先进理念转化为临床实践,对现阶段心血管专科护士培训工作很有价值。尽管各位编者在本书的编写过程中付出了很多,但由于编者水平有限,难免会有疏漏之处,我们真诚地希望使用本教材的广大同仁及时给予批评指正,使我们能够不断改进和提高!

中华护理学会心血管专业委员会

2021 年 8 月

\目 录 》

第一章　心血管专科护理

第一节　心血管专科护理概述

学习目标

完成本内容学习后,学生将能:
描述心血管专科护理的发展史。

一、心血管病的现状

心血管病(cardiovascular disease, CVD)是全球也是我国的第一位死因。全球每年约有1 750万人死于心血管病,占全球所有死亡人数的1/3,远高于肿瘤及其他疾病,我国心血管病死亡占居民疾病死亡构成的40%以上。随着社会经济的发展、国民生活水平的提高,尤其是人口老龄化及城镇化进程的加速,心血管病的危险因素普遍暴露,高血压、血脂异常、糖尿病的患病率持续增长,造成我国心血管病的患者数持续增加,并呈现出了在低龄化、低收入群体中快速增长的趋势和个体聚集的现象。据《中国心血管病报告》历年年报的数据记载,从2005年首次报告中国心血管病的流行趋势以来,中国心血管患病率及死亡率持续上升,并且目前仍处于上升阶段。同时,心血管病的住院费用也急剧攀升,年均增速已超过了国内生产总值的增速。由此看来,心血管病无论对国家整体,还是对患者个体来讲,其所造成的负担日渐加重,已成为重大的公共卫生问题,引起全社会的广泛关注。

随着科技和计算机技术等外部支持系统的进步,以及材料学和分子生物学等相关学科研究的进展,新的手术器械不断被创造并投入临床应用,心血管病治疗的新理念、新策略、新技术也应运而生,从而极大地推进了心血管病的治疗水平。近些年,在冠心病、心律失常、心力衰竭及高血压等亚专科领域,均陆续出现了新的检查与治疗方法,如血管内超声的应用、高危复杂血管病变的介入治疗、复杂心律失常的射频消融治疗、心力衰竭的心脏再同步化治疗和超滤治疗、植入式心脏复律除颤器的临床应用、高血压患者的肾动脉射频消融治疗、危重患者的体外膜肺氧合技术(extracorporeal membrane oxygenation, ECMO)等。同时,心脏外科治疗技术也在飞速发展,冠状动脉旁路移植等手术实现了在非体外循环下进行,微创手术和胸骨旁小切口手术给患者带来的创伤越来越小,一站式杂交手术采手术治疗与介入治疗之长而避其短,机器人微创心脏外科手术给患者带来出血少、恢复快等诸多优点。这些技术的进展使心血管病的诊疗水平实现了巨大飞跃,更多的心血管病疑难危重患者得到了救治,心血管病患者带病生存的时间也愈来愈长。面对这些飞速发展的医疗技术,心血管专科护理也迎来了前所未有的挑战。心血管病专科医疗技术的发展必将对护理工作提出更新、更高、更严的要求。

心血管病治疗技术的发展给广大患者带来了福音,但是在我国,导致心血管病的危险因素尚未得到有效控制。面对众多的心血管病急性发病患者,我们现在重点关注的是挽救生命的抢救与治疗,对于发病前的预防和发病后的康复没有给予应有的重视,导致那些处在高危状态的人群不知道如何预防疾病,而已经发病的患者出院后又得不到进一步的专业指导,从而出现了病情继续进展、反复住院治疗的现实状况,使医疗费用不堪重负,也使国家社会经济发展面临巨大的挑战。党的十八届五中全会以及全国卫生与健康大会明确提出要推进健康中国建设,树立大卫生、大健康的观念,把以治病为中心转变为以人民健康为中心,关注生命全周期、健康全过程。在任何疾病的预防、治疗和康复过程中,日常的护理工作都起着重要的作用,护士可以加快专科化进程,提高护理质量,改善健康结局。因此,培养一支具有专业特色的护理队伍,与心血管医生共同承担起我国心血管病的预防、治疗与康复任务势在必行。

二、心血管专科护理的发展

世界范围内,专科护士最早出现在 20 世纪 50 年代的美国,经过七十多年的发展,已经形成了成熟的规模和制度,发展了多种类型的专科护士,包括初级专科护士、开业护士、临床专科护士等。自此以后,加拿大、澳大利亚、日本等国家相继开始出现了专科护士,这些专科护士也开始在不同的疾病领域扮演着多种多样的角色。目前,这些国家都已经建立了较为成熟的专科护士资格认证制度,许多专科护士专职从事专科工作,并有相应的待遇,对提高护理质量、加快护理专业发展、提升护理人员的社会地位等都起到了重要的作用。国际护士协会(International Council of Nurses,ICN)在 2010 年将专科护士定义为:在某个护理领域,具有丰富的知识、临床操作技能以及复杂问题的决策能力,能够直接向患者提供高质量护理服务的注册护士。

在我国,台湾地区的专科护士出现在 20 世纪 80 年代,专科护士在大部分的时间都是执行医疗辅助工作,如帮助医生开处方、给患者外科换药、收集患者临床病史等。虽然台湾地区的专科护士制度已经发展了三十多年,但是相关政策还是不完善。我国香港地区的专科护士最早出现在 20 世纪 90 年代,现在已经形成了相应的工作标准和核心能力框架,专业服务方向也逐渐明朗,主要涵盖伤口和造口、糖尿病、肾病、妇产科、ICU、精神科、儿科、肿瘤科以及临终关怀等领域。广东省在 2001 年开办了第一所造口治疗师学校。官方首次发文申明建立和发展专科护理出现在原卫生部 2005 年颁布的《中国护理事业发展规划纲要(2005—2010 年)》,该文件提出要有计划地大力培养临床专业化护理骨干。2007 年,原卫生部办公厅印发了《专科护理领域护士培训教材大纲》,为我国专科护士培训制定了大致原则,促使我国专科护士培训更加规范。这些年随着专科护理的发展,目前国内普遍认同的专科护士就是指在某一专业领域具有较高的理论知识和专业操作能力,能够提供专业护理服务的注册护士。

在全球医疗卫生保健事业快速发展的今天,人们对护理技术水平的要求不断提高,中国护理事业的发展和世界上其他国家护理事业的发展面临相同的挑战,走专科化的发展道路已成为国际化的大趋势。《全国护理事业发展规划(2016—2020年)》中提出,要加大专科护士培训力度,不断提高专科护理水平。该文件指出,优先选择一批临床急需、相对成熟的专科护理领域,发展专科护士,加大培训力度,建立专科护士管理制度,明确准入条件、培训要求、工作职责及服务范畴等,通过护士的专业化发展等一系列措施,切实提高护理服务能力和管理水平,最终实现为人民健康服务的目的。近些年来,心血管病的发病率及病死率随着人口老龄化及社会经济的发展呈上升趋势,在城市居民死亡原因中居第一位。因此,在我国,心血管病领域专科护士的开展已经迫在眉睫,不仅是国家政策的要求,还是医学技术进步的要求,更是护理专业发展的要求。

心血管专科护理概念的提出是在专科护士制度发展最完善的美国,2014年,美国召开的全球心血管专科护士领导力论坛在首次会议时提出,心血管专科护理要将工作重点放在致力于开展降低心血管病的危险因素和医疗费用等方面的研究,并重点培养心血管病方面的护理人才。其他专科护理起步较早的国家如澳大利亚,虽然已历经多年的发展,但仍没有形成统一的心血管专科护理培训课程。在欧洲,心血管专科护理是比较年轻的分支学科,心血管专科护士在心血管病预防中发挥了重要作用,包括专科护士协调的以家庭为单位的多学科心血管病预防、专科护士个案管理项目,有效减缓了心血管病的进展,降低了心血管事件的发生率。

国内对心血管专科护士发展的研究尚处于探索阶段。国家在2007年颁布的《专科护理领域护士培训大纲》中未对心血管专科护士的培养与培训作出明确规定。但是,全国各地已经陆陆续续地开始了对心血管专科护士培养的探索。2007年,原沈阳军区总医院获得首批心血管病临床护理示范基地资质,并于次年开始了心血管专科护士的培训,从而形成了一套心血管专科护士的培训体系。2012年,徐州市中心医院获得江苏省首批心血管专科护士培训基地资质。2013年,上海同济大学附属第十人民医院联合澳大利亚天主教大学开展联合培养心血管专科护士项目,培养了15名心血管专科护士,创造了专科护士培养的新模式。2014年,安徽省开始了心血管专科护士院内护理岗位资质认证工作。目前,国内大部分护理专家依据专科护士的定义将心血管专科护士定义为,具有心血管病领域的临床护理工作经验,并经过一段时间系统化的理论和实践培训,从而获得相应的资格证书,并且可以熟练运用专业理论和扎实的技术为患者提供专业服务和指导的注册护士。虽然大家都在积极的尝试培养心血管专科护士,但在培养过程中存在着诸多问题,如缺乏系统、规范的心血管专科护士的培训计划和制度,缺乏统一的认证机构等。因此,建立科学完善的心血管专科护士培养、认证体系是当务之急。

第二节　心血管专科护士
培养目标及必备素质

学习目标

完成本内容学习后,学生将能:
列出心血管专科护士的必备素质。

一、心血管专科护士培养目标

2010 年,世界卫生组织(world health organization,WHO)提出,在当前的形势下,公共卫生事业面临着巨大挑战,护士承担着越来越重要的角色,护理专业化水平的要求越来越高。随着我国医疗模式的转变和医疗卫生体制改革的不断深化,人们对自身健康水平与卫生保健的关注增多,对护士的专业化期待和要求也越来越高。我国医学在快速发展,护理工作的职责和范围也在不断扩展,培养专科化护理人才已经成为新时期护理发展的重要课题和前进方向,护理专科化也成为衡量学科发展水平的重要指标。原卫生部在 2011 年印发的《医药卫生中长期人才发展规划(2011—2020 年)》中提出,护理要专科化发展,并在相关临床护理领域大力培养专科护士是目前各级医疗机构的一个工作重点。

心血管专科护士的培养,旨在通过理论学习与临床实践,提高护士的专科理论知识水平、专科护理能力、科学研究能力、教育教学能力、沟通交流能力和专业成长能力,养成良好的心理素质、高尚的职业道德和慎独精神,优化职业特质和人文综合素质,成就一支专业化的心血管护理队伍,最终实现维护人民群众生命健康的目的。

在临床护理方面,专科护士作为高级护理实践者,拥有丰富的临床经验和专门的理论基础及技能,要通过早期发现心血管病的危险因素,制订合理化的干预方案,包括用药管理、标准化治疗管理和健康生活方式管理等,为患者和家属提供专业化的健康指导及咨询服务。专科护士应集直接护理者、决策者、设计者、协调者、指导者、研究者、监督者等多重角色于一身,通过前期系统的学习、培训和考核,使专科基础更扎实,思维更活跃,更善于从临床工作中发现普通护士所没有发现的问题,积极分析问题并解决问题。同时,心血管专科护士应对复杂的临床个案做全面跟进,制订专业化的护理计划和延续护理方案,追踪患者健康结局,做好心血管病患者的全程护理。

此外,心血管专科护士在工作中要善于思考,拥有创新精神,强化科研意识,发掘护理工作中的科学问题,充分利用自身的理论知识、丰富的临床经验以及快速发展的信息技术,有意识、有目标地开展护理科研工作,用护理研究的成果展示自身的科技形象。心血管专科护士作为护理单元的骨干,在保证自身护理服务质量的同时,还要为临床实习生和低年资护士提供教学及临床指导,并能够传授本专业领域的新知识和新进展。

《"健康中国 2030"规划纲要》指出,全社会要增强责任感、使命感,全力推进健康中国建设。心血管专科护士作为专业技术团队的重要成员,需要承担民众健康教育任务、推进全民健康生活方式、强化家庭和高危个体健康生活方式指导和干预、引导民众自律的健康行为、推行和发展健康文化。心血管专科护士不仅要引导心血管病患者改变不良的生活方式、降低危险因素,还要积极传播健康理念,有效利用各级各类公益活动、新媒体、广播电视健康栏目等加大心血管病预防知识的宣传力度,提高心血管病预防知识的普及度,进而达到促进健康行为、有效预防疾病的目的。

二、心血管专科护士必备素质

素质是指个体完成工作活动与任务所具备的基本条件,是人与生俱来的自然特点与后天获得的一系列稳定性的社会特点的有机结合,是人所特有的一种实力。素质是一个外延很广的概念。狭义的素质,是指人的解剖、生理特点,主要是感觉器官和神经系统方面的特点。广义的素质,是指人在正常的生理、心理基础上,通过后天的教育学习、实践锻炼而形成的品德、学识、思维方式、劳动态度、审美观念、气质、性格特征等方面的修养水平。素质往往与能力相提并论。能力是指人的体力、智力、价值观、知识、审美、分析、判断等综合素质外化的实际本领和创新实力。一个人的素质和能力是紧密相连的,素质是能力的基础,能力是素质的外在表现。随着护理专业的发展、护士队伍学历水平的提高以及全社会对护理工作的重视,作为健康管理团队中关键成员的护士,需要具有比过去更高水平、更全方面的素质。

作为专业技术团队的成员,心血管专科护士的素质在一般素质要求的基础上,结合了心血管专科护理的特性,它是指心血管专科护士应具备的职业素质,不仅体现于仪表、风度、行为等外在形象,还体现于道德品质、心血管专科护理业务能力等内在涵养。这些素质内容不仅涵盖良好的专科护理能力、扎实的专业理论知识,还涵盖从事心血管专科护理工作所必需的相关能力、个人特质、职业特质和人文综合素质。

（一）专科护理能力

心血管专科护理能力是指心血管专科护士将知识、技能转化为解决临床实际问题的能力。熟练掌握相关临床专业技能,为患者提供高水平的护理,对于挽救患者的生命、提高患者满意度、促进护理事业的发展均有积极的作用,一个护士如果没有这方面的能力就不能算是一名合格的专科护士。掌握专科护理知识、总结临床护理经验、练习精湛的操作技能、强调实践与理论有机结合、重视实际工作能力的培养是做好护理工作、满足患者需要的重要条件。心血管病的显著特点是病情危重复杂、合并症多、变化快,这就要求护士对患者作出及时、全面的评估,从指标的细微升降和患者的点滴改变中发现潜在的问题,当患者病情真正发生改变时,能够立即启动应急程序,采取正确的措施,做出有效及时的反应,展开有条不紊的抢救工作。因此,练就细致入微的观察力、培养分析判断能力、练习急救技术和操作技能是在患者病情急剧变化的情况下使患者化险为夷的重要保证。在心血管专科护士的素质要求中,拥有扎实熟练的专科护理能力是最重要的,包括观察评估能力、专科操作能力、应急处理和抢救能力、危重症监护能力。

（二）专业理论知识

全面的理论知识是培养专业技能的基础,是心血管专科护士应该拥有的最基本的能力,只有具备丰富的理论知识,才可能正确地指导实践。在经济和生活水平已经有了很大提高的今天,患者已经不单纯是遵循医生、护士的指导来治疗疾病,而是希望详细了解疾病的发展过程和与此相关的药物知识。此外,护士要对不同知识水平的心血管病患者进行健康教育,只有掌握扎实的专业理论知识,才能解答患者提出的各种问题,保障优质护理服务的开展、推进。理论知识包括八个方面:解剖学知识、生理学知识、药理学知识、心血管常见疾病的相关知识、心血管急危重症的相关知识、心血管诊疗技术及护理、影像学及实验室检查知识、病理生理学知识。其中,心血管常见疾病的相关知识和心血管急危重症的相关知识是最重要的。这不仅是因为患者病情复杂、变化快,需要护士掌握牢固的知识,预见性地对患者的病情作出准确的评估和处理,还因为心血管病患者常常患有各种慢性病和并发症,护士不仅要运用专业知识及时识别,并采取相关护理措施,也要对患者进行健康教育,加强其治疗的依从性和疾病自我管理能力,更好地改善预后,提高生命质量。

（三）相关工作能力

在全球医疗卫生保健事业快速发展的今天,心血管专科护士队伍的建设和发展要紧跟护理国际化发展潮流,护士不仅要提高专业知识、专业技能,还要努力提高沟通合作能力、科学研究能力、教育教学能力、专业成长能力等多方面的能力,才能更好地为我国心血管病患者服务。

1. 沟通合作能力　合理有效的沟通可以改善患者的就医体验,也是提高护理服务质量与患者满意度的重要保证。心血管专科护士不仅承担着临床护理的职责,还要扮演教育者、咨询者、研究者和管理者等诸多角色,良好的沟通能力是心血管专科护士扮演好各种角色的基础。护患沟通分为言语沟通和非言语沟通,言语沟通包括书面沟通和口头沟通。有效的言语沟通必须做到简明扼要、用词恰当、语速适中。非言语沟通是通过面部表情、手势等肢体语言达到传递信息的作用。导致护患冲突的原因在很大程度上是由沟通障碍引起的,临床上存在着的交流与沟通问题,既有护士的态度问题,也有交流与沟通能力缺乏的问题。此外,护理工作不是一个人的战斗,而是团体协作战,尤其是在当今面对复杂危重症患者急需多学科协作的时代,护士需要与医生、营养师、康复师等其他专业人员有效合作。因此,只有具备良好的沟通合作能力,心血管专科护士才能更好地做好各方人员联络的纽带,团结多方力量共同为患者服务。

2. 教育教学能力　心血管专科护士作为护理骨干,在工作中不仅要保证护理服务质量,扮演临床护理专家的角色,面对患者和家属对疾病知识的渴求,他们还要有能力和技巧为其提供健康宣教,要讲清楚疾病发生的原理及机制,预防、治疗和康复的要点,并向患者和家属提供心理安慰与支持。面对临床实习生或低年资护士,要提供教学及临床指导,传授本专业领域的新知识和新进展。

3. 科学研究能力　心血管专科在临床医学领域中是发展最快的学科之一,新业务、新技术不断涌现,心血管专科护理必须想方设法跟上这些业务与技术的进步。近些年,循证护理成为护理领域发展的新趋势,它使传统的经验护理模式向以科学研究成果为基础的新型护理模式转变,它要求护理人员展现更多的理性思考,寻求更多的科学证据支持,从事更多的循证研究或进行更多的循证实践活动,使所制订的护理计划更具有针对性、实用性,增加护理干预的有效性,以保证护理工作在严谨、详尽、科学的轨道上运转。开展科研能力也是专科护士与普通护士的重要区别之一,作为一名专科护士,要有一定的科学研究能力,面对飞速进步的医学,不仅可以从事更多的循证实践活动,也能把在实践中遇到的问题整理分析,组织成文,方便其他护理同行们共同交流学习。

4. **专业成长能力** 专业成长能力要求护士有主动学习的意愿,并能通过多途径去学习,注重自身的发展,不断提高自身的能力。医院的发展与高质量的医疗护理水平关键在人才,未来医院的核心竞争力是人才的竞争、知识的竞争,但归根结底是学习的竞争。护理学是不断发展的学科,先进的临床技术更是在快速发展,只有通过不断的主动学习,才能跟上学科的发展潮流。

（四）个人特质

个人特质指心血管专科护士应具备的个性特征,包括良好的心理素质、高尚的思想道德和慎独精神。

1. **良好的心理素质** 健康心理是健康行为的内在驱动力,护士良好的心理素质表现在以积极有效的心理活动、平稳正常的心理状态去适应、满足事业对自己的要求。乐于为解除患者疾苦做出奉献的护士,才会有热爱生命、尊重患者的美德,才会以强烈的求知欲去学习、钻研业务技术,探求护理规律,不断提高自己的应急应变能力和业务技术水平。心血管病病情变化快的特点已经使心血管专科护士所承受的压力成为一种职业性危险,高强度的压力使护士工作积极性降低,职业疲惫感加重,还会导致机体平衡失调,影响护理工作的满意度、护士队伍的稳定性以及护理工作的质量。因此,心血管专科护士要有良好的心理素质来积极应对压力,掌握缓解压力的技巧,保持乐观的生活态度,才能够保证工作质量。

2. **高尚的思想道德** 只有具备高尚思想道德、强烈责任感的护士才会在工作中兢兢业业,认真负责,积极履行自己的义务。现代护士的理想职业道德应有自尊、自重、自强不息的奋斗精神,为追求护理学科的进步而勤奋学习,刻苦钻研业务,应该对保障人类健康有高度的社会责任感和爱护生命的纯朴情怀,应该自知、自爱、正视自己在能力、品质、行为方面的弱点,力求不断自我完善,以人格的力量敬业,在奉献中提高自己的精神境界。

3. **慎独精神** 慎独是护士必须具备的一个基本素质,慎独就是在从事护理工作时,不管有没有人在,护士都能始终如一地、认真准确地执行护理操作。在独自工作时,要按规章制度办事,保持良好的职业操守,这是专科护士自身素质的体现,也是必须要具备的能力。

（五）职业特质

职业特质包括职业认同感、责任感、适应力、同理心和团队意识。职业认同感不仅是专科护士要具备的,还应是每一名护理人员都应该有的职业特质。每一位护士都应该对护理事业抱有热情,有正确的职业观。专科护士不仅要树立为患者服务的意识,还要有关心和爱护患者的意识,能够站在患者角度去理解患者和家属。作为一名心血管专科护士,不仅要承担高强度的体力劳动和持续的思考,还要承担人际沟通交流带来的压力,所以,一定要保持良好的适应能力,始终拥有乐观积极的态度。心血管专科护士在工作中应该一切以患者的利益为中心,同时站在对方的角度思考问题、作出决定,设身处地理解他人的感受。此外,心血管专科护士作为科室的骨干力量,应有主人翁精神,愿意主动帮助他人解决问题或提出建议,同时有大局观念和团队意识,能够和组织共患难,勇于对组织的活动过程和结果负责。

（六）人文综合素质

知识、技术和情感的综合应用是护理专业的特色之一,面对病情危重复杂、瞬息万变的心血管病患者,心血管专科护士更要有良好的情感。护士情感的核心是"爱",对生命的敬爱和对事业的热爱所铸就的美好、细腻的情感,是对患者进行心理治疗的一剂良药,同时也是实施护理的心理基础。同时,心血管专科护士还要在繁忙的临床工作中优化自己的性格,性格反映了一个人的心理和行为习惯。待人热情诚恳,宽容豁达,工作一丝不苟,认真负责,有灵敏的思维,稳定的情绪,活泼开朗的个性,稳重冷静的处事态度,是护士应该具有的性格,更是心血管专科护士应该突出的特色。优化自己的性格,不仅能给患者以温馨和信任,而且能产生良好的护理效应。美好的情感和性格的养成很大程度取决于护士个人的人文综合素质。护理工作的对象是人,护士必须学会尊重人、理解人,进而才会真诚地关心人、体谅人。护士要懂得爱,懂得美,懂得社会道德规范,所以学习心理学、伦理学、哲学、美学等人文社会科学知识,不断提高自己的人文综合素质很重要。

（秦玲玲　李庆印）

第二章　心血管病基础理论

第一节　心脏的解剖结构及循环系统评估

学习目标

完成本内容学习后,学生将能:
1. 描述心脏的位置和外形。
2. 复述出心脏的血液循环和传导系统。

一、心脏的位置和外形

　　心脏位于胸腔中纵隔内,两肺之间,周围包有心包。心脏的 2/3 位于身体中线的左侧,1/3 位于身体中线的右侧。心脏的两侧及前面大部分均被肺和胸膜遮盖,前面只有一小部分邻接胸骨和肋软骨,后面有食管、迷走神经及胸主动脉等后纵隔的器官,下面紧贴膈肌,上方为连于心脏的大血管(图 2-1-1)。

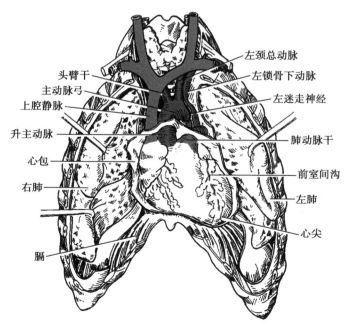

图 2-1-1　心脏位置

9

心脏是由心外膜、心肌和心内膜三层结构组成的中空性的具有瓣膜复合装置的肌性器官,近似一个圆锥形的空心球体,但前后稍扁。心尖朝向左前下方,心底朝向右后上方,与出入心脏的大血管相连,大血管的排列从前向后依次为肺动脉、主动脉、上腔静脉、肺静脉(共有四支)和下腔静脉。心脏的长轴贯穿左心室心尖部和主动脉根部,位于自右肩至左肋下区之连线上。由于原始心管的盘曲和逆时针方向扭转的结果,容纳静脉血的右心房、右心室大部分在前面,容纳动脉血的左心房、左心室大部分在后面,每一半心的心室均位于心房的左侧。心脏分为两面和两缘。前面在胸骨体和肋软骨的后方称胸肋面或前壁。后面向后下,贴附在膈上,称膈面或后壁。左侧与肺相邻部分称为肺面或左侧面,亦称侧壁。侧壁主要由左心室构成,只上方一部分由左心房构成,圆钝的心左缘即界于肺面与胸肋面之间。在心脏表面近心底处有横行的冠状沟(房室沟)分隔心房和心室,冠状沟的前方被主动脉和肺动脉隔断。心底位于冠状沟以上,大部分由左心房构成,小部分由右心房构成。心底后面在上下腔静脉与右肺静脉之间有纵行的房间沟,是左、右心房在后表面的分布标志线。心底前面在肺动脉和主动脉根部的两旁可见左心耳和右心耳覆盖其前方,它们分别是由左右心房向前突出而成。冠状沟的前下方为心室部,在心室部的前、后面各有一条自冠状沟向下达心尖右侧的纵行浅沟,分别称前室间沟和后室间沟,为左右心室表面上的分界。在心尖右侧有一小切迹,称心尖切迹(图2-1-2,图2-1-3)。

我国成年人心脏长径为12~14cm,横径为9~11cm,前后径为6~7cm,男性心脏重量为(284±50)g,女性为(258±49)g,约占体重的1/200。

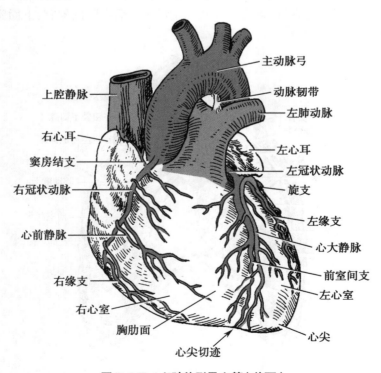

图2-1-2　心脏外形及血管(前面)

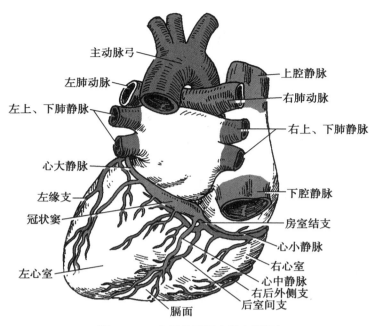

主动脉弓

左肺动脉

左上、下肺静脉

心大静脉

左缘支

冠状窦

左心室

膈面

上腔静脉

右肺动脉

右上、下肺静脉

下腔静脉

房室结支

心小静脉

右心室

心中静脉

右后外侧支

后室间支

图 2-1-3　心脏外形及血管（后面）

二、血液循环

　　房、室间隔将心脏分隔为互不相通的左半心和右半心,每个半心的上部为心房,分别收纳回心的血液,下部为心室,将血液射向大动脉。根据血液在体内的循环途径,人体全身的血液循环分为体循环和肺循环两部分。

　　1. 体循环　又称大循环。当心脏收缩时,含有氧及营养物质的血液（动脉血）自左室射入主动脉,再沿各级分支到全身各部的毛细血管。通过毛细血管完成组织内的物质交换,血液中的氧和营养物质被组织细胞吸收,而组织中的二氧化碳及代谢产物排入血液中,由毛细血管流入小静脉,再经中等静脉,最后汇入上、下腔静脉,流回心脏右房,血液沿上述路径的循环称为体循环。

　　2. 肺循环　又称小循环。从体循环返回心脏的含有二氧化碳较多的静脉血,经右房进入右室。当心室收缩时,血液从肺动脉到肺,肺动脉在肺内经过分支成为包绕肺泡的毛细血管网,在此进行气体交换,通过呼吸作用排出二氧化碳,吸入氧气,静脉血又变成动脉血,这种新鲜血液经由肺静脉汇入左房,再入左室。血液沿上述路径的循环称为肺循环（图 2-1-4 ）。

三、心脏的各腔

　　心脏以四个瓣膜循环相连作为心脏纤维性支架,心脏以此心脏支架为基础形成四个心腔。靠近心底部的两个薄壁心腔为心房,近心尖部的两个厚壁心腔为心室。左、右房室被房、室间隔完全隔开。心房的功能是收容回心血流,心室为排血泵。右心房和右心室位于右

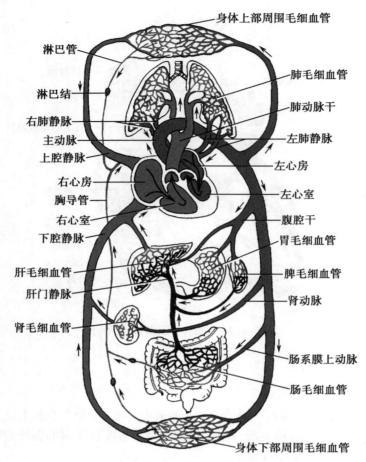

图 2-1-4 血液循环示意图

前方,为体静脉血流径路,左心房与左心室位于心脏左后方,为肺静脉血流径路。房室肌肉被心脏支架完全隔开,没有连续性,而只有心脏传导束将心房和心室沟通。

1. 右心房(right atrium,RA) 分为心房和心耳两部分。上、下腔静脉分别自上部和下部进入右心房。在下腔静脉口与右房室口之间有冠状静脉窦的开口。房间隔上的卵圆孔是胚胎时期卵圆孔的遗迹。右心房的前部突出形成三角形的右心耳,心房内面、后部光滑,但心耳处则有许多梳状肌。

2. 右心室与肺动脉主干(right ventricle and main pulmonary artery,RV and MPA) 右心室壁厚 2~3mm。室腔有出入两口。前面的出口为动脉口,通向肺动脉,在室腔向动脉口方向延伸部分的内壁较光滑,称动脉圆锥或漏斗;后方的入口为右房室口,口缘有三尖瓣,按部位分为前瓣、后瓣及膈瓣,每瓣呈三角形。在肺动脉口与右房室口之间有肌肉隆起,称室上嵴,以此为界将室腔分为流入道和流出道两部分。流入道是右心室的主要部分,其内膜不平,肌小梁互相交错,形成肉柱。肉柱中有圆锥状的乳头肌,肌的尖端借腱索与各尖瓣相连。前乳头肌最大,起于前壁中部,后乳头肌起于后壁。内侧(膈侧)乳头肌最为细小,甚至只有腱索起于室间隔。从一个(或一组)乳头肌所发出的腱索,分别连到相邻的两个尖瓣上。右室还有一束肌肉,从室间隔连至右室前壁前乳头肌根部,称节制索或调节束。心室收缩时,血液推动三尖瓣关闭,由于乳头肌收缩,腱索牵拉瓣膜,使它不致翻入右心房,从而防止血液倒流至右心房。肺动脉口有三个半月形瓣膜,瓣叶可分为左瓣、右瓣和前瓣。左瓣和漏斗部的膈束相延续,右瓣与壁束相延续。左、右瓣叶的内 1/2 与主动脉壁相贴。肺动脉瓣前连于右室游离壁。每瓣游离缘的中央又有一半月瓣结,当心室舒张时,瓣膜关闭,借半月瓣结的互相接近,使瓣的闭合更加紧密,防止血液逆流返回右心室,肺动脉主干位于瓣环和左右分叉部之间,呈螺旋形贴于升主动脉的左前方,左右冠状动脉之间,分叉部偏左与主动脉弓之间有一韧带,称动脉导管韧带,动脉导管未闭症的病变即在此韧带处。

3. 左心房(left atrium,LA) 位于心脏后部。前面仅能看到突向肺动脉左侧的左心耳。腔内有五个口,其中四个为肺静脉口,位于左房后壁,一个为左房室口。左心房内面光滑,心耳内面的梳状肌发达,在心功能发生障碍、血流缓慢时,容易在心耳内形成血栓。

4. 左心室与主动脉根部(left ventricle and aortic root,LV and AR) 左心室壁厚7~12mm,其室腔近似圆锥形。左后方有左房室口,口缘有二尖瓣。其前瓣较大,位于前右方接近于主动脉根部,与主动脉的左瓣环和后瓣环相延续,构成左室流入道和流出道之间的唯一分界。由于二尖瓣和主动脉的纤维有持续性,当其中某个瓣叶严重钙化时,钙化区可以延伸至另一瓣叶。后瓣较小,位于左后方。二尖瓣相接处称连合,前外侧连合对左腋前线,后内侧连合对脊柱后缘,左心室壁上有细小的肉柱网和强大的乳头肌。乳头肌起于左室前壁或侧壁,前外侧连合下方,收集前、后瓣前半部的腱索;后乳头肌起于左室后壁,后内侧连合下方,收集前、后瓣后半部的腱索。左心室内壁较光滑,动脉口在右前方,通向主动脉。动脉口缘也有三个半月瓣,称主动脉瓣。其右瓣在前,亦称前瓣,左瓣与后瓣在后,分居左、右两侧,半月瓣结亦较显著。各半月瓣所对的主动脉壁稍膨出,在半月瓣上方形成向上开口的腔,称为主动脉窦,相应分为右窦(即右冠状动脉窦)、左窦(即左冠状动脉窦)和后窦(即无冠状动脉窦)。房间隔通常正对后窦的中点,右窦则部分骑跨于圆锥间隔上,与右室流出道相邻。主动脉窦瘤可发生于任何窦内,但以右窦居多。右窦可破入右室流出道、右室之室上嵴下方或心房,后窦可破入右房或左房甚至影响到房间隔;左窦也可破入左心房甚至心包腔内。

四、心壁

心壁有三层。外层为心外膜,即心包浆膜的脏层;内层是心内膜,相当于血管内膜,心脏的瓣膜即由它皱折而成;中层为心肌层,由心肌纤维构成。心房肌较薄弱,心室肌尤其是左室肌特别发达,心脏的工作依靠这些肌纤维来完成。心房与心室的肌肉不连续,它们在左、右房室口周围被纤维结缔组织形成的纤维环隔开,故心房与心室可在不同时期内分别收缩。

心脏有结缔组织支架作为心肌纤维及瓣膜的附着点。心脏支架包括四个瓣环和连接瓣环的纤维三角,以及连接主动脉瓣环和肺动脉瓣环之间的圆锥韧带。主动脉瓣环右后方和左右房室相连接处之纤维三角称左纤维三角。右纤维三角向下续于室间隔膜部。

五、房间隔与室间隔

心的间隔将左心内的动脉血和右心内的静脉血分隔开来。分隔左右心房的是房间隔（interatrial septum，IAS），分隔左右心室的是室间隔（interventricular septum，IVS）。房间隔是膜性中隔，是左心房的前壁，在心表面无明显标志，其右侧缘与房间沟的位置相当。房间隔近似长方形，厚约 4mm，长为宽的 2 倍，其下 1/3 部有最薄的卵圆窝。卵圆窝中心厚约 1mm。室间隔大部分由心肌构成，肌质甚厚而突向右心室，表面标志是前后室间沟。室间隔上部主动脉口下方二尖瓣和三尖瓣的附着处邻近区域有一小的卵圆形区域，较薄，缺乏心肌，为膜性，称室间隔膜部，二尖瓣前叶附着在室间隔最上方，三尖瓣的隔瓣附着稍低，左侧观位于二尖瓣环之下属于心室部分，而右侧观位于三尖瓣隔瓣之上属于心房部分的这一部分称为房室间隔（位于右心房与左心室之间）。室间隔膜部是室间隔缺损的好发部位。

六、心包

心包（pericardium）分为纤维性心包和浆膜性心包。纤维性心包厚而坚韧，包绕心脏和大血管根部，并与大血管的外膜相连续，浆膜性心包有壁、脏二层。壁层贴在纤维性心包内面，至大血管根部反折至心脏表面，成为脏层即心外膜。脏、壁二层之间的窄隙称心包腔，内有少量浆液，有减少摩擦的作用（图 2-1-5）。

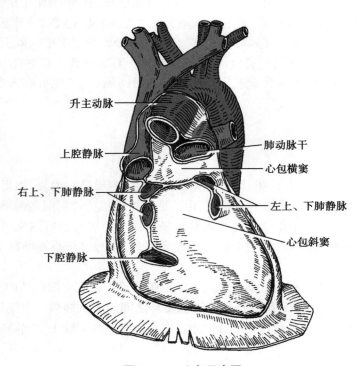

升主动脉

上腔静脉

肺动脉干

心包横窦

右上、下肺静脉

左上、下肺静脉

心包斜窦

下腔静脉

图 2-1-5　心包示意图

七、心脏的传导系统

心脏的传导系统包括窦房结、房室结、结间传导束、房室束及浦肯野纤维等（图2-1-6）。

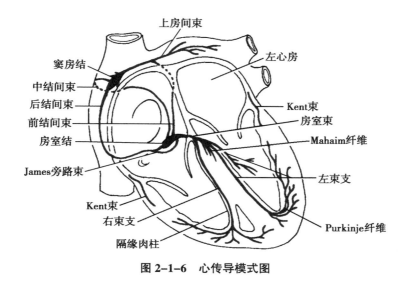

图 2-1-6 心传导模式图

1. **窦房结**（sinus node, SN） 是心脏激动的起搏点,位于右心房的上腔静脉入口处与右心耳之间的心外膜深处。

2. **房室结**（atrio-ventricular node, AVN） 位于房间隔下部,冠状窦口前上方,三尖瓣隔瓣附着处上方,房室结周围有丰富的传导系统纤维,称为房室结区。

3. **结间传导束** 窦房结与房室结之间已证明存在传导束。冲动自窦房结发出,通过前、中、后三条结间传导束至房室结。前结间传导束由窦房结起始后,绕过上腔静脉前方,在房间隔内卵圆窝前缘,斜向后下至房室结上缘。中结间传导束在房间隔背侧部下降至房室结。后结间传导束在界嵴内下行,经下腔静脉至冠状窦上方进入房室结。

4. **房室束**（atrio-ventricular bundle, AVB）**及其分支** 自房室结起始,穿入室间隔膜部,并在室间隔肌部上缘分为左、右束支。右束支沿室上嵴下缘于右侧心内膜下方走行,通过节制索到达前乳头肌基底部,途中分出浦肯野纤维达心脏脏层的心外膜下。左束支起源于室间隔的右侧面,于膜部室间隔下缘穿过间隔而到达左心室,它以扇形分成前后两束分布于室间隔的左侧面,称左前分支与左后分支,左前分支到前乳头肌和左心室前壁及侧壁,左后分支到后乳头肌和左心室后壁,终末的浦肯野纤维网布于整个心室面。

（崔玲玲 于杨洋 闫 琳）

第二节　心脏血管的解剖、生理功能

学习目标

完成本内容学习后，学生将能：
1. 复述心脏血管的解剖结构。
2. 描述心传导系统的血液供应。

一、冠状动脉

（一）冠状动脉解剖

1. **左冠状动脉（left coronary artery，LCA）** 起自主动脉的左冠状动脉窦，主干甚短，长 10~15mm，经肺动脉的起始部与左心耳之间行向前外，立即分为两支，即前降支（anterior descending artery，AD）和旋支（left circumflex，LCX）。前降支沿前室间沟走向心尖，与右冠状动脉吻合，其主要分支有左圆锥支、斜角支及前室间隔支，分支分布于左、右室前壁的一部分、心尖及室间隔大部分。旋支在左心耳的下方沿冠状沟向左，然后转到心室的膈面，途中分支分布于左心房壁、左心室前、后壁的一部分。旋支的主要分支为左缘支，或称钝缘支，此支较恒定，沿心左缘下行，是冠状动脉造影时辨认分支的标志之一。

2. **右冠状动脉（right coronary artery，RCA）** 起自主动脉右冠状动脉窦，走行于右房室沟内，绕至心脏右后方到室间沟形成后降支（posterior descending artery，PD），并发出室间隔后动脉供应室间隔后部血运。其行程中还发出窦房结支、右室圆锥支、右缘支、左室后支、房室结支等，分支分布于右房、右室、室间隔后部及左室的一部分。

冠状动脉的分布类型：一般根据左、右冠状动脉膈面的分布不同作为区分类型的标准。

（1）右优势型：右冠状动脉越过心房室交点，除发出后降支外，还有分支到左心室膈面。右冠状动脉分布整个或大部分心室膈面。

（2）左优势型：左冠状动脉越过心房室交点，发出后降支，并有分支到右心室膈面。

（3）均衡型：左右冠状动脉均衡分布于心室膈面，互不越过心房室交点。后降支可由右或左冠状动脉发出，或同时来自两侧冠状动脉。

据我国学者对 1 150 例国人正常心脏的研究结果，右优势型占 65.7%，均衡型占 28.7%，左优势型仅占 5.6%。因此膈面（后壁）心肌梗死多数系由于右冠状动脉阻塞引起。

（二）冠状动脉循环的特点

1. **血流具有时相性** 在心脏节律性收缩和舒张过程中，左心室的冠状动脉血流具有明显的时相变化，即心脏收缩期冠状动脉血流暂停或显著减少，而舒张期冠状动脉血流明显增多。右心室由于心室壁薄、心肌收缩力弱,所以右心室冠状动脉血流没有明显的时相变化。

2. 冠脉血流量大 占心排血量的 5%~10%,安静状态时血流量为 300~400ml,运动时血流量可增加 4~5 倍。

3. 冠状循环的血流急、行程短 完成一个冠脉循环只需几秒钟。

4. 冠脉循环血压较高。

5. 冠脉循环的动脉 – 静脉氧差较大 原因为心肌从血中摄取的氧比较多。

(三)冠状动脉主要血管供应心肌部位(表 2-2-1)

表 2-2-1 冠状动脉主要血管供应心肌部位

冠状动脉主要血管	供应心肌
前降支	心脏前壁、左室前侧壁、室间隔的前 2/3
回旋支	左室侧壁、后侧壁、高侧壁
右冠状动脉	右心室、左心室下壁、左心室后壁、室间隔后 1/3

二、心传导系统的血液供应

窦房结支通常发自右冠状动脉起始部,但也可起于左冠状动脉旋支。我国统计 583 例窦房结支,60.9% 起于右冠状动脉,39.1% 起于左冠状动脉,房室结支多发于右冠状动脉相当于房室隔后方的 U 形弯曲段,但也可能起于左冠状动脉。我国统计 580 例房室结支,93.1% 起于右冠状动脉,6.9% 起于左冠状动脉。房室束的左、右束支起始部由房室结动脉和左冠状动脉前降支的分支供血,右束支及左束支的前支由左冠状动脉前降支的分支供血,左束支的后支由右冠状动脉后降支及左冠状动脉前降支共同分支供血。

由此可知,窦房结和房室结多数由右冠状动脉供血,因此,如果右冠状动脉有病变,对传导系统功能将有严重影响。房室束及左右束支等都由左冠状动脉前降支供血,因此,如果前降支有病变,将会影响束支传导功能。但房室束和左束支的后支均有多个来源的血管供血,因此如某一血管阻塞,另一血管有一定代偿作用。

三、心脏的静脉

心脏的静脉分布于心壁各层的静脉网,合成较大的静脉,大多数注入左冠状动脉后部、长约 5cm 的冠状窦,经冠状窦口入右心房。冠状窦的属支如下:

1. 心大静脉 起于心尖,在前室间沟中伴随左冠状动脉前降支上行,在左下肺静脉前方流入冠状窦。心大静脉收受两室壁及室间隔的静脉血。

2. 心中静脉 与冠状动脉后降支并行,注入冠状窦,收受左右室壁的静脉血。

3. 心小静脉 走行于右房室沟,注入冠状窦,收受右房及右室壁的静脉血。

4. 其他 还有左室后静脉、左房斜静脉等。

(崔玲玲 于杨洋)

第三节　心脏的神经、神经 – 体液调节

学习目标

完成本内容学习后，学生将能：

描述神经、神经 – 体液调节的特点。

一、心脏的神经

心脏的跳动主要依靠自身的传导系统，可以自主、规律地搏动，同时也有交感和副交感神经纤维分布于心脏各部，它们只能影响心率的快慢，不能代替传导系统。交感神经来自颈和胸上部的交感干神经节。副交感神经来自迷走神经。它们在心脏附近形成心浅、深神经丛后，再分布于心脏。交感神经兴奋可使窦房结发放兴奋的频率增加，房室传导加快，心率加快，还可使心肌收缩力增强和冠状动脉扩张。副交感神经兴奋则抑制房室传导，使心率减慢，心肌收缩力降低和冠状动脉收缩。心的感觉神经伴随支配心的交感神经和副交感神经走行，其作用是使心率减慢。随交感神经走行至脊髓胸 1~4 节段后角灰质的感觉纤维中含有传导痛觉的纤维。

二、心脏的神经 – 体液调节

（一）神经调节

心脏和血管平滑肌受自主神经支配，心血管活动的神经调节是通过各种心血管反射实现的。心脏受迷走神经和心交感神经的双重支配。

1. **心交感神经及其作用**　心交感神经兴奋时，节后纤维末梢释放去甲肾上腺素，与心肌细胞膜上的 β_1 受体结合激活腺苷酸环化酶，使心肌细胞内三磷酸腺苷（adenosine triphosphate，ATP）转化为环磷酸腺苷（cyclic adenosine monophosphate，cAMP）。由于心肌细胞内 cAMP 浓度增高，继而激活蛋白激酶和心肌细胞内蛋白质的磷酸化过程，加强心脏的活动，出现心率快、心肌收缩力增强，使传导速度增快。这些效应分别被称为正性变时性作用、正性变传导作用、正性变力作用。β 受体阻断剂可阻断心交感神经对心脏的兴奋作用。

2. **迷走神经及其作用**　心迷走神经属于副交感神经，支配窦房结、心房肌、房室交界区、房室束及其分支，心室肌也被少量心迷走神经纤维支配。节后纤维末梢释放的递质是乙酰胆碱，与心肌细胞膜上的 M 受体结合使腺苷酸环化酶受到抑制，心肌细胞内 cAMP 浓度降低。同时促进 K^+ 外流，使膜电位超极化，引起心脏活动的抑制，出现心率减慢，心房肌收缩力减弱、心房肌不应期缩短，房室传导速度减慢，甚至房室传导阻滞。心迷走神经的这些

作用称为负性变时性作用、负性变力作用、负性变传导作用。用 M 受体阻断剂阿托品可阻断心迷走神经对心脏的抑制作用。

（二）体液调节

心血管活动的体液调节是指血液和组织液中一些化学物质对心肌和血管平滑肌的活动发生影响，从而起调节作用。在这些体液因素中，有些化学物质是通过血液运输，可广泛作用于心血管系统；有些化学物质则在组织中形成，主要作用于局部的血管，对局部组织的血流起调节作用。

1. 肾素－血管紧张素－醛固酮系统（renin-angiotensin-aldosterone system，RAAS）　因失血引起循环血量减少、肾疾病导致肾血流量减少或血 Na^+ 降低等，均可促进肾球旁细胞分泌一种酸性蛋白酶，称为肾素。肾素进入血液后，使血中由肝生成的血管肾素原水解为血管紧张素Ⅰ，血管紧张素Ⅰ随血流经肺循环时，受肺所含的转化酶的作用，被水解为血管紧张素Ⅱ，部分血管紧张素Ⅱ受血浆和组织液中血管紧张素酶作用，被水解为血管紧张素Ⅲ。血管紧张素Ⅰ能刺激肾上腺髓质分泌肾上腺素，血管紧张素Ⅰ直接收缩血管的作用不明显，血管紧张素中最重要的是血管紧张素Ⅱ。血管紧张素Ⅱ是很强的缩血管活性物质，其缩血管作用约为去甲肾上腺素的 40 倍，能使全身小动脉收缩，外周阻力增加，小静脉收缩，回心血量增多，升高血压。血管紧张素Ⅱ还可以作用于中枢神经系统内一些神经元的血管紧张素受体，使交感缩血管紧张加强。因此，血管紧张素Ⅱ可以通过中枢机制和外周醛固酮作用于肾小管，起保钠、保水、排钾的作用，从而引起血容量增多，动脉血压增高，血管紧张素Ⅱ还可引起渴感，并导致饮水行为。血管紧张素Ⅲ的缩血管作用较弱，只有血管紧张素Ⅱ的 1/5，但促进醛固酮分泌的作用却强于血管紧张素Ⅱ。基于肾素、血管紧张素和醛固酮之间存在着密切关系，将它们统称为肾素－血管紧张素－醛固酮系统。这一系统参与动脉血压的长期调节。

血管紧张素对心血管总的效应是使动脉血压升高。正常情况下，肾素分泌很少，血中血管紧张素也少，故它们对血压调节不起明显作用。大失血时，由于动脉血压显著下降，导致肾血流量减少，血中血管紧张素浓度将显著升高，对保持循环血量和维持动脉血压具有重要的生理意义。在病理情况下，如肾血管长期痉挛或狭窄的患者，因肾血流量减少，血管紧张素生成增多，导致肾性高血压。

2. 肾上腺素和去甲肾上腺素　血液中的肾上腺素和去甲肾上腺素属于儿茶酚胺类，统称为儿茶酚胺。它们主要由肾上髓质分泌，肾上腺髓质所分泌的儿茶酚胺中 80% 为肾上腺素，20% 为去甲肾上腺素。肾上腺素能神经末梢释放的递质去甲肾上腺素也有一小部分进入血液循环。肾上腺素和去甲肾上腺素对心脏和血管的作用既有共性又有特殊性，这主要取决于它们与心肌和血管平滑肌细胞膜上不同的肾上腺素受体的结合能力。

（1）心肌和血管平滑肌的受体及效应：肾上腺素受体包括 α 受体、$β_1$ 受体和 $β_2$ 受体三种。在心肌细胞膜上的受体为 $β_1$ 受体，它可使心肌细胞兴奋活动增强；血管平滑肌细胞膜上的受体有 α 受体和 $β_2$ 受体两种，α 受体兴奋可使血管收缩，$β_2$ 受体兴奋可使血管舒张。在皮肤及肾、胃肠等内脏血管上 α 受体占优势；而在骨骼肌、肝和冠状血管上 $β_2$ 受体占优势。

（2）肾上腺素和去甲肾上腺素的作用：肾上腺素与各种肾上腺素受体的结合能力都很强。肾上腺素与心肌细胞膜上的 $β_1$ 受体结合后，使心脏兴奋，表现为心率增快、心肌收缩力增强、心排血量增多，临床上常用其制剂作为强心药。肾上腺素对血管具有双重效应，与血管平滑肌细胞膜上 α 受体结合后,使皮肤、肾、胃肠的血管收缩,而骨骼肌、冠状血管和肝血管平滑肌细胞膜上 β_2 受体占优势,表现为血管舒张。由于小剂量(生理浓度)的肾上腺素以兴奋 β 受体的效应为主,引起血管舒张;给予大剂量肾上腺素时兴奋 α 受体,使血管收缩。故正常生理浓度的肾上腺素,对总外周阻力影响不大或使总外周阻力稍有下降。因此,肾上腺素对血管的调节作用表现在使全身器官的血流重新分配上,特别是使心肌和骨骼肌血流量明显增加。

去甲肾上腺素主要与 α 受体结合,也能与心肌细胞膜上的 β_1 受体结合,但和血管平滑肌的 β_2 受体的结合能力较弱。当静脉注射去甲肾上腺素后,它和心肌细胞膜上 β_1 受体结合,显著地增强心肌收缩力,使心率增快,心排血量增多。它与血管平滑肌上的 α 受体结合,使全身血管除冠状动脉以外的小动脉强烈收缩,引起外周阻力明显增大而动脉血压升高,故临床上常用其制剂作为升压药。在完整机体内,静脉注射去甲肾上腺素,由于动脉血压的升高,通常会激活颈动脉窦和主动脉弓压力感受器,通过颈动脉窦和主动脉弓压力感受器反射而使心率减慢,从而掩盖了去甲肾上腺素对心肌 β_1 受体的直接效应。

3. **血管升压素**　由下丘脑的视上核和视旁核的神经元合成,沿下丘脑 – 垂体束运送至神经垂体储存,需要释放入血。其生理作用是促进肾远曲小管和集合管对水的重吸收,具有抗利尿作用,故又称为抗利尿激素。

在正常生理情况下,血管升压素在循环血液中含量很低,主要效应是抗利尿作用。但当人体大量失血、严重失水时,血管升压素大量释放,血浆中血管升压素浓度明显升高,血管升压素与血管平滑肌相应受体结合,使血管收缩、外周阻力增大,继而动脉血压升高。血管升压素能引起大多数血管收缩(如骨骼肌血管、肝血管、冠状血管、皮肤及肾血管),是强缩血管物质之一。在失血、失水等情况下,血管升压素释放增加,不仅对保留体内液体量,而且在维持动脉血压中起重要作用。

4. **心房钠尿肽**　又称心钠素、心房肽等,是心房肌细胞合成和释放的一种多肽。心房钠尿肽主要作用于肾,抑制 Na^+ 的重吸收,具有较强的利钠作用和利尿作用。心房钠尿肽同时具有舒张血管、降低外周阻力、减慢心率、减少每搏输出量的作用,故可使心排血量减少。此外,心房钠尿肽还能抑制肾素、醛固酮和血管升压素的释放,从而减少细胞外液量,降低动脉血压。因此,心房钠尿肽是体内调节水、电解质平衡的一种重要的体液因素。

5. **前列腺素**　是一组活性很强的脂肪酸衍生物,全身的组织细胞几乎都含有生成前列腺素的前体及酶,因此全身的组织细胞都能产生前列腺素。前列腺素有多种类型,作用各异。多数前列腺素具有舒张血管的作用,起着调节局部组织血流量的作用。体内的前列腺素与激肽共同作用,对抗血管紧张素 II 和儿茶酚胺的升压作用,可能对动脉血压稳定的维持具有重要意义。

6. **其他**

(1)激肽:最常见的有血管舒张素和缓激肽。血浆中的激肽原在激肽释放酶的作用下水解成为血管舒张素和缓激肽,两者具有强烈的舒张血管作用,并能使毛细血管壁的通透性增大以增加局部组织血流量,同时它们还参与血压的调节。

(2)组胺:广泛存在于皮肤、肺、胃肠黏膜等许多组织的肥大细胞中。当组织受损伤、出现炎症或过敏反应时,均可引起组胺释放。组胺能使局部血管舒张,毛细血管和微静脉管壁通透性增大,血浆漏入组织,引起局部组织水肿。

（3）组织代谢产物：有 CO_2、H^+、乳酸和肌苷等，均可使局部的微动脉和毛细血管前括约肌舒张。因此，当组织的代谢活动加强（例如肌肉运动）时，局部的血流量增多，能向组织提供更多的 O_2，并带走代谢产物。

（崔玲玲 严蕊）

第四节 心脏专科查体

学习目标

完成本内容学习后，学生将能：
复述心脏查体阳性体征。

一、视诊

（一）胸廓畸形

1. 扁平胸 多见于瘦长体型者或慢性消耗性疾病患者。

2. 桶状胸 多见于慢性支气管炎患者。

3. 佝偻病胸 多见于佝偻病儿童，沿胸骨各肋软骨与肋骨交接处常隆起，形成串珠状，即佝偻病串珠。若胸骨剑突处显著内陷，形似漏斗，即漏斗胸。

4. 胸廓一侧变形 多见于一侧大量胸腔积液、气胸或一侧严重代偿性肺气肿患者。

5. 心前区隆起 多为先天性心血管病（先心病）造成的右心室肥大，或儿童因其他病变引起的心脏肥大。

（二）心尖搏动

心尖搏动主要由于心室收缩时的心脏摆动，心尖向前冲击前胸壁相应部位而形成。正常人心尖搏动位于第 5 肋间，左侧锁骨中线内 0.5~1.0cm 处，搏动范围直径为 2.0~2.5cm。

1. 心尖搏动移位 肥胖、妊娠或小儿，膈肌上移，心脏横位，心尖搏动多位于第 4 肋间隙。瘦长体型或坐位、站位可使膈肌下降，心脏垂位，心尖搏动可达第 6 肋间。解剖位置上右心略比左心靠前，所以右心室增大心尖搏动向左侧移位，左心室增大心尖搏动向左下侧移位。纵隔和膈肌移位可引起心脏移位从而导致心尖搏动移位。

2. 心尖搏动强度、范围改变

（1）强度：强度增加见于甲状腺功能亢进（简称甲亢）、贫血、高热或左心肥厚的代偿期。强度减弱见于各种原因引起的心功能不全。

（2）范围：增大见于扩张型心肌病。

3. 负性心尖搏动 心脏收缩时产生搏动内陷，见于粘连性心包炎或心包与周围组织广泛粘连。

（三）心前区搏动

心前区即心脏在前胸壁的体表投影。

1. **胸骨左缘 3~4 肋间搏动**　心脏收缩在此处形成强有力且持久的搏动,为右心室压力负荷过重导致右心室肥厚现象,多见于先心病所导致的右心室肥厚（如房间隔缺损）。

2. **剑突下搏动**　右心室收缩期搏动（右心肥大）或腹主动脉搏动引起（腹主动脉瘤）。

3. **心底部搏动**　胸骨左缘第 2 肋间搏动,多见于肺动脉扩张或高压（此区为肺动脉瓣区）。胸骨右缘第 2 肋间搏动,多见于主动脉弓动脉瘤或升主动脉扩张（此区为主动脉瓣区）。

二、触诊

用右手全手掌开始检查,后逐渐变为尺侧小鱼际或中间三指并拢触诊。

（一）心尖搏动与心前区搏动

1. 结合视诊更好地定位两个区域。此外,触诊可以检查抬举性搏动。

2. **抬举性搏动**　是指心尖区有力的搏动可以使检查手指抬起并持续到第二心音开始,并伴有心尖搏动范围扩大（左心室肥厚体征）。

（二）震颤

1. 手掌尺侧或指腹感到一种细小的震动感,是血液经狭窄的口径或血流因异常流动造成涡流所致,多见于某些先天性病变或狭窄瓣膜病变。

2. 相比于听诊检查心脏杂音,触诊检查震颤更为可靠。有些心脏杂音频率过高难以捕捉,但触诊可感到震颤。

3. 心包摩擦感在心前区或胸骨左缘第 3、4 肋间触及,用于检查心包渗出性炎症。

三、叩诊

（一）叩诊方法及顺序

1. **心浊音界**　包括绝对浊音界（没有肺组织遮盖）和相对浊音界（有肺组织遮盖）。相对浊音界反映心脏大小,即心界。

2. 采用间接叩诊法。

3. 先叩左界,再叩右界。左界从心尖搏动外 2~3cm 开始,由外向内,逐个肋间向上,直到第 2 肋。右界从肝上界上一肋由外向内,逐个肋间向上叩诊,直到第 2 肋。

（二）正常心浊音界及其组成（表2-4-1）

表 2-4-1　正常心浊音界及其组成

右界 /cm		肋间	左界 /cm	
2~3	升主动脉,腔静脉	Ⅱ	2~3	肺动脉段
2~3	右心房	Ⅲ	3.5~4.5	左心耳 左心室
3~4		Ⅳ	5~6	
		Ⅴ	7~9	

注:左锁骨中线距胸骨中线为 8~10cm。

（三）心脏浊音的临床意义

1. **球形心** 全心室增大,称普大型,见于全心衰竭或扩张型心肌病,心脏浊音界向两侧增大。

2. **靴形心** 左心室向左下增大,心界似靴。

3. **梨形心** 左心房显著扩大,心界如梨形,叩诊可见胸骨左缘 2~3 肋间心界增大。

4. **烧瓶样浊音** 心包积液,坐位时心界呈三角形烧瓶样,卧位时心底部浊音界增宽。

四、听诊

（一）心脏听诊区

心脏各瓣膜开放与关闭时所产生的声音传导至体表最易听清的部位称心脏瓣膜听诊区,与其解剖部位不完全一致,通常有 5 个听诊区。①二尖瓣区:位于心尖搏动最强点,又称心尖区。②肺动脉瓣区:在胸骨左缘第 2 肋间。③主动脉瓣区:位于胸骨右缘第 2 肋间。④主动脉瓣第二听诊区:在胸骨左缘第 3 肋间,又称 Erb 区。⑤三尖瓣区:在胸骨下端左缘,即胸骨左缘第 4、5 肋间。

（二）听诊顺序

通常的听诊顺序可以从心尖区开始,逆时针方向依次听诊:先听心尖区再听肺动脉瓣区,然后为主动脉瓣区、主动脉瓣第二听诊区,最后是三尖瓣区。一些临床医生也有从心底部开始依次进行各个瓣膜区的听诊。需要指出的是,这些通常的听诊区域是假定心脏结构和位置正常的情况下设定的,在心脏病的心脏结构和位置发生改变时,需根据心脏结构改变的特点和血流的方向,适当移动听诊部位和扩大听诊范围,对于某些心脏结构异常的心脏病还可取特定的听诊区域。

（三）听诊内容

1. **心率** 每分钟心脏搏动的次数,正常成人在安静休息时心率 60~100 次 /min,小儿心率可达 100 次 /min。

2. **心律** 心脏跳动的节律。正常心脏节律是窦性心律,心脏病常见窦性心律不齐,但正常青年人生理状态下因呼吸频率的影响也可导致窦性心律不齐,所以临床价值不大。常见的心律失常有:

（1）期前收缩:在规律的心律基础上突然提前出现一次心跳,其后有一段长间歇。若连续每一次窦性心律之后跟随一次心跳,两次心跳之间有一段间隔,即为二联律。三联律则是每两次窦性心律之后跟随一次心跳,依此类推。

（2）心房颤动:听诊特点有三点,包括心律绝对不规则、心音强弱不等、脉率少于心率。

3. **心音** 正常听诊中通常只能闻及 S_1 和 S_2,S_3 在少数青中年可闻及,S_4 通常代表病理性心音。

（1）S_1:由二尖瓣和三尖瓣在收缩期关闭声音构成,三尖瓣略迟 0.02~0.03 秒,耳音无法辨别,所以融合为一个心音。S_1 低顿,心尖搏动时出现,且心尖部听诊最响亮,历时较长。

（2）S_2:由半月瓣和肺动脉瓣在舒张期关闭声音构成,肺动脉瓣略迟于半月瓣 0.03 秒,同样融合为一个心音,但生理情况下也可出现心音分裂,历时较短。

（3）S_3:跟随第二心音之后,是血流冲击心室壁的声音。

（4）S_4：出现在第一心音之前，是心房肌用力收缩带动房室瓣及其附件产生，属病理性心音。

4. 心音强度的改变

（1）S_1增强：主要取决于心室压力升高速率，多见于二尖瓣狭窄。

（2）S_1减弱：多见于二尖瓣关闭不全，或因心肌严重器质性病变所致（心室充盈过多或收缩无力）。

（3）S_1强弱不等：常见于心房颤动和完全性传导阻滞。

（4）S_2强度改变：S_2变化较为复杂，取决于大动脉压力，分为主动脉瓣部分（A_2）和肺动脉瓣部分（P_2）。①A_2增强：主动脉压增高→心室充盈期推动瓣膜猛然关闭。P_2增强多见于肺动脉压增高，原理同上。②A_2减弱：半月瓣狭窄或关闭不全均可引起A_2减弱。半月瓣狭窄/关闭不全→主动脉充盈量降低，压力降低→A_2降低。P_2减弱同理。

5. 心音性质改变 提示严重心肌病变。

（1）心肌严重病变时，S_1、S_2明显减弱，强度极相似，形成单音律。

（2）大面积严重心肌梗死和重症心肌炎时，心率代偿性增快，收缩期和舒张期几乎相等，听诊类似钟摆，又称钟摆律或胎心律。

6. 心音分裂 尽管第一、二心音内部均由两个声音组成，但生理情况下一般无法区分，当内部两个声音间隔明显可辨时，称为心音分裂。

（1）S_1分裂：原本三尖瓣迟于二尖瓣关闭，所以如果三尖瓣关闭时间延后就可出现心音分裂。S_1基本不受呼吸影响，所以当完全性右束支传导阻滞时，可以出现上述现象。此时，常伴有S_2的分裂。

（2）S_2分裂：S_2受呼吸影响较大，变化比较多。①当吸气时，胸内为负压，腔静脉抽吸静脉血能力增强，更多的血液回到右心，使右心排血时间延长，导致P_2明显迟于A_2引起分裂。②当呼气时，胸内为正压，有利于减少右回心血量，同样有利于心音"紧凑"。

7. 额外心音

（1）舒张期额外心音

1）奔马律：区别于S_1、S_2并与二者构成三音心律，形似奔马蹄声，故称奔马律。①舒张早期奔马律：最常见，多见于心率>100次/min，由S_3异常增大构成奔马律，又称第三心音奔马律。多见于心室负荷过重、心肌张力降低、顺应性下降等，如心力衰竭、急性心肌梗死、重症心肌炎和扩张型心肌病等。②舒张晚期奔马律：由S_4参与构成奔马律，又称第四心音奔马律。由于舒张末期压力过高或心室顺应性下降，导致心房为克服心室充盈阻力而用力收缩产生的异常心房音（即S_4）。多见于肥厚型心肌病、高血压性心肌病、主动脉狭窄等。③重叠奔马律：心率较快时，上述两种奔马律在舒张中期重叠出现。心率较慢时两种奔马律可没有重叠，听诊为四个心音，即四音律（S_1~S_4均可听及）。

2）开瓣音：又称二尖瓣开放拍击声，见于二尖瓣狭窄而瓣膜尚且柔软时。产生机制为舒张期二尖瓣突然开放却无法"开展"，半开放的瓣膜受到血流冲击产生振动，即为开瓣音。

3）心包叩击音：见于缩窄型心包炎。在心脏快速充盈时，由于心包增厚阻碍心脏运动，使得心脏舒张至一定程度时突然被动停止，导致室壁颤动发声。

4）肿瘤扑落音：见于心房黏液瘤。黏液瘤在舒张期随血流进入左室，碰撞室壁和瓣膜，以及瘤蒂柄突然紧张振动所致。

（2）收缩期额外心音

1）收缩早期喷射音：又称收缩早期咯喇音，短脆高调，心底部听诊最清楚。产生机制为扩大的肺动脉或主动脉在射血时血管壁振动（类比病理性 S_3 引起心室壁振动进行记忆），以及半月瓣或肺动脉瓣用力开启或开启时突然受限。

2）收缩中、晚期咯喇音：短脆高调，出现于 S_1 后 0.08 秒称为中期咯喇音，0.08s 以后称为晚期咯喇音。产生机制为二尖瓣在收缩晚期脱入左房，且反向打开受限，瓣膜突然震动所致。这种情况又称二尖瓣脱垂，可以造成二尖瓣关闭不全。

8. 心脏杂音

（1）产生机制：血流由正常的层流变为湍流，冲击心壁或动脉壁产生杂音。杂音的产生主要是两种原因，该打开的瓣膜打不开（狭窄），该关上的瓣膜关不住（关闭不全）。杂音的传导方向（应动态听诊）：①二尖瓣关闭不全：向左腋下传导。②二尖瓣狭窄：局限，不传导。③主动脉瓣关闭不全：向心尖或胸骨下传导。④主动脉瓣狭窄：向颈部传导。

（2）性质与形态

1）递增型杂音：二尖瓣狭窄呈隆隆样杂音，左侧卧位更明显。全心舒张期时，二尖瓣开放，心室对心房和肺静脉抽吸血液，随后进入心房收缩期，心房一收缩，压力更大，所以呈现递增样杂音。

2）递减型杂音：半月瓣关闭不全呈叹气样杂音，前倾坐位更明显。半月瓣关闭不全，动脉血液持续漏入心室，但越漏越少，因此声音渐弱。

3）递增递减型杂音：如于半月瓣狭窄时出现的菱形杂音。心室射血时压力骤升，引起杂音增强，由于二尖瓣关闭，心室血量只能越来越少，因此对瓣膜的冲击力量渐弱，引起菱形杂音。

4）一贯性杂音：如二尖瓣关闭不全的吹风样杂音，仰卧位更明显。二尖瓣关闭不全引起心房向心室漏血，由于心房不断充盈，血量不减少，所以声音持续。

5）连续性杂音：如动脉导管未闭形成的机器样杂音，贯穿舒张期和收缩期始终。

（3）杂音的一般分类

1）收缩期杂音。

A. 二尖瓣区。①功能性：运动、发热、贫血、甲亢等，杂音性质为柔和吹风样，强度（1~2）/6 级，时间短，较为局限；②器质性：多见于风湿性二尖瓣关闭不全。吹风样，高调，强度 3/6 以上，可占据全收缩期。

B. 主动脉瓣区。①功能性：见于升主动脉扩张、高血压和主动脉硬化（阻力大，相当于射不出血）；②器质性：主动脉瓣狭窄。

C. 肺动脉瓣区。①功能性：多见青年生理性杂音，病理性杂音可见于肺淤血、肺动脉高压等；②器质性：肺动脉瓣狭窄。

D. 三尖瓣区：相对少见。

2）舒张期杂音。

A. 二尖瓣区。①功能性：奥斯汀·弗林特杂音（Austin Flint murmur）；②器质性：风湿性二尖瓣狭窄。

B. 主动脉瓣区：多因主动脉瓣关闭不全的器质性病变导致，如风湿性主动脉瓣关闭不全。

C. 肺动脉瓣区：器质性病变极少，多因功能性病变引起，称格雷厄姆·斯蒂尔杂音（Graham Steell murmur）。

D. 三尖瓣区：见于三尖瓣狭窄，极少见。连续性杂音：常见于先天性动脉导管未闭，声音响亮似机器转动。心包摩擦音：指脏、壁层胸膜因纤维蛋白沉积而变得粗糙，以致在心脏搏动时产生摩擦感，见于各种感染性心包炎，也可见于急性心肌梗死、尿毒症、心脏损伤后综合征和系统性红斑狼疮等非感染情况。

（崔玲玲　于杨洋）

第五节　心电图基本原理

学习目标

完成本内容学习后，学生将能：

应用心电图的基本原理识别出临床各类型心电图。

一、心电图产生的原理

心肌细胞膜是半透膜，静息状态时，膜外排列一定数量带正电荷的阳离子，膜内排列相同数量带负电荷的阴离子，膜外电位高于膜内，称为极化状态。静息状态下，由于心脏各部位心肌细胞都处于极化状态，没有电位差，电流记录仪描记的电位曲线平直，即为体表心电图的等电位线。心肌细胞在受到一定强度的刺激时，细胞膜通透性发生改变，大量阳离子短时间内涌入膜内，使膜内电位由负变正，这个过程称为除极。对整体心脏来说，心肌细胞从心内膜向心外膜顺序除极过程中的电位变化，由电流记录仪描记的电位曲线称为除极波，即体表心电图上心房的 P 波和心室的 QRS 波。细胞除极完成后，细胞膜又排出大量阳离子，使膜内电位由正变负，恢复到原来的极化状态，此过程由心外膜向心内膜进行，称为复极。同样心肌细胞复极过程中的电位变化，由电流记录仪描记出称为复极波。由于复极过程相对缓慢，复极波较除极波低。心房的复极波低且埋于心室的除极波中，体表心电图不易辨认。心室的复极波在体表心电图上表现为 T 波。整个心肌细胞全部复极后，再次恢复极化状态，各部位心肌细胞间没有电位差，体表心电图记录到等电位线。

二、心电图导联

心脏是一个立体的结构，为了反映心脏不同面的电活动，在人体不同部位放置电极，以记录和反映心脏的电活动。心脏电极的安放部位见表 2-5-1。在行常规心电图检查时，通常只安放 4 个肢体导联电极和 V_1~V_6 6 个胸前导联电极，记录常规 12 导联心电图。

表 2-5-1　体表电极名称及安放位置

电极名称	电极位置	电极名称	电极位置
LA	左上肢	V_5	第 5 肋间隙左腋前线上
RA	右上肢	V_6	第 5 肋间隙左腋中线上
LL	左下肢	V_7	第 5 肋间隙左腋后线上
RL	右下肢	V_8	第 5 肋间隙左肩胛下线上
V_1	第 4 肋间隙胸骨右缘	V_9	第 5 肋间隙左脊柱旁线上
V_2	第 4 肋间隙胸骨左缘	V_{3R}	V_1 导联和 V_{4R} 导联之间
V_3	V_2 导联和 V_4 导联之间	V_{4R}	第 5 肋间隙右锁骨中线上
V_4	第 5 肋间隙左锁骨中线上	V_{5R}	第 5 肋间隙右腋前线上

　　两电极之间或电极与中央电势端之间组成一个个不同的导联,通过导联线与心电图机电流计的正负极相连,记录心脏的电活动。两个电极之间组成了双极导联,一个导联为正极,一个导联为负极。双极肢体导联包括 I 导联、II 导联和 III 导联;电极和中央电势端之间构成了单极导联,此时探测电极为正极,中央电势端为负极。aVR、aVL、aVF、V_1、V_2、V_3、V_4、V_5 和 V_6 导联均为单极导联。由于 aVR、aVL、aVF 远离心脏,以中央电势端为负极时记录的电位差太小,因此负极为除探查电极以外的其他两个肢体导联的电位之和的均值。由于这样记录增加了 aVR、aVL、aVF 导联的电位,因此这些导联也被称为加压单极肢体导联。

三、心电图各导联名称及正负极的构成

　　心电图各导联名称及正负极的构成见表 2-5-2。

表 2-5-2　心电图各导联连接示意表

导联名称	正极	负极
I	LA	RA
II	LL	RA
III	LL	LA
aVR	RA	1/2（LA+LL）
aVL	LA	1/2（RA+LL）
aVF	LL	1/2（LA+RA）
V_1	V_1	中央电势端
V_2	V_2	中央电势端
V_3	V_3	中央电势端
V_4	V_4	中央电势端
V_5	V_5	中央电势端
V_6	V_6	中央电势端

肢体导联系统反映心脏电位投影在矢状面的情况,包括 I、II、III、aVR、aVL 和 aVF 导联。胸前导联系统反映心脏电位投影在水平面的情况,包括 V_1、V_2、V_3、V_4、V_5、V_6 导联。进一步将这些导联分组,以反映心脏不同部位的电活动(表 2-5-3)。

表 2-5-3 急性心肌梗死心电图定位表

心肌梗死部位	导联改变	可能受累的冠脉
前间壁	V_1、V_2、V_3	前降支近端、间隔支
局限前壁	V_3、V_4、V_5	左前降支及其分支
前侧壁	V_5、V_6、V_7、I、aVL	左前降支中部或左回旋支
高侧壁	I、aVL	左回旋支
广泛前壁	$V_1 \sim V_3$	左前降支近端
下壁	II、III、aVF	右冠脉、回旋支、或前降支远端(不常见)
后壁	V_7、V_8、V_9	后降支

中央电势端也称威尔森中央电端,是通过一个电阻网络将 RA、LA、LL 电极连接而产生的,代表了身体的平均电压。这个电压接近于极大值(即 0)。

四、心电图各波及波段的组成

1. P 波　正常心脏的电激动从窦房结开始。由于窦房结位于右心房与上腔静脉的交界处,所以窦房结的激动首先传导到右心房,通过房间束传到左心房,形成心电图上的 P 波。P 波代表了心房的激动,前半部代表右心房的激动,后半部代表左心房的激动。P 波时限为 0.12 秒,高度为 0.25mV。当心房扩大,两房间传导出现异常时,P 波可表现为高尖或双峰的 P 波。

2. PR 间期　激动沿前、中、后结间束传导到房室结。由于房室结传导速度缓慢,形成了心电图上的 PR 段,也称 PR 间期。正常 PR 间期为 0.12~0.20 秒。当心房到心室的传导出现阻滞,则表现为 PR 间期的延长或 P 波之后心室波消失。

3. QRS 波群　激动向下经希氏束、左右束支同步激动左右心室形成 QRS 波群。QRS 波群代表了心室的除极,激动时限小于 0.11 秒。当出现心脏左右束支的传导阻滞、心室扩大或肥厚等情况时,QRS 波群出现增宽、变形和时限延长。

4. J 点　QRS 波结束,ST 段开始的交点,代表心室肌细胞全部除极完毕。

5. ST 段　心室肌全部除极完成,复极尚未开始的一段时间。此时各部位的心室肌都处于除极状态,细胞之间并没有电位差。因此正常情况下 ST 段应处于等电位线上。当某部位的心肌出现缺血或坏死的表现,心室在除极完毕后仍存在电位差,此时表现为心电图上 ST 段发生偏移。

6. T 波　代表了心室的复极。在 QRS 波主波向上的导联,T 波应与 QRS 主波方向相同。心电图上 T 波的改变受多种因素的影响。例如心肌缺血时可表现为 T 波低平倒置。T 波的高耸可见于高钾血症、急性心肌梗死的超急期等。

7. U 波 某些导联上 T 波之后可见 U 波,目前认为与心室的复极有关。

8. QT 间期 代表了心室从除极到复极的时间。正常 QT 间期为 0.44 秒。由于 QT 间期受心率的影响,因此引入了矫正的 QT 间期（QTC）的概念。QT 间期的延长往往与恶性心律失常的发生相关（表 2-5-4）。

表 2-5-4 心电图波段心电活动图示表

心电图波段	相应心电活动的意义	心电图波段	相应心电活动的意义
P 波	心房除极	T 波	心室复极
PR 间期	房室传导时间	U 波	可能与心室的复极有关
QRS 波群	心室除极	QT 间期	心室除极到完全复极的时间
ST 段	心室除极完成		

心脏是一个立体的结构,由无数心肌细胞组成。心脏在除极与复极过程中会产生很多不同方向的电偶向量。把不同方向的电偶向量综合成一个向量,构成整个心脏的综合心电向量。心电向量是一个立体的,有额面、矢状面和水平面的分向量,临床上常用的是心室除极过程中投影在额状面上的分向量的方向,帮助判断心脏电活动是否正常。

额面电轴采用六轴系统。坐标采用 ±180° 的角度标志,以左侧为 0°,顺钟向的角度为正,逆钟向的角度为负。每个导联从中心点被分为正负两半,每个相邻导联间的夹角为 30°。如果 QRS 波额面电轴落在 0°~+90° 为电轴正常;0°~-30° 为电轴轻度左偏;-30°~-90° 为电轴明显左偏;+90°~+180° 为电轴右偏;+180°~+270° 电轴极度右偏。

心电轴的测量方法主要包括目测法、作图法和查表法。表 2-5-5 是应用目测法评估心电轴的方向。

表 2-5-5 电轴测量示意表

心电轴偏移	I	II	III	心电轴值范围
正常	+	+	+	0°~+90°
轻度左偏	+	+	−	0°~-30°
明显左偏	+	−	−	-30°~-90°
电轴右偏	−	±	+	+90°~+180°
电轴极度右偏	−	−	−	+180°~+270°

（崔玲玲 严蕊）

第六节 心血管病辅助检查

学习目标

完成本内容学习后,学生将能:
复述心血管系统的辅助检查项目。

一、心电图

心电图是健康体检和各种心肌、心脏疾病诊断的重要检查。经常感到胸闷、心慌、头昏、眼花、心前区不适或疼痛等的人应做心电图检查。

1. **常规心电图** 心电图主要反映心脏激动的电学活动,因此对各种心律失常和传导阻滞的诊断分析具有肯定价值。特征性的心电图改变和演变是诊断心肌梗死的可靠实用方法。心肌受损、心肌供血不足、药物和电解质紊乱都可引起一定的心电图变化。通过分析心电图有助于临床诊断,意义如下:

(1)P波:P波的振幅和宽度超过正常范围常表示心房肥大。P波在 aVR 导联直立,Ⅱ、Ⅲ、aVF 导联倒置者,称为逆行型 P 波,常见于房室交界性心律,这是一种异位心律。

(2)PR 间期:年龄越大或心率越慢,PR 间期越长。PR 间期延长常表示激动通过房室交界区的时间延长,说明有房室传导障碍,常见于房室传导阻滞等。

(3)QRS 波群:代表两心室除极和最早期复极过程的电位和时间变化。QRS 波群时间或室壁激动时间延长常见于心室肥大或心室内传导阻滞等。QRS 波群时间超过正常值,可能为右室肥大。如果六个肢体导联每个 QRS 波群电压(R+S 或 Q+R 的算术和)均小于 0.5mV 或每个心前导联 QRS 电压的算术和均不超过 0.8mV 称为低电压,见于肺气肿、心包积液、全身水肿、黏液水肿、心肌损害,但亦见于极少数的正常人等。个别导联 QRS 波群振幅很小,并无意义。

(4)Q波:超过正常范围的 Q 波称为异常 Q 波,常见于心肌梗死等。Q 波下移见于心肌缺血、心肌损伤。Q 波上抬见于急性心肌梗死、急性渗出性心包炎、变异性心绞痛等。

(5)ST 段:超过正常范围的 ST 段下移常见于心肌缺血或心肌劳损。ST 段上移超过正常范围多见于急性心肌梗死、急性心包炎等。

(6)T波:T 波低平或倒置,常见于心肌缺血、低血钾等。T 波明显倒置且两支对称,顶端居中(冠状 T 波),见于急性心肌梗死、慢性冠状动脉供血不足、左室肥大。T 波轻度升高一般无重要意义,如显著增高可见于心肌梗死超急性期、高钾血症。

(7)QT 间期:凡 QT 间期超过正常最高值 0.03 秒以上者称显著延长,不到 0.03 秒者称轻度延长。QT 间期延长见于心动过缓、心肌损害、心脏肥大、心力衰竭、低血钙、低血钾、冠心病、QT 间期延长综合征、药物作用等。QT 间期缩短见于高血钙、洋地黄作用、应用肾上腺素等。

（8）U 波：U 波明显增高常见于血钾不足、甲状腺功能亢进和服用强心药如洋地黄等。U 波倒置见于冠心病或运动测验时；U 波增大时常伴有心室肌应激性增高，易诱发室性心律失常。

2. 动态心电图　是通过动态心电图仪在患者日常生活状态下连续 24 小时或更长时间记录其心电活动的全过程，并借助计算机进行分析处理，以发现在常规体表心电图检查时不易发现的心律失常和心肌缺血等，为临床诊断、治疗及判断疗效提供重要的客观依据。动态心电图仪由美国 Holter 于 1949 年首创，故又称 Holter 心电图，目前临床上已由单导、双导发展为 12 导联全记录。临床意义：①对心律失常及心肌缺血的定性、定量诊断。②对阵发性晕厥、眩晕和心悸原因及性质的确定。③评价心脏病患者预后。④评估心脏病患者日常生活能力。⑤抗心律失常和治疗心肌缺血药物疗效评价。⑥起搏器功能评定。

3. 心电图运动试验　心电图运动试验是心电图负荷试验中最常见的一种，故又称运动负荷试验，它是目前诊断冠心病最常用的一种辅助手段。许多冠心病患者，尽管冠状动脉扩张的最大储备能力已经下降，通常静息时冠状动脉血流量尚可维持正常，而无心肌缺血现象，心电图可以完全正常。通过运动或其他方法给心脏以负荷，增加心肌耗氧量，诱发心肌缺血，辅助临床对心肌缺血作出诊断。这种通过运动增加心脏负荷而诱发心肌缺血，从而出现缺血性心电图改变的试验方法，叫作心电图运动试验，目前采用最多的是运动平板试验。其优点是运动中便可观察心电图的变化，运动量可按预计目标逐步增加。

二、心脏 X 线检查

1. 常规 X 线检查　可显示心脏大血管及肺血管影像。通常采用正位、侧位或斜位投影，以评价心脏各房室的形态和大小。根据心脏和大血管形态、大小的改变，结合肺血管影像，可推断心脏病的病因或提供辅助诊断资料。左侧房室扩大较易从常规 X 线检查中获得诊断，轻度右侧房室扩大难于根据常规 X 线的影像确定。透视时可根据钙化影出现的解剖部位（如二尖瓣、心包、主动脉瓣、大血管、冠状动脉等）判断临床意义，肺血管影像对先天性心脏病、心内分流、肺动脉高压、肺淤血和肺水肿的诊断可提供影像学依据。

2. 心脏计算机断层扫描（computed tomography，CT）和磁共振显像（magnetic resonance imaging，MRI）　心脏 CT 检查包括常规 CT、超高速 CT 及多排螺旋 CT。后两种扫描方式在扫描速度和时间分辨率方面均优于常规 CT，可用于心脏大血管三维图像重建，目前 CT 检查主要用于心包疾病、心脏肿瘤和肺动脉栓塞的诊断，对冠状动脉疾病的诊断也有一定意义。与 CT 相比，MRI 具有软组织分辨率高、直接多平面成像、能观察心脏功能和心肌延迟显像增强等优点，对心肌病、心肌纤维化、心包疾病、心脏肿瘤、主动脉瘤、主动脉夹层及大动脉炎的诊断具有较大价值。

三、超声心动图

超声心动图是指应用超声测距原理，使脉冲超声波透过胸壁、软组织，测量其下各心壁、心室及瓣膜等结构的周期性活动,在显示器上显示为各结构相应的活动和时间之间的关系曲线,用记录仪记录这些曲线,即为超声心动图。常用检查方法有以下几种:

1. M型超声心动图 一维声束探测心脏和大血管的各层结构,主要用于测量心脏、血管腔径的大小,以及心壁的厚度,观察各层结构的运动状态。

2. 二维和三维超声心动图 可从二维平面或三维立体显示心脏、大血管不同方位的断层结构与毗邻关系。常规经胸二维超声心动图可从不同方位显示心脏各房室的形态、大小及运动,观察心脏瓣膜的形态、开放和关闭状况,心室壁间隔的厚度、完整性及运动,主动脉、肺动脉的位置及与心室的解剖关系等。根据心脏解剖结构、形态、大小、运动状况和毗邻关系的改变,可对心脏瓣膜病、心肌病、先天性心脏病、心脏肿瘤及心包疾病作出诊断。对冠心病、高血压病、慢性心力衰竭、急性肺栓塞、心律失常等也可观察到相应的解剖功能或运动状态的改变,提供有价值的诊断资料。三维超声心动图能够直接显示心腔的立体形态,不需要对心室腔作任何几何学假设,也不受病变时心腔不规则的几何形态的影响,因此较二维超声测量法更加准确,易于明确心血管病变在动态情况下的立体形态、病变范围、与邻近结构的相互关系,对疾病的诊断与治疗有极大的应用价值。

3. 多普勒超声心动图 血液内有很多红细胞,它能反射和散射超声,可以认为是微小的声源。探头置于肋间隙不动而发射超声波,红细胞在心脏或大血管流动时,红细胞散射的声频发生改变。红细胞朝向探头运动时,反射的声频增加,反之则降低。这种红细胞与探头做相对运动时所产生声频的差值称为多普勒频移。它可以显示血流的速度、方向和血流的性质。多普勒超声心动图又分为脉冲多普勒超声心动图、连续波多普勒超声心动图、彩色多普勒超声心动图。应用最多的是脉冲多普勒超声心动图,它可以在二维图像监视定位情况下,描记出心内任何一点血流的实时多普勒频谱图。

4. 经食管超声心动图 食管位于心脏后方,紧邻心脏和大血管,将超声探头经食管插入,距心脏近,不受胸壁和肺组织的影响,可获得清晰图像,弥补经胸超声检查的不足。经食管超声检查包括二维、三维、M型和多普勒等多种常规超声诊断技术,它对左心房血栓,主动脉和主动脉瓣病变,先天性心脏病的诊断及人工心脏瓣膜状况的评价有较大价值。此外,在心脏外科手术和结构性心脏病介入治疗过程中,用于监测或评估手术效果。

5. 负荷超声心动图 患者在运动(如踏车等)或药物(如多巴酚丁胺等)作用下,心肌氧耗量增加,可诱发心肌缺血。实时记录室壁运动及血流动力学改变,对心脏病变程度和缺血区域的范围作出定量评价。负荷超声心动图目前主要用于冠心病的诊断、心肌缺血严重程度的评估、存活心肌的检测及疗效评价。

6. 心肌灌注声学造影 经血管注射含有或可产生微小气泡的声学造影剂后,心腔或心肌组织内出现云雾状造影剂回声,根据造影剂回声出现的解剖部位、时间可获得具有诊断价值的信息,用于观察心房,心室和大血管水平的心内分流。心肌灌注声学造影用于评价心肌血流灌注状况,对估计心肌缺血的程度和范围,观察治疗后血液灌注恢复情况有重要价值。

7. 血管内超声成像和超声多普勒 经外周血管将特制的带微型超声探头的导管放置于大血管、心腔和冠状动脉,可直接获取相应部位的超声图像,并可测量局部血流速度。冠状动脉内超声可显示血管壁内膜、中膜和外膜分层,以及粥样硬化斑块的性质(大小、位置、有无钙化、纤维化程度、脂质含量等),用于辅助选择介入治疗的方式和评价介入治疗的结果。

四、动态血压监测

动态血压监测是一种连续 24 小时监测血压而不影响患者日常活动的技术,可获得 24 小时内多次血压数值。一般 15~30 分钟测定 1 次,取 24 小时血压平均值,包括 24 小时平均收缩压、平均舒张压、平均脉压、基础血压。该监测可获知诸多的血压数据,实际反映血压在全天内的变化规律,是目前采用 24 小时动态血压诊断高血压的主要依据。该监测去除了偶测血压监测的偶然性,避免了情绪、运动、进食、吸烟、饮酒等因素的影响,能较客观、真实地反映血压情况,可获知更多的血压数据,能实际反映血压在全天内的变化规律。对早期无症状的轻度高血压或临界高血压患者,该监测能提高检出率,使患者得到及时治疗。

五、心脏放射性核素显像

心脏放射性核素显像又称心脏同位素检查,是用放射性核素技术检查心脏的方法。将一种低能量、短半衰期的放射性核素注入心血管内,通过闪烁照相机来观察这些核素在心血管上积聚的多寡、缺如及数量变化来判断心脏疾病。检查方法分两大类:一类是灌注显像,显示心肌和心肌梗死;另一类是心室造影术,评价心室功能和心室壁运动。该项检查操作简单,受检者所受照射剂量不大,且为无创伤性,大多数患者都能接受,因此被广泛用于评估冠状动脉粥样硬化性心脏病(冠心病)患者。

六、心导管术、心脏和心血管造影、临床电生理检查

1. **心导管术**　从周围血管插入导管并将导管送至心腔及大血管各处的技术,用以获取信息,达到检查、诊断目的,还可进行某些治疗措施。导管可送入心脏右侧各部及肺动脉,亦可送入心脏左侧各部及主动脉,又可经导管注入造影剂或进行临床电生理检查。

(1)右心导管检查:将导管从周围静脉插入,送至上、下腔静脉,右心房,右心室及肺动脉等处,在插管过程中,可以观察导管的走行路径,以观察各心腔及大血管间是否有畸形通道,分别记录各部位的压力曲线,采取各部位的血标本,测其血氧含量,计算心排血量及血流动力学指标。

(2)左心导管检查:将导管送至肺静脉、左心房、左心室及主动脉各部,观察导管走行途径,记录各部位的压力曲线,采取各部位的血标本,测其血氧含量,计算心排血量及血流动力学指标。左心导管检查方法有多种,可利用右心导管经过畸形的通路进入肺静脉、左心房等,或用右心导管经房间隔穿刺进入左心房,更普遍应用的方法是从周围动脉(如股动脉、肱动脉)逆行插管,送至主动脉、左心室。心导管术可提供以下方面的资料:①根据左右心各部位的压力值和压力波形的改变,诊断疾病,估计病变严重程度。②根据导管异常径路诊断疾病。③根据血氧饱和度或者氧含量异常诊断疾病。④根据患者氧耗量和心内血氧含量,可计算出循环血量及心内分流量。结合心腔内压力和心排血量,可计算出心脏房室瓣或半月瓣口的面积。⑤心功能测定。⑥血流动力学监测。

2. **心脏和心血管造影**　造影导管放入心腔或血管内,注入造影剂,用电影方式记录图

像。右室造影可显示心室水平右向左分流、三尖瓣畸形或右室流出道狭窄等。左室造影可显示心室水平左向右分流、主动脉瓣病变、二尖瓣病变、室壁瘤、心肌病等疾病的特征。根据左心室腔显影区收缩末和舒张末面积之差,可推算出左心室射血分数,这是目前临床常用的左心室收缩功能指标。肺功能造影显示常用于诊断肺血管疾病,造影剂随血流进入左心房后,也可显示左心房的病变,主动脉造影可显示主动脉瘤、主动脉夹层、主动脉缩窄和畸形等病变。冠状动脉造影是诊断冠心病的一种常规检查,可了解冠状动脉病变的解剖部位和严重程度,选择恰当的治疗方案,估计预后。冠状动脉造影显示,冠状动脉内径狭窄≥70%时一般有供血不足的临床表现,如果狭窄程度<50%,未合并血管痉挛或血栓形成,一般无心肌缺血的临床症状。左冠状动脉主干或左前降支、回旋支及右冠状动脉三支血管近端均有严重病变,预后差,猝死风险性大。

3. 临床电生理检查 用于心律失常的诊断。心内电生理检查时,根据检查目的可将电极导管放置于心房、心室及冠状窦内,记录心脏不同部位的电活动,通过心内快速或期前程序电刺激及心内膜标测定位等技术,可确定心动过速的类型和机制,如房室折返性心动过速、房室结折返性心动过速、房性心动过速、室性心动过速等。在心内膜标测定位的基础上,可采用射频消融术治疗多种类型的心动过速,此外,它有助于确定房室传导阻滞的部位。

七、血清心肌标志物检测

心肌细胞损伤坏死时心肌标志物或某些蛋白将被释放入血液循环,可通过常规实验室方法检测。在病程不同阶段释放入血的标志物的量与病程和病变严重程度有关。检测血液循环中心肌生化标志物的浓度,并观察其动态变化,具有较大诊断价值,常用于急性心肌梗死、不稳定型心绞痛及急性心肌炎的诊断鉴别和预后判断。肌酸激酶(creatine kinase,CK)及其同工酶(creatine kinase-MB,CK-MB)和肌钙蛋白 I(troponin I,TnI)、肌钙蛋白 T(troponin T,TnT)诊断的特异性和敏感性高,已成为常规检测项目。其他标志物,如天门冬氨酸氨基转移酶等由于特异性差,目前已较少用于对心肌细胞损伤坏死的检测。

八、炎性标记物检测

血清炎性标记物水平增高反映体内有活动性炎症,如风湿热、感染性心内膜炎等,或粥样硬化病灶的炎性活动增强,对预测心血管病的危险性及发生严重心血管事件具有较大价值。这些炎性标志物包括高敏 C 反应蛋白、白介素肿瘤坏死因子 α 以及细胞黏附分子等,目前 C 反应蛋白临床应用较广泛。

九、脑钠肽及脑钠肽前体检测

利钠肽(一种神经内分泌系统激活标志物)包括脑钠肽(brain natriuretic peptide,BNP)和氨基末端脑钠肽(n-terminal pro-brain natriuretic peptide,NT-proBNP),是国内外心力衰竭指南均推荐的心力衰竭首选血清标志物。指南推荐采用利钠肽识别心力衰竭发病的高危人群,并对其进行全面管理和预防。BNP 是一种由 32 个氨基酸组成的多肽。当心功能不全、心室壁受到过度牵张时,BNP 分泌增加。BNP 具有利钠、利尿、扩张血管和抑制 RAAS 的作用,可用于心力衰竭的辅助诊断和鉴别诊断,以及心力衰竭、急性冠状动脉综合征和急性肺动脉栓塞患者病情危险程度的估计。相比于 BNP,NT-proBNP 的半衰期更长、稳定性更好,因此 NT-proBNP 检测早期或轻度心力衰竭的敏感性更高,血样送至实验室的时间更充分,更适用于临床应用。

十、检查项目的选择

在仔细询问病史和查体的基础上,选择合适的实验室检查项目,对确定诊断,判断疾病的严重程度和预后,选择恰当的治疗方案具有重要意义。在选择时应遵循以下原则:①选择检查项目时应明确目的,首先选择最具诊断或鉴别诊断意义的项目。例如,当怀疑为急性心肌梗死时,首先应选择常规心电图和血清心肌标志物检测,如果需要鉴别心瓣膜病和心肌病,应首选超声心动图。②了解每项检查在诊断某一疾病时出现假阳性和假阴性的比例,正确判断检查结果。例如对围绝经期女性患者用心电图运动试验诊断,冠心病时出现假阳性的比例较高,采用常规心电图诊断,左心室肥厚时假阴性率较高。③注意所选项目的适应证和禁忌证,例如不稳定型心绞痛、严重主动脉瓣狭窄、肥厚性梗死性心肌病患者等,均不宜选择心电图运动试验,因为患者在剧烈运动过程中可能发生严重并发症甚至猝死。④在疾病诊断已经明确后,所选检查项目对疾病严重程度和预后判断及治疗方案选择应具有价值,例如对于风湿性心脏病二尖瓣狭窄,超声心动图检查对确定采用经皮二尖瓣球囊扩张术或外科手术治疗具有重要的意义。

（崔玲玲　严　蕊）

第三章　心血管病患者的护理

第一节　心力衰竭患者的护理

学习目标

完成本内容学习后,学生将能:

1. 复述心功能分级方法。
2. 列出心力衰竭诱因、辅助检查及诊疗要点。
3. 描述心力衰竭患者的症状。
4. 应用所学知识给予心力衰竭患者准确、及时的护理。

心力衰竭(heart failure,HF)简称心衰,是各种心脏结构或功能性疾病导致心室充盈和/或射血功能受损,心排血量不能满足机体组织代谢需要,以肺循环和/或体循环淤血,器官、组织血液灌注不足为临床表现的一组综合征。根据心力衰竭发生的时间、速度、严重程度可分为慢性心力衰竭和急性心力衰竭;按心力衰竭发生的部位可分为左心衰竭、右心衰竭和全心衰竭;按左室射血分数分为射血分数降低性心力衰竭和射血分数保留性心力衰竭。

1. NYHA心功能分级　心力衰竭的严重程度通常采用美国纽约心脏病协会(New York Heart Association,NYHA)的心功能分级方法(表3-1-1)。这种分级方法简单易行,临床应用最广,但其缺点是仅凭患者的主观感受进行评价,其结果与客观检查发现并不一定一致,且个体间的差异较大。

表 3-1-1　NYHA 心功能分级

心功能分级	依据及特点
I 级	心脏病患者日常活动不受限制,一般活动不引起乏力、呼吸困难等心衰症状
II 级	心脏病患者体力活动轻度受限,休息时无自觉症状,一般活动可出现上述症状
III 级	心脏病患者体力活动明显受限,低于平时一般活动量时即可引起上述症状
IV 级	心脏病患者不能从事任何体力活动,休息时也存在心衰的症状,活动后症状加重

2. Killip心功能分级　适用于评价急性心肌梗死时心力衰竭的严重程度(表3-1-2)。

3. 心力衰竭分期　美国心脏病学会(The American College of Cardiology,ACC)及美国心脏协会(AHA)于2001年提出,以心衰相关的危险因素、心脏的器质性及功能性改变、心衰的症状等为依据将心衰分为两个阶段和4个等级（表3-1-3）。此评估方法全面评价了病情进展阶段,提出不同阶段进行相应的治疗。通过治疗只能延缓而不可能逆转病情进展。

表 3-1-2　Killip 心功能分级

心功能分级	症状与体征
Ⅰ级	无心力衰竭的临床症状和体征
Ⅱ级	有心力衰竭的临床症状和体征。肺部50%以下肺野有湿啰音,心脏第三心音奔马律
Ⅲ级	严重心力衰竭的临床症状和体征;严重肺水肿,肺部50%以上肺野有湿啰音
Ⅳ级	出现心源性休克

表 3-1-3　心力衰竭分期

心衰分期	依据及特点
A期（前心衰阶段）	无心脏结构或功能异常,也无心衰症状、体征,但有发生心衰的高危因素,如高血压、冠心病、代谢综合征等
B期（前临床心衰阶段）	已发展成结构性心脏病,如左心室肥厚、无症状性心脏瓣膜病,但从无心衰症状、体征
C期（临床心衰阶段）	已有结构性心脏病,且目前或既往有心衰症状、体征
D期（难治性终末期心衰阶段）	有进行性结构性心脏病,虽经积极的内科治疗,休息时仍有症状,因心衰反复住院,需要特殊干预

知识拓展

急性心力衰竭临床程度床边分级

依据患者血压水平、末梢循环状况、肺部听诊情况,进行急性心力衰竭临床程度床边分级。

分级	血压	皮肤	肺部啰音
Ⅰ	正常	干燥、温暖	无
Ⅱ	升高	潮湿、温暖	有
Ⅲ	降低	干燥、寒冷	无或有
Ⅳ	降低	潮湿、寒冷	有

一、慢性心力衰竭

【概述】

慢性心力衰竭也称慢性充血性心力衰竭,为一组复杂的临床综合征,是由各种心脏疾病或其他原因引起的心脏射血能力减退所致。主要表现是呼吸困难、乏力和体液潴留,影响患者的生活质量。慢性心力衰竭是心血管疾病的终末期表现和最主要死亡原因。据我国2003年抽样调查,成人心力衰竭患病率为0.9%;随着年龄的增加,心力衰竭患病率迅速增加,70岁以上人群患病率上升至10%以上。在我国,引起慢性心力衰竭的病因以冠心病居首,其次为高血压,而风湿性心脏瓣膜病比例则呈下降趋势。

【病因与机制】

（一）基本病因

1. 原发性心肌损害

（1）缺血性心肌损害:冠心病致心肌缺血或心肌梗死,心肌炎,心肌病。

（2）心肌代谢性障碍:以糖尿病心肌病最常见。

（3）其他:继发于甲状腺功能亢进或减低的心肌病、心肌淀粉样变性等。

2. 心脏负荷过重

（1）压力负荷（后负荷）过重:见于高血压、主动脉瓣狭窄、肺动脉高压、肺动脉瓣狭窄等左、右心室收缩期射血阻力增加的疾病。

（2）容量负荷（前负荷）过重:见于瓣膜关闭不全等引起的血液反流,如二尖瓣、三尖瓣、主动脉瓣关闭不全等;先天性心脏病,如房间隔缺损、室间隔缺损、动脉导管未闭等;伴有全身循环血量增多的疾病,如慢性贫血、甲状腺功能亢进、围生期心肌病等。

（二）诱因

有基础心脏病的患者,其心力衰竭的症状常由一些增加心脏负荷的因素诱发。

1. 感染　呼吸道感染是最常见的诱因,感染性心内膜炎也不少见。

2. 心律失常　心房颤动是诱发心力衰竭的重要因素,其他各种类型的快速性心律失常以及严重的缓慢性心律失常也可诱发心力衰竭。

3. 血容量增加　如钠盐摄入过多,输液或输血过快、过多。

4. 过度体力消耗或情绪激动　如妊娠后期及分娩过程、暴怒等。

5. 药物治疗不当　如不恰当停用利尿药物和降压药等。

6. 原有心脏病变加重或并发其他疾病　如冠心病发生急性心肌梗死,风湿性心脏瓣膜病出现风湿活动等。

（三）发病机制

1. 代偿机制　当心肌收缩力受损和/或心室超负荷等血流动力学因素存在时,机体通过以下代偿机制使心功能在短期内维持相对正常的水平。

（1）Frank-Starling机制:增加心脏前负荷,使回心血量增多,临床可出现肺淤血的症状和体征。

（2）神经-体液调节机制

1）交感神经兴奋性增强:去甲肾上腺素水平升高,作用于心肌β_1肾上腺素受体,增强心肌收缩力并提高心率,以增加心排血量。但同时外周血管收缩,心脏后负荷增加,心率加快,使心肌耗氧量增加。去甲肾上腺素对心肌有直接毒性作用,促使心肌细胞凋亡,参与心脏重塑过程。此外,交感神经兴奋还可使心肌应激性增强而促进心律失常的发生。

2）肾素-血管紧张素-醛固酮系统（RAAS）激活:心排血量降低,肾血流量随之减少,RAAS被激活。①使心肌收缩力增强,周围血管收缩以维持血压,保证心、脑等重要脏器的血供。②继发性醛固酮分泌增加,使水、钠潴留,以增加有效循环血量及回心血量,对心力衰竭起到代偿作用。但 RAAS 的激活促进心脏和血管重塑,加重心肌损伤和心功能恶化。

（3）心肌肥厚:当心脏后负荷增高时,常以心肌肥厚作为主要的代偿机制。

2. 心室重塑　心脏功能受损,在心腔扩大、心肌肥厚的代偿过程中,心肌细胞、胞外基质、胶原纤维网等均发生相应变化,即心室重塑的过程。

3. 舒张功能不全　心脏舒张功能不全的机制大体上分为两大类:一是能量供应不足时钙离子回摄入肌浆网及泵出胞外的耗能过程受损,导致主动舒张功能障碍;二是心室肌顺应性减退及充盈障碍,主要见于心室肥厚如高血压及肥厚型心肌病,心室充盈压明显增高,当左心室舒张末压过高时,肺循环出现高压和淤血,即舒张性心功能不全,此时心肌的收缩功能尚可保持,心脏射血分数正常,故又称左心室射血分数正常的心力衰竭。

4. 体液因子的改变　心力衰竭时可引起一系列复杂的神经 – 体液变化,除上述两个主要神经内分泌系统的代偿机制外,另有多种体液因子参与心血管系统调节。

（1）利钠肽类:包括心钠肽（atrial natriuretic peptide, ANP）、脑钠肽（BNP）和 C 型利钠肽（C–type natriuretic peptide, CNP）。

（2）精氨酸加压素（arginine vasopressin, AVP）:由垂体分泌,具有抗利尿和促周围血管收缩作用。

（3）内皮素（endothelin）:是由血管内皮细胞释放的强效血管收缩肽。内皮素还可导致细胞肥大增生,参与心脏重塑过程。

（4）细胞因子:转化生长因子 –β、炎性细胞因子、肿瘤坏死因子 –α 等均可能参与慢性心力衰竭的病理生理过程。

【临床表现】

（一）左心衰竭

以肺循环淤血和心排血量降低为主要表现。

1. 症状

（1）呼吸困难:不同程度的呼吸困难是左心衰竭最早出现的症状。

1）劳力性呼吸困难:是左心衰竭最早出现的症状。因运动使回心血量增加,左房压力升高,加重肺淤血。

2）端坐呼吸:中重度呼吸困难患者因卧位时呼吸困难加重而被迫采取半卧位或坐位。采取的坐位愈高说明左心功能不全的程度愈重,故可按此估计左心功能不全的严重程度。

3）夜间阵发性呼吸困难:患者突然因严重胸闷、气急而憋醒,被迫坐起,轻者历时数分钟至数十分钟后症状消失。

4）急性肺水肿:是左心衰竭呼吸困难最严重的形式,重者可伴有哮鸣音,又称为“心源性哮喘”。

（2）咳嗽、咳痰和咯血:咳嗽、咳痰是肺泡和支气管黏膜淤血所致,开始常于夜间发生,坐位或立位时咳嗽可减轻或消失。咳嗽常伴白色泡沫状浆液性痰,偶可见痰中带血丝。急性左心衰竭发作时咳粉红色泡沫样痰。

（3）疲倦、乏力、头晕、心悸:主要是由于心排血量降低,器官、组织血液灌注不足及代偿性心率加快所致。

（4）少尿及肾功能损害:左心衰竭致肾血流量减少,可出现少尿。长期慢性的肾血流量减少导致血尿素氮、肌酐升高并可有肾功能不全的症状。

2. 体征

（1）肺部湿啰音：由于肺毛细血管压增高，液体渗出至肺泡而出现湿性啰音，肺部湿啰音可从局限于肺底部发展至全肺。

（2）心脏体征：除基础心脏病的体征外，一般均有心脏扩大（单纯舒张性心衰除外）及相对性二尖瓣关闭不全的反流性杂音、肺动脉瓣区第二心音亢进及第三心音或第四心音奔马律。

（二）右心衰竭

以体循环淤血为主要表现。

1. 症状

（1）消化道症状：腹胀、食欲缺乏、恶心、呕吐等，为右心衰竭最常见的症状。

（2）劳力性呼吸困难：继发于左心衰的右心衰呼吸困难已存在。

2. 体征

（1）水肿：其特征为对称性、下垂性、凹陷性水肿，重者可延及全身，可伴有胸腔积液。

（2）颈静脉征：颈静脉搏动增强、充盈、怒张是右心衰时的主要体征，肝颈静脉反流征阳性则更具有特征性。

（3）肝大：肝脏常因淤血而肿大，伴压痛。持续慢性右心衰可致心源性肝硬化，晚期可出现肝功能受损、黄疸及大量腹腔积液。

（4）心脏体征：可因右心室显著扩大而出现三尖瓣关闭不全的反流性杂音。

（三）全心衰竭

右心衰竭继发于左心衰竭而形成全心衰竭，右心衰竭时右心排血量减少，因此呼吸困难等肺淤血症状反而有所减轻。扩张型心肌病等表现为左、右心衰竭者，以心排血量减少的左心衰竭表现为主，肺淤血症状往往不严重。

【辅助检查】

1. **血液检查** BNP 和 NT-proBNP 是诊断心衰、患者管理、临床事件风险评估的重要指标。但很多疾病均可导致 BNP 升高，因此特异性不高。其他血液检查包括血常规、肝肾功能检查、血脂检查、血糖检查、电解质检查、肌钙蛋白检查等。

2. **X 线检查** 是确诊左心衰竭肺水肿的主要依据，有助于心衰与肺部疾病的鉴别，心影大小及形态为心脏病的病因诊断提供了参考资料。但并非所有心衰患者均存在心影增大。

3. **超声心动图** 更准确地提供各心腔大小变化及心瓣膜结构及功能情况。

（1）以收缩末期及舒张末期的容量差计算左室射血分数（left ventricular ejection fraction，LVEF），作为收缩性心力衰竭的诊断指标，正常 LVEF>50%，LVEF ≤ 40% 提示收缩功能障碍。

（2）超声多普勒可显示心动周期中舒张早期与舒张晚期（心房收缩）心室充盈速度最大值之比（E/A），是临床上最实用的判断舒张功能的方法，正常人 E/A 值不应小于 1.2，中青年此值应更大。

4. **心脏磁共振（cardiac magnetic resonance，CMR）** 能评价左右心室容积、心功能、节段性室壁运动、心肌厚度、心脏肿瘤、瓣膜、先天性畸形及心包疾病等。

5. **冠状动脉造影（coronary angiography，CAG）** 对于拟诊冠心病或有心肌缺血症状、心电图或负荷试验有心肌缺血表现者,可行冠状动脉造影以明确病因。

6. 放射性核素检查　放射性核素心血池显影有助于判断心室腔大小,计算 LVEF 值及左心室最大充盈速率,反映心脏收缩及舒张功能。

7. 心肺运动试验　在运动状态下测定患者对运动的耐受量,仅适用于慢性稳定型心衰患者。

8. 有创性血流动力学检查　可应用右心导管或漂浮导管直接测量肺毛细血管楔压(pulmonary capillary wedge pressure, PCWP)、心排血量(cardiac output, CO)、中心静脉压(central venous pressure, CVP)、脉搏指示连续心排血量监测(pulse-indicated continuous cardiac output, PICCO),对患者心功能进行评估。

【诊断要点】

心力衰竭的诊断是综合病因、病史、症状、体征、实验室检查及其他检查指标而作出的。主要诊断依据包括:心脏病的体征,如心脏增大;肺淤血的症状和体征;外周体循环淤血的症状和体征;其他辅助检查指标。

【治疗】

心力衰竭的治疗目标为防止和延缓心衰的发生发展,缓解临床症状,提高运动耐量和生活质量,降低住院率与病死率。

治疗原则:采取综合治疗措施,调节心衰代偿机制,减少其负面效应。

(一)病因治疗

1. 对所有可能导致心脏功能受损的常见疾病,在尚未造成心脏结构改变前即应早期进行有效治疗。

2. 消除诱因　积极选用适当的抗生素控制感染;对于心室率很快的心房颤动,如不能及时复律,应尽可能控制心室率;甲状腺功能亢进、贫血等也可能是心衰加重的原因,应注意检查并予以纠正。

(二)药物治疗

1. 利尿药　是心力衰竭治疗中改善症状的基石,通过利尿作用排出过多的钠盐和水分,减少循环血容量,减轻心脏的容量负荷。

(1)袢利尿剂:呋塞米(速尿)为作用较强的袢利尿剂,有较强的排钾、排钠作用,易出现低钾、低钠、低氯血症,并可出现低血容量。

(2)噻嗪类:常用氢氯噻嗪,作用于肾远曲小管近端和髓袢升支远端,抑制钠重吸收,降低钾的重吸收。

(3)保钾利尿剂:常用螺内酯(安体舒通)、氨苯蝶啶,常与上述两类药合用加强利尿效果,并预防低钾血症。

2. 肾素-血管紧张素-醛固酮系统抑制剂

(1)血管紧张素转化酶抑制剂(angiotensin converting enzyme inhibitors, ACEI):是目前治疗慢性心衰的首选用药。ACEI 种类很多,如卡托普利、贝那普利、培哚普利等。

(2)血管紧张素受体拮抗剂(angiotonin receptor blocker, ARB):当心衰患者因 ACEI 引起干咳而不能耐受时,可改用 ARB。常用药物有氯沙坦、缬沙坦、坎地沙坦、厄贝沙坦等。小剂量起用,逐步增至目标推荐剂量或可耐受最大剂量。

(3)醛固酮受体拮抗药:螺内酯是应用最广泛的醛固酮受体拮抗药,对抑制心血管重塑、改善慢性心衰的远期预后有很好的作用。

3. β 受体阻断剂　所有病情稳定的心力衰竭患者均应服用 β 受体阻断剂,除非有禁忌证或不能耐受。常用药物有美托洛尔、比索洛尔、卡维地洛等。症状改善常在用药后 2~3 个月才出现。

4. 正性肌力药物

（1）洋地黄类药物:洋地黄可加强心肌收缩力,抑制心脏传导系统,对迷走神经系统的直接兴奋作用是洋地黄的一个独特优点。常用药物有地高辛、毛花苷丙（西地兰）、毒毛花苷 K 等。

（2）非洋地黄类正性肌力药:如多巴胺、多巴酚丁胺、米力农等。

（3）左西孟旦:是一种钙增敏剂。

5. 伊伐布雷定　是心脏窦房结起搏电流的一种选择性特异性抑制剂,降低窦房结发放冲动的频率,从而减慢心率。

6. 扩血管药物　慢性心衰的治疗并不推荐血管扩张药物的应用,仅在伴有心绞痛或高血压的患者可考虑联合使用,对存在心脏流出道或瓣膜狭窄的患者禁用。

7. 其他　人重组脑钠肽（奈西立肽）具有排钠利尿、抑制交感神经系统、扩张血管等作用,适用于急性失代偿性心衰。AVP 受体拮抗药（托伐普坦）通过结合 V_2 受体减少水的重吸收,因不增加排钠,可用于伴有低钠血症的心力衰竭。

（三）非药物治疗

1. 心脏再同步化治疗（cardiac resynchronization therapy,CRT）　对于慢性心衰伴心室失同步化收缩的患者,通过植入三腔起搏装置,改善房室、室间和 / 或室内收缩同步性,增加心排血量,可改善心衰症状,提高运动耐量和生活质量,减少再住院率及死亡率。

2. 左室辅助装置　适用于严重心脏事件后或准备行心脏移植术患者的短期过渡治疗和急性心衰的辅助性治疗。

3. 心脏移植　是治疗顽固性心力衰竭的最终治疗方法,但因其供体来源及排异反应而难以全面开展。

4. 细胞替代治疗　目前仍处于临床试验阶段,干细胞移植在修复受损心肌、改善心功能方面表现出有益的趋势,但仍存在移植细胞来源不足、致心律失常、疗效不稳定等诸多问题,尚需进一步解决。

（四）舒张性心力衰竭的治疗

治疗原则与收缩性心力衰竭有所不同:β 受体阻断药可改善心肌顺应性;钙通道阻滞药降低心肌细胞内钙浓度,改善心肌主动舒张功能,主要用于肥厚型心肌病;ACEI 能有效控制血压,改善心肌及小血管重塑,有利于改善舒张功能,最适用于高血压和冠心病;尽量维持窦性心律,保证心室舒张期充分的容量;对肺淤血症状明显者,可适量应用硝酸酯制剂或利尿药,降低前负荷;在无收缩功能障碍的情况下,禁用正性肌力药。

（五）难治性心力衰竭的治疗

控制液体潴留是治疗成功的关键,可考虑强效利尿药,高度顽固水肿者也可使用血液滤过或超滤;此类患者对 ACEI 和 β 受体阻断药耐受性差,宜从小剂量开始;静脉滴注血管扩张药（硝酸甘油）和正性肌力药物（多巴胺、多巴酚丁胺和米力农）可作为姑息疗法,短期（3~5 天）应用以缓解症状,一旦病情稳定即改为口服方案;心脏移植和心室辅助装置也是终末期心衰的治疗方式。

学科前沿

心衰超滤脱水装置

心衰超滤脱水装置是心衰超滤专用设备,针对充血性心力衰竭的水钠潴留病理、生理状态,在最小化循环负荷的前提下,采用单纯超滤技术,实现机械性利水利钠,从而达到治疗心衰的目的。它以血泵驱动为动力,经外周静脉建立体外循环通路;使用专用管路,在超滤泵的负压抽吸下,通过滤器实现单纯的血液超滤机械性利尿,从而达到纠正容量负荷过重、缓解钠潴留的目的。心衰超滤脱水装置无需置换液和透析液,这样大大简化了治疗的复杂程度,同时也最大限度地保障了治疗安全。

【护理】

（一）护理评估

1. 病史

（1）患病与诊治经过:有无冠心病、高血压、心肌病等基础心脏疾病病史;有无呼吸道感染、心律失常、过度劳累等诱发因素。询问病程经过,如首次发病的时间;呼吸困难的特点和严重程度;有无咳嗽、咳痰或痰中带血;有无乏力、头晕、失眠等。以上症状常是左心衰竭患者的主诉。还应了解患者是否有食欲缺乏、恶心、呕吐、腹胀、体重增加及身体低垂部位水肿等右心衰竭表现。了解相关检查结果、用药情况及效果。

（2）目前病情与一般情况:询问此次发病情况,病情是否有加重趋势。询问患者食欲、饮水量、摄盐量;睡眠状况;尿量是否减少,有无便秘;日常生活是否能自理,活动受限的程度。

（3）心理 – 社会状况:心力衰竭往往是心血管病发展至晚期的表现。长期的疾病折磨和心衰反复出现,体力活动受到限制,甚至不能从事任何体力活动,生活上需他人照顾,常使患者陷于焦虑、抑郁、孤独、绝望甚至对死亡的恐惧之中。家属和亲人可因长期照顾患者而产生沉重的身心负担或忽视患者的心理感受。

2. 身体评估

（1）一般状态:①生命体征,如呼吸状况,脉搏快慢、节律,有无血压降低。②意识与精神状况。③是否采取半卧位或端坐位。

（2）心肺:①两肺有无湿啰音或哮鸣音,啰音的部位和范围。②心脏是否扩大,心尖搏动的位置和范围,心率是否加快,有无心尖部舒张期奔马律、病理性杂音等。

（3）其他:有无皮肤、黏膜发绀;有无颈静脉怒张、肝颈静脉反流征阳性;肝脏大小、质地;水肿的部位及程度,有无压疮,有无胸腔积液及腹腔积液。

3. 实验室及其他检查　重点了解胸部 X 线检查、超声心动图、BNP 值等,以判断有无心力衰竭及严重程度。查看血常规、电解质、肝肾功能、血气分析检查结果。

（二）主要护理诊断 / 问题

1. 气体交换障碍　与左心衰竭致肺循环淤血有关。

2. 体液过多 与右心衰竭致体循环淤血、水钠潴留、低蛋白血症有关。

3. 活动无耐力 与心排血量下降有关。

4. 潜在并发症：洋地黄中毒。

（三）护理措施要点

1. 休息与体位 患者有明显呼吸困难时应卧床休息，以减轻心脏负荷。劳力性呼吸困难者，应减少活动量，以不引起症状为宜。对夜间阵发性呼吸困难者，应给予高枕卧位或半卧位，加强夜间巡视。对端坐呼吸者，可使用床上小桌，让患者扶桌休息，必要时双腿下垂。注意患者体位的舒适与安全，必要时加用床挡防止坠床。

2. 氧疗 仅用于存在低氧血症时，根据缺氧程度调节氧流量，使患者 $SaO_2 \geq 95\%$。纠正缺氧对保护心脏功能、减少缺氧性器官功能损害有重要的意义。氧疗方法包括鼻导管吸氧、面罩吸氧、无创正压通气吸氧等。

3. 用药护理

（1）血管紧张素转化酶抑制剂：在用药期间应监测血压，避免体位的突然改变，监测血钾水平及肾功能。若患者出现不能耐受的咳嗽或血管神经性水肿应停止用药。

（2）β受体阻断药：注意监测心率和血压，当患者心率低于 50 次 /min 或低血压时，应停止用药并及时报告医生。

（3）利尿药：遵医嘱正确使用利尿药，注意药物不良反应的观察和预防。如袢利尿药和噻嗪类利尿药最主要的不良反应是低钾血症，从而诱发心律失常或洋地黄中毒，故应监测血钾。患者出现低钾血症时常表现为乏力、腹胀、肠鸣音减弱、心电图 U 波增高等。服用排钾利尿药时多补充含钾丰富的食物，如鲜橙汁、西红柿汁、柑橘、香蕉、枣、杏、无花果、马铃薯、深色蔬菜等，必要时遵医嘱补充钾盐。口服补钾宜在饭后，以减轻胃肠道不适；外周静脉补钾时每 500ml 液体中氯化钾含量不宜超过 1.5g。噻嗪类利尿药的其他不良反应有胃部不适、呕吐、腹泻、高血糖、高尿酸血症等。螺内酯的不良反应有嗜睡、运动失调、男性乳房发育、面部多毛等，肾功能不全及高钾血症者禁用。非紧急情况下，利尿药的应用时间选择早晨或日间为宜，避免夜间排尿过频而影响患者的休息。

（4）洋地黄类

1）预防洋地黄中毒：洋地黄用量个体差异很大，使用时应严密观察患者用药后的反应。与奎尼丁、胺碘酮、维拉帕米、阿司匹林等药物合用，可增加中毒机会，在给药前应询问患者是否使用了以上药物。必要时监测血清地高辛浓度。严格按时、按医嘱给药，用毛花苷丙或毒毛花苷 K 时务必稀释后缓慢（10~15 分钟）静脉注射，并同时监测心率、心律及心电图变化。

2）观察洋地黄中毒表现：洋地黄中毒最重要的反应是各类心律失常，最常见者为室性期前收缩，多呈二联律或三联律，其他如房性期前收缩、心房颤动、房室传导阻滞等。胃肠道反应如食欲下降、恶心、呕吐和神经系统症状如头痛、视力模糊、黄绿视等在用维持量法给药时已相对少见。

3）洋地黄中毒的处理：立即停用洋地黄。低血钾者可口服或静脉补钾，停用排钾利尿药。纠正心律失常：快速性心律失常可用利多卡因或苯妥英钠，一般禁用电复律，因电复律易致心室颤动；有传导阻滞及缓慢性心律失常者可用阿托品静脉注射或安置临时心脏起搏器。

4. 病情监测

（1）准确测量体重,时间安排在患者晨起排尿后、早餐前最适宜。

（2）准确记录 24 小时液体出入量,若患者尿量 <30ml/h,应报告医生。

（3）有腹腔积液者应每天测量腹围。

（4）有水肿者应每日监测水肿情况。水肿一般分为三度。轻度:仅见于眼睑、眶下软组织、胫骨前、踝部皮下组织水肿,指压后组织轻度下陷,平复较快。中度:全身组织均见明显水肿,指压后凹陷明显,平复缓慢。重度:全身组织严重水肿,身体低位皮肤紧张、发亮,或有液体渗出,浆膜腔可见积液,外阴亦可严重水肿。中、重度水肿者需每天测量腿围,观察动态变化。水肿患者腿围测量方法:测量大腿围时,被测者两腿开立同肩宽,检测者在其侧面将软带尺置于被测者髌骨上缘 10cm 处环绕大腿一周计量（做标记在软带尺上缘）。测量小腿围时,姿势同上,检测者将软带尺在髌骨下缘 10cm 处以水平位绕其一周计量（做标记在软带尺下缘）、测量单位为厘米（cm）,精确到小数点后一位,测量误差不得超过 0.5cm（图 3-1-1）。

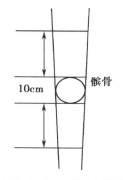

图 3-1-1　腿围测量标记方法

5. 饮食护理　给予低盐、低脂、易消化饮食,少量多餐,伴低蛋白血症者可静脉补充白蛋白。控制液体入量:严重心衰患者液量限制在 1.5~2.0L/d,有利于减轻症状和充血。

6. 活动指导

（1）制订活动计划:告诉患者运动训练的治疗作用,鼓励患者进行体力活动（心衰症状急性加重期或怀疑心肌炎的患者除外）,督促其坚持动静结合,循序渐进地增加活动量。根据心功能制订个体运动方式。心功能Ⅳ级:卧床休息,日常生活由他人照顾,但长期卧床易致静脉血栓形成甚至肺栓塞,因此患者卧床期间应进行被动或主动运动,如四肢的屈伸运动、翻身、踝泵运动,每天用温水泡脚,以促进血液循环;病情好转后,可下床站立或室内缓步行走,在协助下生活自理,以不引起症状加重为宜。心功能Ⅲ级:严格限制一般的体力活动,鼓励患者日常生活自理,每天下床行走。心功能Ⅱ级:适当限制体力活动,增加午睡时间,可进行轻体力劳动或家务劳动,鼓励适当运动;心功能Ⅰ级:不限制一般体力活动,建议参加体育锻炼,但应避免剧烈运动。6 分钟步行试验也可以作为制订个体运动量的重要依据。

知识拓展

6 分钟步行试验

6 分钟步行试验（6 minutes walk test, 6MWT）:让患者在平直走廊里尽可能快地行走,测定其 6 分钟的步行距离。<150m 为重度心衰;150~450m 为中度心衰;>450m 为轻度心衰。该评估方法简单易行,安全方便。通过评定慢性心衰患者的运动耐力,评价心衰严重程度和疗效,制订个性化运动方案。

（2）活动过程中监测：若患者活动中有呼吸困难、胸痛、心悸、头晕、疲劳、大汗、面色苍白、低血压等情况时应停止活动。如患者经休息后症状仍持续不缓解，应及时通知医生。

7. **保护皮肤** 保持床褥清洁、平整，严重水肿者可使用气垫床；定时协助或指导患者变换体位；使用便盆时动作轻巧，勿强行推、拉，防止擦伤皮肤；嘱患者穿柔软、宽松的衣服；心衰患者被迫采取半卧位或端坐位，最易发生压疮的部位是骶尾部，可用减压敷料保护局部皮肤，并保持会阴部清洁、干燥。

8. **心理护理** 焦虑、抑郁和孤独在心衰恶化中发挥重要作用，心理疏导可改善心功能，必要时请精神科会诊，酌情应用抗焦虑或抗抑郁药物。

【健康指导】

心衰患者及家属应得到准确的有关疾病知识和疾病管理的内容。

1. **疾病预防指导** 避免可增加心力衰竭危险的行为，如吸烟、饮酒。避免各种诱发因素，如感染、过度劳累、情绪激动、输液过快过多等。育龄妇女应在医生指导下决定是否可以妊娠与自然分娩。每天入量控制在 1.5~2L，保持出入量平衡，服用利尿剂期间，警惕发生低钾血症、低钠血症。若出现尿量减少，请及时就医。

2. **疾病知识指导** 教会患者了解心力衰竭的症状和体征，识别心力衰竭加重的临床表现。饮食宜低盐低脂、易消化、富营养，每餐不宜过饱。肥胖者应控制体重，消瘦者应增强营养支持。运动前应进行医学与运动评估，根据心肺运动试验制订个体化运动处方并做好监测，随时调整运动量。

3. **用药指导与病情监测** 对于需长期服药的患者，护士应在患者出院前列出所服药物的注意事项，并嘱患者严格按医嘱坚持服药，每日监测体重变化，晨起排空大小便后，在固定时间、同一着装下测量。体重 1~2 天内突然增加 2kg 或 3 天内体重增加 2kg，应警惕急性心力衰竭的发生。当出现呼吸困难进行性加重、尿少、体重短期内迅速增加、水肿等表现时应及时就诊。

4. **社会支持** 教育家属给予患者积极支持，帮助患者树立战胜疾病的信心，使患者积极配合治疗。

二、急性心力衰竭

【概述】

急性心力衰竭是指心力衰竭急性发作和／或加重的一种临床综合征，可表现为心脏急性病变导致的新发心衰或慢性心衰急性失代偿，临床上以急性左心衰竭较为常见，多表现为急性肺水肿或心源性休克，是严重的急危重症，抢救是否及时、合理与预后密切相关。

【病因与机制】

1. **病因** 慢性心衰急性加重；急性心肌坏死和／或损伤，如广泛心肌梗死、重症心肌炎；急性血流动力学障碍。

2. **诱因** 快速性心律失常或严重心动过缓；急性冠状动脉综合征伴机械性并发症，如室间隔穿孔、二尖瓣腱索断裂；高血压危象；心脏压塞；围生期心肌病；感染等。

3. **发病机制** 心脏收缩力突然严重减弱，或左室瓣膜急性反流，心排血量急剧减少，左室舒张末压迅速升高，肺静脉回流不畅，导致肺静脉压快速升高，肺毛细血管压随之升高，使血管内液体渗入到肺间质和肺泡内,形成急性肺水肿。

【临床表现】

突发严重呼吸困难,呼吸频率可达 30~40 次 /min,端坐呼吸,频繁咳嗽、咳粉红色泡沫痰,有窒息感而极度烦躁不安、恐惧。面色灰白或发绀、大汗、皮肤湿冷、尿量显著减少。肺水肿早期血压可一过性升高,如不能及时纠正,血压可持续下降直至休克。听诊两肺布满湿啰音和哮鸣音,心率快,心尖部可闻及舒张期奔马律,肺动脉瓣第二心音亢进。

心源性休克主要表现:持续性低血压,收缩压降至 90mmHg 以下持续 30 分钟以上,肺动脉楔压(PCWP)≥18mmHg,心脏指数(CI)≤ $2.2L/(min \cdot m^2)$,伴组织低灌注状态,如皮肤湿冷、苍白和发绀,尿量显著减少,意识障碍,代谢性酸中毒。

【诊断要点】

根据患者典型的症状和体征,如突发极度呼吸困难、咳粉红色泡沫痰、两肺布满湿啰音等,一般不难作出诊断。

【治疗】

急性左心衰竭时的缺氧和严重呼吸困难是致命的威胁,必须尽快缓解。

(一)基本处理

1. **体位** 立即协助患者取坐位,双腿下垂,以减少静脉回流。患者常烦躁不安,需注意安全。

2. **吸氧** 立即高流量鼻导管给氧,根据血气分析结果调节氧流量,选择吸氧方式,严重者采用无创呼吸机持续加压(continuous positive airway pressure, CPAP)或双水平气道正压(bilevel positive airway pressure ventilator, BIPAP)给氧,增加肺泡内压,既可加强气体交换,又可对抗组织液向肺泡内渗透。

3. **救治准备** 开放静脉通道,留置导尿管,给予心电监护等。

4. **镇静** 吗啡 3~5mg 静脉注射不仅可以使患者镇静,减少躁动所带来的额外的心脏负担,同时也具有舒张小血管的功能而减轻心脏负荷。必要时每间隔 15 分钟重复 1 次,共 2~3 次。老年患者可减量或改为肌内注射。观察患者有无呼吸抑制或心动过缓、血压下降等不良反应。呼吸衰竭、昏迷、严重休克者禁用。

5. **快速利尿** 呋塞米 20~40mg 静脉注射,4 小时后可重复 1 次。除利尿作用外,还有静脉扩张作用,有利于肺水肿缓解。

6. **氨茶碱** 解除支气管痉挛,并有一定的增强心肌收缩、扩张外周血管作用。

7. **洋地黄类药物** 毛花苷丙静脉给药最适合用于有快速心室率的心房颤动并心室扩大伴左心室收缩功能不全者,首剂 0.4~0.8mg,2 小时后可酌情再给 0.2~0.4mg。

(二)血管活性药物

1. **血管扩张剂** 需密切监测血压变化,小剂量慢速给药并合用正性肌力药物。

(1)硝普钠:为动、静脉血管扩张剂,静脉注射后 2~5 分钟起效,起始剂量 $0.3\mu g/(kg \cdot min)$ 静脉滴注,根据血压逐步增加剂量。硝普钠见光易分解,应现配现用,避光滴注。硝普钠因含有氰化物,用药时间不宜连续超过 24 小时。

(2)硝酸酯类:扩张小静脉,降低回心血量,使左室舒张末期压(left ventricular end-diastolic pressure, LVEDP)及肺血管压降低,患者对本药的耐受量个体差异很大,常用药物包括硝酸甘油、二硝酸异山梨醇酯等。

（3）α受体拮抗剂：选择性结合α肾上腺受体，扩张血管，降低外周阻力，减轻心脏后负荷并降低肺毛细血管压，减轻肺水肿，也有利于改善冠状动脉供血，常用药物有乌拉地尔等。

2. 正性肌力药物

（1）多巴胺：小到中等剂量多巴胺可通过降低外周阻力、增加肾血流量、增加心肌收缩力和心排血量而均有利于改善急性心衰的病情。但大剂量可增加左心室后负荷和肺动脉压而对患者有害。

（2）磷酸二酯酶抑制剂：米力农兼有正性肌力及降低外周血管阻力的作用。急性心衰时在扩血管利尿的基础上短时间应用米力农可能取得较好的疗效。

（三）机械辅助治疗

主动脉内球囊反搏（intra-aortic balloon pump，IABP）可用于冠心病急性左心衰患者。对极危重患者，有条件的医院可采ECMO和临时心肺辅助系统。

（四）病因治疗

待急性症状缓解后应着手对诱因及基本病因进行治疗。

【护理】

（一）主要护理诊断/问题

1. 气体交换受损　与左心衰竭致肺循环淤血有关。

2. 潜在并发症：心源性休克。

（二）护理措施要点

1. 病情监测　严密观察患者意识、精神状态、血压、呼吸、血氧饱和度、心率、心律、心电图变化，观察患者皮肤颜色、温度及出汗情况，肺部啰音或哮鸣音的变化，并准确记录出入量。定期监测血电解质、血气分析等结果。对安置右心漂浮导管（Swan-Ganz导管）或脉搏指示连续心排血量监测（PiCCO）的患者，严密监测血流动力学的变化。

2. 体位　无明显呼吸困难的患者采取自感舒适体位，半坐卧位角度以30°以下为宜。出现突发性端坐呼吸、夜间阵发性呼吸困难时提示患者有肺水肿，需要立即协助患者取坐位，双腿下垂，以减少静脉回流，减轻心脏负荷，患者常烦躁不安，需注意安全，谨防跌倒受伤。出现持续性低血压，伴皮肤湿冷、苍白和发绀、尿量减少、意识障碍时应迅速采取平卧位或休克卧位。

3. 氧气疗法　不建议对血氧饱和度正常的人吸氧。氧气疗法适用于低氧血症患者，应通过氧疗将血氧饱和度SaO_2维持在≥95%。首先应保证有开放的气道，立即给予鼻导管吸氧，从低氧流量1~2L/min开始，根据血气分析结果调整氧流量至4L/min；面罩吸氧适用于伴呼吸性碱中毒者，以及未合并二氧化碳潴留需要高流量吸氧（4~10L/min）患者。病情严重者应采用面罩呼吸机持续加压（CPAP）或双水平气道正压（BIPAP）给氧。氧气治疗期间，护士应持续监测脉搏血氧饱和度（SpO_2）和/或血气分析结果，并评估患者的主观症状以评价氧疗效果。

4. 迅速开放两条静脉通道，遵医嘱正确使用药物

（1）吗啡：遵医嘱使用吗啡，老年患者应减量或改为肌内注射。观察患者有无呼吸抑制或心动过缓、血压下降等不良反应。

（2）快速利尿药：遵医嘱使用利尿剂，观察利尿效果及有无电解质紊乱等情况。

（3）血管扩张药：遵医嘱使用血管扩张药，用输液泵控制速度，监测血压，根据血压调整

剂量。

（4）正性肌力药物：遵医嘱使用正性肌力药物，观察疗效与不良反应。

（5）氨茶碱：适用于伴支气管痉挛的患者。

5. **非药物治疗** 主动脉内球囊反搏（IABP）可用于冠心病急性左心衰竭患者，可有效改善心肌灌注、降低心肌耗氧量、增加心排血量。其他治疗措施包括血液净化治疗、心室机械辅助装置治疗等。在使用过程中，应做好监测，注意管路安全，预防相关并发症的发生。

6. **出入量管理** 每天摄入液体量一般宜在 1 500ml 以内，不超过 2 000ml。保持每天出入量负平衡约 500ml，严重肺水肿者水负平衡为 1 000~2 000ml/d，甚至可达 3 000~5 000ml/d，以减少水钠潴留，缓解症状。如肺淤血、水肿明显消退，应减少水负平衡量，逐步过渡到出入量大体平衡。在负平衡下应注意防止低血容量、低血钾和低血钠等。

7. **心理护理** 恐惧和焦虑可导致交感神经系统兴奋性增高，使呼吸困难加重。医护人员在抢救时必须保持镇静、操作熟练、忙而不乱，使患者产生信任与安全感。

（童素梅　段俊滔）

第二节 心律失常患者的护理

学习目标

完成本内容学习后，学生将能：

1. 复述各种类型心律失常的定义。
2. 列出常见心律失常的类型。
3. 描述严重心律失常尤其是心房颤动和心室颤动的心电图特征。
4. 应用各类型心律失常常见临床表现和治疗要点相关知识对病人进行护理。

心律失常（cardiac arrhythmia）指心脏冲动的频率、节律、起源部位、传导速度或激动次序的异常。严重的心血管病患者常表现为或轻或重的，暂时性、周期性或持续性的心律失常。常见症状包括嗜睡、乏力、呼吸困难、头晕、心悸、血流动力学不稳定、晕厥。心律失常严重时可导致心脏停搏事件。

1. **分类** 心律失常按其发生机制可分为冲动形成异常和冲动传导异常；按心率快慢可分为快速性心律失常和缓慢性心律失常。

（1）冲动形成异常

1）窦性心律失常：窦性心动过速，窦性心动过缓，窦性心律不齐，窦性停搏。

2）异位心律：被动性异位心律（逸搏，逸搏心律），主动性异位心律（期前收缩，阵发性心动过速，心房扑动，心房颤动，心室扑动，心室颤动）。

（2）冲动传导异常

1）生理性：干扰和干扰性房室分离。

2）病理性：心脏传导阻滞（窦房传导阻滞、房内传导阻滞、房室传导阻滞、束支或分支阻滞、室内阻滞），折返性心律（房室结折返、房室折返、心室内折返）。

3）房室间传导途径异常：预激综合征。

2. 发病机制　心律失常的发生机制包括冲动形成异常、冲动传导异常或两者并存。

（1）冲动形成异常

1）异常自律性：自主神经系统兴奋性改变或心脏传导系统内在病变导致原有正常自律性心肌细胞不适当冲动的发放。此外，原来无自律性的心肌细胞可在病理状态下出现异常自律性。

2）触发活动：心房、心室与房室束 – 浦肯野组织在运动电位后产生除极活动，称为后除极。正常情况下，后除极震荡电位达不到阈电位，不引起触发活动。若后除极的振幅增高并达到阈值，便可引起反复激动，导致快速性心律失常。

（2）冲动传导异常：折返是快速性心律失常最常见的发病机制。其产生的基本条件是：①心脏两个或多个部位的传导性与不应期各不相同，相互连结成一个闭合环。②其中一条通道发生单向传导阻滞。③另一条通道传导缓慢，使原先发生阻滞的通道有足够时间恢复兴奋性。④原先阻滞的通道恢复激动，从而完成一次折返激动。冲动在环内反复循环，产生持续而快速的心律失常。

一、窦性心律失常

【概述】

窦性心律失常（sinus arrhythmia）是一组以窦房结自律性异常和窦房传导障碍为病理基础的心律失常，表现为窦性心动过速、窦性心动过缓、窦性停搏、窦房传导阻滞。

【窦性心动过速】

窦性心动过速（sinus tachycardia）指窦性心律的频率超过 100 次 /min。典型心电图见图 3-2-1。健康人可在吸烟、喝茶、喝咖啡、喝酒、体力活动或情绪激动等情况下发生；发热、甲状腺功能亢进、贫血、心肌缺血、心力衰竭、休克等病理状态及应用肾上腺素、阿托品等药物亦可引起。

治疗应针对病因和去除诱发因素，必要时 β 受体阻滞剂可用于减慢心率。

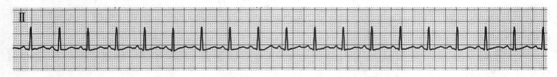

图 3-2-1　窦性心动过速

【窦性心动过缓】

窦性心动过缓（sinus bradycardia）指窦性心律的频率慢于 60 次 /min。典型心电图见图 3-2-2。窦性心动过缓可见于健康的青年人、运动员与睡眠状态，又见于窦房结病变、急性下壁心肌梗死。其他原因还包括一些心外疾病，如颅内压增高、血管神经性晕厥等。

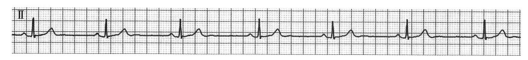

图 3-2-2　窦性心动过缓

无症状的窦性心动过缓通常不必治疗。如因心动过缓而出现症状者可用阿托品、麻黄碱或异丙肾上腺素等,同时可考虑心脏起搏治疗。

【窦性停搏】

窦性停搏(sinus pause)指窦房结在一个不同长短的时间内不能产生冲动。心电图表现为在比正常 PP 间期显著长的时间内无 P 波或 P 波与 QRS 波群均不出现,长的 PP 间期与基本的窦性 P 波间期无倍数关系。典型心电图见图 3-2-3。迷走神经张力增高、颈动脉窦过敏、急性心肌梗死、窦房结病变、脑血管病变、应用洋地黄或乙酰胆碱等药物可引起窦性停搏。一旦窦性停搏时间过长而无逸搏,患者可发生头晕、黑矇、晕厥,严重者可发生阿-斯综合征甚至死亡。

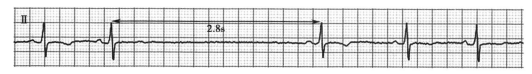

图 3-2-3　窦性停搏

【病态窦房结综合征】

病态窦房结综合征(sick sinus syndrome, SSS)是一种因窦房结冲动形成异常或传导障碍而引起的严重窦性心动过缓、窦性停搏和/或窦房阻滞,致使重要器官供血不足的临床综合征。

(一)病因

病态窦房结综合征多为窦房结不明原因的硬化性退行性病变引起。冠心病、心肌病、心肌炎和心包炎引起窦房结急、慢性缺血,炎症浸润等损害是病态窦房结综合征的重要原因。迷走神经张力增高、某些抗心律失常药物抑制窦房结功能,亦可导致窦房结功能障碍。

(二)临床表现

早期多无明显症状。当病程进展到严重窦性心动过缓、窦性停搏和窦房阻滞时,可出现心、脑、肾等重要器官供血不足的症状。轻者表现为心慌、心悸、记忆力减退、乏力和运动耐量下降;重者引起心绞痛、少尿、黑矇、晕厥,晚期可出现心衰、阿-斯综合征,甚至因心脏停搏或继发心室颤动而导致患者死亡。

(三)心电图特征

1. 持续而显著的窦性心动过缓。

2. 窦性停搏与窦房传导阻滞。

3. 窦房传导阻滞与房室传导阻滞。

4. 心动过缓-心动过速综合征(快慢综合征),心动过缓与房性快速性心律失常交替发作。

5. 房室交界性逸搏心律等。

（四）治疗要点

1. 控制病因　停用对窦房结功能有抑制作用的药物可减轻或避免临床症状的加重。

2. 药物治疗　提高心率的药物常常缺乏长期有效的治疗作用，短时间应用可适当提高心率，为心脏起搏治疗争取时间，可选择 M 受体阻滞剂（阿托品、山莨菪碱）或 β 肾上腺能受体兴奋剂（异丙肾上腺素）。

3. 心脏起搏治疗　药物治疗无效、症状发作严重（如晕厥等）或伴有快速房性心律失常者，宜选择心脏起搏治疗。

二、房性心律失常

房性心律失常主要包括房性期前收缩、房性心动过速、心房扑动和心房颤动，房性心律失常是常见的快速性心律失常。

【房性期前收缩】

房性期前收缩（atrial premature beats）简称房早，是早于基础心律（多为窦性心律）而提前出现的房性异位搏动。

（一）病因

心脏结构和功能异常是房性期前收缩的常见原因，如心脏瓣膜病、高血压心脏病、冠心病和肺源性心脏病，甲状腺功能亢进者也常发生房性期前收缩。心脏正常者亦可发生房性期前收缩。

（二）临床表现

一般无明显症状，频发房性期前收缩患者可感胸闷、心悸。

（三）心电图特征

1. 房性期前收缩的 P 波提前发生，与窦性 P 波形态不同。

2. 其后多见不完全代偿间歇。

3. 通常来讲，下传的 QRS 波群形态正常，少数无 QRS 波群发生（阻滞的或未下传的房性期前收缩），或出现宽大畸形的 QRS 波群（室内差异性传导）（图 3-2-4）。

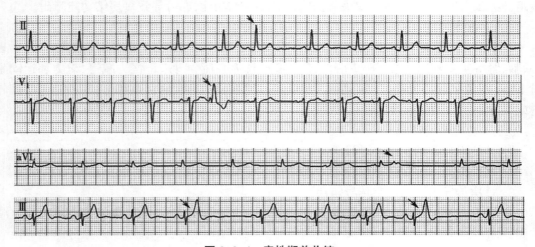

图 3-2-4　房性期前收缩

（四）治疗要点

房性期前收缩通常无须治疗。当症状明显或因房性期前收缩触发室上性心动过速时，应给予β受体阻滞剂、普罗帕酮等药物治疗。

【房性心动过速】

房性心动过速（atrial tachycardia）为连续发生的3个或以上的快速心房激动，其频率多为120~220次/min，简称房速。房速的发生机制多为房内折返、自律性增多和触发活动，房速起源部位涉及病变心房肌、特殊解剖部位（如心耳、肺静脉口部）、手术瘢痕或补片。

（一）病因

器质性心脏病是房速的常见病因。心脏瓣膜病、冠心病、高血压心脏病、心肌病、心肌炎、慢性心包炎、肺源性心脏病等导致心脏高压、扩大、慢性缺血和炎性瘢痕是房速发生的重要基础。外科手术中心房切开或补片是术后房速发生的重要原因。部分房速发生于心脏结构和功能正常者。

（二）临床表现

房速的临床表现取决于心动过速的心室率、持续时间以及是否并存器质性心脏病。短阵发作者多表现为阵发性心慌、胸闷；持续发作、心室率快或并存束支阻滞者有明显的血流动力学异常，除心慌、胸闷、血压下降外，甚至可引起心绞痛，诱发或加重心功能不全；持续无休止发作的房速可引起心动过速依赖性心肌病，表现为心脏扩大、射血分数下降和慢性充血性心功能不全。

（三）心电图特征

1. 房速的P波形态异于窦性P波，频率多为120~220次/min。

2. 单源性房速其P波形态类同，多源性房速其P波形态有2种或以上，各形P波频率或间期不同，当P波形态有3种或以上时，又称为紊乱性房速。

3. 房速引起的QRS波群其形态和时限多正常，少数患者可并发功能性束支阻滞而出现QRS波群宽大畸形。

（四）治疗要点

1. **房速发作期的治疗**　对于心脏结构和功能正常的患者，可选择胺碘酮150mg或普罗帕酮70mg静脉注射，继之静脉滴注维持治疗，多数房速可在频率减慢的基础上恢复窦性心律。也可选择维拉帕米或地尔硫草静脉注射，抑制房室传导而使房速频率减慢，终止部分触发活动引起的房速进而转为窦性心律。伴有心功能不全的房速或多源性房速，应选择胺碘酮或洋地黄类药物静脉注射，以减慢心室率或转复为窦性心律。

2. **预防房速复发**　在病因治疗和消除诱因的基础上，对房速发作频繁的患者，可选择Ia类、Ic类、Ⅲ类或Ⅳ类抗心律失常药物口服治疗，以预防房速复发。长期口服抗心律失常药物尤其是Ⅰ类、Ⅲ类，有致心律失常作用，临床应用中应慎重。

3. **射频消融治疗**　单源性房速频繁发作或持续无休止发作者，射频消融可作为根治房速一线治疗手段。

【心房扑动】

心房扑动（atrial flutter）简称房扑，是一种心房激动频率达250~350次/min的快速房性心律失常。

（一）病因

持续性房扑常发生于器质性心脏病，如心脏瓣膜病、高血压心脏病、冠心病、甲状腺功能亢进性心脏病、先天性心脏病（如房间隔缺损修补术后）、心肌病、肺源性心脏病等。阵发性房扑可发生于心脏结构正常的患者，或心脏外科手术后 1 周、饮酒过量的患者等。

（二）临床表现

房扑的临床表现取决于房扑持续时间和心室率快慢，以及是否存在器质性心脏病。房扑心室率不快时患者可表现为无症状；房扑伴极快的心室率可诱发心绞痛或心力衰竭。体格检查可见快速的颈静脉扑动。房扑往往不稳定，可进展为心房颤动，亦可恢复窦性心律。

（三）心电图特征

1. 窦性 P 波消失，以振幅、间期较恒定的房扑波代之，频率为 250~350 次 /min，多数患者为 300 次 /min 左右，房扑波首尾相连，呈锯齿状，房扑波之间无等电位线。

2. 房扑波在 Ⅱ、Ⅲ、aVF 或 V_1 导联最为明显。

3. 房扑波常以 2∶1 的比例传导至心室，心室率多为 150 次 /min，也可以 4∶1 或不等比例传导至心室，引起心室律不规整；极少房扑波 1∶1 下传至心室，引起 300 次 /min 或以上的心室率。

4. 房扑引起的 QRS 波群多为正常，当并存功能性束支阻滞或心室预激时，QRS 波群宽大畸形。

（四）治疗要点

治疗原发病。最有效终止房扑的方法是同步直流电复律。钙通道阻滞剂如维拉帕米或地尔硫䓬能有效减慢房扑的心室率，若无效或房扑发作频繁，可应用洋地黄制剂减慢心室率。普罗帕酮及胺碘酮对房扑转复及预防复发有一定疗效。可选择口服阿司匹林或华法林预防血栓栓塞。部分患者可选用射频消融术以求根治。

【心房颤动】

心房颤动（atrial fibrillation）简称房颤，是指规则有序的心房电活动丧失，代之以快速无序的颤动波，是严重的心房电活动紊乱。心房无序的颤动即失去了有效的收缩与舒张，心房泵血功能恶化或丧失，加之房室结对快速心房激动的递减传导，引起心室极不规则的反应。因此，心室律（率）紊乱、心功能受损和心房附壁血栓形成是房颤患者的主要病理生理特点。

（一）病因

器质性心脏病是房颤的常见病因，尤其是对心房产生影响并使其扩大。容量和压力升高、急慢性缺血、炎症浸润等病变的心脏病患者易发生房颤，如心脏瓣膜病、高血压心脏病、心肌病、冠心病、慢性心包炎、心衰。甲状腺功能异常、酒精性心肌损害也可引起房颤，部分房颤原因不明，称为特发性房颤。房颤发生在无心脏病变的中青年，称为孤立性房颤。

（二）临床表现

房颤的临床表现与其发作的类型、心室率快慢、心脏结构和功能状态，以及是否形成心房附壁血栓有关。急性房颤心室率常较快，心慌、胸闷、呼吸急促等症状明显，并存器质性心脏病者，可诱发或加重心功能不全，甚至诱发急性肺水肿（如二尖瓣狭窄患者）。急性房颤很少发生附壁血栓而引起血栓栓塞。慢性房颤,心室率不快者症状常较轻微,可有心悸、胸闷、运动耐量下降,并存器质性心脏病者,可诱发或加重心功能不全。心衰并存房颤,则房颤是心源性死亡和全因死亡的重要危险因素。慢性房颤易形成左房附壁血栓、血栓栓塞,尤其是脑栓塞是重要的致残和致死的原因。心脏听诊可发现心率快慢不一、心音强弱不等、节律绝对不规整、心率快于脉率(脉搏短绌)。

（三）心电图特征

1. P 波消失,代之以小而不规则的基线波动,形态与振幅均变化不定,称为 f 波;频率为 350~600 次 /min。

2. 心室率极不规则,房颤未接受药物治疗、房室传导正常者,心室率通常为 100~160 次 /min,药物(儿茶酚胺类等)、运动、发热、甲状腺功能亢进等均可缩短房室结不应期,使心室率加速;相反,洋地黄延长房室结不应期,减慢心室率。

3. QRS 波形态通常正常,当心室率过快,发生室内差异性传导,QRS 波增宽变形（图 3-2-5）。

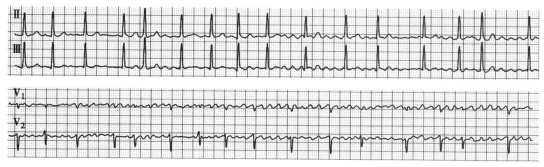

图 3-2-5　心房颤动

（四）治疗要点

1. **控制心室率**　急性房颤或慢性房颤心室率过快时,控制心室率是缓解症状、改善心功能的重要措施。部分急性房颤随着心室率减慢、血流动力学改善,可转变为窦性心律。控制心室率的药物包括 β 受体阻滞剂、钙通道阻滞剂、洋地黄制剂和某些抗心律失常药物(如胺碘酮、盐酸决奈达隆)。对于无症状的房颤且左心室收缩功能正常,控制静息心室率 <110 次 /min。对于症状明显或出现心动过速心肌病时,应控制静息心室率 <80 次 /min 且中等运动时心室率 <110 次 /min。房颤并发心功能不全者,宜选用洋地黄类药物。

2. **转复和维持窦性心律**　阵发性房颤反复发作者,可选用 IA 类、IC 和Ⅲ类药物口服维持窦性心律,其中胺碘酮疗效最好,但长期使用有明显的毒副作用如甲状腺损害。持续性房颤、病史短于 1 年、左心房增大不明显、无心房附壁血栓者,可考虑复律和维持窦性心律治疗。复律治疗可选择 IA 类、IC 类和Ⅲ类药物。药物复律无效者可选择体外同步电复律。复律成功后应口服 IA 类、IC 类和Ⅲ类药物维持窦性心律。

3. **射频消融治疗**　在电解剖标测指导下的射频消融术治疗阵发性房颤的成功率达 70%~90%,治疗慢性房颤的成功率达 60%~70%。

4. **防治血栓栓塞**　慢性房颤采用室律控制或复律治疗(前 3 周)和转复为窦性心律后 4 周内,均需预防血栓栓塞。对于高危患者,尤其是有血栓栓塞病史、左心房有附壁血栓、心衰并存糖尿病等,宜选用华法林治疗,所用剂量应将凝血酶原时间国际标准化比值(international normalized ratio, INR)维持在 2.0~3.0 之间。

三、房室交界性心律失常

【房室交界区性期前收缩】

房室交界区性期前收缩(premature atrioventricular functional beats)简称交界性期前收缩。冲动起源于房室交界区,可前向和逆向传导,分别产生提前发生的 QRS 波群与逆行 P 波。逆行 P 波可位于 QRS 波群之前(PR 间期 <0.12 秒)、之中或之后(RP 间期 <0.20 秒)。QRS 波群形态正常,当发生室内差异性传导时,QRS 波群形态可有变化。交界性期前收缩通常无须治疗。

【与房室交界区相关的折返性心动过速】

与房室交界区相关的折返性心动过速或称阵发性室上性心动过速(paroxysmal supraventricular tachycardia, PSVT),简称室上速。大部分室上速由折返机制引起,房室结内折返性心动过速是最常见的室上速类型。

（一）病因

患者通常无器质性心脏病表现,不同性别与年龄均可发生。

（二）临床表现

心动过速突然发作与终止,持续时间长短不一。发作时患者常有心悸、胸闷、头晕,少见有晕厥、心绞痛、心力衰竭、休克者。症状轻重取决于发作时心室率快慢及持续时间。听诊心律绝对规则,心尖部第一心音强度恒定。

（三）心电图特征

1. 心率 150~250 次 /min,节律规则。

2. QRS 波群形态及时限正常(伴室内差异性传导或原有束支传导阻滞者可异常)。

3. 波为逆行性(Ⅱ、Ⅲ、aVF 导联倒置),常埋藏于 QRS 波群内或位于其终末部分,与 QRS 波群保持恒定关系。

4. 起始突然,通常由一个房性期前收缩触发。

（四）治疗要点

1. 急性发作期　应根据患者基础心脏状况、既往发作状况以及对心动过速耐受程度做出适当处理。

（1）若患者心功能、血压正常,可尝试刺激迷走神经,如诱导恶心、Valsalva 动作(深吸气后屏气,再用力做呼气动作)、按摩颈动脉窦(患者取仰卧位,先按摩右侧,每次 5~10 秒,切勿双侧同时按摩)、将面部浸于冰水内等。

（2）腺苷与钙通道阻滞药:首选药物为腺苷,6~12mg 快速静脉注射,起效迅速,副作用为胸部压迫感、呼吸困难、面色潮红、窦性心动过缓、房室传导阻滞,由于半衰期短于 6 秒,副作用会很快消失。无作用时可改用静脉注射维拉帕米或地尔硫草。

（3）洋地黄类:伴有心力衰竭者可作为首选。

（4）β 受体阻断药与普罗帕酮:以选择短效 β 受体阻断药如艾司洛尔较为合适。

（5）升压药:如去甲肾上腺素、间羟胺等。

（6）食管心房调搏术：常能有效终止发作。

（7）以上治疗无效或当患者出现严重心绞痛、低血压、心力衰竭时应实施同步直流电复律。

2. **预防复发**　洋地黄、长效钙通道阻滞药、β受体阻断药或普罗帕酮可供选用。导管射频消融技术已十分成熟，具有安全、迅速、有效且能根治心动过速等优点，应优先考虑应用。

四、室性心律失常

【室性期前收缩】

室性期前收缩（premature ventricular beats），是一种最常见的心律失常，指房室束分叉以下部位过早发生使心室肌除极的心搏。

（一）病因

正常人与各种心脏病患者均可发生室性期前收缩，正常人发生室性期前收缩的机会随年龄的增长而增加。心肌炎症、缺血、缺氧、麻醉和手术等均可使心肌受到机械、电、化学性刺激而发生室性期前收缩，常见于冠心病、心肌病、心肌炎、风湿性心脏病与二尖瓣脱垂者。此外，药物中毒、电解质紊乱、精神不安、过量吸烟和饮酒等亦能诱发室性期前收缩。

（二）临床表现

患者常无与室性期前收缩直接相关的症状，患者是否有症状或症状的轻重程度与期前收缩的频发程度不一定直接相关。患者可感到心悸，类似电梯快速升降的失重感或代偿间歇后有力的心脏搏动。听诊时，室性期前收缩之第二心音强度减弱，仅能听到第一心音，其后出现较长的停歇。桡动脉搏动减弱或消失。

（三）心电图特征

1. 提前发生的QRS波群，宽大畸形，时限通常大于0.12秒，其前无相关P波。

2. ST段与T波方向与QRS主波方向相反。

3. 大多数室性期前收缩与其前面的窦性搏动之间期（称为配对间期）恒定。

4. 室性期前收缩可见一完全性代偿间歇，若室性期前收缩恰巧插入两个窦性搏动之间，不产生室性期前收缩后停顿，称为间位性室性期前收缩。

5. **室性期前收缩的类型**　室性期前收缩可孤立或规律出现。二联律指每个窦性搏动后跟随一个室性期前收缩；三联律指每两个窦性搏动后出现一个室性期前收缩，如此类推；连续发生两个室性期前收缩称为成对室性期前收缩；室性期前收缩的R波落在前一个QRS-T波群的T波上称R-on-T现象；同一导联内室性期前收缩形态相同者为单形性室性期前收缩，形态不同者称多形性或多源性室性期前收缩（图3-2-6）。

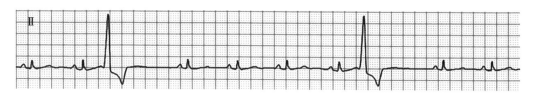

图 3-2-6　室性期前收缩

（四）治疗要点

1. **无器质性心脏病** 对于无器质性心脏病的患者,室性期前收缩不会增加其发生心脏性死亡的危险性,不建议常规应用抗心律失常药物治疗,更不应该静脉应用抗心律失常药。如有明显症状,应向患者说明其良性预后,减轻焦虑;避免诱发因素,如咖啡、浓茶、应激状态;药物宜选用 β 受体阻断药、美西律、普罗帕酮等。部分无器质性心脏病的频发室性期前收缩患者可选择射频消融术治疗。

2. **急性心肌缺血** 对于急性心肌梗死并发室性期前收缩者,目前不主张预防性应用利多卡因等抗心律失常药物,若患者发生窦性心动过速与室性期前收缩,在处理基础疾病和诱因前提下早期应用 β 受体阻断药可能减少心室颤动的危险。

3. **急性肺水肿或严重心力衰竭并发室性期前收缩** 治疗时应注意改善血流动力学障碍,同时注意有无洋地黄中毒或电解质紊乱(低钾、低镁)。

4. **慢性心脏病变** 心肌梗死后或心肌病患者常伴室性期前收缩,应避免使用Ⅰ类抗心律失常药物,因其本身有致心律失常作用,虽能有效减少室性期前收缩,但总死亡率和猝死的风险反而增加。β 受体阻断药对室性期前收缩的疗效不显著,但能降低心肌梗死后猝死发生率、再梗死率和总死亡率。

【室性心动过速】

室性心动过速(ventricular tachycardia)简称室速,指起源于房室束分叉以下的特殊传导系统或者心室肌的连续 3 个或 3 个以上的异位心搏。及时识别和治疗室速具有非常重要的临床意义。按室速发作时 QRS 波群的形态可将其分为单形性室速、多形性室速、双向性室速。按室速发作时的持续时间和血流动力学改变可将其分为非持续性室速(发作持续时间短于 30 秒,能自行终止)、持续性室速(发作持续时间超过 30 秒,需药物或电复律方能终止)、无休止性室速(室速不间断反复发作,其间可有窦性心律,但大部分时间为室速)。

（一）病因

室速常发生于各种器质性心脏病患者,最常见于冠心病患者,尤其是心肌梗死者。其次见于心肌病、心力衰竭、二尖瓣脱垂、心瓣膜病患者等。其他病因包括代谢障碍、电解质紊乱、长 QT 间期综合征等,偶可发生于无器质性心脏病者。

（二）临床表现

室速临床症状的轻重视发作时心室率、持续时间、基础心脏病变和心功能状态不同而异。非持续性室速的患者通常无症状。持续性室速常伴明显血流动力学障碍与心肌缺血,临床上可出现气促、少尿、低血压、晕厥、心绞痛等。听诊心律轻度不规则。如发生完全性室房分离,则第一心音强度经常变化。

（三）心电图特征

1. 3 个或以上的室性期前收缩连续出现。

2. QRS 波形态畸形,时限超过 0.12 秒,ST–T 波方向与 QRS 波主波方向相反。

3. 心室率通常为 100~250 次 /min,心律规则,但亦可略不规则。

4. 心房独立活动与 QRS 波无固定关系,形成房室分离,偶尔个别或所有心室激动逆传夺获心房。

5. 通常发作突然开始。

6. **心室夺获与室性融合波**　室速发作时少数室上性冲动可下传至心室,产生心室夺获,表现为在 P 波之后,提前发生一次正常的 QRS 波。室性融合波的 QRS 波形态介于窦性与异位心室搏动之间,其意义为部分夺获心室。心室夺获与室性融合波的存在对确立室速诊断提供重要依据。按室速发作时 QRS 波的形态,可将室速区分为单形性室速和多形性室速。QRS 波方向呈交替变换者称双向性室速(图 3-2-7)。

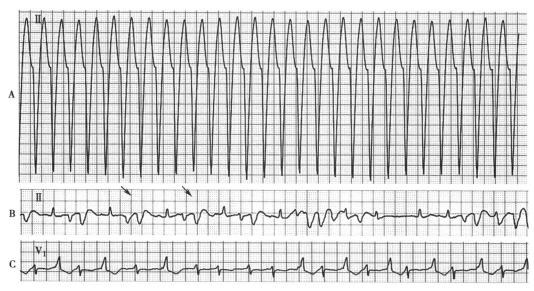

图 3-2-7　室性心动过速

（四）治疗要点

目前除了 β 受体阻断药、胺碘酮之外,尚未能证实其他抗心律失常药物能降低心脏性猝死的发生率。对于室速的治疗一般遵循的原则是:有器质性心脏病或有明确诱因者应首先给予针对性治疗;无器质性心脏病者发生非持续性室速,如无症状或血流动力学影响,处理的原则同室性期前收缩;持续性室速发作,无论有无器质性心脏病,均应给予治疗;有器质性心脏病的非持续性室速亦应考虑治疗。

（五）终止室速发作

室速患者如无血流动力学障碍,首先可选用胺碘酮、利多卡因或普鲁卡因静脉注射,同时持续静脉滴注。静脉注射普罗帕酮亦十分有效,但不宜用于心肌梗死或心力衰竭的患者。药物治疗无效时行同步直流电复律。若患者已发生低血压、休克、心绞痛、脑部血流灌注不足等症状,应迅速施行电复律。室速持续发作者,可经静脉插入电极导管至右心室,应用超速起搏终止心动过速。

（六）预防复发

应努力寻找及治疗诱发与维持室速的各种可逆性病变,如缺血、低血压、低血钾等。在药物预防效果大致相同的情况下,应选择潜在毒副作用较少的抗心律失常药。维拉帕米对大多数室速的预防无效,但可应用于维拉帕米敏感性室速患者。

单一药物治疗无效时,可选用作用机制不同的药物联合应用,各自药量均可减少。抗心律失常药物亦可与埋藏式心室起搏装置合用,治疗复发性室速。植入式心脏复律除颤器、外科手术亦已成功应用于选择性病例。对于无器质性心脏病的特发性单源性室速,导管射频消融根除发作疗效甚佳。冠脉旁路移植手术对某些冠心病合并室速的患者可能有效。

【心室扑动与心室颤动】

心室扑动(ventricular flutter)与心室颤动(ventricular fibrillation)为致命性心律失常。

（一）病因

心室扑动与心室颤动常见于缺血性心脏病。此外,抗心律失常药物尤其是引起 QT 间期延长与尖端扭转的药物、严重缺氧、预激综合征合并房颤与极快的心室率、电击伤等亦可引起心室扑动与心室颤动。

（二）临床表现

临床表现包括意识丧失、抽搐、呼吸停顿甚至死亡、听诊心音消失、脉搏触不到、血压亦无法测到。

伴随急性心肌梗死发生而不伴有泵衰竭或心源性休克的原发性心室颤动,预后较佳,抢救存活率较高,复发率很低。

（三）心电图特征

心室扑动呈正弦波图形,波幅大而规则,频率 150~300 次 /min,有时难以与室速鉴别。心室颤动的波形、振幅及频率均极不规则,无法辨认 QRS 波群、ST 段和 T 波（图 3-2-8）。

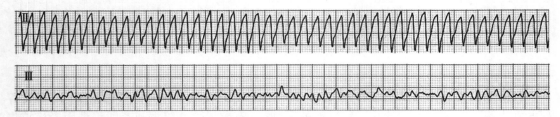

图 3-2-8　心室颤动

（四）治疗要点

参见心脏停搏与心脏性猝死的处理。

五、房室传导阻滞

【房室传导阻滞】

房室传导阻滞(AVB)又称房室阻滞,是指房室交界区脱离了生理不应期后,心房冲动传导延迟或不能传导至心室。

（一）病因

正常人或运动员可出现文氏型房室传导阻滞(莫氏Ⅰ型),与迷走神经张力增高有关,常发生在夜间。其他导致房室传导阻滞的病变有急性心肌梗死、冠状动脉痉挛、病毒性心肌病、心内膜炎、心肌病、急性风湿热、钙化性主动脉瓣狭窄、心脏肿瘤(特别是心包间皮瘤)、先天性心血管病、原发性高血压、心脏手术、电解质紊乱、药物中毒、莱姆病(螺旋体感染,可致心肌病)、美洲锥虫病(寄生虫感染,可致心肌病)、黏液性水肿等。列夫病(心脏纤维支架的钙化与硬化）与勒内格尔病（传导系统本身的原发性硬化变性疾病）可能是成人孤立性慢性心脏传导阻滞最常见的病因。

（二）临床表现

一度房室传导阻滞患者通常无症状,听诊第一心音强度减弱。二度房室阻滞患者可有心悸与心搏脱漏,二度Ⅰ型房室阻滞患者第一心音强度逐渐减弱并有心搏脱漏,二度Ⅱ型患者亦有间歇性心搏脱漏,但第一心音强度恒定。三度房室阻滞是一种严重的心律失常,临床症状取决于心室率的快慢与伴随病变,症状包括疲乏、头晕、晕厥、心绞痛、心衰等。若心室率过慢导致脑缺血,患者可出现暂时性意识丧失,甚至抽搐,即阿 – 斯综合征,严重者可猝死。听诊第一心音强度经常变化,或间断听到响亮、清晰的第一心音。

（三）心电图特征

1. 一度房室传导阻滞　每个心房冲动都能传导至心室,但 PR 间期超过 0.20 秒。房室传导束的任何部位发生传导缓慢,均可导致 PR 间期延长。如 QRS 波形态与时限均正常,房室传导延缓部位几乎都在房室结,极少数在希氏束本身;QRS 波呈现束支传导阻滞图形者,传导延缓可能位于房室结和 / 或希氏束 – 浦肯野系统。希氏束心电图记录可协助确定部位。如传导延缓发生在房室结,AH 间期延长;位于希氏束 – 浦肯野系统,HV 间期延长。传导延缓亦可能同时在两处发生。偶尔房内传导延缓亦可发生 PR 间期延长（图 3-2-9）。

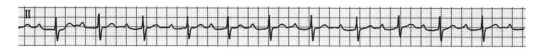

图 3-2-9　一度房室传导阻滞

2. 二度房室传导阻滞

（1）Ⅰ型:是最常见的二度房室阻滞类型,表现如下。①PR 间期进行性延长,直至一个 P 波受阻不能下传至心室。②相邻 RR 间期进行性缩短,直至一个 P 波不能下传至心室。③包含受阻 P 波在内的 RR 间期小于正常窦性 PP 间期的两倍。最常见的房室传导比例为3∶2 和 5∶4。在大多数情况下,阻滞位于房室结,QRS 波正常,极少数可位于希氏束下部,QRS 波呈束支传导阻滞图形。二度Ⅰ型房室阻滞很少发展为三度房室阻滞（图 3-2-10）。

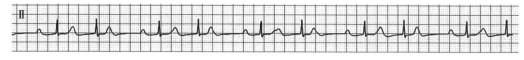

图 3-2-10　二度Ⅰ型房室传导阻滞

（2）Ⅱ型:心房冲动传导突然阻滞,但 PR 间期恒定不变。下传搏动的 PR 间期大多正常。当 QRS 波增宽,形态异常时,阻滞位于希氏束 – 浦肯野系统;若 QRS 波正常,阻滞可能位于房室结内（图 3-2-11）。

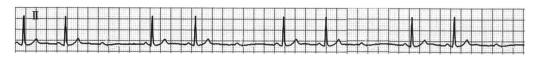

图 3-2-11　二度Ⅱ型房室传导阻滞

2：1房室传导阻滞可能属Ⅰ型或Ⅱ型房室传导阻滞。QRS波正常者,可能为Ⅰ型;若同时记录到3：2房室传导阻滞,第二个心动周期之PR间期延长者,便可确诊为Ⅰ型房室传导阻滞。当QRS波呈束支传导阻滞图形,需做心电生理检查,才能确定阻滞部位。

3. **三度房室传导阻滞**　此时全部心房冲动均不能传导至心室。其特征为:①心房与心室活动各自独立、互不相关。②心房率快于心室率,心房冲动来自窦房结或异位心房节律(房性心动过速、扑动或颤动)。③心室起搏点通常在阻滞部位稍下方。如位于希氏束及其近邻,心室率为40~60次/min,QRS波正常,心律亦较稳定;如位于室内传导系统的远端,心室率可低至40次/min以下,QRS波增宽,心室律亦常不稳定。心电生理检查如能记录到希氏束波,有助于确定阻滞部位。如阻滞发生在房室结,心房波后无希氏束波,但每一个心室波前均有一个希氏束波。如阻滞位于希氏束远端,每一个心房波后均有希氏束波,心室前则无希氏束波(图3-2-12)。

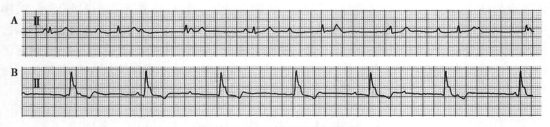

图 3-2-12　三度房室传导阻滞

（四）治疗要点

应针对不同病因进行治疗。一度或二度Ⅰ型房室传导阻滞心室率不太慢者无须特殊治疗。二度Ⅱ型或三度房室传导阻滞如心室率慢伴有明显症状或血流动力学障碍,甚至阿-斯综合征发作者,应给予心脏起搏治疗。阿托品、异丙肾上腺素仅适用于无心脏起搏条件的应急情况。

【心律失常患者的护理】

1. **窦性心动过速**　一般无须治疗,仅对原发病做相应治疗即可。对于有明确诱因的正常人去除诱因即可。常见诱因有剧烈活动、情绪激动、吸烟、饮浓茶、饮咖啡、饮酒等。

2. **室上性心律失常**

（1）阵发性室上性心动过速的护理:①教会患者刺激迷走神经减慢心率的方法。②刺激迷走神经无效时即刻给予维拉帕米(异搏定)5~10mg稀释于5%葡萄糖中,在3分钟内注入,注射时应监测心律,一旦转律即应停止药物注入。③采用同步直流电复律。④嘱患者避免劳累、情绪激动、饱餐、剧烈运动等诱发因素,对防治阵发性室上性心动过速的复发有重要意义。

（2）心房扑动和心房颤动的护理:①对发作时心室率快,伴有心绞痛、严重心力衰竭、低心排血量的患者应采用同步直流电复律,但对洋地黄中毒的患者应禁止使用。②无论药物转律还是电复律,都有较高的栓塞危险,故应在转律治疗开始前3周到复律后4周使用抗凝药物(口服华法林);应在此期间观察患者有无出血倾向。

3. **室性心律失常**

（1）室性期前收缩的护理:在无明显器质性心脏病的情况下,室性期前收缩并不影响人的预期寿命,无猝死危险,因此凡是无器质性心脏病、无症状的室性期前收缩不需使用心律失常药物。但当室性期前收缩发生于急性心肌梗死、低血压、洋地黄中毒等心电不稳定状态时,易于进展为恶性心律失常,应迅速使用药物治疗。

（2）室性心动过速的护理:对有短阵室速的患者应采用可自动报警的监护仪 24 小时连续进行心电监测。一旦发生室速应及时通报医生,给予适当处理。应准备好静脉通路,必要时备好抢救器材。如果室速导致患者意识丧失、低血压、长时间心肌缺血和心力衰竭应立即使用直流电复律。当药物治疗无效时,需应用埋藏式自动心脏复律除颤器。

（3）心室颤动的护理:发生室颤时应立即进行非同步直流电除颤,在除颤器准备好之前,作为现场的护士应先进行有效的心肺复苏术。心血管专科护士处理这类情况应沉着、冷静、争分夺秒,并且应有一定的自主处理权。

4. 缓慢性心律失常　常见的有窦性心动过缓、病态窦房结综合征、房室传导阻滞等。对这些患者的护理,重点在于监护患者的心率,防止过慢的心率影响重要的器官供血。治疗上除了采用药物外,还可选用人工起搏器。由于静脉使用的加快心率的药物要求输注速度慢而均匀,所以应选用输液泵给药,并及时根据心率调整药物速度。缓慢性心律失常伴阿-斯综合征,到场护士应立即进行有效的心肺复苏,有条件的医院应立即给予体外人工起搏,进而安装临时人工起搏器,对于不能恢复的患者安装永久起搏器。

（付佳丽　王　静）

第三节　冠状动脉粥样硬化性心脏病患者的护理

学习目标

完成本内容学习后,学生将能:

1. 复述冠心病主要的危险因素:高血压、高血脂、糖尿病、肥胖、吸烟。
2. 列出冠心病的临床类型:慢性心肌缺血综合征和急性冠状动脉综合征。
3. 描述稳定型心绞痛、急性冠状动脉综合征典型临床表现、诊断要点及治疗要点。
4. 应用　通过患者的临床表现、辅助检查配合医生及早作出疾病诊断并进行处置;根据病情实施有针对性的急救及一般护理措施;提供疾病的健康指导,促进患者康复。

冠状动脉粥样硬化性心脏病（coronary atherosclerotic heart disease）是指冠状动脉粥样硬化使管腔狭窄、堵塞和 / 或因冠状动脉功能性改变（痉挛）导致心肌缺血缺氧或坏死而引起的心脏病,又称冠状动脉性心脏病（coronary heart disease, CHD）,简称冠心病,亦称缺血性心脏病。

【概述】

（一）危险因素

1. **高血压** 被认为是冠心病的重要危险因素，无论是收缩压还是舒张压都与本病关系密切。

2. **血脂异常** 脂质代谢异常是动脉粥样硬化最重要的危险因素。主要为总胆固醇（total cholesterol，TC）、低密度脂蛋白（low-density lipoprotein，LDL）的增高，高密度脂蛋白（high-density lipoprotein，HDL）的减低。在临床实践中以 TC 及 LDL 增高最受关注。

3. **肥胖** 是一种多因素引起的慢性代谢性疾病，多伴有胰岛素抵抗，常与糖尿病、血脂异常、原发性高血压等集结表现。

4. **糖尿病和糖耐量异常** 糖尿病可导致冠状动脉损害严重，受损冠状动脉病变广泛而弥漫。近年研究认为，胰岛素抵抗和动脉粥样硬化的发生有密切关系，2 型糖尿病患者常有胰岛素抵抗和高胰岛素血症伴冠心病。

5. **吸烟** 是动脉粥样硬化的一个独立的危险因素。吸烟引起冠心病死亡率的增加主要是由于心肌梗死和冠心病猝死。

6. **其他** ①家族史：直系亲属发病年龄 <50 岁。②性别：男性高于女性。③年龄：男性 40 岁以上，女性围绝经期以后多发。

（二）临床分型

1. 由于病理解剖和病理生理变化的不同，冠心病有不同的临床表型。1979 年世界卫生组织曾将之分为 5 型：①隐匿型或无症状性冠心病。②心绞痛。③心肌梗死。④缺血性心肌病。⑤猝死。

2. **近年来趋向于根据发病特点和治疗原则不同分为两大类** ①慢性冠脉疾病（chronic coronary artery disease，CAD），也称慢性心肌缺血综合征。②急性冠状动脉综合征（acute coronary syndrome，ACS）。前者包括隐匿型冠心病、稳定型心绞痛和缺血性心肌病。后者包括不稳定型心绞痛、非 ST 段抬高型心肌梗死、ST 段抬高型心肌梗死和冠心病猝死。本节重点介绍稳定型心绞痛和急性冠状动脉综合征。

一、稳定型心绞痛

【概述】

稳定型心绞痛也称劳力性心绞痛，其特点为阵发性的前胸压榨性疼痛或憋闷感觉，主要位于胸骨后部，可放射至心前区和左上肢尺侧，常发生于劳力负荷增加时，持续数分钟，休息或用硝酸酯制剂后症状消失。疼痛发作的程度、频度、持续时间、性质及诱发因素等在数个月内无明显变化。

【病因与机制】

当冠状动脉狭窄或部分闭塞时，其血流量减少，对心肌的供血量相对比较固定。在休息时尚能维持供需平衡，可无症状。在劳动、情绪激动、饱餐、受寒等情况下，心脏负荷突然增加，使心率增快、心肌张力和心肌收缩力增加而致心肌耗氧量增加，而存在狭窄的冠状动脉的供血却不能相应地增加以满足心肌对血液的需求时，即可引起心绞痛。

【临床表现】

1. 症状　心绞痛以发作性胸痛为主要临床表现,典型疼痛的特点如下:

(1)部位:主要在胸骨体中、上段之后,或在心前区,界限不很清楚,常放射至左肩、左臂内侧达无名指和小指,或至颈、咽或下颌部。

(2)性质:常为压迫感、憋闷感或紧缩感,也可有烧灼感,但与针刺或刀割样锐性痛不同,偶伴濒死感。有些患者仅觉胸闷而非胸痛。发作时,患者往往不自觉地停止原来的活动,直至症状缓解。

(3)诱因:体力劳动、情绪激动、饱餐、寒冷、吸烟、心动过速、休克等。疼痛的发生往往是在劳动或情绪激动的当时,而不是在其之后。

(4)持续时间和缓解方式:疼痛出现后逐步加重,然后在 3~5 分钟内逐渐消失,一般在原来诱发症状的活动停止后即缓解。舌下含用硝酸甘油也能在几分钟内使疼痛缓解。可数天或数星期发作一次,亦可一日内发作多次。

根据心绞痛的严重程度及其对体力活动的影响,加拿大心血管学会(Canadian Cardiovascular Society, CCS)将心绞痛按严重程度分为Ⅳ级(表 3-3-1)。

表 3-3-1　心绞痛严重程度分级

分级	分级标准
Ⅰ级	一般活动(如步行和登楼)不受限,仅在强、快或持续用力时发生心绞痛
Ⅱ级	一般体力活动轻度受限。快步走、饭后、寒冷或在风中、精神应激或醒后数小时内发作心绞痛。一般情况下步行 200m 以上或登楼一层以上受限
Ⅲ级	一般体力活动明显受限,一般情况下平地步行 200m 或登楼一层引起心绞痛
Ⅳ级	轻微活动或休息时即可发生心绞痛

2. 体征　平时无明显体征。心绞痛发作时常见心率增快、血压升高、表情焦虑、皮肤冷或出汗,有时出现第四或第三心音奔马律。缺血发作时,可有暂时性心尖收缩期杂音,由乳头肌缺血、功能失调引起二尖瓣关闭不全所致。

【辅助检查】

1. 心电图　发现心肌缺血、诊断心绞痛最常用的检查方法。

(1)静息心电图检查:稳定型心绞痛患者静息心电图一般是正常的,所以静息心电图正常并不能除外严重的冠心病。最常见的心电图异常是 ST 段压低(水平型或下斜型)、T 波低平或倒置,ST 段改变更具特异性。少数可伴有陈旧性心肌梗死的表现,可有多种传导障碍,最常见的是左束支传导阻滞和左前分支传导阻滞。

(2)心绞痛发作时心电图检查:绝大多数患者可出现暂时性心肌缺血所引起的 ST 段移位。心内膜下心肌容易缺血,故常见 ST 段压低 0.1mV 以上,有时出现 T 波倒置,症状缓解后 ST-T 改变可恢复正常,动态变化的 ST-T 对诊断心绞痛的参考价值较大。

(3)心电图负荷试验:最常用的是运动负荷试验,是增加心脏负荷以激发心肌缺血的心电图检查。运动中出现心绞痛、步态不稳、室性心动过速或血压下降时应立即停止运动。心肌梗死急性期、不稳定型心绞痛、明显心力衰竭、严重心律失常或急性疾病者禁做运动负荷试验。运动负荷试验敏感性可达到约 70%，特异性为 70%~90%。有典型心绞痛并且运动负荷心电图阳性者，诊断冠心病的准确率达 95% 以上。

（4）动态心电图：连续记录 24 小时或 24 小时以上的心电图，可从中发现 ST-T 改变和各种心律失常，可将出现心电图改变的时间与患者的活动和症状相对照。

2. **实验室检查** 血糖和血脂检查可以了解冠心病危险因素；胸痛明显的患者需要查血清心肌损伤标记物，包括心肌肌钙蛋白、肌酸激酶（CK）和肌酸激酶同工酶（CK-MB），以与急性冠状动脉综合征相鉴别；血常规注意有无贫血；必要时需检查甲状腺功能。

3. **多层螺旋 CT 冠状动脉成像** 通过冠状动脉二维或三维重建，有助于冠脉管壁钙化情况和管腔狭窄程度的判断。

4. **放射性核素检查** 主要包括核素心肌显像和负荷试验、放射性核素心腔造影和正电子发射断层心肌显像（positron emission tomography，PET）。前者利用放射性铊心肌显像所示灌注缺损提示心肌供血不足或血供消失，对心肌缺血诊断较有价值；后者的心肌灌注 - 代谢显像分析，是目前估计心肌存活性最可靠的方法。

5. **冠状动脉造影** 为有创性检查，目前仍是诊断冠心病的"金标准"。选择性冠状动脉造影是将特殊形式的心导管经桡动脉、股动脉或肱动脉送到主动脉根部，分别插入左、右冠状动脉口，注射少量造影剂，在不同的投射方位下摄影可使冠状动脉主干及其分支显影，可发现狭窄病变的部位并估计其程度。

6. **超声心动图** 可以观察心室腔的大小、心室壁的厚度以及心肌舒缩状态；还可以观察到陈旧性心肌梗死时梗死区域的运动消失及室壁瘤形成。稳定型心绞痛患者的静息超声心动图大部分无异常表现。

【诊断要点】

根据典型的发作特点和体征，休息或含用硝酸甘油后缓解，结合年龄和存在的冠心病的危险因素，除外其他疾病所致的心绞痛，即可建立诊断。发作不典型者，诊断要依靠观察硝酸甘油的疗效和发作时心电图的变化。未记录到症状发作时心电图者，可行心电图负荷试验。诊断困难者，可行冠状动脉 CT 或冠状动脉造影检查。

【治疗】

稳定型心绞痛的治疗有两个主要目的：一是预防心肌梗死和猝死，改善预后，延长患者的生存期；二是减少缺血发作和缓解症状，提高患者生活质量。

（一）发作时的治疗

1. **休息** 发作时应立即休息，一般患者停止活动后症状即可消除。

2. **药物治疗** 宜选用作用较快的硝酸酯制剂，这类药物可扩张冠状动脉，增加冠状动脉血流量外，还可扩张外周血管，减轻心脏负荷和心肌耗氧量，从而缓解心绞痛。常用药物如下：

（1）硝酸甘油：0.5mg 舌下含服，1~2 分钟内显效，约 30 分钟后作用消失；每隔 5 分钟可重复服用一次，但一般连续服用不超过 3 次；可出现头痛、面色潮红、低血压，首次服用时应注意直立性低血压的发生。

（2）硝酸异山梨酯：5~10mg 舌下含化，2~5 分钟见效，作用维持 2~3 小时。

（二）缓解期的治疗

1. 一般治疗　平时应尽量避免各种已知的诱发因素；戒烟限酒；调整日常生活与工作量；减轻精神负担；保持适当的体力活动，以不发生疼痛症状为度；治疗高血压、糖尿病、高血脂、甲状腺功能亢进等相关疾病。

2. 药物治疗

（1）改善心肌缺血及减轻症状的药物

1）β受体阻断剂：能抑制心脏β肾上腺受体，从而减慢心率、减弱心肌收缩力、降低血压，以减少心肌耗氧量，可以减少心绞痛发作，增加运动耐量，长期应用可降低心绞痛患者死亡率和心肌梗死的风险，是稳定型心绞痛的初始治疗用药。β受体阻断剂的使用剂量应个体化，从较小剂量开始，逐级增加剂量，以能缓解症状、心率不低于 50 次 /min 为宜。临床常用药物有美托洛尔、比索洛尔等。有严重心动过缓、高度房室传导阻滞、窦房结功能紊乱、明显的支气管痉挛或支气管哮喘的患者禁用。

2）硝酸酯制剂：能降低心肌需氧，同时增加心肌供氧，从而缓解心绞痛。长期应用的主要问题是耐药性，防止发生耐药性最有效的方法是每天保持足够长（8~10 小时）的无药期。常见药物有硝酸甘油、硝酸异山梨酯、5- 单硝酸异山梨酯。不良反应包括头痛、面色潮红、心率加快和低血压等。

3）钙通道阻滞剂：可抑制心肌收缩，减少心肌氧耗；扩张冠状动脉，解除冠状动脉痉挛，改善心肌缺血；扩张外周血管，减轻心脏负荷；降低血液黏度，抗血小板聚集，改善心肌微循环。常用药物有维拉帕米、硝苯地平、地尔硫䓬等。外周水肿、便秘、心悸、面部潮红是所有钙通道阻滞剂常见的副作用。

4）代谢类药物：曲美他嗪可改善心肌缺血及左心功能，缓解心绞痛，无血流动力学影响。

（2）预防心肌梗死和改善预后的药物

1）抗血小板药物：稳定型心绞痛患者至少需要服用一种抗血小板药物。常用药物包括：①阿司匹林能使稳定型心绞痛的心血管事件的危险性平均降低 33%。在所有急性或慢性缺血性心脏病的患者，无论是否有症状，只要没有禁忌证，就应常规服用阿司匹林 75~300mg。不良反应为胃肠道症状，并与剂量有关。②氯吡格雷主要用于放置支架术后及对阿司匹林有禁忌的患者。③其他的抗血小板制剂。西洛他唑是磷酸二酯酶抑制剂，50~100mg，2 次 /d。

2）降脂药物：他汀类药物为首选降脂药物。所有冠心病患者，无论其血脂水平如何，都应该服用他汀类药物，根据目标低密度脂蛋白胆固醇（LDL-C）水平调整剂量。临床常用药物有辛伐他汀、阿托伐他汀、普伐他汀、瑞舒伐他汀等。服药期间应注意监测转氨酶及肌酸激酶等生化指标，及时发现药物可能引起的肝脏损害及肌病。

3）血管紧张素转化酶抑制剂（ACEI）：可降低缺血性事件的发生，稳定型心绞痛患者合并糖尿病、心力衰竭，或左心室收缩功能不全的高危患者应该使用 ACEI，常用药物有卡托普利、依那普利、福辛普利等。

4）血管紧张素受体拮抗剂（ARB）：患者发生刺激性干咳等情况不能耐受 ACEI，可服用 ARB，常用药物有氯沙坦、缬沙坦等。

3. **运动锻炼疗法**　谨慎安排进度适宜的运动锻炼,有助于促进侧支循环的发展,提高体力活动耐受量,改善症状。

4. **血管重建治疗**　稳定型心绞痛患者可选择进行血管重建治疗。常用方法包括:①经皮冠状动脉介入治疗(percutaneous coronary intervention,PCI),PCI已成为冠心病治疗的重要手段。②冠状动脉旁路移植术(coronary artery bypass graft,CABG)。

5. **增强型体外反搏**　增强型体外反搏装置是具有我国自主知识产权的下半身气囊序贯加压式体外反搏器。增强型体外反搏治疗能降低患者心绞痛发作频率,改善运动负荷试验中的心肌缺血情况,对于药物治疗难以奏效又不适宜血管重建术的难治性慢性稳定型心绞痛可试用。

【护理】

(一)护理评估

1. 病史

(1)重点了解患者是否具有冠心病的危险因素,包括年龄、性别、工作性质、经济状况、家族史、既往史、生活方式、不良嗜好等。

(2)患者目前心绞痛发作的频次、诱因及发作时的部位、性质、持续时间、缓解方式、伴随症状、服药种类以及服药后反应。

(3)患者对疾病知识及诱因相关知识的掌握程度、合作程度、心理状况(如患者有无焦虑、抑郁等表现)。

2. 身体评估

(1)患者精神应激状态、体力活动、饮食状况。

(2)患者体重指数、腰围、腹围。

(3)生命体征:如体温、血压、脉搏、呼吸、末梢循环情况等。

(二)主要护理诊断/问题

1. **疼痛:胸痛**　与心肌缺血、缺氧有关。

2. **活动无耐力**　与心肌氧的供需失调有关。

3. **知识缺乏**:缺乏纠正危险因素、控制诱发因素及预防心绞痛发作的知识。

(三)护理措施要点

1. **休息与活动**　心绞痛发作时应立即停止正在进行的活动,就地休息。

2. 病情监测

(1)进行持续心电监护,严密观察心率、心律、血压、血氧饱和度的变化。保证患者血氧饱和度在95%以上,必要时给予氧疗。

(2)观察患者疼痛的性质、部位、程度、发作频率、持续时间及用药后的反应。

(3)观察患者有无面色苍白、大汗、恶心、呕吐等伴随症状。

(4)疼痛发作时测血压、心率,做心电图,为判断病情提供依据。

(5)注意患者是否有心律失常发生,尤其是室性心律失常。

3. 用药护理

(1)硝酸酯制剂:心绞痛发作时给予舌下含服硝酸甘油(嚼碎后含服效果更好),用药后注意观察患者胸痛变化情况,如服药后3~5分钟仍不缓解可重复使用。对于心绞痛发作持续者,可遵医嘱给予硝酸甘油静脉滴注,但应控制滴速,告知患者及家属不可随意调节滴速。部分患者用药后出现面部潮红、头部胀痛、头晕、心动过速、心悸等不适,应告知患者是药物所产生的血管扩张作用导致,以解除患者的顾虑。用药后询问患者胸痛缓解情况,同时监测心电图。

(2)抗血小板药物:阿司匹林是预防冠心病(包括心绞痛)的基础用药,不良反应主要是胃肠道症状,并与剂量有关,使用肠溶剂或缓释剂、抗酸剂可以减少对胃的不良作用。指导患者每天服用 100~300mg,饭后服用,既安全又有效。

(3)他汀类药物:应用他汀类药物时,应严密监测转氨酶及肌酸激酶等生化指标,及时发现药物可能引起的肝脏损害和肌病。采用强化降脂治疗时,应注意监测药物的安全性。

4. 疼痛护理 心绞痛剧烈疼痛可引起心率加快、血压升高和心排血量增加,从而增加心肌耗氧量。如患者疼痛不能缓解可遵医嘱给予止痛药物,一般首选的镇痛药物为吗啡,用量为 3~5mg 静脉注射。在使用过程中,要密切观察患者胸痛缓解情况,是否有呼吸抑制及血压下降等情况的发生。

5. 饮食护理 应嘱患者合理膳食,摄取清淡、易消化、低盐低脂饮食,少食多餐,严禁暴饮暴食,控制体重。禁烟限酒,限制甜食。

6. 排便护理 保持患者大便通畅,嘱患者避免用力排便。患者入院后遵医嘱给予适当的缓泻剂备用,对于有便意但排便困难者给予开塞露塞肛或甘油灌肠。对病情尚未稳定的患者排便过程中应加强心电监测,以免发生意外。

7. 活动指导

(1)制订活动计划:告知患者心绞痛发作时应立即停止活动,缓解期的患者一般不需要卧床休息。根据患者的活动能力制订合理的活动计划,鼓励患者参加适当的体力劳动和体育锻炼,最大活动量以不发生心绞痛症状为度,避免竞赛活动和屏气用力动作,避免精神过度紧张的工作和长时间工作。适当运动有利于侧支循环的建立,能提高患者的活动耐力。

(2)观察与处理活动中的不良反应:监测患者活动过程中有无胸痛、呼吸困难、脉搏增快等反应,出现异常情况应立即停止活动,给予含服硝酸甘油等处置。

【健康指导】

1. 疾病知识指导 生活方式的改变是冠心病治疗的基础。应指导患者:①合理膳食。宜摄入低热量、低脂、低胆固醇、低盐饮食,多食蔬菜、水果和含粗纤维素的食物,避免暴饮暴食,注意少食多餐。②戒烟限酒。③调整心态,减轻精神压力,保持心理平衡。

2. 避免诱发因素 告知患者及家属过劳、过累、情绪激动、饱餐、用力排便、寒冷刺激等都是心绞痛发作的诱因,应注意尽量避免。

3. 病情监测指导 教会患者及家属心绞痛发作时的缓解方法,胸痛发作时应立即停止活动或舌下含服硝酸甘油。如服用硝酸甘油不缓解,或心绞痛发作比以往频繁、程度加重、疼痛时间延长,应立即到医院就诊,警惕心肌梗死的发生。不典型心绞痛发作时可能表现为牙痛、上腹痛等,为防止误诊,可先按心绞痛发作处理并及时就医。

4. 心脏康复指导 心脏康复疗法是全面、全程的医学管理、服务和关爱,其主要任务有两个:①降低心血管事件和心肌梗死风险;②减少反复住院和不必要的血运重建,让患者恢复最佳体力、精神状态及社会功能。

学科前沿

中国心脏康复发展思路

现代心脏康复理念强调树立健康的生活方式和积极的生活态度,最终使患者回归正常的社会生活,预防心血管事件的发生。现代心脏康复采取团队协作的工作模式,来自运动康复、心理、营养、物理治疗等相关临床学科、社会学等多学科人员相互合作,形成心脏康复团队,对心血管病患者实施全程关爱。中国心脏康复的价值体系和实践模式主要体现"12345"几个要点,内容包括:坚持以公众健康和患者利益为中心;医患双方主动有效互动;自我管理健康和慢病管理的意识、知识和实践;防治康养"4S"服务体系;药物处方、运动处方、营养处方、心理处方(含睡眠管理)、戒烟限酒处方等五大处方。

5. **用药指导**　指导患者出院后遵医嘱按时用药,不能擅自增减药量,自我监测药物的不良反应。指导患者外出时随身携带硝酸甘油以备急需。硝酸甘油应置于棕色瓶内存放于干燥处。药瓶开封后每 6 个月更换 1 次,以确保疗效。

二、急性冠状动脉综合征

急性冠状动脉综合征(ACS)是一组由急性心肌缺血引起的临床综合征。广义的 ACS 包括不稳定型心绞痛(unstable angina,UA)、急性心肌梗死(acute myocardial infarction,AMI)和冠心病猝死,但冠心病猝死的诊断常为推测或事后诊断,故临床上所称 ACS 主要是指前两者。根据发病早期心电图的 ST 段变化,ACS 可分为非 ST 段抬高型 ACS 和 ST 段抬高型 ACS 两大类,前者包括不稳定型心绞痛、非 ST 段抬高型心肌梗死,后者主要是 ST 段抬高型心肌梗死,两者的鉴别取决于急性期是否能检测到心肌损伤标记物的升高。

不稳定型心绞痛和非 ST 段抬高型心肌梗死

【概述】

不稳定型心绞痛、非 ST 段抬高型心肌梗死是由于动脉粥样斑块破裂或糜烂,伴有不同程度的表面血栓形成、血管痉挛及远端血管栓塞所导致的一组临床症状,合称为非 ST 段抬高型急性冠脉综合征。不稳定型心绞痛、非 ST 段抬高型心肌梗死的病因和临床表现相似但程度不同,主要不同表现在缺血严重程度以及是否导致心肌损害。

【病因与机制】

不稳定型心绞痛、非 ST 段抬高型心肌梗死病理机制为不稳定粥样硬化斑块破裂或糜烂基础上血小板聚集、并发血栓形成、冠状动脉痉挛收缩、微血管栓塞导致的急性或亚急性的心肌供氧减少和缺血加重。虽然也可因劳力负荷诱发,但劳力负荷终止后胸痛不能缓解。其中非 ST 段抬高型心肌梗死常因心肌严重的持续缺血导致心肌坏死,病理上出现灶性或心内膜下心肌坏死。

【临床表现】

1. **症状**　不稳定型心绞痛和非 ST 段抬高型心肌梗死胸部不适的部位及性质与典型的稳定型心绞痛相似，但通常程度更重，持续时间更长，可达 30 分钟，胸痛可在休息发生，且具有以下特点之一：①静息时或夜间发生心绞痛，常持续 20 分钟以上。②新近发生的心绞痛（病程在 2 个月内）且程度严重。③近期心绞痛逐渐加重（包括发作的频率、持续时间、严重程度和疼痛放射到新的部位）。发作时可有出汗、恶心、呕吐、心悸或呼吸困难等表现，而原来可以缓解心绞痛的措施此时变得无效或不完全有效。老年、女性、糖尿病患者症状可不典型。

2. **体征**　可听到一过性第三心音或第四心音，以及由于二尖瓣反流引起的一过性收缩期杂音，不具有特异性，但是详细的体格检查可发现潜在的加重心肌缺血的危险因素，并成为判断预后非常重要的依据。

【辅助检查】

1. **心电图**不仅可以帮助诊断，而且根据其异常的严重程度和范围可以提供预后信息。症状发作时的心电图和之前的心电图对比，可提高心电图异常的诊断价值。大多数患者胸痛发作时有一过性 ST 段压低或抬高、T 波低平或倒置。如心电图变化持续 12 小时以上，则提示发生非 ST 段抬高型心肌梗死。

2. **心肌损伤标记物检查**　血清心肌损伤标记物是鉴别不稳定型心绞痛和非 ST 段抬高型心肌梗死的主要标准。不稳定型心绞痛时，心肌损伤标记物一般无异常增高，心肌肌钙蛋白 T（cardiac troponin T, cTnT）及心肌肌钙蛋白 I（cardiac troponin I, cTnI）升高表明心肌损害，cTnT 及 cTnI 峰值超过正常对照值的第 99 百分位，可考虑非 ST 段抬高型心肌梗死的诊断。

3. **冠状动脉造影**　考虑行血运重建术的患者，尤其是经过积极的药物治疗症状控制不佳或高危患者，应尽早行冠状动脉造影明确病变情况以帮助评价预后和指导治疗。

4. **其他检查**　对于低危患者，在早期药物治疗控制症状后，也要根据无创性负荷试验（心电图、超声心动和放射性核素检查等）的检查结果评价预后并指导下一步治疗。多排螺旋 CT 造影技术被越来越多地用于无创诊断冠状动脉病变。

【诊断要点】

根据典型的心绞痛症状，典型的缺血性心电图改变（新发或一过性 ST 段压低 ≥0.1mV，或 T 波倒置 ≥0.2mV）以及心肌损伤标记物（cTnT、cTnI 或 CK-MB）的测定，可作出不稳定型心绞痛 / 非 ST 段抬高型心肌梗死诊断。冠状动脉造影仍是诊断冠心病的重要方法，可以直接显示冠状动脉狭窄程度，对决定治疗决策有重要意义。Braunwald 分级根据不稳定型心绞痛发生的严重程度将其分为 Ⅰ、Ⅱ、Ⅲ级，而根据其发生的临床环境将之分为 A、B、C 级，见表 3-3-2。

【治疗】

不稳定型心绞痛及非 ST 段抬高型心肌梗死是具有潜在危险的严重疾病，其治疗主要有两个目的，即刻缓解缺血和预防严重不良反应后果（死亡、心肌梗死或心肌再梗死）。对可疑的不稳定型心绞痛的患者，第一步关键性治疗就是在急诊室进行恰当的检查评估，按轻重缓急送至适当的部门治疗，并立即开始抗栓和抗心肌缺血治疗。

表 3-3-2 不稳定型心绞痛严重程度分级（Braunwald 分级）

	定义	一年内死亡率或 心肌梗死率
严重程度		
Ⅰ 级	严重的初发型或恶化型心绞痛,无静息时疼痛	7.3%
Ⅱ 级	亚急性静息型心绞痛（在就诊前 1 个月内发生）,但近 48h 无发作	10.3%
Ⅲ 级	急性静息型心绞痛,在就诊 48h 内有发作	10.8%
临床环境		
A 级	继发性心绞痛,在冠状动脉狭窄的基础上,存在加剧心肌缺血的冠状动脉以外的疾病	14.1%
B 级	原发性心绞痛,无加剧心肌缺血的冠状动脉以外的疾病	8.5%
C 级	心肌梗死后,心肌梗死后 2 周内发生的不稳定型心绞痛	18.5%

（一）一般治疗

患者应立即卧床休息至少 12~24 小时,给予持续心电监护。消除患者紧张情绪和顾虑,保持环境安静,可以应用小剂量的镇静剂和抗焦虑药,约半数以上的患者通过上述处理可减轻或缓解心绞痛。对于有呼吸困难、发绀或其他高危表现的患者,给予吸氧,监测血氧饱和度,维持血氧饱和度达到 90% 以上,同时积极处理可能引起心肌耗氧量增加的疾病。

（二）抗栓治疗

1. 抗血小板治疗　①阿司匹林:可降低 ACS 患者的短期和长期死亡率。若无禁忌证,所有 ACS 患者应尽早接受阿司匹林治疗,起始负荷量为 300mg。主要不良反应是胃肠道反应和上消化道出血。②氯吡格雷:应早期给予氯吡格雷负荷剂量 300mg,若采用早期介入治疗方案,也可给以 600mg 负荷剂量。除非有极高出血风险等禁忌证,不稳定型心绞痛或非 ST 段抬高型心肌梗死患者均建议在使用阿司匹林基础上,联合应用氯吡格雷,并维持至少 12 个月。对阿司匹林不能耐受的患者,氯吡格雷可替代阿司匹林作为长期的抗血小板治疗。③替格瑞洛:起效更快,作用更强,可用于所有不稳定型心绞痛、非 ST 段抬高型心肌梗死患者。

2. 抗凝治疗　除非有禁忌证,所有患者应在抗血小板治疗的基础上常规接受抗凝治疗,根据治疗策略以及缺血、出血事件风险选择不同药物。①普通肝素:在开始用药时或剂量调整 6 小时测定部分激活凝血酶时间（activated partial thromboplastin time, APTT）,一般使 APTT 控制在 50~70 秒。在普通肝素使用过程中需监测血小板值。②低分子肝素:与普通肝素相比,低分子肝素具有更合理的抗 Xa 因子及Ⅱa 因子活性比例的作用,可以皮下注射,不需要实验室监测。常用药物包括依诺肝素、达肝素、那曲肝素。

（三）抗心肌缺血治疗

1. 硝酸酯类药物　硝酸酯类药物扩张静脉,降低心脏负荷、降低心肌耗氧量,还可以扩张冠状动脉,缓解心肌缺血。心绞痛发作时可舌下含服硝酸甘油,每次 0.5mg,必要时间隔 3~5 分钟,可以连用 3 次,若仍无效,可静脉用药。

2. 镇痛剂　如硝酸酯类药物不能使疼痛迅速缓解,应立即给予吗啡静脉注射,或使用哌替啶肌内注射。注意给药后呼吸功能抑制的观察。

3. β 受体阻断剂　可用于所有无禁忌证（如心动过缓、心脏传导阻滞、低血压或哮喘）的不稳定型心绞痛、非 ST 段抬高型心肌梗死患者，可减少心肌缺血发作和心肌梗死的发展。常用药物有阿替洛尔、美托洛尔和比索洛尔。

（四）其他药物治疗

1. 血管紧张素转化酶抑制剂（ACEI）和血管紧张素受体拮抗剂（ARB）　长期应用对预防再发缺血事件和预防死亡有益。排除禁忌证（低血压、肾衰竭、双侧肾动脉狭窄和已知对此药品过敏），所有不稳定型心绞痛、非 ST 段抬高型心肌梗死患者都可选用。不能耐受 ACEI 者可用 ARB 替代。

2. 调脂治疗　他汀类药物除了对血脂有调节作用外，还可以稳定斑块、改善内皮细胞功能，因此如无禁忌证，无论 LDL-C 水平和饮食控制情况如何，均建议早期应用他汀药物。常用他汀药物有辛伐他汀、普伐他汀、阿托伐他汀或瑞舒伐他汀。

（五）血运重建治疗

1. 经皮冠状动脉介入治疗　不稳定型心绞痛、非 ST 段抬高型心肌梗死的高危患者，尤其是经积极药物治疗后仍有顽固性或反复发作心绞痛发生，并伴有心电图上 ST 段压低（>0.2mV）、心衰、进展性血流动力学不稳定或危及生命的心律失常者，应紧急（120 分钟内）进行冠状动脉造影和血运重建术。对具有其他中高危特征并有持续性心肌缺血者，应早期行血管造影和经皮冠状动脉介入治疗（PCI）（入院 72 小时内）。

2. 冠状动脉旁路手术（CABG）　对于存在多支血管病变且有左心室功能不全或伴有糖尿病者，建议行 CABG 术，对合并严重左主干病变者，CABG 术也是首选。

【护理】

（一）护理评估

1. 病史

（1）了解患者是否具有冠心病的危险因素，重点评估心绞痛发作特点、心绞痛严重分级、心肌酶学的变化及危险分层。危险分层的内容包括病史、疼痛特点、临床表现、心电图、血清心肌损伤标记物等。

（2）患者服药情况：既往是否服药，服药种类以及用药后反应。

（3）患者对疾病知识及诱因相关知识的掌握程度，患者的合作程度、心理状况。

2. 身体评估

（1）一般状态：患者精神、活动耐力、饮食情况、体重、体重指数、腰围、腹围。

（2）生命体征：患者的体温、血压、脉搏、呼吸、意识、末梢循环情况等。

（二）主要护理诊断 / 问题

1. 疼痛：胸痛　与心肌缺血、缺氧有关。

2. 潜在并发症：心肌梗死。

3. 知识缺乏：缺乏疾病及配合治疗的相关知识。

（三）护理措施

1. 参考本节稳定型心绞痛患者的护理。不稳定型心绞痛、非 ST 段抬高型心肌梗死患者胸痛时应卧床休息，可遵医嘱给予止痛药物治疗，观察止痛效果和药物的不良反应，在抗凝（栓）治疗过程中严密观察有无出血等药物不良反应。

2. 严密给予心电监护，根据疼痛持续的时间、有无诱因、心电图的改变、心肌损伤标记物变化动态判断病情危险程度。对于高危患者,需要备好抢救器材与药品,或做好急诊血管重建的准备。

3. 疾病最初 2~3 天以流质饮食为主,以后症状减轻而逐渐增加易消化的半流食,宜少量多餐,钠盐和液体的摄入量应根据尿量、呕吐量及有无心衰症状而做出调整,告知患者其治疗饮食的目的及作用。准确记录患者出入量。

【健康指导】

同稳定型心绞痛。

急性 ST 段抬高型心肌梗死

【概述】

急性 ST 段抬高型心肌梗死是指急性心肌缺血性坏死,大多是在冠状动脉病变的基础上,发生冠状动脉血供急剧减少或中断,使相应的心肌严重而持久地缺血所致。通常原因为冠状动脉不稳定斑块破裂、糜烂基础上继发血栓形成导致冠状动脉血管持续、完全闭塞。临床表现为胸痛、急性循环功能障碍,反映心肌急性缺血、损伤和坏死的一系列特征性心电图演变,以及血清心肌标记物的升高。

【病因与机制】

急性 ST 段抬高型心肌梗死的基本病因是在冠脉粥样硬化基础上一支或多支血管管腔急性闭塞,若持续时间达到 20~30 分钟或以上,即可发生急性心肌梗死(AMI)。大量的研究已证明,绝大多数急性 ST 段抬高型心肌梗死是由于不稳定的粥样斑块溃破,继而出血和管腔内血栓形成,而使管腔闭塞。

促使粥样斑块破溃出血及血栓形成的诱因有:①晨起 6 时到 12 时交感神经活性增加,机体应激反应增强,心肌收缩力、心率、血压升高,冠状动脉张力增高。②饱餐特别是进食多量高脂饮食后,血脂增高,血液黏度增大。③重体力活动、情绪过分激动、寒冷刺激、血压剧升或用力排便时,左心室负荷明显增加,心肌需氧量猛增。④休克、脱水、出血、外科手术或严重心律失常,使心排血量骤降,冠状动脉灌流量锐减。

【临床表现】

临床表现与梗死的部位、大小、侧支循环情况密切相关。

1. 先兆　半数以上患者在发病前数天有乏力、胸部不适、活动时心悸、气急、烦躁、心绞痛等前驱症状,以新发生心绞痛或原有心绞痛加重最为突出。心绞痛发作较以往频繁,性质较剧烈,持续时间长,硝酸甘油疗效差,诱发因素不明显。心电图示 ST 段一过性明显抬高或压低。

2. 症状

(1)疼痛:为最先出现的症状,疼痛强度轻重不一。对原有心绞痛的患者,疼痛发生的部位和性质常类似于心绞痛,但多无明显诱因,且程度较重,持续时间较长,可达数小时或数天,休息和含服硝酸甘油多不能缓解。患者常烦躁不安、出汗、恐惧或有濒死感。少数患者无明显疼痛,一开始即表现为休克或急性心衰,老年人和糖尿病患者多见。部分患者疼痛位于上腹部,被误认为胃穿孔或急性胰腺炎等急腹症,部分患者疼痛放射至下颌、背部上方,被误认为牙痛或骨关节病。

(2)全身症状:有发热、心动过速、白细胞增高和血沉增快等,由坏死物质吸收所引起,一般在疼痛发生 24~48 小时出现,程度与梗死范围常呈正相关,体温一般在 38℃左右,很少超过 39℃,持续 1 周。

（3）胃肠道症状:可伴有频繁的恶心、呕吐和上腹胀痛。多见于下壁心肌梗死。

（4）心律失常:见于 75%~95% 的患者,多发生在起病 1~2 周内,而以 24 小时内最多见,可伴有乏力、头晕、晕厥等症状。各种心律失常中以室性心律失常最多,尤其是室性期前收缩如室性期前收缩频发（每分钟 5 次以上）、成对出现或短阵室速,多源性或落在前一心搏的易损期（R-on-T 现象）,常为心室颤动的前兆,需积极处理。室颤是急性心肌梗死早期,特别是患者入院前的主要死因。下壁急性心肌梗死易发生房室传导阻滞及窦性心动过缓。急性前壁心肌梗死易发生室性心律失常,如发生房室传导阻滞,表明梗死范围广泛,情况严重。

（5）心力衰竭:主要是急性左心衰,可在起病最初几天内发生,或在疼痛、休克好转阶段出现,为梗死后心脏舒缩力显著减弱或不协调所致。患者出现呼吸困难、咳嗽、发绀、烦躁等症状,严重者可出现肺水肿,随后可发生颈静脉怒张、肝大、水肿等右心衰表现。右心室心肌梗死者可一开始即出现右心衰表现,伴血压下降。

（6）低血压和休克:疼痛期血压下降常见,未必是休克。如疼痛缓解而收缩压仍低 80mmHg,患者有烦躁不安、面色苍白、皮肤湿冷、脉细而快、大汗淋漓、尿量减少（<20ml/h）、神志淡漠等则为休克表现。休克多在起病后数小时至 1 周内发生,见于 20% 的患者,主要是心源性休克,为心肌广泛（40% 以上）坏死、心排血量急剧下降所致。

3. 体征　急性心肌梗死时心脏体征可在正常范围内,体征异常者大多数无特征性:心脏可有轻度至中度增大;心率增快或减慢;心尖区第一心音减弱,可出现第三或第四心音奔马律;可有各种心律失常;除发病早期血压增高外,几乎所有患者都有血压下降。

4. 并发症

（1）乳头肌功能失调或断裂:二尖瓣乳头肌因缺血、坏死等使收缩功能发生障碍,造成二尖瓣脱垂及关闭不全。轻者可以恢复;重者见于下壁心肌梗死,乳头肌整体断裂,左心衰竭,迅速发生急性肺水肿,在数天内死亡。

（2）心脏破裂:少见,常在起病 1 周内出现,多为心室游离壁破裂,造成心包积液引起急性心脏压塞而猝死。

（3）栓塞:见于起病后 1~2 周,如为左心室附壁血栓脱落所致,则引起脑、肾、脾或四肢等动脉栓塞。由下肢静脉血栓脱落所致者,则产生肺动脉栓塞,大块肺栓塞可导致猝死。

（4）心室壁瘤:主要见于左心室,可导致心力衰竭、栓塞和室性心律失常。

（5）心肌梗死后综合征:于急性心肌梗死数周内出现,可反复发生,表现为心包炎、胸膜炎或肺炎,有发热、胸痛等症状,可能为机体对坏死组织的过敏反应。

【辅助检查】

1. 心电图

（1）特征性改变:有 Q 波心肌梗死者,在面向透壁心肌坏死区导联上出现以下特征改变（图 3-3-1,图 3-3-2）。①宽而深的 Q 波（病理性 Q 波）。②ST 段抬高呈弓背向上型。③T 波倒置,往往宽而深,两肢对称。在背向梗死区的导联上则出现相反的改变,即 R 波增高、ST 段压低、T 波直立并增高。

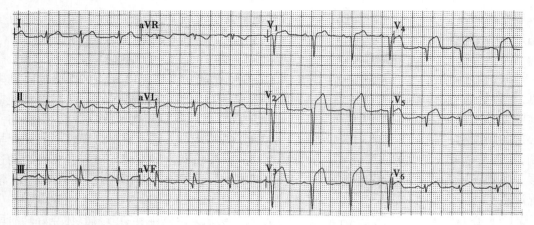

$V_1 \sim V_4$ 导联 QRS 波群呈 QS 型，V_5 导联 QRS 波呈 qRs 型，R 波减小；$V_1 \sim V_5$ 导联 ST 段抬高，$V_1 \sim V_5$ 导联 T 波倒置。

图 3-3-1　急性前壁心肌梗死的心电图

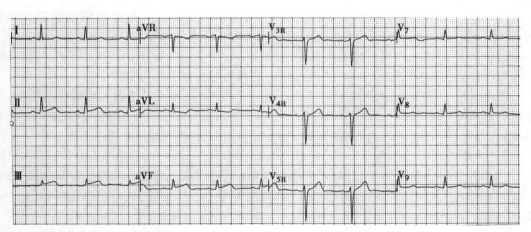

II、III、aVF 导联 QRS 波群尚未形成深、宽 Q 波，但 ST 段显著抬高，I、aVL 导联 ST 段压低。

图 3-3-2　急性下壁心肌梗死的心电图

（2）动态性改变：急性 ST 段抬高型心肌梗死患者的心电图动态改变如下。①起病数小时内可无异常，或出现异常高大、两肢不对称的 T 波，为超急性期改变。②数小时后，ST 段明显抬高，弓背向上，与直立的 T 波连续，形成单相曲线；数小时到 2 天内出现病理性 Q 波。同时 R 波减低，为急性期改变。③Q 波在 3~4 天内稳定不变，以后 70%~80% 永久存在。如不进行治疗干预，ST 段抬高持续数日至 2 周左右，逐渐回到基线水平，T 波则变成平坦或倒置，是亚急性期改变。④数周至数月以后，T 波呈 V 形倒置，两肢对称，为慢性期改变。T 波倒置可永久存在，也可在数月至数年内逐渐恢复。

2. 超声心动图　二维和 M 型超声心动图有助于了解心室壁的运动和左心室功能，诊断室壁瘤和乳头肌功能失调。

3. 放射性核素检查　可显示急性心肌梗死的部位与范围，观察左心室壁的运动和左心室射血分数，有助于判定心室的功能，诊断梗死后造成的室壁运动失调和室壁瘤。

4. 实验室检查

（1）起病 24~48 小时后白细胞计数增高，中性粒细胞增多，嗜酸性粒细胞减少或消失，红细胞沉降率增快，C 反应蛋白增高，均可持续 1~3 周。

（2）血清心肌坏死标记物：对心肌坏死标志物的测定应综合评价，建议入院即刻、2~4 小时、6~9 小时、12~24 小时测定血清心肌损伤标记物。①心肌肌钙蛋白 I（cTnI）或 T（cTnT），该心肌结构蛋白血清含量的增高是诊断心肌梗死最特异和敏感的首选指标，在起病 3~4 小时后升高，cTnI 于 11~24 小时达最高峰，7~10 天降至正常，cTnT 于 24~48 小时达高峰，10~14 天下降至正常。②肌酸激酶同工酶（CK-MB），对判断心肌坏死的临床特异性较高，在起病后 4 小时内增高，16~24 小时达高峰，3~4 天恢复正常。由于首次 ST 段抬高型心肌梗死后肌钙蛋白将持续升高一段时间（7~14 天），CK-MB 适用早期（<4 小时）AMI 诊断和再发 MI 诊断。连续测定 CK-MB 还可以判定溶栓治疗后梗死相关动脉开通情况，此时 CK-MB 峰值前移（14 小时以内）。③肌红蛋白，有助于早期诊断，但特异性较差，于起病后 2 小时内即升高，12 小时内达到高峰，24~48 小时内恢复正常。

【诊断要点】

急性心肌梗死的诊断标准，必须至少具备下列 3 条标准中的 2 条：①缺血性胸痛的临床病史。②心电图的动态演变。③血清心肌坏死标志物的动态演变。

【治疗】

对急性 ST 段抬高型心肌梗死患者，强调早发现、早入院治疗，加强入院前的就地处理，并尽量缩短患者就诊、检查、处置、转运等延误的时间。治疗原则是尽早使心肌血液再灌注，以挽救濒死的心肌，防止梗死面积扩大和缩小心肌缺血范围，保护和维持心脏功能，及时处理严重心律失常、泵衰竭和各种并发症，防止猝死，注重二级预防。

1. 一般治疗

（1）休息：患者未行再灌注前应绝对卧床休息，保持环境安静，防止不良刺激，解除恐惧心理。

（2）给氧：患者若有呼吸困难和血氧饱和度降低，在最初几日应通过鼻管或面罩间断或持续给氧。

（3）监测：急性期应住在冠心病监护病房（CCU），进行心电、血压、呼吸监测 3~5 天，除颤仪处于随时备用状态。

（4）阿司匹林：抗血小板聚集，为溶栓治疗前常规用药。无禁忌证者立即口服水溶性阿司匹林或嚼服肠溶性阿司匹林，一般首次剂量达到 150~300mg，每天 1 次，3 天后，75~150mg 每天 1 次，长期维持。

（5）建立静脉通路：保持给药途径通畅。

2. 解除疼痛　选择以下药物尽快解除疼痛：①哌替啶 50~100mg，肌内注射或吗啡 2~4mg 静脉注射，必要时 5~10 分钟可重复使用，从而减轻患者交感神经过度兴奋和濒死感。用药期间注意防止呼吸功能抑制和血压降低等不良反应。②硝酸甘油 0.3mg 或硝酸异山梨酯 5~10mg 舌下含服或静脉滴注，注意心率增快和血压降低。再灌注心肌疗法能有效解除疼痛。

3. 再灌注心肌　血管开通时间越早，挽救的心肌越多。积极的治疗措施是起病 3~6 小时（最多 12 小时）内使闭塞的冠状动脉再通，心肌得到再灌注，濒临坏死的心肌可能得以存活或使坏死范围缩小,对梗死后心肌重塑有利,改善预后。近年来,循证医学证据均支持及时再灌注治疗的重要性。将患者从非 PCI 医院转运到 PCI 医院的时间不超过 120 分钟,理想时间在 90 分钟以内。

（1）急诊 PCI:有条件的医院对具备适应证的患者应尽快实施直接 PCI,多可获得更好的治疗效果。

（2）溶栓疗法:无条件施行介入治疗或延误再灌注时机者,若无禁忌证,应立即（接诊后 30 分钟内）予以溶栓治疗。发病 3 小时内,心肌梗死溶栓治疗血流完全灌注率高,获益最大。

4. 消除心律失常　心律失常必须及时消除,以免演变为严重心律失常甚至猝死。

5. 控制休克　急性心肌梗死时可有心源性休克,也伴有血容量不足、外周血管舒缩障碍等因素存在。因此,应在血流动力学监测下,采用升压药、血管扩张药、补充血容量和纠正酸中毒等处理。为降低心源性休克的病死率,有条件的医院考虑主动脉内球囊反搏术辅助循环,然后做选择性动脉造影,立即行 PCI 或主动脉 – 冠脉旁路移植术。

6. 治疗心力衰竭　主要治疗急性左心衰竭,以应用吗啡（或哌替啶）和利尿药为主,也可选用血管扩张药减轻左心室的前、后负荷。急性心肌梗死发生后 24 小时内不宜用洋地黄制剂,有右心室梗死的患者应慎用利尿药。

7. 其他治疗

（1）抗凝疗法:多于溶栓治疗前后使用,对防止梗死面积扩大及再梗死有积极疗效。

（2）β 受体阻断剂、钙通道阻滞剂和血管紧张素转化酶抑制剂:在起病的早期即应用β 受体阻断剂,可防止梗死范围的扩大,改善预后。钙通道阻滞剂有类似效果。血管紧张素转化酶抑制剂能改善恢复期心肌的重构,降低心力衰竭的发生率,从而降低死亡率。

（3）极化液疗法:可促进心肌摄取和代谢葡萄糖,促使钾离子进入细胞内,恢复心肌细胞膜极化状态,有利于心肌收缩,减少心律失常。

【护理】

急性冠脉综合征尤其是以 ST 段抬高型心肌梗死为代表的急性心血管病发病急、变化快、病死率高。在紧急情况下实施 PCI 能迅速实现血管重建,PCI 成为国内各大指南推荐的救治急性 ST 段抬高型心肌梗死的首选措施。护理人员要掌握急性心肌梗死常见并发症、临床表现及处理原则,术前争分夺秒配合医生做好术前准备,术中加强病情监测并配合手术,术后进行细致观察和延续性护理。从急诊室早期协助医生评估和诊断、做术前准备,到介入中心术中配合、术后监护及健康教育等,护理团队全程参与 ST 段抬高型心肌梗死患者的管理。

（一）护理评估

1. 病史

（1）本次发病特点与目前病情:评估患者本次发病有无明显诱因,胸痛发作的特征,尤其是起病时间、疼痛剧烈程度、是否进行性加重,有无恶心、呕吐、乏力、头晕、呼吸困难等伴随症状,是否有心律失常、休克、心力衰竭的表现。评估患者由于心绞痛发作而带来的活动受限程度。

（2）患病及治疗经过:评估患者有无心绞痛发作史,患者患病的起始时间,患病的诊治过程,是否遵从医嘱治疗,目前用药及有关检查等。

（3）危险因素的评估：包括患者的年龄、性别、职业；有无家族史；了解患者有无肥胖、血脂异常、高血压、糖尿病等危险因素；有无摄入高脂饮食、吸烟等不良生活习惯，是否有充足的睡眠，有无锻炼身体的习惯；了解工作与生活压力情况及性格特征等。

（4）心理－社会状况：心绞痛会引起患者的心理应激反应，情绪紧张会加重疾病的发作。疼痛程度异常剧烈时患者可有濒死感，因此产生恐惧、焦虑等不良情绪。

2. 身体评估

（1）一般状态：患者的精神状态，尤其注意有无面色苍白、表情痛苦、大汗或神志模糊、反应迟钝甚至晕厥等表现。

（2）生命体征：观察体温、脉搏、呼吸、血压有无异常及其程度。

（3）心脏听诊：注意心率、心律、心音的变化，有无奔马律、心脏杂音及肺部啰音。

3. 实验室及其他检查

（1）心电图：是否有心肌缺血、心肌梗死的特征性、动态变化。心电监测有无心律失常等。

（2）血液检查：定时抽血检测血清心肌损伤标志物；评估血常规、电解质、血糖、血脂情况。

（二）主要护理诊断／问题

1. 疼痛：胸痛　与心肌缺血坏死有关。

2. 活动无耐力　与心肌氧的供需失调有关。

3. 有便秘的危险　与进食少、活动少、不习惯床上排便有关。

4. 潜在并发症：心律失常、休克、急性左心衰竭、猝死。

5. 恐惧　与起病急、病情危重、环境陌生等因素有关。

（三）护理措施

1. 急诊室护理团队——快速识别和术前准备

（1）对可疑急性心肌梗死患者在首次医疗接触10分钟内进行18导联心电图检查，护士接诊时迅速评估患者症状及生命体征，快速协助医生完善相关实验室检查。

（2）确认为ST段抬高型心肌梗死后：①持续心电和血压监测、吸氧、建立静脉通路和使用急救药物，必要时给予心肺复苏和除颤。②根据医嘱给予患者镇痛、镇静药物。③使患者绝对卧床休息。④遵医嘱尽早给予患者抗血小板药物（阿司匹林＋氯吡格雷或替格瑞洛）负荷量冲击以加强抗凝效果。⑤给予患者必要的宣教和心理疏导。⑥患者及家属同意行PCI后，通知导管室护士备好术中用物。⑦做好转运准备。

2. 导管室护理团队——术中紧密配合

（1）接到手术通知后，人员与物品迅速准备到位，与急诊室护士进行相关交接，询问患者主观感受，给予患者心理支持。

（2）医护人员之间尽量用专业术语沟通，避免给患者造成心理压力。

（3）密切观察患者的生命体征，血流动力学、冠状动脉内压力变化，心率及心律，及早识别心律失常，配合医生及时处理各种突发情况。

3. CCU及病房护理团队

（1）患者发病后12小时内绝对卧床休息，保持环境安静，限制探视，并告知患者及家属以取得合作。

（2）患者发病后 4~12 小时内给予流质饮食，以减轻胃扩张。随后过渡到低脂、低胆固醇清淡饮食，提倡少食多餐。

（3）术后持续心电监护以预防再灌注性心律失常，动态监测心肌酶变化，及时比较心电图的变化。

（4）术侧肢体制动，密切观察穿刺部位局部出血和渗血情况。

（5）监测抗凝药及抗血栓药服用效果，密切监测血常规、凝血功能检查结果，及时发现活动后出血，注意有无口腔黏膜、皮肤黏膜出血，有无血尿、血便等。

（6）遵医嘱预防使用排便药物，防止便秘时用力排便导致病情加重。一旦出现排便困难，应立即通知医务人员，可使用开塞露或低压盐水灌肠。

（7）嘱患者适量饮水，及时排出造影剂。

（8）若使用主动脉内球囊反搏或临时起搏器治疗，在监测设备运行的同时要保证患者安全。

（9）良好的沟通和交流能力，针对患者的具体情况和术中过程，实施有预见性的护理措施，及时发现病情变化，适时做好相关心理疏导工作。

（10）溶栓治疗的配合和护理：①评估患者是否有溶栓禁忌证。②溶栓前检查血常规、血型、凝血功能。③迅速建立静脉通路，遵医嘱用药，注意观察用药后有无不良反应（皮疹、寒战、发热、低血压、皮肤黏膜出血、血尿、便血等），一旦出血，应紧急处理。④观察溶栓效果：可根据下列指标间接判断溶栓是否成功。胸痛 2 小时内基本消失；心电图 ST 段于 2 小时内回降 50%；2 小时内出现再灌注性心律失常，如窦性心动过缓、加速性室性自主心律、房室传导阻滞；cTnI 或 cTnT 峰值提前至发病后 12 小时内，血清 CK-MB 峰值提前出现（14 小时以内）。也可根据冠状动脉造影直接判断溶栓是否成功。

【健康指导】

除参见"稳定型心绞痛"患者的健康指导外，还应注意：

1. **疾病知识指导**　告知患者急性心肌梗死的疾病特点，使患者树立终身治疗的观念，坚持做好危险因素控制将有利于延缓疾病进展，改善预后。饮食原则：低饱和脂肪和低胆固醇饮食，要求饱和脂肪占总热量的 7% 以下，胆固醇 <200mg/d。

2. **心理指导**　急性心肌梗死患者焦虑情绪多来自对今后工作能力和生活质量的担心，应予以充分理解并指导患者保持乐观、平和的心情，正确对待自己的病情。告知家属对患者要积极配合和支持，并创造一个良好的身心修养环境，生活中避免对其施加压力，当患者出现紧张、焦虑或烦躁等不良情绪时，应予以理解并设法进行疏导，必要时争取患者工作单位领导和同事的支持。

3. **康复指导**　康复运动前应进行医学评估和运动评估，确定康复运动的指征。心肺运动实验是测定运动耐力的重要标准，与患者一起制订个体化运动处方，指导患者出院后的运动康复训练。个人卫生活动、家务活动、娱乐活动等也对患者有益。患者康复分为住院期间康复、门诊康复、家庭持续康复几个阶段。

4. **用药指导**　急性心肌梗死后患者因用药多、用药久、药品贵等，往往用药依从性低。需要采取形式多样的健康教育途径，健康教育时应强调药物治疗的必要性，指导患者按医嘱服药，告知患者药物的用法、作用和不良反应，教会患者定时测脉搏、血压，提高用药的依从性。若胸痛发作频繁、程度较重、时间较长，服用硝酸酯制剂疗效较差时，提示发生急性心血管事件,应及时就医。

5. 照顾者指导 急性心肌梗死是心脏猝死的高危因素,应教会家属心肺复苏的基本技术以备急用。

6. 二级预防指导 发生心肌梗死后必须做好二级预防,以预防心肌梗死再发。嘱患者合理膳食,戒烟、限酒,适度运动,保持心态平和,坚持服用抗血小板药物、β受体阻断剂、他汀类调脂药及 ACEI,控制高血压及糖尿病等危险因素,并定期复查。

知识拓展

冠心病二级预防 ABCDE 原则

ABCDE 原则对于指导冠心病二级预防有帮助:①抗血小板、抗心绞痛治疗和 ACEI 的使用。②使用 β 受体阻断剂预防心律失常、减轻心脏负荷等,控制血压。③控制血脂和戒烟。④控制饮食,糖尿病的治疗。⑤健康教育和运动。

(姜琳 王毅)

三、冠心病的外科护理

【概述】

冠状动脉性心脏病(CHD)是指因冠状动脉血流减少而导致心肌缺血、缺氧,甚至坏死而引起的心脏病,亦称缺血性心脏病。冠状动脉性心脏病最常见的病因是冠状动脉粥样硬化,由于冠状动脉粥样硬化而引起的心脏病,称为冠状动脉粥样硬化性心脏病(coronary atherosclerotic heart disease),简称冠心病。此外,冠状动脉性心脏病还包括冠状动脉功能性改变即冠状动脉痉挛和冠状动脉微血管病变等。

冠心病是西方发达国家的主要死因,随着社会经济的快速发展和人们生活方式的改变,我国冠心病的发病率有显著的上升趋势。据《中国心血管健康与疾病报告 2019》我国心血管病患者约 3.3 亿,城乡居民疾病死亡构成比中,心血管病占首位。2017 年农村和城市心血管病分别占死因的 45.91% 和 43.56%。每 5 例死亡中就有 2 例死于心血管病。

【病因与机制】

(一)病因

病因尚未完全明确,但公认的主要危险因素有高血压、血脂异常、糖尿病、肥胖和超重、吸烟、不良饮食习惯、性别、心理社会因素、遗传因素。

(二)冠状动脉基本解剖与发病机制

冠状动脉分为左、右两支,分别起于主动脉的左、右冠状动脉窦。左冠状动脉主干长 5~10mm,左主干下缘分出前降支和左旋支。前降支及其分支分布于左心室前壁、前乳头肌、心尖、右心室前壁一小部分、室间隔的前 2/3 以及心传导系的右束支和左束支的前半。左旋支及其分支分布于左心房、左心室前壁一小部分、左心室侧壁、左心室后壁的一部分或大部分,甚至可达左心室后乳头肌,约 40% 的人分布于窦房结。右冠状动脉一般分布于右心房、右心室前壁大部分、右心室侧壁和后壁的全部、左心室后壁的一部分和室间隔后

1/3,包括左束支的后半以及房室结和窦房结。在相邻的各主要冠状动脉之间可能存在交通支。

冠状动脉粥样硬化可同时或分别累及各主要的冠状动脉,病变的狭窄程度、部位决定了缺血症状和预后。管腔狭窄 <50% 时,心肌供血一般不受影响;管腔狭窄 50%~75% 时,静息时心肌供血不受影响,而在运动、心动过速或激动时,心脏耗氧量增加,可暂时引起心肌供血不足,引发慢性稳定型心绞痛;当粥样斑块破裂、糜烂或出血,形成血栓堵塞血管时可引发急性心肌梗死(AMI)。

【临床表现】

(一)症状

1. **典型胸痛** 由体力活动、情绪激动等诱发,突感心前区疼痛,多为发作性绞痛或压榨痛,也可为憋闷感。疼痛从胸骨后或心前区开始,向上放射至左肩、臂,甚至达小指和无名指,休息或含服硝酸甘油可缓解。发生心肌梗死时胸痛剧烈,持续时间长(常常超过半小时),硝酸甘油不能缓解,并可有恶心、呕吐、出汗、发热,甚至发绀、血压下降、休克、心衰。

2. **注意事项** 一部分患者的症状并不典型,仅仅表现为心前区不适、心悸或乏力,或以胃肠道症状为主。某些患者可能没有疼痛,如老年人和糖尿病患者。

3. **猝死** 约有 1/3 的患者首次发作冠心病表现为猝死。

4. **其他** 可伴有全身症状,如发热、出汗、惊恐、恶心、呕吐等。

(二)体征

心绞痛患者未发作时无特殊表现。患者可出现心音减弱、心包摩擦音。并发室间隔穿孔、乳头肌功能不全者,可于相应部位听到杂音。心律失常时听诊心律不规则。

【辅助检查】

1. **心电图检查** 心电图检查作为最简单、常用的心脏辅助检查在诊断冠心病时有重要的作用。

2. **心肌酶学检查** 心肌梗死的特异性生物标记物为肌钙蛋白(cTn),肌钙蛋白包括肌钙蛋白 T(cTnT)和肌钙蛋白 I(cTnI),cTn 也是急性冠脉综合征危险分层的重要参考指标。其中 CK、CK-MB 升高诊断急性心肌梗死的敏感性和特异性均较好。肌红蛋白在心肌梗死极早期即可升高,但其特异性差,临床常用来作为胸痛的筛查。

3. **超声心动图检查** 可以观察心脏各腔室的大小、室壁厚度、室壁运动和左室收缩和舒张功能等。

4. **核素心肌显像** 是一种无创性的诊断冠心病的方法。

5. **CT 血管成像(CTA)** 通过无创的方法观察冠状动脉的解剖形态、分布走行、直径大小、内径改变以及冠脉壁的斑块,为临床的冠心病形态学诊断提供大量的信息。

6. **心脏核磁检查** 心脏磁共振(CMR)显像技术近年来发展迅速,主要由于 CMR 的分辨率高,一次检查可完成心脏结构、功能、室壁运动、心肌灌注、冠状动脉显影及血流评估等多项内容。

7. **介入检查** 冠心病的介入检查即冠状动脉造影检查,目前仍是识别冠状动脉狭窄情况的"金标准",为患者选择冠心病治疗方法,如单纯药物治疗、导管介入治疗或冠脉旁路移植术提供最可靠的依据。

【诊断要点】

冠心病诊断一般也按照常见的诊断思路,通过了解病史、临床症状、体征、实验室检查四个方面来作出初步诊断。

【治疗】

(一)药物治疗

目前有充分循证证据的二级预防用药包括抗血小板药物、β受体阻滞剂、血管紧张素转化酶抑制剂和血管紧张素Ⅱ受体拮抗剂、他汀类药物。

(二)介入治疗

介入治疗包括血管内囊扩张成形术和支架置入术。

(三)手术治疗

冠状动脉旁路移植术是指在微创或体外循环支持下,取患者自身血管作为旁路移植材料,一端吻合在主动脉,另一端吻合在病变冠状动脉的远端,以改善病变冠状动脉所供心肌的血流。

1. 手术适应证 手术治疗的主要适应证为心绞痛经内科治疗不能缓解,影响工作和生活,经冠状动脉造影发现冠状动脉主干或主要分支明显狭窄,其狭窄的远端血流通畅的病例。

(1)左主干病变,狭窄病变大于50%。

(2)对等同于左主干病变,即左前降支近段及左回旋支近段明显狭窄(≥70%以上)应选择搭桥手术。

(3)合并糖尿病的两支以上血管病变,尤其是两支血管病变伴有前降支近段狭窄。

(4)三支或多支血管弥漫性病变,伴有左心功能减退。

(5)单支血管病变尤其是前降支或右冠状动脉近段长段病变。

(6)急性心肌梗死伴有心源性休克。

(7)心肌梗死引起的室壁瘤、心室间隔穿孔、乳头肌或腱索断裂所致的二尖瓣关闭不全。

(8)稳定型心绞痛内科治疗无效;不稳定型心绞痛;心肌梗死后心绞痛;无Q波型心肌梗死。

(9)部分介入治疗失败或出现急性并发症者,如严重的冠脉损伤等。

(10)围手术期心肌梗死或手术后冠状动脉再狭窄,难以排除是外科技术原因。

2. 搭桥手术的方式

(1)体外循环下冠状动脉旁路移植术:传统的搭桥手术需要用体外循环在心脏停搏的状态下完成搭桥手术,目的是使外科医生获得一个无血安静的手术条件来完成在心脏血管上准确的吻合手术,但是使用体外循环本身具有一定的危险性,必须在体外循环下行冠状动脉旁路移植术的手术有冠心病合并瓣膜病、室壁瘤、升主动脉瘤、室间隔穿孔等。冠心病急性心肌梗死、心源性休克需要的急诊冠状动脉旁路移植术也要在体外循环下进行。

(2)非体外循环下冠状动脉旁路移植术:它使心脏需要搭桥的一小部分保持极小的运动状态,而整个心脏的绝大部分在正常跳动和持续工作,从而为全身供血,减少了心肌再灌注损伤,成功地减少了手术并发症,促进了早期康复。

（3）微创小切口非体外循环冠状动脉搭桥:胸骨左缘前外侧第四肋间做切口,在胸腔镜辅助下游离左乳内动脉,然后在心脏跳动下将左乳内动脉远端和左冠状动脉前降支端侧吻合。该方法仅用于冠状动脉左前降支单支病变,能够避免胸骨正中劈开,创伤较小。

（4）"杂交"技术治疗冠心病:该技术是将冠状动脉旁路移植术和内科 PCI 技术相结合,治疗多支冠脉病变。方法:用小切口冠脉旁路移植技术完成左乳内动脉和左前降支的吻合,其余狭窄冠状动脉植入支架。左乳内动脉是远期通畅率最高的桥血管材料,对于左前降支病变,乃最佳选择。而 PCI 治疗创伤较小,恢复较快,两者优点相结合,在老年冠状动脉三支病变患者中应用前景广阔,值得关注。

3. 搭桥手术的血管移植物的选择

（1）动脉移植血管:采用乳内动脉（internal mammary artery, IMA）作为移植血管桥的最大的优势是远期通畅率高,缺点为长度有限。动脉移植物还包括桡动脉、胃网膜右动脉、腹壁下动脉、脾动脉、肩胛下动脉,以及肠系膜下动脉、旋股外侧动脉降支和尺动脉等。

（2）静脉移植血管:大隐静脉（saphenous vein, SV）作为移植物的优点是取材容易,不受长度限制,静脉内径较大,易于吻合,手术死亡率低,血流通畅,近期手术效果好。缺点为原来承受低压的静脉壁在充当搭桥手术中的移植血管桥需长期承受到动脉压力。血管壁易于变性,内膜增生,形成粥样硬化,管径狭窄,远期通畅率差。

【护理】

（一）术前护理

1. 护理评估

（1）病史:了解患者近期有无感冒、发热、肺炎病史,上述疾病是否好转或治愈。

（2）身体评估

1）疼痛:部位、持续时间、含服硝酸甘油缓解情况。

2）全身情况:观察贫血症状,如面色苍白、消瘦、乏力。

3）实验室及其他检查:急性心肌梗死时,肌酸激酶同工酶（CK-MB）增高,肌钙蛋白 I 或肌钙蛋白 T 水平升高。冠状动脉造影确认累及血管名称及程度。

2. 主要护理诊断/问题

（1）胸痛　与心肌缺血、缺氧有关。

（2）活动无耐力　与心肌氧的供需失调有关。

（3）知识缺乏:缺乏控制诱发因素及预防心绞痛发作的知识。

（4）潜在并发症:心肌梗死。

3. 护理措施

（1）戒烟、戒酒,注意保暖,预防感冒,涂指甲油者去除指甲油,便于观察发绀。

（2）讲解各项检查及处置的意义,讲解疾病相关知识,减少患者的顾虑,取得患者的配合。

（3）指导患者有效深呼吸、咳嗽、咳痰的方法,练习床上排尿便。

（4）预防口腔感染，早晚刷牙，餐后使用漱口液漱口。

（5）进食低盐、低脂饮食。

（6）观察心率、心律、脉搏的变化。每晨测血压、心率，遵医嘱吸氧，按时服用降脂、降压药物。

（7）保持心情愉快，避免情绪激动，合理休息。向患者讲解手术全麻后需转入重症监护室（ICU），插入呼吸道管路，不能说话、喝水，向患者讲解肢体制动的必要性。观察是否有失眠、紧张、焦虑发生。

（8）根据患者病情严格卧床休息，避免排便过度用力。

（9）监测心肌酶、肌钙蛋白等改变。

（10）术前遵医嘱完成抗生素过敏试验，手术备血、术区备皮，测量身高、体重、生命体征，标记手术标志，告知禁食水、用开塞露的时间，取下义齿、手表、饰品等，换清洁病服。

（11）避免使用下肢静脉输液及静脉注射，还需双下肢备皮，以备取大隐静脉用。

（12）告知患者手术可能遇到的情况，请患者做好心理准备。

（13）教会患者气管插管期间使用的手语。

（14）观察患者心理变化，是否有失眠、紧张、焦虑发生。

（15）术日晨起测体温、脉搏、血压并记录。

（二）术后护理

1. 护理评估

（1）手术情况：麻醉方式、术式、留置管路（中心静脉导管、动脉导管、引流管、尿管等）情况。

（2）身体情况：监测生命体征、意识、体位、尿量等。观察引流管是否通畅，引流液的颜色、性质、量。观察切口敷料情况，胸带是否固定在位。若取大隐静脉，需抬高取血管的下肢。

（3）心理状态与认知程度：观察患者是否有紧张、焦虑，对术后恢复是否配合，对远期治疗是否有信心等。

2. 主要护理诊断 / 问题

（1）心排血量减少　与心脏疾病、心功能减退、血容量不足、心律失常、水电解质失衡有关。

（2）低效型呼吸型态　与手术、麻醉、人工辅助呼吸、体外循环和术后伤口疼痛有关。

（3）疼痛　与伤口或围手术期心肌梗死等有关。

（4）焦虑、恐惧　与患者对冠心病的恐惧、认识不足及担心预后有关。

（5）潜在并发症：出血、心肌梗死、急性肾衰竭、急性呼吸衰竭等。

3. 护理措施

（1）加强病情监测：①术后患者易出现血压不稳，密切监测血压变化。②观察心率、心律和心电图变化，警惕心律失常和心肌梗死的发生。③观察周围血管充盈情况，监测血氧饱和度和动脉氧分压，防止低氧血症的发生。④观察体温变化，术后早期积极复温，注意保暖，促进末梢循环尽快恢复。⑤观察患者的呼吸功能，呼吸频率、幅度和双侧呼吸音。⑥观察取静脉的手术肢体足背动脉搏动情况和足趾温度、肤色、水肿情况。

（2）低心排血量的护理：①监测心排血量（CO）、心脏指数（CI）、体循环阻力（SVR）和肺循环阻力（PVR）等数值的变化，及早发现低心排血量，及时报告医生处理。②重视血容量的补充，水、电解质及酸碱平衡紊乱和低氧血症的纠正。③及时、合理、有效地使用正性肌力药物，以恢复心脏和其他重要器官的供血、供氧，并观察用药效果。④当药物治疗不佳或反复发作室性心律失常等情况下，可行经皮主动脉内球囊反搏。

（3）疼痛的护理：①解释疼痛的原因，告知疼痛可能持续的时间。②保证胸带固定在位，降低胸廓张力。③必要时遵医嘱应用镇痛剂。④降低环境中可能引起的压力与不适，提供安静的环境。

（4）并发症的观察和护理：①术后引流量多（术后第1小时超过500ml，术后第2小时超过400ml，术后第3小时超过300ml或术后第6小时超过200ml，伤口敷料持续有新鲜血液渗出时），应监测激活全血凝固时间值，使用止血药，输入血小板、凝血因子等。药物治疗无效者应及时进行再次手术。②观察患者胸痛症状、心电图变化和实验室检查的结果。术后3天内，每天做全导联心电图，注意与之前的心电图对比；加强休息，必要时镇静，避免各种原因引起的心肌耗氧增加；维持充分有效的循环血量；遵医嘱应用扩张冠状动脉药物和钙离子拮抗剂；必要时行溶栓治疗或再次手术行心肌血管重建。③老年人各器官功能储备差，而且动脉粥样硬化、高血压和糖尿病均可累及肾动脉和脑动脉，故应注意维护肾脏、脑和肺等多器官功能。④功能锻炼。术后2小时手术肢体可以进行下肢、脚掌和脚趾的被动功能锻炼，坐位时，注意抬高患肢，避免足下垂，术后24小时根据患者情况鼓励其下床运动，站立时勿持续时间过久，根据患者耐受程度，逐渐进行肌肉收缩运动或股四头肌训练。

【健康指导】

1. 保持健康的生活方式，防止再次发病

（1）指导患者进食高维生素、富含纤维素、低脂饮食，切忌暴饮暴食，保持大便通畅；高血压者限制钠盐摄入；糖尿病者给予糖尿病饮食。

（2）适当参加体育锻炼，肥胖者减肥。

（3）保持心情愉快，积极应对压力，学会放松。

（4）养成良好的生活习惯，戒烟，少量饮酒，不熬夜。

2. 保护胸骨切口　为促进胸骨愈合，术后3个月内应避免做牵拉胸骨的动作，如举重、抱重物等。每天做上肢水平上抬练习，避免肩部僵硬。

3. 促进腿部血液循环　术后4~6周内，离开床时穿上弹力袜，床上休息时应脱去弹力袜并抬高下肢。

4. 遵医嘱服药　按医嘱准确服用抗血小板药物（如阿司匹林、双嘧达莫等）、血管扩张剂（如硝酸甘油、盐酸地尔硫草等）、洋地黄类强心药（如地高辛等）、利尿剂（如呋塞米等）和控制高血压、糖尿病的药物，注意用药效果及不良反应的观察；积极治疗高血压、糖尿病等疾病。

5. 定期复查、随诊　出院后按期行心电图、X线胸片、超声心动图和冠状动脉造影检查，出现心绞痛发作或心悸、呼吸困难、发绀和水肿等表现时随时就诊。

（姜琳　王毅　李熙瑶　范春蕾）

第四节　高血压患者的护理

学习目标

完成本内容学习后,学生将能:

1. 复述原发性高血压的分类和定义;原发性高血压的心血管风险水平分层;原发性高血压的常规化验、检查项目及注意事项;原发性高血压的主要护理诊断及措施。
2. 列出原发性高血压非药物治疗的方法;降压药物的种类及治疗原则;高血压相关危险因素。
3. 描述原发性高血压的病因;降压药物的主要适应证、禁忌证,常见不良反应。
4. 应用本章内容能为原发性高血压患者进行健康教育;正确演示血压测量方法。

【概述】

高血压(hypertension)是以体循环动脉压升高、周围小动脉阻力增高,同时伴有不同程度的心排血量和血容量增加为主要表现的临床综合征,是最常见的心血管病,临床上可分为原发性及继发性两大类。在绝大多数患者中,高血压的病因不明,称为原发性高血压,占总高血压患者的95%以上。有1%~5%的高血压患者,其血压的升高是因为本身有明确而独立的病因或疾病所致,称为继发性高血压(secondary hypertension)。

原发性高血压(primary hypertension)目前认为是在一定的遗传背景下由于多种后天环境因素作用使血压的调节机制失代偿所致,是以血压升高为主要临床表现的综合征,通常简称高血压。高血压病除了可以引起高血压本身的有关临床症状外,还是多种心血管病的重要危险因素,参与心血管病的发生。近年来,尽管人们对高血压的研究和认识已有了很大的提高,相应的诊断和治疗方法也不断进步,但我国高血压患者的知晓率、治疗率和控制率总体仍处于较低的水平,分别达51.5%、46.1%和16.9%,迄今为止,高血压仍是心血管病的主要原因之一,因此高血压防治任务十分艰巨。

【病因与机制】

(一)基本病因

原发性高血压病因尚未阐明,遗传因素约占40%,环境因素约占60%。

1. **遗传因素**　原发性高血压有群集于某些家族的倾向,提示其有遗传学基础或伴有遗传生化异常。双亲均有高血压的正常血压子女,以后发生高血压的比例增高。高血压的遗传可能存在主要基因显性遗传和多基因关联遗传两种方式。在遗传表型上,不仅血压升高发生率体现遗传性,而且在血压升高程度、并发症发生以及其他有关因素(如肥胖)方面,也有遗传性。

2. 环境因素

（1）高钠、低钾膳食：高钠、低钾膳食是我国人群重要的高血压发病危险因素。研究发现，研究人群24小时尿钠排泄量中位数增加2.3g（100mmol/d），收缩压（systolic blood pressure, SBP）/舒张压（diastolic blood pressure, DBP）中位数平均升高5~7/2~4mmHg。现况调查发现2012年我国18岁及以上居民的平均烹调盐摄入量为10.5g，虽低于1992年的12.9g和2002年的12.0g，但较推荐的盐摄入量水平依旧高75.0%，且中国人群普遍对钠敏感。

（2）超重和肥胖：超重和肥胖显著增加全球人群全因死亡的风险，同时也是高血压患病的重要危险因素。近年来，我国人群中超重和肥胖的比例明显增加，35~64岁中年人的超重率为38.8%，肥胖率为20.2%，女性高于男性，城市人群高于农村人群，北方居民高于南方居民。中国成年人超重和肥胖与高血压发病关系的随访研究结果发现，随着体重指数（BMI）的增加，超重组和肥胖组的高血压发病风险是体重正常组的1.16~1.28倍。超重和肥胖与高血压患病率关联最显著。内脏型肥胖与高血压的关系较为密切，随着内脏脂肪指数的增加，高血压患病风险增加。此外，内脏型肥胖与代谢综合征密切相关，可导致糖、脂代谢异常。

（3）过量饮酒：过量饮酒包括危险饮酒（男性41~60g，女性21~40g）和有害饮酒（男性60g以上，女性40g以上）。我国饮酒人数众多，18岁以上居民饮酒者中有害饮酒率为9.3%。限制饮酒与血压下降显著相关，酒精摄入量平均减少67%，SBP下降3.31mmHg，DBP下降2.04mmHg。目前有关少量饮酒有利于心血管健康的证据尚不足，相关研究表明，即使对少量饮酒的人而言，减少酒精摄入量也能够改善心血管健康，减少心血管病的发病风险。

（4）长期精神紧张：是高血压患病的危险因素，精神紧张可激活交感神经从而使血压升高。一项包括13个横断面研究和8个前瞻性研究的荟萃分析定义精神紧张包括焦虑、担忧、心理压力紧张、愤怒、恐慌或恐惧等，结果显示有精神紧张者发生高血压的风险是正常人群的1.18倍（95%CI：1.02~1.37）和1.55倍（95%CI：1.24~1.94）。

（5）其他危险因素：除了以上高血压发病危险因素外，其他危险因素还包括年龄、高血压家族史、缺乏体力活动，以及糖尿病、血脂异常等。近年来大气污染也备受关注。研究显示，暴露于PM2.5、PM10、SO_2和O_3等污染物中的人均伴随高血压的发生风险和心血管病的死亡率增加。

（二）发病机制

影响血压的因素众多，对于高血压的发病机制目前没有完整统一的认识。从血流动力学角度，血压主要决定于心排血量及体循环的外周血管阻力。平均动脉血压＝心排血量×总外周阻力。高血压的血流动力学特征主要是总外周阻力相对或绝对增高。从总外周血管阻力增高出发，高血压的发病机制主要体现在以下几个环节：

1. 交感神经系统活动亢进　各种因素使大脑皮层下神经中枢功能发生变化，神经递质浓度与活性异常，导致交感神经系统活动亢进，血浆儿茶酚胺浓度升高，阻力小动脉收缩增强。

2. 肾性水钠潴留　各种原因引起肾性水钠潴留，机体为避免心排血量增高使组织过度灌注，全身阻力小动脉收缩增强，导致外周血管阻力增高。也可能通过排钠激素分泌释放增加使外周血管阻力增高。

3. 肾素－血管紧张素－醛固酮系统（RAAS）激活　肾小球入球小动脉的球旁细胞

分泌的肾素,可作用于肝合成的血管紧张素原而生成血管紧张素 I(A I)经血管紧张素转换酶(ACE)的作用转变为血管紧张素 II(A II)。血管紧张素 II 作用于血管紧张素 II 受体,使小动脉平滑肌收缩,外周血管阻力增加,并可刺激肾上腺皮质球状带分泌醛固酮,使水钠潴留,血容量增加。A II 还可通过交感神经末梢突触前膜的正反馈使去甲肾上腺素分泌增加。以上机制均可使血压升高,参与高血压发病并维持。近年来发现,很多组织或器官如血管壁、心脏、中枢神经、肾脏及肾上腺,也有 RAAS 各种组成成分,这些成分对心脏、血管功能和结构的作用,在高血压形成中可能具有更大作用。

(1)细胞膜离子转运异常:血管平滑肌细胞有较多特异性的离子通道,维持细胞内外离子的动态平衡,受某些因素的影响可出现离子转运异常,如钠泵活性降低时,细胞内钠、钙离子浓度升高,膜电位降低,激活平滑细胞兴奋 – 收缩耦联,使血管收缩反应增强和平滑肌细胞增生与肥大,血管阻力增高。

(2)胰岛素抵抗(insulin resistance,IR):指胰岛素维持正常血糖的能力下降,即一定浓度的胰岛素没有达到预期的生理效应,或组织对胰岛素的反应下降,临床表现为高胰岛素血症。大多数高血压患者空腹胰岛素水平增高,而糖耐量有不同程度降低,提示有 IR 现象。胰岛素的以下作用可能与血压升高有关:①使肾小管对钠的重吸收增加。②增强交感神经活动。③使细胞内钠、钙浓度增加。④刺激血管壁增生肥厚。

近年来人们比较重视动脉弹性功能在高血压发病中的作用。血管内皮通过代谢生成、激活和释放各种血管活性物质在血液循环、心血管功能的调节中起着重要作用。高血压时,具有舒张血管作用的一氧化氮生成减少,而内皮素等缩血管物质增高,血管平滑肌细胞对舒张因子的反应减弱而对收缩因子的反应增强。

【临床表现】

本病通常起病缓慢,早期常无症状,可于例行体检时发现血压升高,少数患者则在发生心、脑、肾等重要器官损害的并发症后才被发现。

1. 一般表现

(1)症状:常见症状有头痛、头晕、疲劳、心悸、耳鸣等,但并不一定与血压水平成正比。可因过度疲劳、激动或紧张、失眠等加剧,休息后多可缓解。

(2)体征:高血压时体征一般较少,除血压升高外,心脏听诊可闻及主动脉瓣区第二心音亢进及收缩期杂音。皮肤黏膜、四肢血压、周围血管搏动及血管杂音检查等有助于继发性高血压的原因判断。

2. 并发症 与高血压导致重要(靶)器官的损害有关,是导致高血压患者致残甚至致死的主要原因。

(1)脑血管的并发症:最常见,包括各种出血性或缺血性脑卒中、高血压脑病等,多属于高血压急症的范畴。

(2)心脏的并发症

1)高血压性心脏病:与持续左心室后负荷增加有关,主要表现为活动后心悸气促;心尖搏动呈抬举样等,随着病情的进展,最终可导致心衰、心律失常等。

2)急性左心衰:多在持续高血压的基础上,因某些诱因而诱发,典型表现为急性肺水肿。

3)冠心病:高血压继发和 / 或加重冠状动脉粥样硬化的结果,主要表现为心绞痛、心肌梗死。

（3）肾脏的并发症：高血压肾病及慢性肾衰竭。早期主要表现为夜尿量增加、轻度蛋白尿、镜下血尿或管型尿等，控制不良者最终可发展成为慢性肾衰竭。

（4）其他：①眼底改变、视力及视野异常。②鼻出血。③主动脉夹层。

3. **高血压急症和亚急症**　高血压急症（hypertensive emergencies）指原发性或继发性高血压患者，在某些诱因作用下，血压突然和显著升高（一般超过 180/120mmHg），同时伴有进行性心、脑、肾等重要靶器官功能不全的表现。高血压急症包括高血压脑病、颅内出血（脑出血和蛛网膜下腔出血）、脑梗死、急性左心衰竭、急性冠状动脉综合征、主动脉夹层动脉瘤、子痫等。应注意血压水平的高低与急性靶器官损害的程度并非成正比，如不能及时控制血压，在短时间内使病情缓解，将对脏器功能产生严重影响，甚至危及生命。

高血压亚急症（hypertensive urgencies）指血压显著升高但不伴靶器官损害。患者可以有血压明显升高引起的症状，如头痛、胸闷、鼻出血和烦躁不安等。高血压亚急症与高血压急症的唯一区别是有无新近发生的、急性的、进行性的严重靶器官损害。

【辅助检查】

1. **实验室检查**

（1）基本项目：血生化检查（血钾、血钠、空腹血糖、血脂、尿酸和肌酐）、血常规、尿液分析（尿蛋白、尿糖和尿沉渣镜检）、心电图等。

（2）推荐项目：超声心动图、颈动脉超声、口服葡萄糖耐量试验、糖化血红蛋白、血高敏C反应蛋白、尿白蛋白/肌酐比值、尿蛋白定量、眼底、胸部 X 线摄片、脉搏波传导速度（pulse wave velocity，PWV）以及踝臂血压指数（ankle-brachial blood pressure index，ABI）等。

（3）选择项目：①血同型半胱氨酸。②对怀疑继发性高血压患者，根据需要可以选择以下检查项目：血浆肾素活性或血和尿醛固酮、血和尿皮质醇、血游离甲氧基肾上腺素（MN）及甲氧基去甲肾上腺素（NMN）、血和尿儿茶酚胺、动脉造影、肾和肾上腺超声、CT 或 MRI、睡眠呼吸监测等。③对有合并症的高血压患者，进行相应的心功能、肾功能和相应的认知功能等检查。

2. **血压测量**　血压测量是评估血压水平、诊断高血压以及观察降压疗效的根本手段和方法。在临床和人群高血压防治工作中，主要采用诊室血压测量和诊室外血压测量，后者包括动态血压监测（ambulatory blood pressure monitoring，ABPM）和家庭血压监测（home blood pressure monitoring，HBPM）。诊室外血压测量可提供医疗环境外大量血压数据，其与靶器官损害的关系比诊室血压更为显著，预测心血管风险能力优于诊室血压测量。

知识拓展

诊室血压测量步骤

1. 要求受试者安静休息至少 5 分钟后开始测量坐位上臂血压，上臂应置于心脏水平。

2. 推荐使用经过验证的上臂式医用电子血压计，水银柱血压计将逐步被淘汰，使用标准规格的袖带（气囊长 22~26cm、宽 12cm），肥胖者或臂围大者（>32cm）应使用大规格气囊袖带。

3. 首诊时应测量两上臂血压,以血压读数较高的一侧作为测量的上臂。

4. 测量血压时,应相隔 1~2 分钟重复测量,取 2 次读数的平均值记录。如果 SBP 或 DBP 的 2 次读数相差 5mmHg 以上,应再次测量,取 3 次读数的平均值记录。

5. 老年人、糖尿病患者及出现直立性低血压情况者,应该加测站立位血压。站立位血压在卧位改为站立位后 1 分钟和 3 分钟时测量。

6. 测量血压的同时,应测定脉率。

3. **靶器官损害**　在高血压患者中,评估是否有靶器官损害是高血压诊断评估的重要内容,特别是检出无症状性亚临床靶器官损害。早期检出亚临床靶器官损害并及时治疗,损害是可以逆转的。提倡因地因人制宜,采用相对简便、费效比适当、易于推广的检查手段,开展亚临床靶器官损害的筛查和防治。

（1）心脏:左心室肥厚是心血管事件独立的危险因素,常用的检查方法包括心电图、超声心动图、胸部 X 线检查、运动试验、心脏同位素显像、CT 血管成像（CTA）、心脏磁共振成像（MRI）及磁共振血管造影（MRA）、冠状动脉造影等。

（2）肾脏:肾脏损害主要表现为血清肌酐升高、估算的肾小球滤过率（eGFR）降低,或尿白蛋白排出量增加。微量白蛋白尿已被证实是心血管事件的独立预测因素。

（3）大血管:颈动脉内膜中层厚度（intima-media thickness, IMT）可预测心血管事件,粥样斑块的预测作用强于 IMT。大动脉僵硬度增加预测心血管风险的证据日益增多。

（4）眼底:视网膜动脉病变可反映小血管病变情况,高血压伴糖尿病患者的眼底镜检查尤为重要。

（5）脑:头颅 MRA 或 CTA 有助于发现脑腔隙性病灶、无症状性脑血管病变（如颅内动脉狭窄、钙化、斑块病变、血管瘤）以及脑白质损害,但不推荐用于靶器官损害的临床筛查。经颅多普勒超声对诊断脑血管痉挛、狭窄或闭塞有一定帮助。目前认知功能的筛查评估主要采用简易精神状态量表。

【诊断要点】

诊断性评估的内容包括以下三方面:确立高血压诊断,确定血压水平分级;判断高血压的原因,区分原发性或继发性高血压;寻找其他心脑血管危险因素、靶器官损害以及相关临床情况,从而作出高血压病因的鉴别诊断,评估患者的心脑血管疾病风险程度,指导诊断与治疗。

1. 目前我国采用正常血压（SBP<120mmHg 和 DBP<80mmHg）、正常高值（SBP 120~139mmHg 和 / 或 DBP80~89mmHg）和高血压（〔SBP≥140mmHg 和 / 或 DBP≥90mmHg）进行血压水平分类。以上分类适用于 18 岁以上任何年龄的成年人。将血压水平 120~139/80~89mmHg 定为正常高值血压,主要根据我国流行病学研究的数据确定。血压水平 120~139/80~89mmHg 的人群,10 年后心血管风险比血压水平 110/75mmHg 的人群增加 1 倍以上;而且血压 120~129/80~84mmHg 和 130~139/85~89mmHg 的中年人群,10 年后分别有45% 和 64% 成为高血压患者。

高血压定义为在未使用降压药物的情况下,非同日 3 次测量诊室血压,SBP≥140mmHg和 / 或 DBP≥90mmHg。SBP≥140mmHg 和 DBP<90mmHg 为单纯收缩期高血压。患者既往有高血压史,目前正在使用降压药物,血压虽然低于 140/90mmHg,仍应诊断为高血压。根据血

压升高水平,又进一步将高血压分为 1 级、2 级和 3 级(表 3-4-1)。ABPM 的高血压诊断标准为:平均 SBP/DBP 24h≥130/80mmHg;白天≥135/85mmHg;夜间≥120/70mmHg。HBPM 的高血压诊断标准为≥135/85mmHg,与诊室血压的 140/90mmHg 相对应。

表 3-4-1　血压水平分类和定义

分类	收缩压 /mmHg	舒张压 /mmHg
正常血压	<120 和	<80
正常高值	120~139 和 / 或	80~89
高血压	≥140 和 / 或	≥90
1 级高血压(轻度)	140~159 和 / 或	90~99
2 级高血压(中度)	160~179 和 / 或	100~109
3 级高血压(重度)	≥180 和 / 或	≥110
单纯收缩期高血压	≥140 和	<90

注:当 SBP 和 DBP 分属于不同级别时,以较高的分级为准。

2. 高血压患者心血管风险水平分层(表 3-4-2)　虽然高血压是影响心血管事件发生和预后的独立危险因素,但并非唯一决定因素,大部分高血压患者还有血压升高以外的心血管危险因素。因此,高血压患者的诊断和治疗不能只根据血压水平,必须对患者进行心血管综合风险的评估并分层。高血压患者的心血管综合风险分层,有利于确定启动降压治疗的时机,优化降压治疗方案,确立更合适的血压控制目标和进行患者的综合管理。

表 3-4-2　血压升高患者心血管风险水平分层(《中国高血压防治指南》2018 版)

其他心血管危险因素和疾病史	血压 /mmHg			
	正常高值 (SBP130~139 和 / 或 DBP85~89)	1 级高血压 (SBP140~159 或 DBP90~99)	2 级高血压 (SBP160~179 或 DBP100~109)	3 级高血压 (SBP≥180 或 DBP≥110)
无		低危	中危	高危
1~2 个其他危险因素	低危	中危	中 / 高危	很高危
≥3 个其他危险因素,靶器官损害或 CKD3 期、无并发症的糖尿病	中 / 高危	高危	高危	很高危
临床并发症或 CKD≥4 期、有并发症的糖尿病	高 / 很高危	很高危	很高危	很高危

注:CKD 为慢性肾脏疾病。

【治疗】

高血压治疗的根本目标是降低心、脑、肾及血管并发症的发生率和死亡的总危险。降压治疗的获益主要来自血压降低本身。在改善生活方式的基础上,应根据高血压患者的总体风险水平决定给予降压药物,同时干预可纠正的危险因素、靶器官损害和并存的临床疾病。在条件允许的情况下,应采取强化降压的治疗策略,以取得最大的心血管获益。降压目标:

一般高血压患者应将血压降至 <140/90mmHg；能耐受者和部分高危及以上的患者可进一步将血压降至 <130/80mmHg。虽然也有一些证据提示在一些特殊人群中更高或更低的血压目标更有益，但治疗方案的选择和应用的强度应权衡长期获益和患者耐受性进行评估，从而决定患者的降压目标。

1. 非药物治疗　生活方式干预可以降低血压、预防或延迟高血压的发生、降低心血管病风险。生活方式干预包括提倡健康生活方式，消除不利于身体和心理健康的行为和习惯。生活方式干预应该连续贯穿高血压治疗全过程，必要时联合药物治疗。具体内容如下：

（1）减少钠盐摄入，增加钾摄入：钠盐可显著升高血压以及高血压的发病风险，适度减少钠盐摄入可有效降低血压。钠盐摄入过多和 / 或钾摄入不足，以及钾钠摄入比值较低是我国高血压发病的重要危险因素。我国居民的膳食中 75.8% 的钠来自家庭烹饪用盐，其次为高盐调味品。随着饮食模式的改变，加工食品中的钠盐也将成为重要的钠盐摄入途径。为了预防高血压和降低高血压患者的血压，钠的摄入量减少至 2 400mg/d（6g 氯化钠）。所有高血压患者均应采取各种措施，限制钠盐摄入量。主要措施包括：①减少烹调用盐及含钠高的调味品（包括味精、酱油）。②避免或减少含钠盐较高的加工食品，如咸菜、火腿、各类炒货和腌制品。③建议在烹调时尽可能使用定量盐勺，以起到警示的作用。

增加膳食中钾摄入量可降低血压。主要措施为：①增加富含钾的食物（新鲜蔬菜、水果和豆类）的摄入量。②肾功能良好者可选择低钠富含钾的替代盐。不建议服用钾补充剂（包括药物）来降低血压。肾功能不全者补钾前应咨询医生。

（2）合理膳食：合理膳食模式可降低人群高血压、心血管病的发病风险。建议高血压患者和有进展为高血压风险的正常血压者，饮食以水果、蔬菜、低脂奶制品、富含膳食纤维的全谷物、植物来源的蛋白质为主，减少饱和脂肪和胆固醇的摄入。阻止高血压的饮食方法（dietary approaches to stop hypertension，DASH）：富含新鲜蔬菜、水果、低脂（或脱脂）乳制品、禽肉、鱼、大豆和坚果，少糖，少含糖饮料和红肉，其饱和脂肪和胆固醇水平低，富含钾、镁、钙等微量元素，富含优质蛋白质和纤维素。在高血压患者中，DASH 饮食可分别降低 SBP 11.4mmHg，DBP 5.5mmHg，一般人群可降低 SBP 6.74mmHg，DBP 3.54mmHg，高血压患者控制热量摄入，血压降幅更大。依从 DASH 饮食能够有效降低冠心病和脑卒中风险。

（3）控制体重：推荐将体重维持在健康范围内（BMI：18.5~23.9kg/m²），建议所有超重和肥胖患者减重。控制体重，包括控制能量摄入、增加体力活动和行为干预。在膳食平衡基础上减少每日总热量摄入，控制高热量食物（高脂肪食物、含糖饮料和酒类等）的摄入，适当控制碳水化合物的摄入；提倡进行规律的中等强度的有氧运动，减少久坐时间。此外，行为疗法，如建立节食意识、制订用餐计划、记录摄入食物的种类和重量、计算热量等，对减轻体重有一定帮助。对于综合生活方式干预减重效果不理想者，推荐使用药物治疗或手术治疗。对特殊人群，如哺乳期妇女和老年人，应视具体情况采用个体化减重措施。减重计划应长期坚持，速度因人而异，不可急于求成。建议将目标定为一年内体重减少初始体重的5%~10%。

（4）不吸烟：吸烟是一种不健康行为，是心血管病和癌症的主要危险因素之一。被动吸烟显著增加心血管病风险。戒烟虽不能降低血压，但可降低心血管病风险。戒烟的益处十分肯定。因此，医生应强烈建议并督促高血压患者戒烟。询问每位患者每日吸烟数量及吸烟习惯等,并应用清晰、强烈、个性化方式建议其戒烟;评估吸烟者的戒烟意愿后,帮助吸烟者在 1~2 周的准备期后采用"突然停止法"开始戒烟;指导患者应用戒烟药物对抗戒断症状,如尼古丁贴片、尼古丁咀嚼胶(非处方药)、盐酸安非他酮缓释片和伐尼克兰;对戒烟成功者进行随访和监督,避免复吸。

(5)限制饮酒:过量饮酒显著增加高血压的发病风险,且风险随着饮酒量的增加而增加,限制饮酒可使血压降低。建议高血压患者不饮酒。如饮酒,则应少量并选择低度酒,避免饮用高度烈性酒。每日酒精摄入量男性不超过 25g,女性不超过 15g;每周酒精摄入量男性不超过 140g,女性不超过 80g。白酒、葡萄酒、啤酒摄入量分别少于 50ml、100ml、300ml。

(6)增加运动:运动可以改善血压水平。有氧运动平均降低 SBP 3.84mmHg,DBP 2.58mmHg。高血压患者定期锻炼可降低心血管死亡和全因死亡风险。因此,建议非高血压人群(为降低高血压发生风险)或高血压患者(为了降低血压),除日常生活的活动外,每周 4~7 天,每天累计 30~60 分钟的中等强度运动(如步行、慢跑、骑自行车、游泳等)。运动形式可采取有氧、阻抗和伸展等。以有氧运动为主,无氧运动作为补充。运动强度须因人而异,常用运动时最大心率来评估运动强度,中等强度运动为能达到最大心率[最大心率(次 /min)=220– 年龄]的 60%~70% 的运动。高危患者运动前需进行评估。

(7)减轻精神压力,保持心理平衡:精神紧张可激活交感神经从而使血压升高。精神压力增加的主要原因包括过度的工作和生活压力以及病态心理,如抑郁症、焦虑症、A 型性格、社会孤立和缺乏社会支持等。应该对高血压患者进行压力管理,指导患者进行个体化认知行为干预。必要情况下采取心理治疗联合药物治疗缓解焦虑和精神压力,也可建议患者到专业医疗机构就诊,避免由于精神压力导致的血压波动。

2. 药物治疗

(1)降压药物治疗的时机:降压药物治疗的时机取决于心血管风险评估水平,在改善生活方式的基础上,血压仍超过 140/90mmHg 和 / 或目标水平的患者应给予药物治疗。高危和很高危的患者,应及时启动降压药物治疗,并对并存的危险因素和合并的临床疾病进行综合治疗;中危患者,可观察数周,评估靶器官损害情况,改善生活方式,如血压仍不达标,则应开始药物治疗;低危患者,则可对患者进行 1~3 个月的观察,密切随诊,尽可能进行诊室外血压监测,评估靶器官损害情况,改善生活方式,如血压仍不达标可开始降压药物治疗。

(2)降压药应用的基本原则

1)常用的 5 大类降压药物均可作为初始治疗用药,建议根据特殊人群的类型、合并症有针对性地选择药物,进行个体化治疗。

2)根据血压水平和心血管风险选择初始单药治疗或联合治疗。

3)一般患者采用常规剂量;老年人及高龄老年人初始治疗时通常应采用较小的有效治疗剂量。根据需要,可考虑逐渐增加至足剂量。

4)优先使用长效降压药物,以有效控制 24 小时血压,更有效地预防心脑血管并发症发生。

5)对血压≥160/100mmHg、高于目标血压 20/10mmHg 的高危患者,或单药治疗未达标的高血压患者应进行联合降压治疗,包括自由联合或单片复方制剂。

6)对血压≥140/90mmHg 的患者,也可起始小剂量联合治疗。

(3)常用降压药物的种类和作用特点见表 3-4-3。

表 3-4-3　常用的各种降压药

口服降压药物	每天剂量 /mg	分服次数	主要不良反应
二氢吡啶类 CCB			踝部水肿,头痛,面部潮红
硝苯地平	10~30	2~3	
硝苯地平缓释片	10~80	2	
硝苯地平控释片	30~60	1	
氨氯地平	2.5~10	1	
左旋氨氯地平	2.5~5	1	
非洛地平	2.5~10	2	
非洛地平缓释片	2.5~10	1	
拉西地平	4~8	1	
尼卡地平	40~80	2	
尼群地平	20~60	2~3	
贝尼地平	4~8	1	
乐卡地平	10~20	1	
马尼地平	5~20	1	
西尼地平	5~10	1	
巴尼地平	10~15	1	
非二氢吡啶类 CCB			房室传导阻滞,心功能抑制
维拉帕米	80~120	2~3	
维拉帕米缓释片	120~480	1~2	
地尔硫草胶囊	90~360	1~2	
噻嗪类利尿药			血钾降低,血钠降低,血尿酸升高
氢氯噻嗪	6.25~25	1	
氯噻酮*	12.5~25	1	
吲达帕胺	0.625~2.5	1	
吲达帕胺缓释片	1.5	1	
袢利尿剂			血钾减低
呋塞米	20~80	2	
托拉塞米	5~10	1	
保钾利尿剂			血钾增高
阿米洛利	5~10	1~2	
氨苯蝶啶	25~100	1~2	
醛固酮受体拮抗剂			血钾增高,男性乳房发育
螺内酯	20~60	1~3	
依普利酮	50~100	1~2	

续表

口服降压药物	每天剂量 /mg	分服次数	主要不良反应
β 受体阻滞剂			支气管痉挛, 心功能抑制
比索洛尔	2.5~10	1	
美托洛尔平片	50~100	2	
美托洛尔缓释片	47.5~190	1	
阿替洛尔	12.5~50	1~2	
普萘洛尔	20~90	2~3	
倍他洛尔	5~20	1	
拉贝洛尔	200~600	2	
卡维地洛	12.5~50	2	
阿罗洛尔	10~20	1~2	
血管紧张素转换酶抑制剂			咳嗽, 血钾升高, 血管性水肿
卡托普利	25~300	2~3	
依那普利	2.5~40	2	
贝那普利	5~40	1~2	
赖诺普利	2.5~40	1	
雷米普利	1.25~20	1	
福辛普利	10~40	1	
西拉普利	1.25~5	1	
培哚普利	4~8	1	
咪哒普利	2.5~10	1	
血管紧张素 II 受体拮抗剂			血钾升高, 血管性水肿（罕见）
氯沙坦	25~100	1	
缬沙坦	80~160	1	
厄贝沙坦	150~300	1	
替米沙坦	20~80	1	
坎地沙坦	4~32	1	
奥美沙坦	20~40	1	
阿利沙坦酯	240	1	
α 受体阻滞剂			直立性低血压
多沙唑嗪	1~16	1	
哌唑嗪	1~10	2~3	
特拉唑嗪	1~20	1~2	

注:* 欧美国家上市, 中国未上市。

1）钙离子通道阻滞剂（（calcium channel blockers，CCB）：主要通过阻断血管平滑肌细胞上的钙离子通道发挥扩张血管、降低血压的作用，包括二氢吡啶类CCB和非二氢吡啶类CCB。常见不良反应包括反射性交感神经激活导致心跳加快、面部潮红、脚踝部水肿、牙龈增生等。二氢吡啶类CCB没有绝对禁忌证，但心动过速与心力衰竭患者应慎用。临床上常用的非二氢吡啶类CCB，也可用于降压治疗，常见不良反应包括抑制心脏收缩功能和传导功能，二度至三度房室阻滞；心力衰竭患者禁忌使用，有时也会出现牙龈增生。

2）ACEI：作用机制是抑制血管紧张素转换酶，阻断肾素-血管紧张素Ⅱ的生成，抑制激肽酶的降解而发挥降压作用。最常见不良反应为干咳，多见于用药初期，症状较轻者可坚持服药，不能耐受者可改用ARB。其他不良反应有低血压、皮疹，偶见血管神经性水肿及味觉障碍。长期应用有可能导致血钾升高，应定期监测血钾和血肌酐水平。禁忌证为双侧肾动脉狭窄、高钾血症及妊娠妇女。

3）ARB：作用机制是阻断血管紧张素Ⅱ受体而发挥降压作用。ARB可降低有心血管病史（冠心病、脑卒中、外周动脉病）的患者心血管并发症的发生率和高血压患者心血管事件风险，降低糖尿病或肾病患者的尿蛋白及尿微量白蛋白。不良反应少见，偶有腹泻，长期应用可升高血钾，应注意监测血钾及肌酐水平变化。双侧肾动脉狭窄、妊娠妇女、高钾血症者禁用。

4）利尿剂：主要通过利钠排尿、降低容量负荷而发挥降压作用。在我国，常用的噻嗪类利尿剂主要是氢氯噻嗪和吲达帕胺。此类药物尤其适用于老年高血压、单纯收缩期高血压或伴心力衰竭患者，也是难治性高血压的基础药物之一。其不良反应与剂量密切相关，故通常应采用小剂量。噻嗪类利尿剂可引起低血钾，长期应用者应定期监测血钾，并适量补钾，痛风者禁用。保钾利尿剂如阿米洛利、醛固酮受体拮抗剂如螺内酯等也可用于控制难治性高血压。在利钠排尿的同时不增加钾的排出，与其他具有保钾作用的降压药如ACEI或ARB合用时需注意发生高钾血症的危险。螺内酯长期应用有可能导致男性乳房发育等不良反应。

5）β受体阻滞剂：主要通过抑制过度激活的交感神经活性、抑制心肌收缩力、减慢心率发挥降压作用。常见的不良反应有疲乏、肢体冷感、激动不安、胃肠不适等，还可能影响糖、脂代谢。二度或三度房室传导阻滞、哮喘患者禁用。慢性阻塞性肺病患者、运动员、周围血管病或糖耐量异常者慎用。长期应用者突然停药可发生反跳现象，即原有的症状加重或出现新的症状，较常见的症状有血压反跳性升高，伴头痛、焦虑等，称之为撤药综合征。

6）α受体阻滞剂：不作为高血压治疗的首选药，预防直立性低血压发生，使用中注意测量坐、立位血压，最好使用控释制剂。直立性低血压者禁用。心力衰竭者慎用。

7）单片复方制剂（表3-4-4）：是常用的一组高血压联合治疗药物，通常由不同作用机制的两种或两种以上的降压药组成。其优点是使用方便，可改善治疗的依从性及疗效，是联合治疗的新趋势。应用时注意其相应组成成分的禁忌证或可能的不良反应。

表 3-4-4　单片复方制剂

主要组分与每片剂量	每天片数	分服次数	主要不良反应
氯沙坦钾 / 氢氯噻嗪			偶见血管神经性水肿,血钾异常
（氯沙坦钾 50mg/ 氢氯噻嗪 12.5mg）	1 片	1	
（氯沙坦钾 100mg/ 氢氯噻嗪 12.5mg）	1 片	1	
（氯沙坦钾 100mg/ 氢氯噻嗪 25mg）	1 片	1	
缬沙坦 / 氢氯噻嗪			偶见血管神经水肿,血钾异常
（缬沙坦 80mg/ 氢氯噻嗪 12.5mg）	1~2 片	1	
厄贝沙坦 / 氢氯噻嗪			偶见血管神经水肿,血钾异常
（厄贝沙坦 150mg/ 氢氯噻嗪 12.5mg）	1 片	1	
替米沙坦 / 氢氯噻嗪			偶见血管神经水肿,血钾异常
（替米沙坦 40mg/ 氢氯噻嗪 12.5mg）	1 片	1	
（替米沙坦 80mg/ 氢氯噻嗪 12.5mg）	1 片	1	
奥美沙坦 / 氢氯噻嗪			偶见血管神经水肿,血钾异常
（奥美沙坦 20mg/ 氢氯噻嗪 12.5mg）	1 片	1	
卡托普利 / 氢氯噻嗪			咳嗽,偶见血管神经水肿,血钾异常
（卡托普利 10mg/ 氢氯噻嗪 6mg）	1~2 片	1~2	
赖诺普利 / 氢氯噻嗪			咳嗽,偶见血管神经水肿,血钾异常
（赖诺普利 10mg/ 氢氯噻嗪 12.5mg）	1 片	1	
复方依那普利			咳嗽,偶见血管神经水肿,血钾异常
（依那普利 5mg/ 氢氯噻嗪 12.5mg）	1 片	1	
贝那普利 / 氢氯噻嗪			咳嗽,偶见血管神经水肿,血钾异常
（贝那普利 10mg/ 氢氯噻嗪 12.5mg）	1 片	1	
培哚普利 / 吲达帕胺			咳嗽,偶见血管神经水肿,血钾异常
（培哚普利 4mg/ 吲达帕胺 1.25mg）	1 片	1	
培哚普利 / 氨氯地平			头晕,头痛,咳嗽
（精氨酸培哚普利 10mg/ 苯磺酸氨氯地平 5mg）	1 片	1	
氨氯地平 / 缬沙坦			头痛,踝部水肿,偶见血管神经水肿
（氨氯地平 5mg/ 缬沙坦 80mg）	1 片	1	
氨氯地平 / 替米沙坦			头痛,踝部水肿,偶见血管神经水肿
（氨氯地平 5mg/ 替米沙坦 80mg）	1 片	1	
氨氯地平 / 贝那普利			头痛,踝部水肿,偶见血管神经水肿
（氨氯地平 5mg/ 贝那普利 10mg）	1 片	1	
（氨氯地平 2.5mg/ 贝那普利 10mg）			
复方阿米洛里			血钾异常,尿酸升高
（阿米洛利 2.5mg/ 氢氯噻嗪 25mg）	1 片	1	
尼群地平 / 阿替洛尔			头痛,踝部水肿,支气管痉挛,心动过缓
（尼群地平 10mg/ 阿替洛尔 20mg）	1 片	1~2	
（尼群地平 5mg/ 阿替洛尔 10mg）	1~2 片	1~2	

续表

主要组分与每片剂量	每天片数	分服次数	主要不良反应
复方利血平 （利血平 0.032mg/ 氢氯噻嗪 3.1mg/ 双肼屈嗪 4.2mg/ 异丙嗪 2.1mg）	1~3 片	2~3	消化性溃疡,困倦
复方利血平氨苯蝶啶 （利血平 0.1mg/ 氨苯蝶啶 12.5mg/ 氢氯噻嗪 12.5mg/ 双肼屈嗪 12.5mg）	1~2 片	1	消化性溃疡;头痛
珍菊降压片 （可乐定 0.03mg/ 氢氯噻嗪 5mg）	1~3 片	2~3	低血压;血钾异常
依那普利 / 叶酸 （依那普利 10mg/ 叶酸 0.8mg）	1~2 片	1~2	咳嗽,恶心,偶见血管神经性水肿,头痛,踝部水肿,肌肉疼痛
氨氯地平 / 阿托伐他汀 （氨氯地平 5mg/ 阿托伐他汀 10mg）	1 片	1	转氨酶升高
坎地沙坦酯 / 氢氯噻嗪 （坎地沙坦酯 16mg/ 氢氯噻嗪 12.5mg）	1 片	1	上呼吸道感染,背疼,血钾异常

注:降压药使用方法详见国家药品监督管理局批准的有关药物的说明书。

（4）知识点:初诊高血压患者的评估及监测程序（图 3-4-1）。

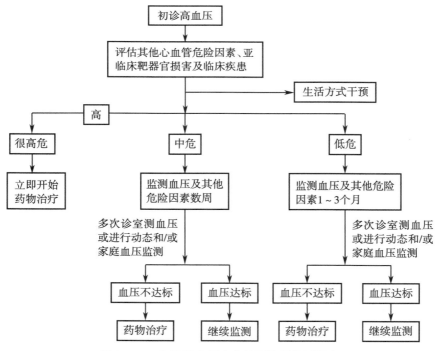

图 3-4-1　初诊高血压患者的评估及监测程序

注:动态血压的高血压诊断标准为白昼平均 SBP≥135mmHg 或 DBP≥85mmHg,夜间平均 SBP≥120mmHg, 或 DBP≥70mmHg, 或 24h 平均 SBP≥130mmHg, 或 DBP≥80mmHg;家庭血压平均 SBP≥135mmHg 或 DBP≥85mmHg。中危且血压≥160/100mmHg 应立即启动药物治疗。

【护理】

（一）护理评估

1. 病史　全面详细了解患者病史，包括以下内容。①家族史：询问患者有无高血压、脑卒中、糖尿病、血脂异常、冠心病或肾脏病的家族史，包括一级亲属发生心脑血管病事件时的年龄。②病程：初次发现或诊断高血压的时间、场合、血压最高水平。如已接受降压药治疗，说明既往及目前使用的降压药物种类、剂量、疗效及有无不良反应。③症状及既往史：询问目前及既往有无脑卒中或一过性脑缺血、冠心病、心力衰竭、心房颤动、外周血管病、糖尿病、痛风、血脂异常、性功能异常和肾脏疾病等及治疗情况。④继发性高血压的线索：例如肾炎史或贫血史；肌无力、发作性软瘫等；阵发性头痛、心悸、多汗；打鼾伴有呼吸暂停；是否长期应用升高血压的药物。⑤生活方式：盐、酒及脂肪的摄入量，吸烟状况、体力活动量、体重变化、睡眠习惯等情况。⑥心理社会因素：包括家庭情况、工作环境、文化程度以及有无精神创伤史。

2. 身体评估　测量血压（详见血压测量部分），测量脉率，测量 BMI、腰围及臀围；观察有无库欣面容、神经纤维瘤性皮肤斑、甲状腺功能亢进性突眼征或下肢水肿；听诊颈动脉、胸主动脉、腹部动脉和股动脉有无杂音；触诊甲状腺，进行全面的心肺检查，检查腹部有无肾脏增大（多囊肾）或肿块，检查四肢动脉搏动和神经系统体征。

（二）主要护理诊断 / 问题、措施及依据

1. 疼痛：头痛　与血压升高有关。

（1）减少引起或加重头痛的因素：为患者提供安静、温暖、舒适的环境，尽量少探视。护士操作应相对集中，动作轻巧，防止过多干扰患者。头痛时嘱患者卧床休息，抬高床头，改变体位的动作要慢。避免劳累、情绪激动、精神紧张、环境嘈杂等不良因素。向患者解释头痛主要与高血压有关，血压恢复正常且平稳后头痛症状可减轻或消失。指导患者使用放松技术，如心理训练、音乐治疗、缓慢呼吸等。

（2）用药护理：遵医嘱应用降压药物治疗，监测血压的变化以判断疗效，并密切观察药物不良反应。如二氢吡啶类钙通道阻滞剂常见不良反应包括反射性交感活性增强，导致心跳加快、面部潮红、下肢水肿、牙龈增生等。α 受体阻滞剂易产生直立性低血压。其他降压药物，如利尿剂、β 受体阻滞剂、ACEI 和 ARB 类的常见不良反应及护理措施详见本章第三节"心力衰竭"。

2. 有受伤的危险　与头晕、视力模糊、意识改变或发生直立性低血压有关。

（1）避免受伤：定时测量患者血压并做好记录。患者有头晕、眼花、耳鸣、视力模糊等症状时，应嘱患者卧床休息，上厕所或外出时有人陪伴，若头晕严重，应协助患者在床上大小便。伴恶心、呕吐的患者，应将痰盂放在患者伸手可及处，呼叫器也应放在患者手边，防止取物时跌倒。避免迅速改变体位、活动场所光线暗、病室内有障碍物、地面滑、厕所无扶手等危险因素，必要时病床加用床挡。

（2）直立性低血压的预防及处理：①首先要告诉患者直立性低血压的表现为乏力、头晕、心悸、出汗、恶心、呕吐等，在联合用药、服首剂药物或药物加量时应特别注意。②指导患者预防直立性低血压的方法：避免长时间站立，尤其在服药后最初几小时，因长时间站立会使腿部血管扩张，血液淤积于下肢，脑部血流量减少，改变姿势特别是从卧、坐位起立时动作宜缓慢；服药时间可选在平静休息时，服药后继续休息一段时间再下床活动，如在睡前服药，夜间起床排尿时应注意；避免用过热的水洗澡或蒸汽浴；不宜大量饮酒。③应指导患者在

直立性低血压发生时采取下肢高位平卧,以促进下肢血液回流。

3. 潜在并发症:高血压急症。

（1）避免诱因:向患者阐明不良情绪可诱发高血压急症,根据患者的性格特点,提出改变性格的方法,避免情绪激动,保持情绪平和、轻松、稳定。指导患者按医嘱服用降压药物,不可擅自增减药量,更不可突然停服,以免血压突然急剧升高。同时指导患者尽量避免过劳和寒冷刺激。

（2）病情监测:定期监测血压,一旦发现血压急剧升高、剧烈头痛、呕吐、大汗、视力模糊、面色及神志改变、肢体运动障碍等症状,立即通知医生。

（3）高血压急症的护理:患者绝对卧床休息,抬高床头,避免一切不良刺激和不必要的活动,给予患者生活护理。使患者保持呼吸道通畅,吸氧。安抚患者情绪,必要时用镇静剂。连接好心电、血压、呼吸监护。迅速建立静脉通路,遵医嘱尽早应用降压药物,用药过程注意监测血压变化,避免出现血压骤降。特别是应用硝普钠和硝酸甘油时,应严格遵医嘱控制滴速,密切观察药物的不良反应。

（三）其他护理诊断 / 问题

1. **营养失调:高于机体需要量**　与摄入过多、缺少运动有关。

2. **焦虑**　与血压控制不满意、已发生并发症有关。

3. **知识缺乏**:缺乏疾病预防、保健知识和高血压用药知识。

【健康指导】

高血压一旦发生,就需要终生管理。有效的管理是预防严重的心脑血管疾病等并发症的关键。当前我国心血管病死亡占总死亡的41%,每年死亡350万,其中70%的脑卒中和50%的心肌梗死与高血压有关。降低高血压患者的血压水平可减少40%~50%的脑卒中危险和15%~30%的心肌梗死危险。因此,控制高血压是心血管病防治的切入点。高血压患者教育也尤为重要。健康教育的核心是行为干预,针对不同的目标人群,提供相应的健康教育内容和行为指导。绝大部分高血压可以预防,可以控制,但却难以治愈,因此,预防高血压的发生及系统管理、治疗高血压患者是一项涉及全社会的长期的使命。防治对象不仅包括已诊断高血压的患者,而且包括社区中所有可能发生高血压的高危个体。防治对策应该是可执行的、经济有效的,并且是可持续发展的。

（一）高血压健康教育的技巧

1. **与患者谈话的技巧**　站在患者的立场上,耐心倾听患者的叙述,注意观察患者的反应和情绪,采取接纳的态度,要帮助、指导,不能批评、训诫。与患者谈话时,语气要中肯、主动、热情,态度要和蔼,表达要通俗,使其易于接受。要让患者感觉出教育者的诚意。掌握会谈时间,把握重点。避免不成熟的建议或承诺,以免加重患者心理负担或导致医疗纠纷。

2. **电话随访的技巧**　电话随访是一种开放式、延伸式的健康教育形式,其简单易行,成本低,方便有效。提高电话随访效能的技巧:①做好准备。②询问。③引导。④语言:尽量用通俗易懂的语言。⑤保护:注意自我保护,切忌大包大揽。⑥提醒:预约下次电话随访的时间。

（二）高血压患者自我管理的方式和内容

所有高血压患者都应该不同程度地参与自我管理（表3-4-5）。核心是提高患者自我效能,最直接的效果是生活行为方式的改善以及血压的控制。

表 3-4-5　高血压患者的健康教育主要内容

正常人群	高血压的高危人群	已确诊的高血压患者
• 什么是高血压,高血压的危害,健康生活方式,定期监测血压 • 高血压是可以预防的	• 什么是高血压,高血压的危害,健康生活方式,定期监测血压 • 高血压的危险因素,有针对性的行为纠正和生活方式指导	• 什么是高血压,高血压的危害,健康生活方式,定期监测血压 • 高血压的危险因素,有针对性的行为纠正和生活方式指导 • 高血压的危险因素及综合管理 • 非药物治疗与长期随访的重要性,坚持终身治疗的必要性 • 高血压是可以治疗的,正确认识高血压药物的疗效和副作用 • 高血压自我管理的技能

1. 改善依从性　全科医生应该利用自己的知识和技能、资源及患者喜欢的方式来帮助患者增强防治高血压的主动性及降压药物治疗的依从性。

2. 患者自我管理小组　与居委会或村委会结合,开展高血压患者的教育。

3. 家庭血压测量　指导患者开展家庭自我测量血压,建议有条件的患者使用经过国际标准认证合格的上臂式自动血压计自测血压。指导患者掌握测量技术和规范操作,如实记录血压测量结果,随访时提供给医务人员作为治疗参考。

4. 患者的随访时间　依据心血管风险分层,低、中危者,每 1~3 个月随诊一次,高危、很高危者,至少每个月随诊一次。

（崔玉贤）

第五节　心肌病患者的护理

学习目标

完成本内容学习后,学生将能:

1. 复述心肌病的定义、分类。
2. 列出不同类型心肌病的病因、临床表现、辅助检查。
3. 描述心肌病治疗原则。
4. 应用心肌病的护理措施及方法对此类患者进行临床护理及健康宣教。

心肌疾病是指除高血压心脏病、冠状动脉性心脏病、心脏瓣膜病、先天性心脏病和肺源性心脏病等以外的以心肌结构和功能异常为主要表现的一组疾病。1995 年世界卫生组

织 / 国际心脏病学会及联合会（ISFC）工作组将心肌病分为原发性和继发性心肌病。2006
年美国心脏协会将心肌病定义为具有心脏结构和 / 或电活动异常的心肌疾病，强调以基因
和遗传为基础，将原发性心肌病分为遗传性、获得性和混合性，把心脏结构正常的原发性心
电紊乱也归入心肌病。中国 2007 年制订的心肌病诊断及治疗建议将原发性心肌病分为扩
张型心肌病、肥厚型心肌病、致心律失常性右室心肌病、限制型心肌病和未定型心肌病五类。
有心电紊乱尚无明显心脏结构改变，有明显遗传背景的预激综合征、Brugada 综合征等离子
通道病暂不纳入原发性心肌病。

一、扩张型心肌病

扩张型心肌病（dilated cardiomyopathy，DCM）指多种原因导致以左心室、右心室或双心
室扩大和心肌收缩功能减退为主要病理特征，常并发心力衰竭、心律失常的心肌病。本病好
发于中年男性，是临床心肌病最常见的一种类型。

【病因和发病机制】

扩张型心肌病以左心室、右心室或双心室扩大和心脏收缩功能障碍为特征，常伴心力衰
竭和心律失常。病因可为特发性、家族遗传性、感染、非感染性炎症、中毒、内分泌和代谢紊
乱等。30%~50% 的扩张型心肌病有基因突变和家族遗传背景，以常染色体显性、常染色体
隐性和 X 连锁等方式遗传。持续病毒感染致心肌细胞损害及免疫介导的心肌损伤也是扩
张型心肌病的重要发病原因之一。

【临床表现】

扩张型心肌病起病缓慢，可在任何年龄发病，20~50 岁多见，多在临床症状明显时才就
诊，可出现乏力、呼吸困难、水肿、腹胀、食欲缺乏等心力衰竭的症状。体格检查可发现心脏
扩大、心尖搏动弥散、奔马律、心律失常、交替脉及肺循环和体循环淤血的表现等。

【辅助检查】

1. **心电图**　可见 QRS 波低电压，多见非特异 ST 段压低，T 波低平或倒置，少数患者有
病理性 Q 波。可见各种类型的心律失常，如室性心律失常、心房颤动、房室传导阻滞及束支
传导阻滞。

2. **X 线检查**　心影增大，心胸比大于 0.5，可见肺淤血及胸腔积液。

3. **超声心动图**　早期心脏轻度扩大，后期出现全心扩大，以左室扩大为著，左室流出道
增宽。室间隔和心室游离壁的厚度变薄，但亦可正常。室壁运动弥漫减弱，左室射血分数降
低。二尖瓣瓣叶舒张活动幅度降低，运动曲线呈"钻石样"改变。瓣环扩大导致相对性二尖
瓣、三尖瓣关闭不全。附壁血栓多见于左室心尖部。

4. **核素显像**　核素心血池显像可见心腔扩大，左室收缩功能减退。心肌灌注显像可见
室壁运动弥漫减弱，以及散在灶性放射性降低。

5. **心导管和血管造影检查**　左心室舒张末压、左房压及肺毛细血管楔压升高，每搏输
出量和心脏指数降低。心室造影可见心腔扩大，室壁运动减弱。冠脉造影常正常，有助于与
冠心病鉴别。

6. **心内膜心肌活检**　病理学检查可发现心肌细胞肥大、变性，间质纤维化，但对扩张型

心肌病的诊断缺乏特异性。可同时进行病毒学检查。

【诊断要点】

本病缺乏特异性诊断标准,须排除缺血性心肌病,围产期心肌病,酒精性心肌病,代谢性和内分泌性疾病如甲状腺功能亢进、甲状腺功能减退、淀粉样变性、糖尿病等所致的心肌病,遗传性神经 – 肌肉障碍所致的心肌病,全身系统性疾病如系统性红斑狼疮、类风湿性关节炎等所致的心肌病,中毒性心肌病等,才可诊断为扩张型心肌病。

【治疗要点】

目前治疗原则是防治基础病因介导的心肌损害,有效控制心力衰竭和心律失常,预防栓塞和猝死,提高患者的生存率及生活质量。对不明原因的 DCM 应积极寻找病因并给予积极治疗。如控制感染、严格限酒或戒烟、改变不良生活方式等。在心衰早期积极进行药物干预,使用血管紧张素转换酶抑制剂及 β 受体阻滞剂,可减少心肌损害,改善心脏重构。有液体潴留者应限盐,监测体重,使用利尿剂改善呼吸困难及水肿,并根据患者的血流动力学状态酌情使用血管扩张药。控制心房颤动患者的心室率可加用洋地黄制剂。终末期心力衰竭患者可在上述药物基础上短期应用多巴酚丁胺、米力农等正性肌力药物。栓塞是 DCM 的常见并发症,有心房颤动或深静脉血栓形成等发生栓塞风险且没有禁忌证者,口服阿司匹林预防附壁血栓形成。已有血栓形成和 / 或发生栓塞者,应长期口服华法林等进行抗凝治疗。心脏移植适用于经内外科常规治疗无效的终末期心脏病患者。心室辅助装置可用于心脏移植前的过渡治疗及终末替代治疗。

二、肥厚型心肌病

肥厚型心肌病(hypertrophic cardiomyopathy,HCM)是以左心室和 / 或右心室心肌肥厚(常为非对称性)、心室腔变小、左心室舒张期顺应性下降和充盈受限为特征的心肌病。根据左心室流出道有无梗阻,可分为梗阻性和非梗阻性肥厚型心肌病。

【病因和发病机制】

约半数肥厚性心肌病患者有家族史。该病为常染色体显性遗传,由编码心肌的肌节蛋白基因突变所致。部分患者由代谢性或浸润性疾病引起。

【临床表现】

临床表现多样,部分患者无症状,部分患者表现为劳力性呼吸困难、胸闷、胸痛及心悸。头晕及晕厥多在运动时出现,与左室舒张末容量降低、左室流出道梗阻及非持续性室性心动过速等相关。猝死可为首发症状,也是肥厚型心肌病患者的主要死亡原因。少数患者最后出现心肌收缩功能下降,室壁变薄,左室扩大,类似扩张型心肌病。

体格检查可见心尖搏动强而有力。肥厚梗阻性心肌病患者胸骨左缘第 3~4 肋间可闻及粗糙的收缩期喷射样杂音,可伴震颤,为左室流出道梗阻所致。杂音受心肌收缩力、左心室容量及射血速度的影响。应用 β 受体阻滞剂及下蹲位可使杂音减轻,应用强心药物、利尿剂、硝酸甘油或行 Valsava 动作可使杂音增强。

【辅助检查】

1. 心电图 常见左室肥厚和 ST-T 改变。部分患者在 Ⅱ、Ⅲ、aVF、V_4~V_6 导联可出现深而不宽的病理性 Q 波。心尖肥厚患者的心电图常在胸前导联出现巨大倒置 T 波。

2. 胸部 X 线 心影正常或轻度增大,出现心力衰竭时可见肺淤血。

3. 超声心动图 室间隔显著增厚(>15mm);左室流出道狭窄;二尖瓣前叶收缩期前向运动;主动脉瓣收缩中期部分性关闭。心尖肥厚型心肌病可见心尖室间隔和左室后下壁明显肥厚。

4. 心脏磁共振成像 可直观显示心脏结构,尤其对于特殊部位的心肌肥厚具有诊断价值。

5. 心导管检查及心室造影 左室舒张末期压力增高,梗阻性患者左心腔与左室流出道之间出现压力阶差。心室造影可见心室腔呈狭长裂缝样改变,心尖肥厚患者心室造影可呈香蕉状、犬舌样和纺锤状。冠状动脉造影多无异常。

6. 心内膜心肌活检 心肌细胞肥大畸形,排列紊乱。

【诊断要点】

根据劳力型呼吸困难、胸痛、晕厥等症状,心脏杂音特点及典型超声心动图改变,可考虑肥厚型心肌病的诊断。肥厚型心肌病需与运动员心肌肥厚、高血压心脏病、心肌淀粉样变、主动脉瓣狭窄、冠心病、先天性心脏病等相鉴别。

【治疗要点】

治疗原则为改善左室舒张功能,减轻左室流出道梗阻,缓解症状,治疗心律失常,降低猝死风险。嘱患者避免剧烈运动、持重及屏气。β 受体阻滞剂及非二氢吡啶类钙离子通道阻滞剂可减轻左心室流出道梗阻,并改善左室壁顺应性。梗阻性肥厚型心肌病患者慎用增强心肌收缩力和降低心脏前负荷的药物,如洋地黄、硝酸甘油及利尿剂,以免加重左室流出道梗阻。药物治疗无效患者可考虑经皮室间隔心肌化学消融术或外科手术治疗。

三、限制型心肌病

限制型心肌病(restrictive cardiomyopathy,RCM)是以单侧或双侧心室充盈受限和舒张期容量减少为特征的一类心肌病。收缩功能和室壁厚度正常或接近正常。

【病因和发病机制】

限制型心肌病可能与非化脓性感染、体液免疫异常、过敏反应和营养代谢不良等有关。心内膜心肌纤维化是原发性限制性心肌病常见的一种。淀粉样变累及心肌是继发性限制性心肌病最常见的原因。本病还可见于类肉瘤病、辐射、蒽环类抗肿瘤药物的毒性作用、硬皮病、血色病、糖原累积症、嗜酸性粒细胞增多症、法布里病(Fabry disease)等。

【临床表现】

早期可无症状,或仅有乏力、劳累后感心悸、气短、头晕等。随着病情进展,可逐渐出现运动耐量降低、心悸、呼吸困难和胸痛等症状,并出现水肿、颈静脉怒张、肝大和腹腔积液等心功能不全表现。根据心衰表现,可分为左心室型、右心室型和混合型。

【辅助检查】

1. 心电图 非特异性 ST-T 改变。部分患者可见低电压和病理性 Q 波。可出现各种类型心律失常,以房颤多见。

2. 胸部 X 线 心影正常或轻度增大,可见肺淤血表现,偶见心内膜钙化影。

3. 超声心动图 心室腔缩小或正常、心房扩大、心室壁可增厚,可见附壁血栓形成,房室瓣可有增厚、变形。

4. 心脏磁共振成像 心内膜心肌纤维化核磁表现为心内膜增厚、内膜面凹凸不平,可见钙化灶。

5. 心内膜心肌活检 对心内膜心肌纤维化的鉴别诊断有意义,可见心内膜增厚和心内膜心肌纤维化。但病变在心内膜呈散发性病灶可出现活检阴性。心内膜活检刚果红染色阳性对确诊心肌淀粉样变有重要提示意义。

【诊断要点】

早期诊断较困难,对心力衰竭无心室扩大而有心房扩大者应考虑本病。临床须与缩窄性心包炎鉴别。

【治疗要点】

缺乏特异性治疗方法,以对症治疗为主。本病常表现为难治性心衰,对常规治疗反应欠佳,利尿剂可降低心脏前负荷、减轻肺循环和体循环淤血。对继发性限制性心肌病如淀粉样变可采取针对性的化疗等治疗。

【护理】

1. 疾病知识指导 症状轻者可参加轻体力工作,避免劳累。保持病室内空气清新流畅、阳光充足,注意防寒保暖,避免感冒等上呼吸道感染。有晕厥史或猝死家族史者应避免独自外出活动,如必须外出应有人陪同,避免发作时无人在场而发生意外。

2. 饮食指导 应予高蛋白、高维生素的清淡饮食,以促进心肌代谢,增强机体抵抗力。心力衰竭时低盐饮食,限制含钠量高的食物摄入。

3. 用药指导 坚持服用抗心力衰竭药物、抗心律失常药物、β 受体阻滞剂、钙通道阻滞剂等,以提高生存年限,并教会患者及家属观察相关药物的疗效及不良反应。定期门诊随访,症状加重时及时就诊。

4. 活动指导 扩张型心肌病的患者应按照心功能分级进行活动,肥厚型心肌病患者应避免剧烈活动,避免情绪激动、屏气用力等,以减少晕厥和猝死的危险。

5. 病情监测 教会患者及家属自测脉率 / 律,发生心悸、胸闷或其他不适时应及时就诊,定期复查心电图、超声心动图等。有晕厥史及猝死家族史者,教会家属心肺复苏(CPR)技术以备不时之需。

(郑方芳)

第六节　先天性心脏病患者的护理

学习目标

完成本内容学习后,学生将能:

1. 复述先天性心脏病的概念、病因与机制。
2. 列出先天性心脏病的临床表现、辅助检查。
3. 描述先天性心脏病的诊断要点、治疗。
4. 应用先天性心脏病的术前及术后护理,能对病人进行健康指导。

【概述】

先天性心脏病(congenital heart disease)是指小儿在胚胎发育过程中,由于受某些因素(如病毒感染、放射性核素、某些药物)、严重营养不良以及遗传因素的影响,心脏及大血管形成障碍而引起的局部解剖结构异常,或出生后应自动关闭的通道未能闭合(在胎儿属正常)的心脏病,简称先心病。先心病发病率为 0.7%~0.8%。

【病因与机制】

目前大多认为先心病的发生是由于遗传、母体及环境等多因素综合作用的结果,不同种族、生活习惯等对先心病的发生也有一定影响。

1. **遗传因素**　可以是单基因遗传缺陷、多基因遗传缺陷、染色体畸变等,其中以多基因遗传缺陷为主。流行病学相关资料表明,遗传因素是先心病发生的重要影响因素。

2. **母体因素**　有研究指出孕妇年龄偏大、母亲多次流产及死胎对胎儿心脏的发育有一定程度的影响;母体妊娠期出现宫内感染,部分孕早期妇女发生病毒感染(如流感病毒、风疹病毒、柯萨奇病毒感染等),这些病毒可通过入侵细胞致其变形、坏死从而干扰心脏的发育,导致胎儿发生心脏、血管畸形;另外,妊娠期间合并一些代谢性疾病(如糖尿病、苯丙酮尿症以及铁、锌等微量元素的缺乏等)也是先心病发病的高危因素。

3. **理化因素**

(1)吸烟:众所周知,吸烟有害健康。不论是吸烟还是吸二手烟,都会对身体产生危害。烟雾中的有害物质可以导致基因突变而导致畸形。有研究表明,孕妇在孕期吸烟或吸二手烟,可使先心病发病率提高 3.798 倍。

(2)化学因素:有研究指出孕早期接触放射性物质以及长期接触噪声等与先心病的发生有一定的关联。孕妇如在孕期暴露在含农药、杀虫剂和某些药物等环境下,则可能增加先心病的发病率。有数据表明,若孕妇在孕期早期食用某些药物,也可能导致新生儿患先心病,如避孕药、镇痛药、雌激素、阿司匹林和青霉素的衍生物等。孕妇若服用一定剂量的阿司匹林,可使胎儿患先心病概率明显升高。如今的生活环境中有各种污染,先心病的发生与其他化学因素是否有关则需要进一步研究。

【分类】

（一）非发绀型（左向右分流）先心病

①心室水平分流：室间隔缺损（ventricular septal defect，VSD）；②心房水平分流：房间隔缺损（atrial septal defect，ASD）；③大动脉水平分流：动脉导管未闭（patent ductus arteriosus，PDA）；④主动脉至右心水平分流：主动脉窦瘤破裂、冠状动脉右心室瘘、冠状动脉起源于肺动脉等；⑤多处水平分流：心内膜垫缺损、心房心室联合缺损、心室间隔缺损伴动脉导管未闭等。它们的共同表现是，心脏内的血液通过心脏的缺损从左侧心腔异常流入到右侧心腔，在疾病早期一般没有缺氧表现。

（二）发绀型（右向左分流）先心病

①肺血流量减少和肺动脉压力降低者：法洛四联症（tetralogy of fallot，TOF）、完全性大动脉转位（transposition of great arteries，TGA）+肺动脉狭窄（stenosis of pulmonary artery，PS）、右心室双出口（double outlet of right ventricle，DORV）+PS、单心室（single ventricle，SV）+PS、三尖瓣闭锁（tricuspid atresia，TA）、三尖瓣下移畸形+ASD、肺动脉闭锁（pulmonary atresia，PA）；②肺血流量增加：TGA、DORV+VSD、完全性肺静脉异位连接（total anomalous pulmonary venous connection，TAPVC）、单心房、TA+VSD；③肺动脉高压：艾森曼格综合征、DORV+肺动脉高压（pulmonary hypertension，PH）、主动脉弓离断（interruption of aortic arch，IAA）、TGA+PH、单心室+PH、TAPVC+PH。发绀型先心病的心血管畸形比较复杂，心脏内的血液是通过心脏的缺损从右侧心腔异常流入到左侧心腔，在疾病的早期往往就会有缺氧和口唇发绀。

（三）梗阻型（无分流）先心病

1. 右心室流出道梗阻型　肺动脉瓣狭窄等。

2. 左心室流出道梗阻型　主动脉瓣狭窄、主动脉缩窄、二尖瓣狭窄、三房心等。

3. 其他　右位心、异位心等。

【临床表现】

1. 心力衰竭　婴儿期心力衰竭是一种急症，大多数由于患儿有较严重的心脏及大血管发育畸形，体、肺循环充血，心排血量减少。患儿表现为面色苍白、憋气、呼吸困难和心动过速、血压常偏低、肝大等。

（1）肺静脉充血（左心衰竭）临床表现：气急很常见，而且是婴儿期心力衰竭的早期征象。儿童常见运动时呼吸困难，小婴儿常有喂养困难。端坐呼吸可见于较大儿童，偶可闻及喘鸣和肺部啰音。

（2）体静脉充血（右心衰竭）临床表现：肝大常见但并不总代表心力衰竭。反之，没有肝大亦不能排除充血性心力衰竭；左心力衰竭早期时肝大可不明显。婴儿常见眼睑水肿。在成人中常见的颈静脉扩张和踝部水肿，在婴儿中不存在。

2. 发育障碍　患儿的生长发育可能落后于同龄儿童，表现为瘦弱、营养不良、发育迟缓并易患呼吸道感染。

3. 发绀　有无发绀随心脏畸形性质而定，如单纯ASD、VSD与PDA早期通常无发绀，但剧烈活动或大哭、大笑后可出现发绀，伴随着年龄的增长，发展到晚期时可出现发绀。发绀型先心病由于右向左分流，使动、静脉血混合而出现发绀，在鼻尖、口唇、指（趾）甲床处明显。如法洛四联症患儿在出生后或数周至数月即可出现发绀,且逐渐加重。

4. **蹲踞** 发绀型先心病的患儿,特别是法洛四联症的患儿,常在活动后出现蹲下来休息以减轻气促。蹲踞时体循环血管阻力增加而使心内缺损产生的右向左分流量减少,同时可增加静脉血回流到右心,使肺血流量得到改善。

5. **杵状指(趾)和红细胞增多症** 发绀型先心病患儿几乎都伴有杵状指(趾)和红细胞增多症。杵状指(趾)的机制尚不清楚,表现为患儿的手指、脚趾末端膨大如鼓槌样。红细胞增多症是机体对动脉血氧降低的一种生理反应。

6. **肺动脉高压** 当间隔缺损或动脉导管未闭的患者出现严重的肺动脉高压和发绀等综合征时,被称为艾森曼格综合征。临床表现为发绀,红细胞增多症,杵状指(趾),右心衰竭征象,如颈静脉怒张、肝大、周围组织水肿,这时患者已丧失了手术的机会,唯一等待的是心脏移植。患者大多数在40岁以前死亡。

7. **高血压和上下肢血压有压力阶差** 主动脉梗阻血管的后方因为血流减少引起血压下降,梗阻的前方随着狭窄的程度出现血压上升的现象,表现为上肢的血压高于下肢的血压(即压力阶差)。患儿常因为高血压来就诊。

8. **心脏杂音** 多数先心病都可听到杂音,杂音位于胸骨旁第2、3、4肋间,杂音的位置、性质、时限、响度以及传导方向对鉴别先心病具有极其重要的意义。

9. **其他** 胸痛、晕厥(暂时性脑缺氧)、猝死、腹泻或消化不良。差异性青紫见于主动脉弓中断的患者,间歇性跛行见于主动脉缩窄的年长儿。

【**辅助检查**】

1. **心电图检查** 心电图主要用于了解心脏的位置、大小、节律等情况,可以用来辅助诊断先心病,比如预激波的出现提示有可能会有三尖瓣下移畸形,房室通道或者是三尖瓣闭锁等。另外,心电图还可用来诊断病情的严重程度与进展。

2. **超声心动图检查** 超声心动图检查在先心病诊断中具有很重要的价值,能够精确显示心脏内部及大血管结构异常、房室大小变化以及血流速度和方向,同时能够评价心脏功能。

3. **X线检查** 了解肺部情况、心脏大小、大血管位置及大小等。

4. **心导管检查及心血管造影检查** 了解心脏房室、大血管、瓣膜及心脏内部结构有无异常;明确左心或右心各部位的血流动力学变化;心脏与大血管间是否有异常通道;反映心脏的功能状态。主要用于复杂型先心病的术前诊断及合并肺动脉高压患者肺血管阻力的测算。

5. **多层螺旋CT** 随着科学技术水平的不断提升,多层螺旋与三维重建技术亦飞速发展,其已是复杂型先心病诊断的新方法。多层螺旋CT快速、无创,可全面观察、分析人体复杂的心脏和大血管畸形,呈现出立体、直观、准确的结果,不过此种检查方法会带给人体相应的辐射损害,不可作为先心病一线影像检查途径。现今的16-多层螺旋CT、64-多层螺旋CT、128-多层螺旋CT,时间分辨力与空间分辨力均已提高,被广泛用于心脏和大血管检查。

6. **磁共振检查** 磁共振检查已被证明是一种准确而有效的无创检查。除不能直接测定压力外,对于心脏的解剖形态及心功能的评价准确率较高,基本可代替心血管造影。对于非婴儿期的患者,磁共振越来越多地代替心导管检查及心血管造影检查,成为手术前确诊和手术后复查的手段。

7. **放射性核素心血管造影显像**　此造影显像是以肘静脉弹丸式注射 $^{99m}TcO_4$ 标记的其他显像剂,再以照相机用 1~2 帧/s 的速度采集 20 秒,获得显像剂随着血流流经肺循环的相关影像,之后再以影像分析血流流向,获得显像时间,以及腔室、大血管的位置、形态、大小,可以此诊断心血管疾病。

【诊断要点】

根据患者典型的症状和体征、查体、辅助检查可以作出诊断。

【治疗】

婴儿血流动力学改变显著或者伴有反复肺部感染等情况时需要根据患儿病情选择合适的方式治疗,可选择外科手术、介入手术。

（一）外科手术治疗

先心病在先天畸形中是最常见的一类疾病,每 1 000 个新生儿中有 6~10 个患有不同类型的先心病。我国现存先心病患儿约 150 万。据报道,我国每年约有近 20 万的先心病患儿出生,先心病发病率居出生缺陷的首位。

我国 20 世纪 70 年代开始婴幼儿先心病的诊治工作,极少数危重新生儿手术始于 20 世纪 80 年代中、末期。20 世纪 90 年代初期,我国开展小儿先心病诊治的医院有 350 所,年手术量约 3 000 余例。近 10 年来,我国小儿先心病外科得到迅猛发展,婴幼儿及新生儿先心病手术数量快速增长,占先心病手术总量的比例逐年增加。中国心外科手术和体外循环数据白皮书中统计 2018 年先心病手术 77 816 例,占心脏外科手术总例数的 32.35%,位居首位。

（二）介入治疗

先心病介入治疗就是在 X 线或超声心动图指引下,通过穿刺血管（一般采用大腿根部血管）将导管送入心脏要达到的部位,进行影像学诊断后,对病变部位做定量定性分析,再选用特制器材（球囊导管或金属封堵器）对病变实施封堵、扩张或栓塞治疗的一种微创方法。

我国先心病的介入治疗开展于 20 世纪 80 年代中期,至 20 世纪 90 年代中期先心病的介入治疗逐渐规范化,据 2006 年统计,已完成各种先心病介入治疗约 16 000 例。先心病介入治疗成功率已达 95%~100%。目前,主要开展的先心病介入手术有经皮球囊肺动脉瓣成形术、经皮球囊主动脉瓣成形术、动脉导管未闭封堵术、房间隔缺损封堵术、室间隔缺损封堵术、卵圆孔未闭封堵术、冠状动脉瘘封堵术、主动脉窦瘤破裂封堵术、经皮球囊动脉扩张及支架/瓣膜植入术、人工房间隔造口术、异常血管弹簧圈封闭术,获得满意效果。

【护理】

（一）术前护理

1. **测量体温、脉搏、呼吸、体重**　新生儿及小婴儿测量腋温和肛温时,要有专人看护,以免发生意外。每日测量 4 次体温、脉搏、呼吸并记录。每周测量 1 次体重,新生儿每日测量 1 次体重。

2. **预防呼吸道感染**　注意保持病室内温度 24~27℃,保持室内空气新鲜,定时开窗通风。冬天开窗通风时,注意保暖,避免患者因受凉发生感冒。

3. **加强营养**　给予高蛋白、高热量、含多种维生素的饮食。

4. 观察患者生命体征 有呼吸困难、心慌气短、心力衰竭征象者,及时报告医生,给予处理并严密观察。

5. 发绀型患者 为防止缺氧发作应减少不必要的刺激,避免剧烈活动、情绪激动及哭闹。给予患者足够的饮水量,适当控制每日进食量,防止过饱而增加心脏负担。静脉穿刺留取血标本或进行特殊治疗时,应在治疗室进行,一旦出现缺氧发作便于抢救。

6. 预防便秘 每日应诱导患者坐便盆解大便,必要时可用开塞露或灌肠。

7. 保证患者安全 防止意外事故发生,如烫伤、坠床等。剪刀等利器及玻璃用品应妥善保管。

8. 重视患者心理护理 应用交谈、抚摸等方式关爱患者,增强患者对疾病治疗的信心,减少恐惧心理。

（二）术后护理

1. ICU 常规准备工作 包括床单位、心电监护仪、呼吸机、除颤仪的准备,根据病情备好各种抢救仪器及药品。手术结束返室前 30 分钟,应调试好呼吸机、心电监护仪。患者手术后返回监护室时监护室医生及护士应与手术医生、麻醉医生及手术室护士了解手术过程及有无特殊情况。

2. 体位 全麻未清醒患者取去枕平卧位,头偏向一侧。气管插管期间,头颈保持平直位,防止气管插管扭曲影响通气。患者清醒及循环稳定后,将床头抬高 30°~45°,有利于静脉血液回流,血液顺利由腔静脉回流至右心,从而使肺血流增多,改善循环,促进氧合,同时也利于胸腔积液引流。

3. 各种管路管理

（1）气管插管:患者返回 ICU 后护士需与麻醉师共同检查气管插管的位置是否正确,听诊双肺部呼吸音是否对称,判断气管插管是否在气道内。测量气管插管距门齿的距离,便于及时发现气管插管脱位。必要时拍 X 线胸片,了解气管插管在气道内的位置。婴幼儿上呼吸道较短,气管插管过深可因刺激隆突,诱发急性呼吸、循环衰竭,必要时重新调整气管插管位置。气管插管要妥善固定,松紧要适度,过紧可造成人为的气道梗阻,过松则起不到固定的作用。

（2）其他管路如输液管、测压管、深静脉置管、引流管、尿管、胃管等应保持通畅,勿打折、扭曲、脱出、受压,严密观察各引流液的颜色、性质和量,如有病情变化,及时报告医生。患者术前有低氧血症、侧支循环丰富以及术中抗凝等,容易造成凝血功能紊乱,术后应妥善固定引流管并严密观察胸腔引流液的量、颜色及性质。术后 4 小时内每 15~30 分钟挤压引流管 1 次,如发现血性引流液 2~4ml/（kg·h）,连续 2 小时以上,应警惕是否有活动性出血,立即报告医生并做好二次开胸准备。

4. 呼吸道管理 良好的呼吸支持是术后顺利恢复、减少各类并发症的关键环节,应做好以下呼吸道管理。

（1）气管插管呼吸道管理:当呼吸机与患者连接后,需观察胸廓起伏的幅度、节律及双侧是否对称,机械通气期间应密切观察呼吸的频率、幅度,胸廓运动是否对称,有无鼻翼扇动、口唇发绀等。通过观察末梢皮肤、黏膜的色泽和温度,了解是否存在气体交换障碍。注意呼吸机的湿化,及时清除呼吸道分泌物。合并有肺动脉高压的患者,需延长呼吸机使用时间,患者需定时膨肺,避免恒定的潮气量导致限制性肺不张,及时检测血气分析,根据血气分析结果调整呼吸机参数。同时应该给予患者良好的镇痛、镇静治疗,使患者保持镇静,必要时可间断使用镇痛、镇静剂和肌肉松弛剂,避免因躁动损伤气管黏膜,减少拔管后的喉头水肿。法洛四联症患者术后减少呼气末正压的使用,避免增加胸腔内压力而影响上腔静脉血液的回流。对合并肺动脉高压及肺血管发育差的患者,可应用 NO 吸入和适当的过度换气,以降低体-肺循环阻力。Fontan 术(肺动脉下心室旷置术)后应用呼吸机时要采取高频率、低潮气量的方式以减少对肺血管床的压迫,从而避免引起肺血管压力升高。

(2)撤离气管插管时机的选择:术后在心、肺功能及体液平衡调整满意的基础上考虑拔管,拔管前要先停用各种镇静、镇痛、肌肉松弛药物,使患者恢复正常的呼吸和肌力,重点观察心率(律)变化,左、右心房压,尿量及呼吸机参数变化。若出现心率增快或左房压的明显增高,提示心、肺储备功能尚不足,需要延迟脱机,再评估。

(3)拔除气管插管后呼吸道管理:气管插管拔除后应用鼻导管或面罩吸氧,密切观察患者有无呼吸困难的表现和缺氧征象。嘱患者做深呼吸和有效咳痰,同时配合体位引流、胸背部叩击和震动排痰,每侧不少于 10 分钟,使肺泡膨胀,预防肺不张。一般情况下不行气管内吸痰,以免刺激诱发气道痉挛,导致缺氧,引起呼吸暂停或心搏骤停,适当清理后鼻道分泌物即可。不会咳嗽的婴幼儿可按压胸骨上凹刺激咳嗽。清理呼吸道时间应选择在餐前或餐后2 小时为宜,以免引起患儿呕吐误吸。新生儿拔管后 4 小时可喂水,喂水时注意有无呛咳,喂后及时抱起或托起患儿拍背,将胃内气体排出,取半卧位头偏向一侧,防止患儿呕吐、溢奶、误吸,甚至窒息。

5. 循环功能监测

(1)维持有效的循环血量:持续监测左房压(left atrial pressure, LAP)、CVP、有创动脉压和尿量。在术后早期,有效血容量减少、前负荷降低是低心排血量综合征最常见的原因,为预防或纠正低心排血量综合征,应适当补充胶体液,以提高胶体渗透压,输入白蛋白或血浆,以利于循环稳定和减轻组织水肿。常规使用降低心脏前、后负荷药物及正性肌力药物,改善心功能,如硝普钠、多巴胺、多巴酚丁胺、米力农。在循环稳定的情况下,补充晶体液。开胸体外循环手术当天液量为 $2ml/(kg \cdot h)$,以免液体输入过多而增加心脏负担。

(2)房缺修补术后出现心律失常:常见的心律失常有房性或室性期前收缩、房颤,较少有房室传导阻滞。应严密监测心律、心率变化,心动过缓者需备好异丙肾上腺素,必要时使用临时心脏起搏器支持。

(3)Fontan 术后:应维持 CVP 在 12~17mmHg、左室压在 5~12mmHg,遵医嘱使用增加心肌收缩力、降低后负荷的药物,应用晶体、胶体溶液来维持前负荷,保持足够心排血量。

(4)大动脉调转术(Switch 术)后:需注意观察并及早发现有无冠状动脉供血不足和低心排血量综合征的表现,严密监测心电图,注意心率和心律的变化。

(5)维持水、电解质、酸碱平衡:婴幼儿应观察囟门、眼睑、球结膜、皮肤皱褶,判断婴幼儿体内水分分布情况。输入液体应用微量输液泵输入,严格控制输液量。根据病情监测血气,根据血气结果调整呼吸机参数,纠正电解质紊乱,维持酸碱平衡。防止因电解质紊乱导致心律失常。

6. 中枢神经系统监测

(1)瞳孔:观察和记录患者双侧瞳孔的大小,是否对称,对光反射是否存在。如发现异常,应及时报告医生,并密切观察病情变化。

（2）意识:观察和记录患者清醒的时间,清醒后对周围事物、时间、人物、位置的反应,是否有头痛、头晕。注意检查患者有无肌张力减退、肢体运动功能障碍、抽搐、惊厥等临床表现。

7. 消化系统监测　应用呼吸机期间持续镇痛、镇静,常规留置胃管,注意观察胃液颜色,如有咖啡色胃液,及时给予胃黏膜保护剂。术后第 2 天开始保证患者每天大便通畅,必要时遵医嘱给予灌肠,观察大便性状,如发现黑便则提示发生消化道出血,需及时处理。拔除胃管后 4 小时可给予患者温水,观察是否有呛咳,若无呛咳、无呕吐,鼓励患者经口进食。进食欠佳患者可遵医嘱给予胃管鼻饲营养液,必要时遵医嘱给予肠外营养输入。主动脉缩窄者术后可出现腹痛、腹胀等腹部不适,与术后内脏血压增高,肠系膜动脉痉挛或破裂有关。必要时禁食 1~2 天,进行胃肠减压并给予肠外营养。

8. 尿量监测　尿量是反映循环功能是否良好的指标之一,年龄越小,未成熟的肾单位越多,肾脏对水钠调节功能越差,肾小球对水分再吸收和浓缩功能差,加之术后心功能差,导致静脉压高而引起水肿,应积极利尿,以维持血管内外水平衡。术后维持尿量 1~2ml/（kg·h）,观察尿量、尿色、尿比重和血钾的变化,如果持续 2 小时尿量 <1ml/（kg·h）,及时报告医生给予治疗。临床上发现少尿或无尿应结合患者全身情况进行处理。观察尿液的颜色、性质,若出现严重的血红蛋白尿或肉眼血尿,应报告医生处理,用 5% 碳酸氢钠碱化尿液,防止酸性血红蛋白尿阻塞肾小管。测量尿比重,了解肾功能情况,若尿量少而且尿比重低,可能是急性肾衰竭的表现,应提高警惕。准确记录 24 小时出入量,注意出入量是否平衡。

9. 体温监测　防止体温过高或过低,小儿的体温调节中枢发育不成熟,对外界环境的适应能力差,容易随着环境温度及病情的变化而变化,一个适宜的温度环境是使小儿保持最低新陈代谢水平的重要因素,因此监护室应保持室内恒温（24~27℃）、湿度 55%~65%。患儿回监护室后,要注意盖好被子,特别是四肢末端,可用升温毯进行保暖,新生儿应用新生儿暖箱。进行各种护理操作时应尽量减少暴露时间。当肛温 <36℃要积极复温,当肛温 >39℃时应采取降温措施,应用退热贴、温水擦浴,或遵医嘱应用药物进行降温,对于 5kg 以下的婴幼儿禁用酒精擦浴。

10. 口腔护理　患者受手术打击,同时为预防细菌感染而应用大剂量的抗生素,气管插管时间较长,故患者极易患口腔真菌感染。因此要进行口腔护理,禁食或少食甜性的饮料。每 4~6 小时用 0.9% 氯化钠或 2.5%~ 5% 碳酸氢钠溶液清洁口腔,以免发生鹅口疮。对已出现鹅口疮的患儿,还可以用制霉菌素粉剂或液体涂口腔。

11. 皮肤护理　术后要约束四肢,以防气管插管脱出。需做好皮肤护理,尤其发育较差、瘦弱者,平卧位易出现压力性损伤,应保护受压皮肤,并在肩胛骨、臀部、足跟等处垫以常温水袋。

12. 疼痛护理　疼痛使呼吸急促、心动过速、肺膨胀不全、活动减弱以及组织缺血。充分的止痛是必要的,可使患者舒适和防止有害的机体反应。从手术当日麻醉清醒后即可开始进行疼痛评估,根据评估结果给予患者药物,给予药物治疗 30~60 分钟后复评,有疼痛变化时随时评估,直至舒适目标达到。在使用药物止痛的同时,应鼓励用非药物的止痛方法。对婴儿可使用安抚奶嘴、抚慰、怀抱等。对年长儿可根据年龄选择适合的游戏、活动、深呼吸、放松技术和抚摸，以帮助控制疼痛。

13. 术后并发症的观察与护理

（1）低心排血量综合征：是复杂先心病术后常见的并发症，是术后死亡的高危因素之一。心动过速、低血压、少尿［尿量 <1ml/（kg·h）］、肝大、中枢性高热、灌注不足（末梢湿冷）、心搏骤停、CI<2.0L/（min·m^2）（正常小儿 CI>3.0，2.0~3.0 为中度减少，<2.0 为重度减少）、动脉 - 混合静脉血氧饱和度差≥30%、混合静脉血氧饱和度 <50%、代谢性酸中毒（两个连续监测血气分析 BE<-4）、乳酸变化率 >0.75mmol/（L·h）。术前应积极改善心肌功能，术中尽量缩短心肌缺血时间。低心排血量综合征的治疗：优化心肌收缩力，改善舒张功能，维持足够的心脏前负荷，减轻后负荷；应用正性肌力药物和扩血管药物来重建适宜的心肌功能，增加心排血量，降低体循环血管、肺循环血管的阻力，改善心室舒张功能；及时应用儿茶酚胺类药物如多巴胺 5~10μg/（kg·min），肾上腺素 0.01~0.3μg/（kg·min），米力农 0.25~0.75μg/（kg·min），支持循环功能，减轻前后负荷。在护理上要严密监测各项指标，如体温、心率、心律、血压、四肢末梢温度、尿量、血气分析值和电解质，及时纠正酸碱平衡失调。

（2）肺动脉高压危象（pulmonary hypertensive crisis，PHC）：肺动脉高压危象是一种综合征，表现为肺动脉压力急剧升高，心排血量和氧饱和度明显下降。这种综合征多见于大量左向右分流合并肺动脉高压矫治术后的患者。典型的病例是永存动脉干和完全性房室通道。在反应性肺动脉高压出现前，患儿的肺动脉压力可在正常范围。这种状况常通常发生在气管插管内吸引后。低氧血症、低温、高碳酸血症、酸中毒或应用 α- 肾上腺素能正性肌力药物均可导致 PHC。一旦出现 PHC，右室衰竭和低心排血量的恶性循环就很难被打破。

术后早期应用阿片类镇痛药物持续镇痛，并给予充分镇静，尽量避免不必要的刺激，减少运动疗法，减少吸痰时间与次数。在进行各项操作前保持镇静，如气道内吸引、动、静脉穿刺，拔除心内测压管等，气道内吸引前后应用简易呼吸器加压给氧，吸引时间 <15 秒，同时监测肺动脉压力变化。适当延长呼吸机辅助时间，吸入一氧化氮（NO），降低肺阻力，提高肺血流量，改善肺通气 - 血流比例，在应用 NO 治疗期间，严密监测高铁血红蛋白水平，以减轻 NO 的不良反应。在停用时，应逐渐减低 NO 浓度，直至微量吸入至停用，以防肺动脉压力反跳，使患者内源性 NO 的产生逐渐恢复至接近正常水平，度过术后危险期。

（3）残余分流：听诊有无残余分流的心脏杂音，根治手术后听到杂音应该行超声心动图检查以除外残余解剖问题，残余分流一经确诊应尽早制订治疗计划。对于术后心功能良好，无心力衰竭，即使有较小的残余分流但无血流动力学意义者，无须再次手术，小的残余漏隙常可自行闭合。极少数较大的残余分流对血流动力学产生影响导致心衰者需要再次手术。

（4）心律失常：注意观察心律变化，连续应用心电监测，严密观察，及时识别恶性心律失常。保证正确、及时应用抗心律失常药物。

（5）应激性溃疡：是消化系统常见并发症，发生于胃、十二指肠的急性浅表性黏膜糜烂和溃疡主要表现为出血，可通过放置胃管观察胃液的颜色、性质和量，了解是否有应激性溃疡的发生。

（6）喉返神经损伤：全麻清醒，拔除气管插管后同患者对话，观察有无声音嘶哑和呛咳。如发现声音嘶哑，应报告医生处理。指导患者进食时头偏向一侧，以免进食时呛咳，食物误入气管。同时应用维生素 B_{12}、谷维素等营养神经药物。

（7）灌注肺综合征：法洛四联症患者由于丰富的侧支循环，体外循环期间可出现体循环血液向肺循环的分流，导致术后灌注肺综合征，表现为急性进行性呼吸困难、发绀、血水样痰和难以纠正的低氧血症，治疗原则是延长呼吸机辅助时间、注意气道压变化，及时吸出呼吸道分泌物。严格控制液体摄入量，强心利尿。尽早应用肾上腺皮质激素，可抑制肺血管内血小板聚集，防止微血栓形成。保证患儿充分的镇静，防止躁动。

（8）乳糜胸：发生率约为 5%，术后 2~3 天出现。动脉导管未闭的患者术中损伤胸导管可产生乳糜胸，胸腔积液呈典型的乳白色乳糜样。为减少乳糜的产生，应禁食或进低脂饮食。胸腔积液引流 <20ml/（kg·d），采取非手术治疗，保持胸腔闭式引流通畅，提供良好的营养支持，维持电解质酸碱平衡。如胸腔积液引流 >20ml/（kg·d），可考虑开胸结扎胸导管。

（9）假性动脉瘤：在主动脉缩窄手术部位，如发生吻合口破裂、愈合不佳、感染等，均可能因出血形成假性动脉瘤。必须再次手术，手术死亡率高。

（10）脊髓缺血：术后截瘫或下肢无力为极少见的严重并发症。术中应尽量缩短主动脉阻断时间，尽早保留侧支血管。

（11）再缩窄：最多发生在婴幼儿期手术者。有的狭窄可用经皮球囊扩张，有的狭窄则需再次手术。

（12）反应性高血压：粗大动脉导管或主动脉弓离断术后，内脏血液重新分配，术后早期出现短暂高血压，应及时处理。密切观察血压变化，遵医嘱及时使用降压药物，如硝普钠等。用药后密切观察血压变化，遵医嘱随时调整药物用量。更换药液时要迅速、准确，避免因更换不当引起患者的血压波动。

【健康指导】

1. 用药指导　严格按医嘱服用强心利尿药，不可随意停药或增减药物剂量，注意观察药物疗效及不良反应，并注意观察尿量，以免发生危险。

2. 预防和控制呼吸道感染　注意气候变化，尽量避免到公共场所，如发生急性感染，需合理使用抗生素治疗，必要时需要住院、吸氧、输液等治疗。

3. 饮食指导　儿童应加强营养的供给，饮食以高蛋白、高纤维素饮食为主，少食多餐，勿暴饮暴食，提供合理的膳食结构，保证蛋白质、钾、铁、维生素及微量元素的摄入。加强对家属的培训指导，手术后应告诉家属婴幼儿喂养注意事项，喂奶的体位。建议家属去相关门诊获得正规喂养指导。

4. 活动　出院后 3~6 个月内要限制剧烈活动和重体力劳动，逐步增加活动量，以免发生心衰。

5. 保健　注意气候变化，防止受凉，尽量避免到公共场合，预防感染。术后一年内尽量平卧，不宜侧卧，直至胸骨畸形愈合。

6. 复查　术后 3~6 个复查心电图、胸片、心脏彩超等。

7. 免疫接种　一般在手术前后 1 个月内应避免免疫接种。

（王艳蓉　魏　丹）

第七节　心脏瓣膜病患者的护理

学习目标

完成本内容学习后,学生将能:
1. 复述心脏瓣膜病病因及发病机制。
2. 列出瓣膜手术常见并发症。
3. 描述心脏压塞临床症状及体征。
4. 应用护理计划,做好心脏瓣膜病患者围手术期护理。

【病因与发病机制】

心脏瓣膜病是我国常见心脏病之一,以风湿性和感染性瓣膜病为主。风湿热是咽部甲组乙型溶血性链球菌感染后引起的结缔组织的一种急性炎症性疾病,常累及心脏瓣膜,使瓣环肿胀,炎症侵蚀瓣叶以及心脏瓣膜上遗留下瘢痕,形成风湿性瓣膜病。心脏瓣膜风湿性感染以二尖瓣居多,可表现为单一瓣膜病变或多瓣膜受损。病变以狭窄和/或关闭不全为主。感染性瓣膜病变多由感染性心内膜炎引起,指由细菌、真菌和其他微生物直接感染而产生的心脏瓣膜炎症。

【临床表现】

（一）二尖瓣狭窄（mitral stenosis,MS）

1. 症状

（1）呼吸困难:是最常见的早期症状,与二尖瓣口狭窄的严重程度相关。轻度狭窄的患者多无症状,一般在二尖瓣中度狭窄（瓣口面积 <1.5cm^2）时开始出现明显呼吸困难,感染、劳累、妊娠或心房颤动等可诱发或加重呼吸困难,严重时可出现端坐呼吸或夜间阵发性呼吸困难。

（2）咳嗽:常见,尤其在冬天明显。表现为卧床时干咳,可能与支气管黏膜淤血、水肿引起支气管炎,或左心房增大压迫左主支气管有关。

（3）咯血:可表现为血性痰或痰中带血。发生急性肺水肿时为粉红色泡沫痰。肺淤血常导致患者咳嗽、痰中带血,有些患者由于肺静脉高压时,肺静脉和支气管静脉间的侧支循环破裂而出现较大量的咯血。突然咯大量鲜血,常见于严重二尖瓣狭窄,可为首发症状。伴有突发剧烈胸痛者要注意肺栓塞。

（4）声音嘶哑:较少见,由于扩大的左心房和肺动脉压迫喉返神经所致。

（5）右心衰竭:病程较长的患者会出现右心衰竭,由于右心排血量的减少,肺淤血症状减轻,代之以上腹部饱胀的疲乏、恶心、呕吐、夜尿增多、肝大、腹腔积液、下肢水肿等表现。

2. **体征** 体格检查常可见颧部潮红、口唇轻度发绀,即所谓二尖瓣面容。心脏触诊发现心尖区舒张期震颤和右心抬举性搏动。心尖区听诊,第一心音亢进,舒张中期滚筒样杂音,瓣膜活动尚好者在胸骨左缘第 3、4 肋间可闻及开放拍击音(opening snap)。肺动脉高压和右心衰竭的患者出现肺动脉瓣第二音亢进、分裂,颈静脉怒张、肝大、腹腔积液和双下肢水肿。

(二)二尖瓣关闭不全(mitral regurgitation,MR)

1. **症状** 慢性二尖瓣关闭不全症状的性质和严重程度与二尖瓣关闭不全的严重程度、进展速度、肺动脉压力、心律失常(如房颤)和相关心脏疾病有关。单纯轻至中度原发性二尖瓣关闭不全患者无症状,因为几乎没有心室和心脏血流动力学的容量超负荷,有效心排血量也保持正常。大多数患者一直到左室增大伴收缩功能障碍、肺高压或出现房颤时才有症状。患者可能出现的最常见症状是劳力性呼吸困难、乏力和心悸,这是回流入左心房血量增多,有效心排血量下降、跨二尖瓣反向血流引起左房压力上升和肺动脉高压的综合结果。另一常见临床表现是阵发性或持续性房颤。重度二尖瓣关闭不全合并左室增大的患者最终进展为有症状的心力衰竭,伴肺淤血和肺水肿。急性肺水肿、咯血和右心衰竭是晚期出现的症状,较二尖瓣狭窄少见。

2. **体征** 轻度关闭不全患者即可存在特征性体征,心尖区可闻及Ⅲ级或Ⅲ级以上的全收缩期杂音伴收缩晚期加强,并向腋部传导。杂音强度与关闭不全的严重程度无关,但持续时限则与关闭不全程度有关。心尖搏动增强并向左下移位,心尖区第一心音减弱或消失,肺动脉瓣第二音亢进。晚期患者出现颈静脉怒张、肝大和下肢水肿。

(三)主动脉瓣狭窄(aortic stenosis,AS)

1. **症状** 一般而言,左室收缩功能正常的主动脉瓣狭窄患者很少出现症状,除非狭窄程度为重度(定义为瓣口面积 $<1.0cm^2$、跨瓣流速 $>4.0m/s$ 和 / 或平均跨瓣压差 $\geq 40mmHg$),甚至一些存在重度主动脉瓣狭窄的患者仍然无症状。主动脉瓣狭窄的典型临床表现有心力衰竭、晕厥和心绞痛。然而,这些典型表现是疾病终末期的反映。现在,随着超声心动图早期诊断的进步和前瞻性患者随访,最常见的主诉症状为劳力性呼吸困难或运动耐量下降、劳力性头晕(晕厥前兆)或晕厥、劳力性心绞痛。

(1)劳力性呼吸困难或运动耐量下降:主要由于活动时左室充盈压增加的舒张功能障碍,以及活动时左室心排血量无法增加。一旦出现心衰,患者会主诉呼吸急促、容易疲劳、虚弱以及其他低心排血量的体征和症状。

(2)劳力性头晕(晕厥前兆)或晕厥:反映脑灌注不足。

(3)劳力性心绞痛:重度主动脉瓣狭窄患者常出现劳力性心绞痛。大约一半的患者有潜在的冠状动脉疾病。小部分没有心绞痛的重度主动脉瓣狭窄患者也存在冠状动脉疾病。

2. **体征** 主动脉瓣区可闻及收缩期喷射性杂音,向颈部传导,并能触及收缩期震颤。重度主动脉瓣狭窄者血压偏低、脉压小和脉搏细弱。

(四)主动脉瓣关闭不全(aortic regurgitation,AR)

1. **症状** 即使存在进行性心室扩张,主动脉瓣关闭不全患者仍可能保持数十年无症状。发生症状多与左心室明显扩大和左心室收缩力降低有关。一些重度主动脉瓣关闭不全患者的症状包括劳力性呼吸困难、心绞痛、心力衰竭症状及与左心室增大和每搏输出量增加有关的症状。

（1）劳力性呼吸困难：多发生于左心室收缩功能障碍的患者。

（2）心绞痛：主动脉瓣关闭不全患者即使在无基础冠状动脉疾病的情况下，患者也可发生心绞痛。随着心外膜冠状动脉血流从以舒张期为主转变为以收缩期为主，冠状动脉血流储备减少，从而引起心绞痛。心绞痛也可发生于夜间，此时心率缓慢、动脉舒张压下降并且反流量增加，冠状动脉舒张期灌注压降低而发生心绞痛。一些重度 AR 患者还会因内脏缺血而出现夜间腹部不适。

（3）心力衰竭症状：如端坐呼吸、夜间阵发性呼吸困难和肺水肿。

（4）与左心室增大和每搏输出量增加有关的症状：包括颈部和头部动脉强烈搏动感、心脏搏动感和非典型胸痛。当平躺或左侧卧位时，左室心尖更贴近胸壁，从而放大了心脏搏动感，因此这些症状尤为明显。

2. **体征**　心界向左下方扩大，心尖抬举性搏动。胸骨左缘第 3、4 肋间或主动脉瓣听诊区有舒张早中期叹息样杂音，向心尖传导。关闭不全明显者出现周围血管征，包括动脉收缩压增高、舒张压降低、脉压增宽，颈动脉搏动明显，脉搏洪大有力的水冲脉，口唇、甲床毛细血管搏动和股动脉枪击音。

【辅助检查】

1. **超声心动图**　二尖瓣狭窄患者超声检查可发现二尖瓣前后叶活动异常，心动曲线呈城墙样改变。二维超声可观察到瓣叶活动差、增厚甚至钙化，二尖瓣口缩小，左心房、右心室、右心房扩大，而左心室正常。二尖瓣关闭不全患者可见二尖瓣活动度大且关闭不全，在疾病早期左室大小和收缩功能正常，但慢性重度二尖瓣关闭不全引起心室进行性扩大和射血分数下降。

2. **胸部 X 线检查**　二尖瓣狭窄病变较重者可有主动脉球缩小、肺动脉圆锥突出、左心房和右心室扩大，心脏呈梨形，右心缘可见双心房影。肺淤血表现为肺门增大而模糊。部分重度主动脉瓣狭窄患者可出现左室心尖圆钝，提示左心室肥厚。

3. **心电图检查**　二尖瓣狭窄患者常能发现电轴右偏、P 波增宽、右室肥大伴劳损和心房颤动。二尖瓣关闭不全患者可出现 P 波增宽、电轴左偏、左心室肥大和劳损，晚期出现心房颤动。主动脉瓣狭窄的心电图表现是非特异性的，主要的心电图表现与左心室肥厚有关，可见电轴偏左、左心室肥大伴劳损、T 波倒置，部分患者可出现房室传导阻滞。

【诊断要点】

通过询问病史，了解症状及体格检查后作出初步诊断，确诊必须经过超声心动图检查。超声心动图不仅可以反映患者瓣膜病变位置，同时可反映瓣膜病变程度及心脏结构的改变，基本明确病因诊断。

【治疗】

对症状明显、有手术适应证的患者应尽早行手术治疗，以免增加手术危险性，影响手术效果。手术包括心脏瓣膜成形术和心脏瓣膜置换术两种基本方法。心脏瓣膜成形术包括瓣环的重建和环缩，乳头肌和腱索的缩短、延长及转移，人工瓣环和人工腱索的植入，瓣叶的修复。手术要求相对较高，需术中进行食管超声监测来判定瓣膜成形的效果，其主要适用于瓣膜病变较轻，瓣环无明显扩大，腱索及乳头肌功能良好的患者。如瓣膜、腱索及乳头肌病变较为严重，丧失功能的关闭不全或狭窄等，则需行心脏瓣膜置换术。人工心脏瓣膜分为两大类，即生物瓣和机械瓣。

（1）生物瓣（biological valve）：用猪、牛等动物的心包或主动脉瓣膜，经消除抗原性处理制成，血栓栓塞率低，仅需抗凝6个月，不需终身抗凝，因而减少了抗凝所致的出血等并发症。但其耐受性较机械瓣差，平均工作寿命在10年左右。

（2）机械瓣（mechanical valve）：由金属及高级复合材料制成，耐久性强，需终身接受抗凝治疗。每日需服用抗凝药并定期进行实验室检查，以保证抗凝指标在一个合适的范围内。抗凝不当可发生栓塞或出血。机械瓣一旦失灵或卡瓣，病情常较危急。年轻有抗凝条件者可选用机械瓣。老年患者（一般>60岁）、需生育子女的妇女、边远地区无条件监测抗凝指标者、有抗凝禁忌证者（如胃溃疡或有出血倾向的患者）可选用生物瓣。相关指南认为，就人工瓣膜类型的选择而言，瓣膜类型的选择应当是医患双方共同参与、在耐久性和出血/血栓栓塞风险之间进行权衡，并充分考虑患者偏好、依从性。

【护理评估】

（一）健康史

1. 了解患者有无呼吸困难、咳嗽、咯血等症状，有无其他并发症存在，准确收集健康史。

2. 评估瓣膜病是否为风湿热引起。

3. 评估心脏瓣膜病起始时间及病变发展的急缓；开始出现活动受限、心悸、呼吸困难、咯血、胸痛、水肿或食欲缺乏等症状的时间；出现以上症状后是否进行过治疗及治疗经过和效果。

4. 对于可疑感染性心内膜炎患者，了解有无心脏手术史，有无人工瓣膜置换史，有无皮肤及其他器官感染史，有无口腔疾患及口腔有创操作史，有无静脉滥用药物史，是否有发热、寒战，以及发热时间、最高体温、体重变化情况，有无栓塞病史。

（二）身体状况评估

1. 协助医生做好心功能评估　对心功能较差的患者，术前应给予强心、利尿、补钾及血管扩张药物。

2. 评估有无发热及热型，有无关节、肌肉疼痛，配合医生留取血培养标本，追查血培养结果。

3. 贫血　由于感染及长期消耗性疾病，患者多呈轻中度贫血，晚期可出现重度贫血。评估血常规结果，有无全身营养不良、贫血貌、恶病质。

4. 栓塞　感染性心内膜炎患者易出现各器官栓塞。评估患者有无短暂或持久的神经系统症状或损害，有无肾区疼痛、血尿、蛋白尿及血肌酐水平，有无腹痛、肠绞痛，有无外周血管栓塞，有无突发胸痛、呼吸困难、发绀。

（三）心理-社会状况

帮助患者树立战胜疾病的信心，消除恐惧感，提高配合度，同时做好家属心理护理，使之配合治疗，促进患者康复。

【常见护理诊断/问题】

1. 体温过高　与风湿活动、合并感染性心内膜炎有关。

2. 气体交换受损　与肺淤血、肺动脉高压或急性肺水肿、心衰有关。

3. 心排血量减少　与原发病引起血流动力学改变有关。

4. 活动无耐力　与心排血量减少、组织缺氧有关。

5. 营养失调：低于机体需要量　与食欲缺乏、心内膜炎致长期发热有关。

6. 清理呼吸道无效　与气管插管有关。

7. 疼痛　与手术创伤有关。

8. 潜在并发症：心力衰竭、电解质紊乱、心律失常、出血、心脏压塞、栓塞。

【护理目标】

1. 体温维持正常。

2. 呼吸困难改善，心功能改善，活动耐力增加。

3. 营养状况改善。

4. 维持正常呼吸功能，避免发生肺部并发症或肺部并发症减轻。

5. 患者主诉疼痛缓解，可耐受。

6. 出现心衰、呼吸道感染、电解质紊乱、心律失常等并发症时及时发现，及时给予处理。

7. 术后及时发现出血和心脏压塞征兆，及时通知医生给予处理。

8. 抗凝治疗期间如果出现出血或栓塞，护士能及时发现，及时通知医生紧急救治。

【护理措施】

（一）术前护理

1. 术前用药护理　适当应用强心利尿药物，注意补钾和电解质平衡，合并心衰时，可适量静脉使用正性肌力药物。

2. 术前体温监测与发热护理　对于发热患者应每4小时测体温1次。对于感染性心内膜炎患者应根据医嘱寒战或高热时抽取血培养标本。体温超过38℃时应给予物理降温，超过38.5℃时遵医嘱给予药物降温。注意观察降温效果，及时复测体温并记录。及时更换衣物，做好生活护理，给予高蛋白、高维生素、易消化饮食，必要时予肠内营养制剂，满足机体需要。

3. 缓解呼吸困难，提高活动耐量　对于心功能差者，应卧床休息，减少消耗。给予氧疗，提高氧储备。协助患者取半卧位，可减少回心血量，减轻容量负荷，改善呼吸困难。

4. 健康宣教　说明瓣膜成形和置换的利弊、瓣膜的选择方式、围手术期的注意事项。

（1）告知患者准确记录24小时出入量的重要性，教会患者正确记录出入量的方法。

（2）接受利尿药物治疗的患者，指导其每日正确测量体重。

（3）接受血管扩张剂治疗的患者，指导其活动时动作放缓，防止直立性低血压。

（4）指导患者进行呼吸功能锻炼，如深呼吸、使用呼吸功能锻炼仪，教会患者有效的咳嗽、咳痰方法，督促患者戒烟。

5. 心理护理　解释手术治疗的必要性和重要性，正确引导患者异常的心理变化，减轻应激反应，鼓励患者表达自身感受。

（二）术后护理

1. 心功能维护　连续监测动态血流动力学变化，依据病情使用正性肌力药物和血管扩张药物，拔除气管插管后，一般仍需要强心、利尿及补钾治疗。单纯二尖瓣狭窄，术后护理强调维护左心功能、控制输液量和速度、预防发生肺水肿和左心衰竭。

2. 补充及调整血容量　补充及调整血容量的目的在于根据监测指标及时补充有效循环血量。注意单位时间内液体入量，既不能限制入量过严导致有效循环血量不足，也不能过多、过快补充液体，加重心功能不全。

3. 呼吸支持　遵守呼吸机使用原则，防止呼吸机相关性肺炎（ventilator associated

pneumonia，VAP）发生，做好呼吸道管理工作。注意停呼吸机前后患者神志、循环及血气化验变化，确保拔管前后患者病情平稳。

4. **维持电解质平衡**　瓣膜置换术后患者对电解质特别是血钾的要求很严格，故应维持一定的血钾浓度，防止因低钾发生室性心律失常。注意高浓度补钾后要及时复查血钾。

5. **注意心率、心律变化**　护士一定要熟悉常见心律失常心电图，以便发现异常时给予处理。避免恶性心律失常的隐患，如电解质及酸碱平衡紊乱、低氧及容量负荷过重等。

6. **引流管护理**　心包纵隔引流管和胸腔引流管接无菌引流瓶，妥善固定于床旁，保持引流管通畅，避免扭曲、折叠、受压，密切观察引流液性质、颜色和量，定时挤压并做好记录；尿管接无菌引流瓶，妥善固定于床旁，保持引流通畅，长度适宜，避免折叠、扭曲、压迫尿管；中心静脉插管、动脉插管及外周静脉输液管保持通畅，留置针妥善固定，注意观察穿刺部位皮肤。

7. **术后并发症护理**

（1）急性心脏压塞：表现为烦躁不安、血压下降、脉压小、中心静脉压增高、心排血量降低、尿量减少。

（2）出血：定时挤压心包纵隔引流管、胸腔引流管，观察引流液量、性质、颜色，纵隔、胸腔内积血短时间内增多或怀疑外科止血不满意，应立即报告医生给予相应处理。

（3）肾衰竭：加强肾功能监护，密切观察尿量、尿比重、血钾、尿素氮和血清肌酐等指标变化。

（4）风湿性心脏病术前伴有房颤的患者，部分有脑血栓或肢体动脉栓塞史，术后应注意患侧肢体活动并注意患侧肢体功能锻炼。

（5）预防感染及溶血：对感染性心内膜炎长期体温高的患者、进食差进行性消瘦的患者，注意血液检查结果，遵医嘱行血培养，防止发生感染和交叉感染，做好感染控制工作。如患者长期有血红蛋白尿，应警惕是否存在瓣周漏或人工瓣膜造成的溶血，同时注意碱化尿液，防止肾衰竭。

8. **抗凝治疗及护理**　静脉应用肝素抗凝和 / 或口服华法林治疗，根据活化部分凝血活酶时间及国际标准化比值调整药物用量。应用期间注意观察有无血栓及出血征兆。

9. **疼痛护理**　评估疼痛情况，遵医嘱应用镇静镇痛药物，评价镇痛效果是否满意及药物不良反应，为患者提供安静、舒适的环境。

【**健康指导**】

1. **生活指导**　预防感冒及上呼吸道感染。一般瓣膜置换术后休息 3~6 个月。锻炼应从轻度活动开始，逐步适当延长运动量及运动时间。患者出院后应掌握如何进行饮食调节和体重控制，勿暴饮暴食，应规律作息。

2. **抗凝指导**　指导抗凝治疗的患者应按时服药，勿私自停药及增减药物，定期进行抗凝检查，根据国际标准化比值（INR）结果遵医嘱进行药物调整。应知晓服药期间少食维生素 K 含量高的蔬菜，如绿苋菜、香菜、芹菜、韭菜、菠菜、油菜、茴香等，因为维生素 K 会减弱华法林抗凝效果；对于可能会影响抗凝药物作用的药物，应询问医生后再服用；服药期间应注意观察有无牙龈、口腔黏膜、皮肤出血或者血尿、腹痛、血管栓塞等抗凝过度或不足症状出现，告知患者若出现上述症状应及时就医。

3. **感染性心内膜炎**　应学会自我监测体温，遵医嘱按时、足量、全程应用抗生素，不可擅自减药、停药。行口腔有创性操作或其他侵入性操作及外科治疗前,患者应告诉医生心内膜炎病史,以预防性应用抗生素。

【护理评价】

1. 患者是否了解本病病因和严重程度、手术必要性及术后注意事项。
2. 患者是否能够合理休息、进食、运动。
3. 患者术后生命体征是否平稳,心功能有无改善。
4. 患者有无并发症。
5. 患者疼痛是否缓解。
6. 患者是否了解瓣膜手术后注意事项。

知识拓展

二尖瓣狭窄程度

评价指标	轻度	中度	重度
二尖瓣瓣口平均跨瓣压差 /mmHg	<5	5~10	>10
肺动脉收缩压 /mmHg	<30	30~50	>50
瓣口面积 /cm²	>1.5	1.0~1.5	<1.0

（邓海波　翟海昕）

第八节　心包疾病患者的护理

学习目标

完成本内容学习后,学生将能:

1. 复述缩窄性心包炎常见病因。
2. 列出缩窄性心包炎健康评估主要内容。
3. 描述缩窄性心包炎常见症状。
4. 应用护理计划,做好缩窄性心包炎围手术期护理。

【病因与发病机制】

慢性缩窄性心包炎(chronic constrictive pericarditis)是慢性炎症性疾病引起心包粘连、增厚甚至钙化,是心脏舒张和收缩受限导致血液循环障碍的疾病。最常见病因为结核性或化脓性感染。其他病因有急性心包炎迁延不愈、恶性肿瘤、纵隔放疗和化疗、类风湿、肉芽肿病等。另外,胸腔及心脏直视术后及心包积血、积液、粘连也可引起此病。

【临床表现】

1. 症状 心包缩窄多于急性心包炎后 1 年内形成,少数可长达数年。常见症状为劳力性呼困难,主要与心排血量降低有关,可伴有疲乏、食欲缺乏、上腹胀满或疼痛等症状。

2. 体征 颈静脉怒张、肝大、腹腔积液、下肢水肿、心率增快等;可出现库斯莫尔(Kussmaul)征,即吸气时周围静脉回流增多,已缩窄的心包使心室失去适应性扩张的能力,致静脉压增高,吸气时颈静脉怒张更明显。心脏体检可见心浊音界正常或稍大,心尖搏动减弱或消失,心音减低,可出现奇脉和心包叩击音。

【辅助检查】

1. 超声心动图 可见心包增厚,伴或不伴钙化,室壁活动减弱、室间隔矛盾运动等。

2. X 线检查 心影偏小、正常或轻度增大。

3. 心电图 QRS 波群低电压,T 波低平或倒置。

【诊断要点】

对于根据病史和体格检查结果而临床高度怀疑的患者,通常使用超声心动图诊断缩窄性心包炎。存在心包增厚、室间隔运动异常、心室充盈随呼吸变化显著、双心房增大和下腔静脉、肝静脉扩张(往往合并出现)时,则高度提示缩窄性心包炎。

【治疗】

1. 药物治疗 适用于血流动力学稳定且无慢性证据的亚急性缩窄性心包炎的患者。通常使用 2~3 个月的联合抗炎药,初始治疗后,若缩窄性心包炎的症状和体征明显改善且炎症消退,通常可以逐渐停止治疗,且无需手术干预。

2. 手术治疗 对于有持续性显著症状的慢性缩窄性心包炎患者,心包剥脱术是唯一的根治性选择。若存在慢性缩窄性心包炎标志,如全身性水肿、恶病质、心房颤动、肝功能障碍、心包钙化或进行性全身性充血体征,如呼吸困难、不明原因的体重增加、新发或恶化的胸腔积液或腹腔积液,应早期开展手术干预。

【护理评估】

(一)健康史

1. 评估患病起始时间,诊治经过及效果,目前主要症状,发病后体重变化。

2. 评估有无结核分枝杆菌感染及其他细菌、病毒感染性疾病病史;有无原发或继发性肿瘤,是否接受过放疗和化疗;有无胸部和 / 或心脏手术病史、创伤史;有无自身免疫系统疾病或代谢性疾病。

(二)身体状况

1. 最常见症状为劳力性呼吸困难,与心排血量降低有关。评估患者是否出现活动后胸闷、气促甚至端坐呼吸。

2. 因体循环淤血,患者可出现肝大、食欲减退、腹胀、尿少、双下肢水肿、胸腔积液、腹腔积液等。

(三)心理 - 社会状况

患者多有结核、肿瘤病史,且多数患者结核、肿瘤病史长,可达 1 年至数年不等,迁延不愈。当出现心包缩窄及多浆膜腔积液时,患者多出现呼吸困难、食欲缺乏、全身水肿、恶病质等症状,严重影响生活质量,同时给患者及家庭带来巨大的经济负担。患者多出现焦虑、恐惧,担心疾病预后,应加强患者心理及社会支持。

【 常见护理诊断 / 问题 】

1. 气体交换受损　与肺淤血、肺及支气管受压有关。

2. 心排血量减少　与心脏舒张受限有关。

3. 活动无耐力　与心排血量减少有关。

4. 体液过多　与体循环淤血有关。

5. 有皮肤完整性受损的危险　与水肿、低蛋白血症有关。

6. 营养失调:低于机体需要量　与食欲缺乏、肝功受损等有关。

7. 潜在并发症:低心排血量综合征、电解质紊乱、心律失常。

8. 焦虑　与病程长、病因不明、诊断不明有关。

【 护理目标 】

1. 呼吸困难减轻,心功能改善,活动耐力增加。

2. 水肿减轻,体重下降。

3. 皮肤完整,无压力性损伤。

4. 膳食合理,营养状况改善。

5. 术后生命体征平稳,无并发症或并发症及时被发现并处理。

【 护理措施 】

（一）术前护理

1. 改善营养状况　患者多有低蛋白血症,应给予高蛋白、高热量、高维生素饮食,必要时遵医嘱应用肠内营养制剂,或遵医嘱给予人血白蛋白等血液制品输注,注意控制晶体液入量。

2. 改善心功能　一方面加强利尿,减轻心脏前负荷;另一方面,排除胸腔积液、腹腔积液,术前可放置胸腔及腹腔引流管,定时放胸腔积液、腹腔积液,改善呼吸及循环功能。重症患者术中及术后易出现急性左心衰,术前可常规半量应用洋地黄,降低术后低心排血量综合征的发生。

3. 纠正水电解紊乱　因大量利尿,放胸腔积液和腹腔积液,患者多存在低钠、低钾,应注意监测血清电解质变化,应注意补充钠和钾。

4. 有活动性结核或全身结核感染者,应积极抗结核治疗,病情稳定后方可进行手术治疗。

5. 心理护理　多数患者因病程长、确诊难、经济负担重,存在焦虑及恐惧心理,护士要耐心做好疾病知识的讲解,告知患者手术的必要性,使患者增强手术成功的信心,积极配合治疗。

（二）术后护理

术前增厚的心包长期压迫心脏,心肌活动受限,术后因解除了心脏束缚,有的心脏反而出现中重度扩大,易出现低心排血量综合征及心衰。

1. 严密监测生命体征、中心静脉压、心搏出量、心脏指数、尿量、末梢循环情况、呼吸、血气及电解质变化。

2. 控制液体入量 因术后解除了心包束缚,第三间隙液体开始回流,心脏前负荷加重,导致心力衰竭。因此,术后应严格限制输液量及输液速度,同时遵医嘱给予强心、利尿等措施。输液总量控制在1 000ml,速度30滴/min,使患者处于轻度脱水状态。准确记录出入量,观察中心静脉压(CVP)变化。CVP高、心率快、血压低,应强心为主加用血管扩张剂;静脉压低、心率快、血压低,应适度加快补液,补充血容量;静脉压高、心率快、血压高,则使用血管扩张剂,更应严格控制液体量,加用利尿剂。

3. 用药护理 术后常规应用洋地黄药物及利尿剂,以控制心衰,改善心功能。用药期间,应注意监测患者心率、心律变化,心率<60次/min时,及时报告医生,密切观察有无洋地黄中毒表现,监测血清钾变化,预防并及早发现洋地黄中毒表现。术后遵医嘱应用正性肌力药物,如多巴胺、多巴酚丁胺。应根据患者体重配制药液,应用注射泵输注,保证药量的相对恒定,避免血压波动。结核性心包炎的患者应遵医嘱继续服用抗结核药物3~6个月。

【健康指导】

1. 生活指导 嘱患者多休息,适当运动,进食高热量、高蛋白、高维生素饮食,以增强营养,提高抵抗力,预防感冒及上呼吸道感染。

2. 用药指导 告知患者足量、全疗程抗结核治疗,不可擅自减药、停药,以防疾病复发。用药期间应定期复查肝肾功能、血常规。

【护理评价】

经过治疗及护理,患者是否达到以下目标:

1. 了解本病病因和严重程度,了解手术必要性及术后注意事项。

2. 合理休息,通过有计划运动,活动耐量增加。

3. 营养状况改善。

4. 水肿消退,体重是否减轻。

5. 术后生命体征平稳,心功能改善。

6. 无并发症,或出现并发症时得到及时处理。

知识拓展

缩窄性心包炎手术高危因素

影响手术死亡率最重要的因素是久病、疾病晚期或再次手术的患者,术前的心肺功能状态极差(心功能Ⅳ级),有肝大、腹腔积液、四肢肿胀的患者,手术死亡率高。如该病是因为放射性导致,患者的手术效果也较差。第一次心包切除如心包压迫解除不彻底,不仅术后效果差,康复极困难,而且症状加重,所以常需再次手术。这种患者身体条件比第一次手术更差,而且胸腔及心包粘连严重,手术技术难度及手术风险均极大。

(邓海波 翟海昕)

第九节　主动脉瘤疾病患者的护理

学习目标

完成本内容学习后,学生将能:

1. 复述主动脉瘤分型。
2. 列出夹层动脉瘤病因。
3. 描述主动脉瘤患者的常见症状。
4. 应用护理计划,做好主动脉瘤患者围手术期护理。

【概述】

主动脉瘤是指主动脉壁变形破坏后形成的异常扩张和膨大部分,根据形成原因和病变不同,可分为真性动脉瘤、假性动脉瘤和夹层动脉瘤。

（一）真性动脉瘤

目前临床最常见。动脉粥样硬化和非特异性主动脉退行性病变是最常见病因。此外,还有主动脉中层囊性坏死、梅毒、细菌感染、先天性发育不良等病因。

（二）假性动脉瘤

多与动脉壁损伤有关,如主动脉的刺伤、挫伤、运动伤等,也可因医源性操作造成。

（三）夹层动脉瘤

夹层动脉瘤是主动脉内膜和中层弹力膜发生撕裂,血液进入主动脉壁中层,顺行和/或逆行剥离形成壁间假腔,并通过一个或数个破口与主动脉真腔相交通,临床一般常用 DeBakey 分型。

【病因与发病机制】

1. **遗传性疾病**　是指一些可以引起结缔组织异常的遗传性疾病。首先,马方（Marfan）综合征是目前较为公认的主动脉夹层动脉瘤主要遗传病。其次,特纳（Turner）综合征、努南（Noonan）综合征和埃勒斯－当洛斯（Ehlers-Danlos）综合征患者均易发生主动脉夹层动脉瘤。上述疾病均为常染色体遗传性疾病,患者发病年龄较轻。

2. **先天性心血管畸形**　最常见的是先天性主动脉瓣二瓣化畸形、狭窄和主动脉缩窄。

3. **特发性主动脉中层退行性变**　主要出现于高龄患者夹层主动脉壁中,包括囊性坏死和平滑肌退行性变化。这两种变化往往不是单独存在和发展的,但不同年龄段有不同的特征。

4. **高血压**　主动脉夹层动脉瘤患者中 3/4 以上合并有高血压。主动脉中层是承受主动脉腔内压力的最重要屏障,高血压时这层结构受影响最明显。高血压波形中的等容相越大,室内压变化率越大,主动脉夹层也就越易发生且进展越快,血流脉冲性冲击是夹层形成的必要条件之一。

5. **怀孕**　妊娠期好发主动脉夹层动脉瘤,与妊娠期血流动力学变化和妊娠期间结缔组织变化有关。

6. **损伤**　位于固定与相对不固定交界处的主动脉中膜内膜在瞬间外力冲击下发生扭曲断裂,血液涌入导致夹层动脉瘤形成。

7. **主动脉粥样硬化**　动脉硬化引起主动脉滋养血管闭塞、狭窄,从而引起中层营养不良,出现退行性变,使一些主动脉中层发生夹层。

8. **主动脉壁炎症反应及感染**　是主动脉夹层动脉瘤罕见病因,巨细胞动脉炎、系统性红斑狼疮、肾性胱氨酸病等患者中常见主动脉壁炎症改变,其中偶尔也出现夹层。

9. **吸毒**　长期吸食可卡因可引起主动脉夹层动脉瘤,可能与急性心排血量增加、主动脉压升高有关。

【临床表现】

1. **症状**　约90%的患者有突发的前胸、后背和/或腹部剧烈疼痛,为刺痛、撕裂样或刀割样痛,难以忍受。患者烦躁不安,大汗淋漓。疼痛可沿动脉走行放射传导。累及冠状动脉者可出现心绞痛和心肌梗死,累及头臂动脉者出现脑供血不足甚至昏迷,累及肋间动脉者出现截瘫,个别病例出现腹部脏器供血不足症状。急性主动脉瓣关闭不全可导致急性左心衰竭。

2. **体征**　患者呈痛苦病容,重症者有休克表现,神情淡漠,四肢潮凉、苍白,少尿或无尿,但血压多可在正常范围。四肢动脉双侧颈动脉搏动可不对称,血压可有差别,有主动脉瓣关闭不全者于主动脉瓣听诊区可闻及舒张期杂音。

【辅助检查】

1. **超声心动图**　经胸壁超声心动图诊断夹层的敏感性与特异性主要取决于夹层的位置,对近端夹层诊断率较高,但对降主动脉探查明显受限,而且诊断效果容易受肺气肿、肋间隙狭窄、肥胖、机械通气等方面影响。经食管超声心动图可以显示内膜撕裂口、假腔内血栓、异常血流、冠脉与主动脉弓分支是否受累、有无心包积液、主动脉瓣反流等特征,一定程度上可用于真假腔的鉴别。

2. **磁共振（MRI）**　MRI目前被认为是诊断主动脉夹层的“金标准”。MRI利用大视野、多体位、多平面、无须对比增强成像,可以准确提供夹层主动脉形态结构变化、破口的位置、受累血管分支和血流动态等方面资料,主要应用于慢性夹层或病情稳定的患者及随访中并发症的评估。

3. **CT扫描**　往往作为急性主动脉夹层的首选检查手段。主要不足是需要应用造影剂,不能提供主动脉瓣是否存在反流的信息。获得的三维图像重建能够较全面显示内膜片和真假腔的形态学特点,有助于评价主动脉分支血管受累的情况及真假腔。CT快速、简便、准确率高,可以作为主动脉夹层的诊断首选和治疗后随访评价的检查技术。

4. **X线检查**　可有纵隔影或主动脉影增宽。

【诊断要点】

根据病史、体格检查尤其是造影剂强化CT或MRI表现,可以确诊主动脉夹层。主动脉夹层应与急性心肌梗死、肺栓塞、胰腺炎、大叶性肺炎等相鉴别,因主动脉夹层有典型的CT或MRI表现,鉴别不难。

【治疗】

1. Stanford A 型主动脉夹层　应在确诊后行急诊手术。A1 型夹层患者病情较缓,可在各项准备相对完善的情况下进行手术。

2. Stanford B 型主动脉夹层　急性期手术治疗效果与药物治疗大致相同,且截瘫发生率及死亡率较高。如破口与左锁骨下动脉距离大于 1.0cm,即适合介入治疗。对不适合介入治疗的 Stanford B 型急性主动脉夹层应采用积极的药物治疗,出现以下情况时应行急诊手术。

(1)有主动脉破裂征象:大量胸腔积血、出血性休克。

(2)有主动脉破裂倾向者:药物治疗不能控制高血压,疼痛不能缓解,主动脉直径短期内迅速增大。

(3)重要脏器供血障碍。

【护理评估】

(一)健康史

重点评估生活史,有无不良生活习惯,有无高血压、糖尿病及其他遗传性疾病病史,女患者应评估孕产史;此次发病前有无情绪激动及明显诱因,发病后疼痛性质,至就诊期间病情变化及就诊前采取的急救措施。

(二)身体状况

1. 疼痛　为最突出的症状。急性期 90% 的患者有前胸、后背或腹部突发性剧烈疼痛,疼痛可沿大动脉走行方向传导和转移,75% 的患者伴有高血压和心动过速,患者多烦躁不安、大汗淋漓,需与心绞痛、心肌梗死相鉴别。

2. 血压　多数患者有高血压病史,发病后可有血压升高或正常。严重休克见于动脉瘤破裂、胸腔内大出血时。低血压可见于心脏压塞或急性重度主动脉瓣关闭不全。

3. 主动脉夹层破裂症状　失血表现,如口渴、烦躁、腹痛、腹胀等症状。

4. 重要脏器供血障碍症状　心绞痛、心肌梗死、晕厥、偏瘫、截瘫、肠麻痹、肠坏死等。

5. 主动脉瓣关闭不全症状　轻度关闭不全患者通常被疼痛症状掩盖,中度以上关闭不全患者出现心悸、气短症状,严重者可出现咳粉红色泡沫样痰、不能平卧等急性左心衰表现。

6. 神经系统症状　因主动脉手术术中停循环时间长,易发生脑并发症,如脑卒中、癫痫、截瘫,故术前应详细评估有无神经系统病史及症状,是否进行过神经系统检查。

(三)心理 – 社会状况

评估家属和患者对疾病的认知程度、对手术及预后的心理承受能力、对治疗费用的承受能力和对疾病治疗的知晓程度等,充分评估心理 – 社会状况。

【常见护理诊断 / 问题】

1. 疼痛　与急性缺血、缺氧有关。

2. 潜在并发症:血管破裂、栓塞、急性肾功能衰竭。

3. 潜在并发症:出血、心脏压塞。

4. 潜在并发症:脑卒中、脑出血、截瘫、癫痫。

5. 恐惧　与剧烈疼痛、病情危重有关。

【护理目标】

1. 生命体征平稳,血压控制在正常范围。

2. 患者主诉疼痛缓解。

3. 避免出现急性并发症,或出现并发症后及时发现并迅速处理。

【护理措施】

（一）术前护理

1. **心理护理** 解释手术治疗必要性和重要性,减轻应激反应,防止情绪紧张而引起血压升高。解除患者和家属恐惧心理,增强患者战胜疾病的信心。

2. **控制血压** 每日严密监测患者血压,控制血压在正常范围,防止瘤体破裂引起患者死亡,收缩压维持在 100~120mmHg,舒张压维持在 60~70mmHg,控制病情发展。根据血压,适当给予口服或经静脉泵入降压药物。静脉应用降压药物应从小剂量开始,根据血压变化调节药物剂量,注意监测血压变化,防止血压波动过大。使用硝普钠降压的患者,连续应用72 小时以上,应注意观察有无恶心、呕吐及患者的精神症状。

3. **控制心率** 将心率控制在静息状态下 <70 次/min,密切监测患者心率、心律变化。

4. **疼痛护理** 评估疼痛位置、性质、持续时间等。集中护理操作,减少环境刺激,适当应用镇静、镇痛药物如吗啡、盐酸哌替啶,避免因疼痛造成血压升高。用药后评估疼痛是否缓解,并注意观察药物对心率、血压的影响,观察有无呼吸抑制、瞳孔改变等药物不良反应。

5. **休息与活动** 绝对卧床,防止活动引起血压增高导致的动脉瘤破裂。减少增加腹内压的因素,如咳嗽、打喷嚏、便秘等。

6. **术前准备** 做好各项急诊手术术前准备,完善术前检查。

（二）术后护理

1. 主动脉夹层术后护理常规

（1）麻醉术后护理常规:了解麻醉和手术方式、术中情况、切口和引流情况。持续呼吸机辅助通气,持续心率、心律、动脉压、中心静脉压监护,严密监测生命体征,防止低心排血量综合征、高血压等发生,使用药物控制血压、心率,防止夹层继续扩展和主动脉破裂。

（2）下肢血供观察及护理:应密切注意监测患者上下肢血压、动脉搏动（桡动脉、足背动脉）、皮肤颜色及温度,观察有无继发性血栓形成,有无疼痛、皮肤苍白、皮温降低、感觉迟钝、运动障碍、缺血等症状。同时注意患者的肢体感觉、运动及排便情况。

（3）气管插管护理:妥善固定,定时更换插管胶布,翻身时避免气管插管折叠、扭曲、受压、脱出,告知患者留置气管插管的重要性,避免过度牵拉,切勿自行拔出。

（4）疼痛护理:评估疼痛情况,遵医嘱严格控制镇静、镇痛药物的剂量,评价镇痛效果是否满意及药物不良反应,为患者提供安静、舒适的环境。

2. 并发症护理

（1）出血:是常见且最危险的并发症。患者应采取平卧位,减轻血流对吻合口的冲击。术后密切观察并记录引流管每小时出血量、出血总量、出血形式、血流动力学情况。每隔15~30 分钟挤压心包、纵隔、胸腔引流管,保持管路通畅。每小时引流量 <100ml 为正常。如有出血颜色鲜红、出血温度高,提示有活动性动脉出血。

（2）神经系统并发症：包括昏迷、苏醒延迟、抽搐、偏瘫、双下肢肌力障碍等。密切观察意识、瞳孔大小、对光反射、定向力、四肢活动情况，了解中枢神经系统的功能状态，及时判断并给予处理。

（3）急性肾衰竭：主要原因是围手术期血压过低，术中肾脏缺血时间过长，以及长期高血压，夹层累及肾动脉造成肾功能不全。观察尿色、尿量、尿比重，监测肾功能指标，监测肌酐、尿素氮等指标，了解肾功能情况。

3. 维持循环和内循环稳定

（1）补充有效血容量：主动脉夹层手术吻合口多、创伤大，维持血压稳定的同时，积极补充循环血量，保证重要器官血液灌注。

（2）纠正电解质酸碱平衡紊乱：每小时监测血气分析，及时评估并提前干预。

【健康指导】

1. 疾病知识指导　指导患者定时定量正确服药，控制血压，定期复查，避免夹层动脉瘤复发和主动脉瘤发生。

2. 生活指导　患者及家属应了解术后 3 个月内避免体力劳动，避免剧烈活动及引起血压升高的活动（抬重物、用力排便）等；控制体重，戒烟戒酒；避免情绪波动，注意生活规律，养成良好睡眠习惯，睡前进行放松训练，防止睡眠紊乱，每日睡眠不少于 8 小时。患者应掌握科学饮食方法，多食低盐、低脂、粗纤维食物，保持排便通畅，避免便秘。

3. 延续性护理　定期电话随访并做好记录，了解患者出院后定期复查超声心动和凝血功能的情况，尤其关注患者血压变化情况。患者应知晓出现心悸、胸背部疼痛等不适要及时就诊，以免延误治疗时机。

知识拓展

夹层动脉瘤 DeBakey 分型

分型	累及范围
DeBakey Ⅰ型	内膜破口位于升主动脉，范围累及胸主动脉各部甚至腹主动脉，此型最为常见
DeBakey Ⅱ型	内膜破口位于升主动脉，扩展范围局限于升主动脉或主动脉弓
DeBakey Ⅲ型	内膜破口位于降主动脉，扩展范围累及降主动脉和 / 或腹主动脉，分为局限性和广泛性两个亚型

（邓海波　翟海昕）

第十节 心脏移植患者的护理

学习目标

完成本内容学习后,学生将能:

1. 列出心脏移植的适应证与禁忌证。
2. 描述心脏移植术后护理要点。
3. 列出常用免疫抑制药物和抗病毒类药物的监测及护理要点。
4. 应用心脏移植患者治疗要点相关知识对患者进行护理。

【概述】

心力衰竭患者呈增长趋势,终末期心衰需要反复住院,患者生活质量降低及死亡率增加。心脏移植是这类患者的有效治疗手段。免疫抑制、排异反应、感染等领域的巨大进展已使心脏移植从实验性的干预手段转变为常规治疗手段。

心脏移植的诞生可以追溯到 1905 年,法国外科医生 Alexis Carrel 与 Charles Guthrie 在犬身上进行了首例异位心脏移植。随着亚低温、体外循环及心房套袖状吻合技术的使用,1960 年斯坦福大学的 Norman Shumway 和 Richard Lower 在犬模型上完成了原位心脏移植。1964 年 Jams Hardy 在密西西比大学使用黑猩猩的心脏完成首例人异种心脏移植。1967 年 12 月 3 日,南非的 Christiaan Barnard 完成了首例人同种异体心脏移植,震惊了世界。1973 年 Philip Caves 推出了经静脉心内膜心肌活检,为监测心脏移植排异反应提供了可靠的手段。1980 年免疫抑制剂环孢素的出现,显著增加了患者的存活率,标志着成功的心脏移植进入了现代。心脏移植已经成为终末期心力衰竭患者的治疗手段,这一观念得到了普遍认同。1978 年上海的张世泽医生进行了我国首例心脏移植手术,手术后患者存活了 109 天。1992 年以来,北京、哈尔滨、牡丹江、上海、福建等地相继开展了心脏移植,术后患者获长期存活。目前心脏移植已成为治疗终末期心脏病的有效手段之一。

【心脏移植适应证与禁忌证】

(一)受体选择

潜在心脏移植候选人的筛选工作应由一个多学科委员会负责执行,以确保有限的供体器官公平、客观、合理地分配给手术后可以获得长期益处的患者。启动心脏移植程序后应建立医患之间的长期联系、社会支持系统及整个移植团队。

心脏移植的适应证、禁忌证和潜在相对禁忌证见表 3-10-1、表 3-10-2、表 3-10-3。不同移植中心纳入和排除的标准有所不同。遴选过程的基本目标是要找出相对健康、药物治疗无效并具有潜在恢复正常生活能力和保证心脏移植后服从严格医疗方案的终末期心脏病患者。

表 3-10-1 心脏移植受体的适应证

1. 收缩性心力衰竭（射血分数 <35%）
2. 纳入病因

    缺血性心脏病

    扩张型心脏病

    瓣膜性心脏病

    高血压性心脏病

    其他

3. 排除病因

    淀粉样变性（有争议）

    艾滋病

    心脏肿瘤

    缺血性心脏病伴顽固性心绞痛

    最大耐受量药物治疗无效

    不适合做直接心肌血运重建手术、经皮血运重建手术或经心肌血运重建手术

    心肌血运重建手术未成功

    顽固性心律失常

    起搏器和心脏除颤器不可控

    单独电生理或联合药物治疗没有改善

    不适合进行射频消融治疗

    肥厚性心肌病

    各种干预治疗后仍有心功能Ⅳ级症状

    室间隔穿隔支动脉酒精注射

    心肌及肌瘤切除术

    二尖瓣置换术

    最大程度药物治疗

    起搏器治疗

    未合并严重顽固性肺动脉高压的先天性心脏病

表 3-10-2 心脏移植受体的禁忌证

年龄 >70 岁（各移植中心不一致）

药物干预治疗无效的顽固性肺高压

血管阻力 >5Wood 单位

跨肺压 >15mmHg

影响移植术后远期生存率的系统性疾病

皮肤癌以外的恶性肿瘤（无瘤生存 <5 年）

人类免疫缺陷病毒感染 / 艾滋病（CD_4 细胞计数 <200 个 /mm^2）

出现多系统损害并处于活动期的系统性红斑狼疮或结节病

移植心脏有高度可能复发的任何系统性疾患

不可逆性肾或肝功能不全

表 3-10-3　心脏移植受体的潜在相对禁忌证

潜在相对禁忌证
近期恶性肿瘤病史
慢性阻塞性肺病
近期没有解决的肺梗死和肺栓塞
有终末期靶器官损害（神经、肾、视网膜病变）胰岛素依赖性糖尿病
外周血管或脑血管病变
活动性胃溃疡
目前或最近患有憩室炎
限制患者生存或康复的其他系统性疾患
严重肥胖或恶病质
严重骨质疏松
酗酒或药物滥用
有不依从史或干扰远期依从性的精神类疾病
缺乏精神心理支持

1. **终末期心力衰竭的病因**　终末期心力衰竭的病因及潜在可逆性的认定对于移植候选人至关重要。总体来说，1982—2008 年，成人心脏移植受体适应证主要是缺血性心力衰竭和非缺血性心肌病（接近 90%）、瓣膜病（2%~35%）、成人先心病（2%）、再次移植（2%）及其他病因。随着个体化药物治疗、高风险的血运重建技术以及新型抗心律失常药物和植入性除颤器及双心室起搏器的日益普及，不可逆心力衰竭的看法正在改变。其他外科方式如心室辅助装置及心室重塑手术治疗逐渐增多。更重要的是那些没有心肌缺血或瓣膜病的心肌病的预后可能有差别，应慎重判断这些亚组患者的预后，在强化药物治疗和 / 或机械辅助支持治疗后，应观察一段时间再考虑心脏移植。

2. **心脏移植适应证**　心脏移植总的适应证是终末期心脏病。在临床实践中，部分禁忌证在特殊个案中已被成功打破，因此心脏移植适应证和禁忌证标准有所重叠。

（1）绝对适应证

1）血流动力学恶化。

2）难以治疗的心源性休克。

3）依赖静脉血管活性药物维持器官灌注。

4）最大氧消耗量下降 <10ml/（kg·min），出现无氧代谢。

5）缺血性心脏病伴难治性心绞痛，且 CABG 和 PCI 无法解决。

6）反复发作难治性心律失常，所有治疗方法均难以终止或避免复发。

（2）相对适应证

1）活动严重受限，峰值摄氧量（PeakVO$_2$）11~1 410ml/（kg·min）或 ≤ 55% 预计值。

2）不稳定型心绞痛反复发作，不适合给予其他干预治疗。

3）反复发生非服药依从性不好所致的体液平衡紊乱或肾功能不全。

心脏移植是保留给药物治疗效果不佳或不能进行外科治疗，且不进行移植手术治疗其 1 年生存率低于 50% 的终末期心力衰竭患者。目前因为没有可靠的客观的标准，心脏移植委员会对患者生存预测作出主观性的临床判断。再接受理想的治疗后,低射血分数(<20%)、最大氧耗量降低[<14ml/(kg·min)]、心律失常、高肺毛细血管楔压(>25mmHg)、高血浆去甲肾上腺素水平(>600ng/L)、低血清钠(<135mmol/L)、最近的氨基酸末端脑钠肽前体(>5 000ng/L)患者预后不良。左室射血分数和最大耗氧量降低是预测患者存活与否最强独立危险因素。

3. 心脏移植禁忌证

(1)绝对禁忌证

1)合并系统性疾病,预计生存期<2年,包括活动性/近期的实体器官/血液系统恶性肿瘤。

2)累及多系统的活动性红斑狼疮、结节病或淀粉样变性。

3)不可逆性肾或肝功能不全且无法行联合移植。

4)临床症状严重且不能进行血管再通的脑血管疾病。

5)严重阻塞性肺疾病,最大呼气量(forced expiratory volume,FEV)<1L。

6)不可逆性肺动脉高压,肺动脉收缩压>60mmHg,平均跨肺动脉压力梯度>15mmHg,肺血管阻力>6 Wood单位。

(2)相对禁忌证

1)年龄>72岁。

2)任何活动性感染(心室辅助装置导致的器械相关性感染除外)。

3)活动性消化性溃疡。

4)严重糖尿病并发神经病变、肾病和视网膜病等。

5)严重的外周和中枢血管疾病,不能进行外科手术/介入治疗的外周血管疾病,未矫正的腹主动脉瘤(>6cm)。

6)病理性肥胖(体重指数>35kg/m²)或者恶病质(体重指数<18kg/m²)。

7)不可逆性血清肌酐>221μmol/L或肌酐清除率<25ml/min(心肾联合移植除外)。

8)总胆红素>3 779.1μmol/L,血清转氨酶超过正常值3倍以上,未服用华法林的情况下INR>1.5。

9)严重肺功能不全,FEV_1<40%预计值。

10)6~8周内发生的肺梗死。

11)难以控制的高血压。

12)严重不可逆的神经或神经肌肉疾病。

13)活动性情感疾病/精神状态不稳定。

14)6个月内有药物、烟草或酒精滥用史。

15)100天内有肝素诱导的血小板减少史。

(二)供体的选择

一旦患者被确定脑死亡并被列为备选的心脏供体,应接受严格的三阶段筛选方案。由器官获取机构负责主要检查工作。心脏外科医生进行二次检查,包括潜在禁忌证的进一步检查见表3-10-4,确定维持供体所需的血流动力学支持,并回顾心电图,胸部X线片,动脉血气,超声心动图。

表 3-10-4　心脏移植供体选择标准

1. 年龄 <55 岁
2. 没有下列情况：

   心脏停搏时间过长

   长期的严重低血压

   原有心脏病史

   心内注射药物

   严重胸部外伤并有心脏损伤证据

   败血症

   颅外恶性肿瘤

   人类免疫缺陷病毒、乙肝病毒、丙型肝炎病毒血清学结果阳性
3. 没有大剂量正性肌力药物支持［多巴胺 <20μg/（kg·min）］,血流动力学稳定

（三）心脏移植手术技术

1. 原位心脏移植。
2. 异位心脏移植。
3. 安装人工心室机械辅助装置后心脏移植。

（四）辅助检查

由于供体的来源不易,心脏移植前不可能进行系统的组织兼容抗原（histocompatibility leukocyte antigen, HLA）配型评估,目前要求 ABO 血型供体与受体一致,同时进行淋巴细胞毒抗体实验（panel reactive antibody, PRA）,PRA>10% 是术后排斥反应的危险因素。供体与受体者体重相差应 < ± 20%,心电图及胸部 X 线胸片正常。

1. **常规检查**　包括血生化（肝肾功能、甲状腺功能、血常规、凝血功能）、尿常规。连续 3 天行大便潜血试验,以确定有无消化道出血。

2. **病毒学检查**　乙肝病毒抗体、甲肝病毒抗体、丙肝病毒抗体、HIV 抗体、梅毒血清抗体、巨细胞病毒（cytomegalovirus, CMV）抗体、疱疹病毒抗体、EB 病毒抗体、科萨奇病毒抗体和埃可病毒抗体。

3. **免疫学配型检查**　ABO 血型测定、HLA（人类白细胞抗原）分类、HLA 抗体测定、淋巴细胞毒抗体测定。

4. 年龄 >40 岁者,行乙状结肠镜检查,女性要做乳腺 X 线检查,以确定有无肿瘤发生。有糖尿病或糖耐量异常者要做眼底检查。做骨密度检查,以防术后发生骨质疏松。有牙病及时治疗。

（五）护理要点

1. **术后循环系统功能的维护**

（1）患者术后回 ICU 后护士应监测和管理血流动力学变化,并开始术后免疫抑制剂的药物治疗。持续有创血压和心电监测,观察体温、呼吸、血氧饱和度、心律（率）、血压、中心静脉压、尿量、引流量等情况,应通过连续观察为医生确定血容量及药物治疗提供参考依据。经斯旺 - 甘兹（Swan-Ganz）导管监测肺动脉压、心排血量等。维持心率在 90~110 次 /min,血压在 90~120/60~80mmHg,红细胞比容在 30%~50%,在维持血压平稳的情况下 CVP 保持

在 10mmHg 以下。术后一周内每日定时、定位做 12 导联心电图 1~2 次,术后 2 周内做超声心动图(隔日一次)。标准法心脏移植后特异性心电图表现为两个 P 波,分析心电图时注意区别供心 P 波和受心 P 波。对于并发肺血管阻力增高而致右心功能障碍者应监测肺动脉压。

(2)完整的心脏调节系统是由附属于自主神经系统的相对独立的交感神经和副交感神经纤维所支配。移植时由于切断这些纤维,发生了去神经化的生理学改变。缺乏自主神经信号的传入,移植心脏的窦房结(SA)触发的内源性静息状态下的心率增加至 90~110 次 /min。移植心脏依靠非心脏位产生的儿茶酚胺水平来调节心率,因此其对应激的反应(例如低血容量、缺氧、贫血)延迟,直到循环中的儿茶酚胺能够真正对心脏产生正性变时作用。因为对静脉回心血量缺乏正常的反射性心动过速,移植患者易发生直立性低血压。

(3)移植的心脏切断神经 12 小时后其末梢将不再有递质释放,其次是心肌顿抑,即遭受缺血的心肌在恢复灌注后一段时间内其功能仍然低下,心肌舒张顺应性下降,心肌变僵硬,使心脏在充盈时需要较高的充盈压,因此移植后的早期要维持右房压在 8~12mmHg。因缺血而顿抑的心肌收缩力可能下降,故需要予以儿茶酚胺支持。

(4)心脏房室传导的影响是由迷走神经介导的,移植后心脏去神经化改变了原来直接通过心脏自主神经系统对心脏干预的反应性。颈动脉窦按摩、Valsalva 动作、阿托品对移植心脏的窦房结节律触发或房室传导没有作用,不能通过抑制迷走神经而加速心率,用异丙肾上腺素辅助 3~5 天,维持心率在 100~120 次 /min,剂量 0.5~1μg/min 较为理想,注意有时短暂地停止输入异丙肾上腺素(如更换液体时)亦可使血流动力学发生变化。

(5)心脏移植后高血压的发生率很高,占 30%~100%。心脏移植术后早期发生高血压大多认为是免疫抑制剂的作用,尤其认为环孢素是引发器官移植后高血压的主要因素。但随着心脏移植病例的积累及基础研究的开展,人们认识到高血压的发生存在一个复杂的综合因素。目前认为可能的因素包括:①血管反应性与心排血量骤然增加不相适应。②供心去神经状态影响。③免疫抑制剂的使用。④受体本身各种因素的影响。

(6)心脏移植术后高血压可导致颅内出血、左心室壁增厚、移植心脏功能减退或丧失,因此积极预防及治疗高血压是必要的,应用硝普钠以维持平均血压 70~85mmHg,最大剂量为 5μg/(kg·min)。由于心脏移植术后高血压的发生并非单一因素,所以治疗、监护也需要从多方面考虑。其中移植后的心脏去神经状态是心脏移植后早期高血压的重要因素,排钠、利尿障碍导致血容量增加是高血压发生的主要机制,因此术后在 ICU 期间应限制钠盐摄入、控制液体摄入量并每日称体重。

(7)慢性左心衰竭常常与高肺血管阻力有关,没有准备的供心右心室可能无法克服这一增加的后负荷。尽管已经对那些不可逆的肺动脉高压患者进行了甄别,以确保其不考虑心脏移植,但是右心衰竭仍然是术后患者早期死亡的主要原因。肺动脉高压的初步治疗涉及使用肺血管扩张剂,如吸入一氧化氮、静脉泵入硝酸甘油或硝普钠。对于这些血管扩张剂无效的肺高压需要使用前列腺素 E_1(prostaglandin E_1,PGE_1)或者前列环素。PGE_1 用量为 30~50μg/(kg·min)。遵医嘱吸入一氧化氮 40ppm 以内。如以上措施效果差可进一步应用心室辅助、ECMO(体外膜氧合器)支持。

2. **术后感染的预防** 预防与控制感染至关重要,术后第一年内由感染所致和由排异反应所致的死亡率基本相等。通常移植后 1 个月内以细菌感染常见,术后 2~3 个月的感染以条件致病菌感染为主,术后 1 年以后再出现感染则与普通人感染的菌谱相同,常见病毒感染多为单纯疱疹病毒、带状疱疹病毒及巨细胞病毒感染。

（1）实行保护性隔离：花卉植物不在病室存放,未经削皮的水果严禁带入室内。当患者外出时必须戴口罩。

（2）预防肺部感染：由于最常见的感染部位是肺,护理人员应每 4 小时听诊一次肺部呼吸音,观察痰的性质,术后早期每日拍 X 线胸片,鼓励患者经常有效咳嗽和深呼吸及早下床活动,以减少肺不张及感染的发生。

（3）监测体温：体温高于 37.5℃、咳嗽加剧或 X 线胸片有变化时应及时留取痰标本做细菌培养。

（4）血制品的输入：输注血浆及血小板时应用白细胞过滤器、血小板过滤器。

（5）动脉插管可于 48 小时内拔除,每 72 小时更换静脉延伸管。中心静脉压一直监测到停止输注血管活性药物为止,通常 4~5 天撤除这类药物。1 周后三腔插管可用肝素盐水冲洗,需要时开放,用毕保持关闭状态。拔除穿刺中心静脉置管并做细菌培养。

（6）观察口腔黏膜有无异常,每日多次或每次进食后漱口,宜用软毛牙刷刷牙,避免牙周组织损害而导致口腔感染。

（7）观察手术切口情况,注意有无红肿及分泌物,每日更换切口敷料。

（8）遵医嘱采集血、尿、痰标本,做细菌学检查。

（9）鼓励患者进食,提供饮食营养支持,给予足够维生素及热量。

（10）指导患者及家庭成员掌握隔离技术知识,家中避免接触宠物或家禽。

3. 免疫抑制药物和抗病毒类药物的监测与护理 在向患者提供常用药物副作用的知识以及自我监测的方法方面,护士起着关键作用,在 ICU 期间要教会患者测量血压,告知患者正确的服药方法。

（1）常用药物

1）多克隆抗体（ALG、ATG）：多克隆抗淋巴细胞抗体主要抑制 T 细胞,干扰细胞免疫功能。由于多克隆抗体是异源性蛋白,进入体内发生免疫反应。临床表现为轻者出现荨麻疹,重者可出现喉头水肿、呼吸困难、过敏性休克。最常见的症状是发热、寒战,观察上述临床表现,同时备好急救复苏设备,遵医嘱应用退热剂、抗组胺药物控制发热、寒战,因多克隆抗体可致巨细胞病毒和真菌的感染发生率明显增高,应严密观察感染征象。

2）单克隆抗体（OKT$_3$）：通过特异性与成熟的 T 细胞表面 TCR/CD$_3$ 分子复合物相互作用,导致 T 细胞溶解,并可诱导活化淋巴细胞凋亡而发挥免疫抑制作用。常见副作用为首次反应细胞因子大量释放后引起毛细血管渗漏综合征,导致非心源性肺水肿,尤其当患者人体负荷过重时更容易发生肺水肿。严密观察临床表现,遵医嘱在用药前评估患者体重变化、体液负荷情况,在首剂应用前后遵医嘱给予甲基泼尼松龙,发生肺水肿进行脱水时应严密观察血压、心律（率）变化。此外,对中枢神经系统毒副作用也应予重视,观察临床有无幻觉、头痛、恶心、癫痫发作、昏迷等表现。

3）抗 IL-2 受体单克隆抗体：抗 Tac 单抗注射液、注射用巴利昔单抗。抗 Tac 单抗注射液是一种重组并人源化的抗 CD$_{25}$（IL-2 受体）单克隆抗体,注射用巴利昔单抗则是一种嵌合体性（人 - 鼠）抗 CD$_{25}$ 单克隆抗体,两种药都类似于白细胞介素 -2（IL-2）受体拮抗剂,干扰 IL-2 与 T 细胞结合,抑制 IL-2 介导的淋巴细胞启动,也使 T 细胞的快速增殖受阻,从而抑制了移植排斥过程中细胞免疫反应的关键通道。抗 CD_{25} 单克隆抗体的用药安全性好,尚未见有发生细胞因子释放综合征方面的报道。

4)糖皮质激素:长期应用糖皮质激素可出现多种副作用,如血糖增高、肥胖、多毛、皮肤变薄易损、骨质疏松、心绪烦乱、应激性溃疡等,良好的皮肤护理很重要。在早期运动后心率不增,应鼓励患者坚持正规运动,以控制体重,减少肌肉萎缩和骨骼中钙的丢失。

5)硫唑嘌呤:竞争性抑制次黄嘌呤核苷酸的合成,导致细胞失活。主要毒副作用为骨髓抑制、肝损害、胃肠反应、脱发。

6)吗替麦考酚酯胶囊:是一种高度选择、非竞争性次黄嘌呤单核苷酸脱氢酶抑制物,可抑制鸟嘌呤核苷酸的经典合成途径,选择性地抑制淋巴细胞。毒副作用主要是骨髓抑制、胃肠反应,给药时要注意观察血象及胃肠反应。

7)环孢素:具有选择性的免疫抑制作用,它是通过干扰淋巴细胞活性,阻断参与排斥反应的体液和细胞效应机制,从而防止排斥反应发生。肾毒性是环孢素最为重要的毒副作用,可引起肝损害,对神经系统产生的毒性常见为震颤、癫痫发作。此外可引起高血钾、低血镁、高血压,以及齿龈增生、多毛症等。

8)普乐可复(FK506):FK506 与相应的免疫亲和蛋白 FKBP12 结合后抑制 IL-1β、IL-2、IL-3 等的表达,防止 T 细胞的启动与增殖。其毒副作用为肾毒性、高血压、高血钾、血糖增高、震颤、癫痫、胃肠不适、恶心、腹泻、便秘及过敏反应。

9)阿昔洛韦(无环鸟苷):预防病毒感染效果明显,无环鸟苷被细胞酶磷酸化,成为病毒 DNA 多聚酶的竞争抑制剂。副作用主要是肾毒性,尤其与环孢素有协同肾毒性作用。

10)更昔洛韦:抗巨细胞病毒(CMV)效果明显比无环鸟苷好,用于播散性巨细胞病毒(CMV)感染。可能在感染细胞中提高了药物磷酸化,作用于 CMV DNA 多聚酶而抑制 DNA 合成,终止 DNA 延伸。更昔洛韦有抑制骨髓作用,使用时应监测白细胞计数及中性粒细胞计数。

(2)护理措施

1)为患者提供良好的环境,预防感染,必要时给予保护性隔离措施。

2)观察感染症状如体温增高、呼吸困难,监测白细胞计数,发现异常及时告知医生。

3)监测血药浓度,以血药浓度作为调整药量的依据。

4)查看口腔黏膜、皮肤、大便性状,观察有无溃疡及出血现象,频率为至少每班一次。

5)根据医嘱,用药前评估患者体重变化及液体负荷情况。

6)观察患者有无震颤、癫痫等神经系统症状。

7)保证足够的营养、液体入量及充足的睡眠,呕吐或腹泻的患者要给予足够的水分补充,准确测量体重及记录每日出入量。

8)针对脱发或毛发增生的患者采取适当措施,保持良好的个人形象及心理状态。

9)按医嘱留取血标本进行肝肾功能、凝血功能检查,发现异常及时告知医生。

10)教会患者保健方法,如口腔洁齿、按摩牙龈、适量运动。

11)教会患者观察药物不良反应的方法,教会患者测量血压,告知患者需终身服药。

4. 排斥反应的监测 心脏移植后患者能否长期存活,监测、防治急性排斥反应是关键。心脏移植排斥反应是宿主识别异己细胞的正常反应。在绝大多数情况下,排斥反应是细胞介导的免疫反应,涉及巨噬细胞、细胞因子和 T 淋巴细胞的级联放大反应。体液介导的排斥反应（也称为血管排斥反应）较少见。供体是年轻人或女性是发生排斥反应的高危因素。虽然 85% 排斥反应仅单独使用皮质激素治疗就可以逆转，但是排斥反应仍然是心脏移植受体死亡的主要原因之一。

（1）严密观察术后患者有无乏力、发热、充血性心力衰竭等症状。每日描记全套心电图并计算各导联 QRS 波电压代数和，如若代数和下降 20%，UCG（超声心动图）左室等容舒张时间减少 10%，伴心功能不全，则提示排斥反应发生。

（2）心内膜心肌活检（endomyocardial biopsy，EMB）对心脏排斥反应诊断敏感且特异，是监测、诊断排异反应的"金指标"。1990 年在斯坦福大学医学中心召开的国际心脏移植学会议上确定了心脏移植术后急性排斥反应的组织学诊断标准，标准中"0"及心肌活检标本中无淋巴细胞浸润或心肌细胞损害，提示无急性排斥反应。根据淋巴细胞浸润和心肌细胞的变形坏死程度，将急性排斥反应分为 Ⅰ~Ⅳ级，分别提示有不同程度的急性排异反应。在做 EMB 病理诊断时要求送检组织数目 4~6 块。术后第一个月每周 1 次，术后 2~3 个月每 2 周 1 次，术后 4~6 个月每月 1 次，术后 7~12 个月每 3 个月 1 次，1 年后每年进行心肌活检 1 次。行 EMB 后应观察体温，每日 4 次，并严密观察有无心律失常、心室壁穿孔以及三尖瓣腱索断裂。

（3）电讯遥控心肌内心电监测法（IMEG）：免疫排斥时的特征性病理变化会引起相关心肌组织电传导特性的变化，因此早期可用体表心电图 QRS 波幅的变化来监测免疫排斥反应，但 QRS 波幅的变化可能受各种复杂因素的影响。

自 1986 年由德国柏林心脏中心为代表的研究中心开始对描记心肌内心电图在监测心脏移植排斥反应的作用进行了深入研究，术中植入具有遥感功能的起搏器，通过心外膜表面植入的电极可以描记出心肌内心电图的情况。心肌内心电图与体表心电图相比较所受外界影响因素更少，信号更稳定，能够准确反映出局部心肌的电生理变化情况，同时心肌内心电图在临床的应用逐渐受到重视。德国柏林心脏中心经多年来研究，并和其他检查配合，心肌内心电图的正确性可达 100%，该心脏中心心肌活检数由以往的每年数千例减少到现在的数十例。

5. **心脏移植术后的冠状动脉疾病**　心脏移植术后的冠状动脉疾病可能与排异反应有关，发生率较高。因为移植心脏是去神经的，无神经支配，患者常无心绞痛而主要表现为左心功能减退或心律失常，诊断依靠冠脉造影，其病变特点为弥漫性病变，较少应用 PCI 及 CABG，而需再次行心脏移植，但其存活率极低。术后宣教远期随访患者应告知重视控制血压、饮食、体重，定期监测血脂，以延缓术后冠状动脉疾病的发生。鼓励患者遵医嘱行冠状动脉造影，以明确诊断。

6. **心理护理**　接受心脏移植的患者术前病情危重、心理负担重，术后处于保护性隔离状态下，单一陌生环境，周围是各种线路管道，此外还要经受排斥反应与免疫抑制药物的副作用。患者忧虑、孤独，甚至个人自我感消失，出现潜在依赖性，难以适应生活方式的改变。护士应做好患者的心理护理，给予患者理解和情感支持。

（1）护士应通过语言与患者沟通，鼓励家属和医护人员与患者沟通，通过沟通建立良好的护患关系，为患者提供心脏移植方面的知识和心脏移植后患者获长期存活的信息。

（2）营造有生活气息的个性化环境，减少不必要的刺激，保证患者常规护理的连贯性，使患者有一定的休息时间。

（3）鼓励家属和医务人员告知患者如何面对即将遇到的问题,诸如排斥反应、形体改变、感染,帮助患者从在 ICU 起就学会自我服药并记录,学会监测体温、血压,学会如何观察感染症状。

（4）鼓励患者表达感受与爱好,通过短期强化教育使其改变知识缺乏的状况,使患者对早期的排斥反应有心理准备,消除疑虑,排除忧虑、依赖、孤独,恢复个人的自我感,适应新生活并获长期存活。

（5）将有关免疫抑制剂的副作用告知患者,如情绪烦乱、脂肪重新分布（满月脸）、体毛增生等。护士应与患者及家属共同制订护理目标和健康计划。

（杜桂芳　秦彦荣　胡晓鸿）

第十一节　机器人辅助下心脏手术患者的护理

学习目标

完成本内容学习后,学生将能:

列出机器人辅助下心脏手术患者的适应证与禁忌证。

【概述】

达芬奇外科手术系统是达芬奇机器人手术系统以麻省理工学院研发的机器人外科手术技术为基础的。Intuitive Surgical 公司随后与 IBM、麻省理工学院和 Heartport 公司联手对该系统进行了进一步开发。美国食品药品监督管理局（Food and Drug Administration, FDA）已经批准将达芬奇机器人手术系统用于成人和儿童的各种外科手术。达芬奇机器人手术系统是一种高级机器人平台,是目前世界上最成熟且应用最广泛的机器人外科手术系统。其设计理念是通过使用微创的方法,实施复杂的外科手术。由于达芬奇机器人手术系统就是高级的腹腔镜系统,广泛应用于微创手术治疗。手术操作的时候也需要机械臂穿过胸部、腹壁。该手术系统是由外科医生控制台、床旁机械臂系统、成像系统三部分组成。

1. **外科医生控制台**　主刀医生坐在控制台中,位于手术室无菌区之外,使用双手（通过操作两个主控制器）及脚（通过脚踏板）来控制器械和一个三维高清内镜。正如在立体目镜中看到的那样,手术器械尖端与外科医生的双手同步运动。

2. **床旁机械臂系统（patient cart）**　是外科手术机器人的操作部件,其主要功能是为器械臂和摄像臂提供支撑。助手医生在无菌区内的床旁机械臂系统边工作,负责更换器械和内镜,协助主刀医生完成手术。为了确保患者安全,助手医生比主刀医生对于床旁机械臂系统的运动具有更高优先控制权。

3. 成像系统(video cart) 装有外科手术机器人的核心处理器以及图像处理设备,在手术过程中位于无菌区外,可由巡回护士操作,并可放置各类辅助手术设备。外科手术机器人的内镜为高分辨率三维(3D)镜头,对手术视野具有 10 倍以上的放大倍数,能为主刀医生带来患者体腔内三维立体高清影像,使主刀医生较普通腹腔镜手术更能把握操作距离,更能清楚地辨认解剖结构,提升了手术精确度。

【适应证与禁忌证】

(一)适应证

1. 心脏外科的全腔内心脏搭桥、心脏不停跳取乳内动脉。

2. 二尖瓣成形、二尖瓣置换、三尖瓣成形。

3. 房间隔、室间隔缺损修补。

4. 心脏肿瘤切除。

(二)禁忌证

1. 病情危重且不稳定。

2. 心脏外科大血管夹层根治手术。

【手术操作流程概述】

(一)患者准备

患者手术中采取仰卧位,右侧胸部垫高 45°,右上臂与右腋中线相距 10cm,将右上臂与同侧躯干形成 40° 外展,右手掌侧可贴于同侧身体,右上肢整体成弧形摆放,左臂贴于身体同侧使身体成功能位。患者手术床向左侧倾斜 30°。巡回护士在患者左侧腋前线第四肋间和右侧肩胛部贴体外除颤电极片并连接体外自动除颤仪。

(二)用物准备

1. 器械准备 达芬奇机器人手术系统器械,12mm 30° 镜头、机器人开台包(内有 8mm 戳卡三个、镜头校准器一个)、镜头戳卡、心脏外科微创常规器械、心脏外科手术基础器械、微创叶片架子、机器人器械故障扳手、成人手术电锯、体外除颤电极片、机器人床旁机械臂系统无菌套。

2. 达芬奇机器人手术系统准备 术前检查达芬奇机器人手术系统、内镜手术器械控制系统、床旁机械臂系统和三维成像视频系统。结合手术入路,合理安排内镜手术器械控制系统、床旁机械臂系统和三维成像视频系统、体外循环机、器械车放置的位置。保证各种电源线、数据线正确连接,合理摆放线路,严禁踩踏各种线路,减少手术间人员走动,避免碰撞机器人系统。

(三)麻醉技术

1. 麻醉医生采用双腔气管插管,常规放置食管超声探头并记录术前、术中、术后数据。

2. 麻醉医生先经皮穿刺右颈内静脉置入 15/17Fr 上腔插管。

(四)手术护理

施行机器人手术的外科医生需要持证上岗,护士需要经过专业机器人护理培训并通过考核获得证书后方可配合外科手术。

1. 术前准备 患者准备:巡回护士术前一天到病房访视患者;由于患者及家属缺乏对该技术的了解而产生焦虑,医护人员需耐心讲解机器人手术的安全性、有效性及优势,并列举一些成功病例,消除患者的紧张、焦虑情绪,使患者能更安心地接受手术。巡回护士：介绍自己身份,并表示手术全程会陪伴在患者身旁,减轻患者手术前的紧张、焦虑情绪。

2. 术中配合

（1）器械护士配合外科医生建立体外循环,进行各种管道的放置操作,协助外科医生游离股动静脉,待外科医生选择好管路型号后,器械护士用肝素盐水冲洗管路后待用;协助外科医生进行股动静脉插管,递穿刺针,穿刺股静脉后放入导丝,如心电图显示心律失常,后退撤回导丝,调整导丝位置,退出穿刺针,应用扩皮器扩血管后撤出,置入股静脉插管。肝素化后配合外科医生完成股动脉插管的留置。随后经肋间切口插入左心引流管及灌注管。

（2）达芬奇机器人手术系统处于无菌备用状态：器械护士提前30分钟刷手做好准备工作。巡回护士连接好达芬奇机器人手术系统的电源线及光缆线并启动达芬奇机器人手术系统,器械护士按无菌保护套的包装标识及特殊设计逐一将机器人床旁机械系统的机械臂与镜头臂套装好,随后与巡回护士配合将成像系统的内镜光缆线套装好,通过自平衡调节和 3D 校正器较正使内镜处于功能状态。整体安装完毕后机器人处于无菌备用状态。巡回护士应严格控制手术间内人员走动,限制手术参观人员进入的数量,遵守感控要求,预防感染。

3. 手术配合

（1）递与心脏外科手术助手医生微创剪刀及微创镊子,打开心包,暴露房间沟,应用电刀将房间沟切口划线待用,随后经体外循环主动脉根部灌注,将冰水喷洒至心脏表面,低温保护心肌,用阻断钳阻断升主动脉。完成床旁机械臂系统对接后,主刀医生在内镜手术器械控制系统操作,根据摄像臂提供的视频图像来操控工作臂,开始进行心内操作。配合手术助手医生在机械上臂置入机器人器械,应用机器人剪刀经房间沟剪开,沿反折面剪开后使用机器人心房拉钩牵开心房,暴露二尖瓣瓣膜,应用涤纶线悬吊心房,用橡胶管进行注水试验,确认瓣膜反流区域,探查腱索情况及瓣膜情况,应用 4-0 不可吸收缝合线做人工腱索,应用涤纶线进行瓣叶融合,再次应用橡胶管进行注水试验,用无菌马克笔沿瓣叶做标记,确认瓣叶对合面积,用测环器确定人工瓣环的大小型号,聚酯类缝线加固缝合瓣环交界处,随后应用 2-0 无损伤缝线连续缝合人工瓣环,缝合完毕再次用橡胶管进行注水试验,观察人工瓣环置入后的瓣膜反流量,满意后应用 3-0 血管缝合线关闭房间沟,撤出灌注针后开放部分主动脉进行排气,房间沟缝合完毕后关闭 CO_2 开放升主动脉。

（2）巡回护士与器械护士在手术过程中必须监督并严格执行机器操作流程。监管手术间内所有工作人员,无关人员不得触碰机器人系统的各个部位。

（3）手术完毕后将机器人系统归位并撤出达芬奇机器人手术系统。

（4）术中做好机器人系统及机器、器械的使用登记,做好患者信息及手术过程的登记。

（5）巡回护士在术后应整理好机器人手术器械及镜头,与消毒供应中心工作人员完成一对一的交接工作。

【观察要点与提示】

（一）操作前

1. 必须每日保持机器人床旁机械臂系统的持续充电,配备专人管理。

2. 手术前巡回护士必须再次检查机器人床旁机械臂系统的充电情况。

3. 器械护士检查机器人手术器械及常规器械的备用情况。

（二）操作中

1. 巡回护士须掌握患者情况,熟悉手术步骤。医护人员配合默契,与经正规、专业技术培训的专业团队合作,是手术顺利完成的关键。术中必须严格按照达芬奇机器人手术系统操作流程操作。手术前将三台操作系统连接好,必须确认蓝色光缆与三台操作系统全部连接完好,并将蓝色光缆放置妥当,每台系统电源均连接完好后再开机。

2. 器械护士必须严格按机器人操作流程进行操作,在套机器臂无菌保护罩及配合手术操作时必须严格执行无菌操作。

3. 手术中每项操作都必须严格正确执行,达芬奇机器人手术系统提示继续下一步操作时才能操作,不得随意操作。

4. 如遇突发状况,第一时间查找原因,按照达芬奇机器人手术系统的提示解除报警或故障。如遇严重棘手问题须立即给机器人工程师打电话,寻求帮助。

5. 为了确保患者术中安全,手术中在机器人床旁机械臂系统与患者连接后严禁摇动手术床,巡回护士必须术前提醒麻醉医生以及参与手术的每位工作人员。

（三）操作后

1. 手术结束后,巡回护士先关闭达芬奇机器人手术系统电源,确定三台系统均关机后再拔出并收纳蓝色光缆线。收纳光缆线时注意不能让光缆线打死结,线盘直径必须大于40cm 以便保护光缆线。

2. 器械护士必须妥善保护好机器人手术器械及镜头,将镜头放置在专用镜头盒内,并放在器械车内侧,以防滑落。巡回护士将机器臂器械妥善放置并交接给消毒供应中心工作人员（一对一交接）。

3. 达芬奇机器人手术系统需专人管理、专人维护、专人清洁。清洁工作必须由经过达芬奇机器人手术系统培训的护士完成,定期保养并做好记录。

【并发症及护理】

1. **术中出血**　因为切口小,外科操作困难,发现出血时需立即检查出血点并止血。如止血困难或出现紧急大量出血,可配合医生改行正中开胸手术大切口操作。

2. **患者术中生命体征不稳定**　需配合医生共同调整手术方式或改行正中开胸手术大切口操作。

3. **皮肤压疮**　患者处于长时间全身麻醉下,手术时间长,患者身体循环差,需巡回护士在手术前做好患者的全身皮肤保护,枕后、穿刺上腔插管的右侧耳后、背部、骶尾部、足跟、贴体外除颤电极处的皮肤均需严密加强保护。

（金克非）

第四章　心血管病急危重症的救治及护理配合

第一节　心搏骤停的紧急救治及护理配合

> **学习目标**
>
> 完成本节内容学习后，学生将能：
> 1. 复述基础生命支持（心肺复苏）及高级生命支持的内容及要点。
> 2. 列出发生心搏骤停时的紧急处理流程。
> 3. 描述心搏骤停的临床过程。
> 4. 应用所学知识对发生心搏骤停患者进行紧急救治及护理。

【概念】

心脏停搏（cardiac arrest，CA）又称心搏骤停，指心脏射血功能突然终止。心搏骤停发生后，将立刻导致脑和其他器官血流中断，10秒左右患者即可出现意识丧失、呼吸停止甚至猝死等严重后果，如在4~6分钟的黄金时段得到及时有效的救治，则可能免于死亡，否则将发生生物学死亡，自发逆转者罕见。心搏骤停常是心脏性猝死的直接原因。心脏性猝死是指急性症状发作后1小时内发生的以意识骤然丧失为特征，由心脏原因引起的自然死亡。无论是否有心脏病，死亡的时间和形式难以预料。

【临床特点】

引起心搏骤停的主要病变是心脏本身的器质性病变，如冠心病（尤其是心肌梗死）、心脏瓣膜病、心肌病、先天性心脏病、心脏电生理异常（如心脏传导系统纤维化、先天性长QT间期综合征、特发性室颤）等，其次为心脏外因素，如触电、溺水、电解质紊乱（如低钾血症、低镁血症）及某些药物中毒（如奎尼丁中毒）等。

心搏骤停的临床过程可分为4期：前驱期、终末事件期、心搏骤停期和生物学死亡期。

1. 前驱期表现　心搏骤停多发生于平时"健康"或貌似健康的人，除了触电、溺水、窒息及严重外伤等意外情况外，部分心搏骤停患者可有先兆表现，此时，应提高警惕，及早采取措施预防心搏骤停发生。下述情况出现时要引起重视：①突然发生的剧烈胸闷、气短，严重时可有颜面及口唇青紫或不能平卧。②突然剧烈胸痛或心绞痛患者近日心绞痛频繁发作，且疼痛程度较平时加重，持续时间长。③突然严重心慌，并有脉搏增快、减慢或脉搏跳动不规则等现象。④有莫名的恐惧感或濒死感。⑤无原因的疲劳，感到自己极度衰弱。⑥无原因的恶心、呕吐及冷汗。上述几条可以单独出现,也可以合并存在。

2. **终末事件期表现**　即导致心搏骤停前的急性心血管改变期,通常不超过1小时,典型表现包括长时间的心绞痛或急性心肌梗死的胸痛,急性呼吸困难,突发心悸,持续心动过速或头晕、目眩等。

3. **心搏骤停期表现**　主要表现为:①心音消失。②脉搏摸不到、血压测不出。③意识突然丧失或伴有短阵抽搐,抽搐常为全身性,多发生于心搏骤停后10秒内。④呼吸断续,呈叹息样,随后呼吸停止,多发生在心搏骤停后20~30秒内。⑤昏迷,多发生于心搏骤停30秒后。⑥瞳孔散大,多在心搏骤停后30~60秒出现。但此期尚未到生物学死亡,如给予及时、恰当的抢救,有复苏的可能。其中,早而可靠的临床表现为意识突然丧失伴大动脉搏动消失。在实际临床工作中,由于抢救的需要,只要出现以下两项最可靠而又出现较早的临床征象,即意识突然丧失和大动脉搏动消失,就可诊断为心搏骤停。按一般规律,心搏骤停10秒时意识丧失,30秒时呼吸停止,1分钟时瞳孔散大固定,4分钟时糖无氧代谢停止,5分钟时脑内ATP枯竭,能量代谢完全停止,故缺氧6分钟以上脑细胞可出现不可逆的病理改变。

4. **生物学死亡期表现**　从心搏骤停至发生生物学死亡时间的长短取决于原发病的性质以及心搏骤停至复苏开始的时间。心搏骤停后,大部分患者将在4~6分钟内开始发生不可逆脑损害,随后经过数分钟过渡到生物学死亡。心搏骤停后立即实施心肺复苏和尽早除颤,是避免发生生物学死亡的关键。心肺复苏成功后死亡的最常见原因是中枢神经系统的损伤,其他常见原因有继发感染、低心排血量及心律失常复发等。

【心搏骤停的心电图】

心搏骤停最常见的原因是快速性致命性心律失常(室颤和室速),其次为缓慢性心律失常或心室停搏,较少见的是无脉性电活动(心电-机械分离)。患者常突然起病,病情急剧恶化。心搏骤停时,心脏泵血功能丧失,但心电活动并非完全停止,心电图检查有助于进一步确定心搏骤停的临床类型并指导治疗。心搏骤停的心电图表现可分为以下三种类型。

1. **室颤**　心电图示QRS波群消失,代之以频率150~400次/min、振幅大小不一且不规则的心室纤颤波(图4-1-1)。

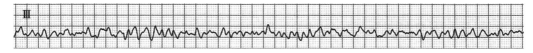

图4-1-1　室颤示意图

2. **心室停搏**　心电图上完全无心室活动波,呈平线或仅见房性P波(图4-1-2)。

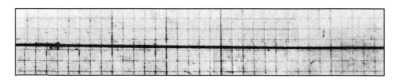

图4-1-2　心室停搏示意图

3. 无脉性电活动（心电－机械分离） 心电图上有间断出现的、宽而畸形的、振幅较低的 QRS 波群，频率多在 20~30 次/min，而心室肌也可断续出现慢而极微弱的不完整的无效收缩（图 4-1-3）。

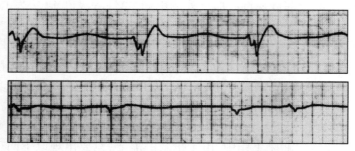

图 4-1-3 无脉性电活动（心电－机械分离）示意图

【紧急处理及护理配合】

心搏骤停的生存率很低，根据不同的情况，院外生存率 <5%。抢救成功的关键是尽早进行心肺复苏（cardiopulmonary resuscitation, CPR）和尽早进行复律治疗。

1. 早期识别 当患者发生意识丧失或突然倒地时，首先立即判断患者反应，可拍打或者摇动患者，并大声问："您怎么了？"以最短的时间判断有无呼吸运动，有无大动脉搏动（5~10 秒内完成），如患者无反应、无呼吸时，立即开始心肺复苏。

2. 呼救 在不延缓心肺复苏的同时，立即大声呼叫其他人员取除颤仪，并通知医生协助抢救。如遇院外发生心搏骤停，应立即设法（打电话或通知他人打电话）通知并启动急救医疗系统，有条件时寻找并使用自动体外除颤仪（automated external defibrillator, AED）。

3. 进行初级心肺复苏即基础生命支持（basic life support, BLS） 一旦确立为心搏骤停，应立即实施 BLS，包括胸外按压和除颤、开放气道、人工呼吸，即 C → A → B（具体要求详见第五章第二节）。

当复苏成功后将患者转入监护室，安排有经验的护士给予特级护理，备好一切抢救药品及物品，如除颤仪、氧气、心电监护装置、气管插管、气管切开包、负压吸引装置、人工起搏器等。

4. 高级心肺复苏即高级生命支持（advanced life support, ALS） 在基础生命支持的基础上，应用辅助设备、特殊技术等建立更为有效的通气和血液循环，主要包括气管插管建立通气，除颤转复心律并使心律成为血流动力学稳定的心律、建立静脉通路并应用必要的药物维持已恢复的血液循环。复苏过程中持续监测心电图、血压、脉搏、血氧饱和度等，必要时还需进行有创血流动力学监测，如动脉血气分析、动脉压监测、肺动脉压监测等。

（1）通气与氧供：如患者自主呼吸没有恢复应尽早行气管插管，充分通气的目的是纠正低氧血症。院外患者通常用面罩、简易呼吸器维持通气，院内患者常用呼吸机维持通气，并根据血气分析结果进行呼吸机参数调节。

（2）电除颤、复律与起搏治疗。①电除颤、复律：心搏骤停时最常见的心律失常是室颤，终止室颤最有效的方法是电除颤，时间是治疗的关键，如有条件应越早进行越好。推荐单向波除颤电击能量 360J，双向波除颤电击能量 150~200J，若无效可进行第 2 次、第 3 次除颤。而心室停搏与无脉性电活动时电除颤无益。②起搏治疗：有症状心动过缓者考虑起搏治疗。如果患者出现严重症状,尤其是当高度房室传导阻滞发生在希氏束以下时,应立即施行起搏治疗。

(3)药物治疗:心搏骤停患者在进行心肺复苏时应尽早开放静脉通路,给予急救药物。①肾上腺素:是治疗心搏骤停的一线药物,可用于电击无效的室颤及无脉性室速、心室停搏或无脉性电生理活动。血管升压素也可以作为一线药物。严重低血压可以给予去甲肾上腺素、多巴胺、多巴酚丁胺。②5%碳酸氢钠:心搏骤停或复苏时间过长者,或早已存在代谢性酸中毒、高钾血症患者可适当补充碳酸氢钠,但应注意防止发生碱中毒。复苏过程中产生的代谢性酸中毒通过改善通气常可得到改善,不应过分积极补充碳酸氢钠。③抗心律失常药物:给予2~3次除颤加CPR及肾上腺素后仍是室颤/无脉室速,考虑给予抗心律失常药物,如胺碘酮、利多卡因、硫酸镁、阿托品等。④对于一些难治性多形性室速、尖端扭转性室速及难治性室颤,可使用β受体阻滞剂、异丙肾上腺素等。

5. 复苏后的护理配合 心搏骤停复苏后自主循环的恢复仅是猝死幸存者复苏后治疗过程的开始。因为患者在经历全身性缺血性损伤后,将进入更加复杂的缺血再灌注损伤阶段。后者是复苏后院内死亡的主要原因,称为"心搏骤停后综合征"。

复苏后的处理原则和措施包括维持有效的循环和呼吸功能,特别是脑灌注,预防再次发生心搏骤停,维持水、电解质和酸碱平衡,防治脑水肿、急性肾衰竭和继发感染等,其中,重点是脑复苏。

(1)维持有效循环的护理:复苏后专人护理,加强心脏监护,严密观察心率、心律、血压并做好记录,如出现低血压,应注意患者神志、皮肤、尿量,并遵医嘱给予升压药物,若血压仍不升者,报告医生及时处置。必要时,对危重患者进行有创血流动力学监测,以寻找低血压原因。当发生心律失常时应及时查找心律失常的原因,及时处理,并警惕室颤和心搏骤停的再度发生。

(2)维持有效呼吸的护理:自主循环恢复后,患者可有不同程度的呼吸系统功能障碍,一些患者可能仍然需要机械通气和吸氧治疗。呼气末正压通气对呼吸功能不全合并左心衰竭的患者可能很有帮助,但需监测血流动力学是否稳定,并依据动脉血气结果和/或无创血压监测来调节吸氧浓度、呼气末正压和每分通气量。严密观察患者呼吸变化,如呼吸深大,提示有酸中毒,应及时补充碱性溶液进行纠正。如呼吸不规则,呼吸表浅,或有双吸气、点头样呼吸、潮氏呼吸等,表示呼吸功能不全,应及时处理。否则,复苏的呼吸可能再度停止。应警惕胸外按压后气胸所致的呼吸困难,如明确是气胸,应协助医生抽气减压。呼吸道不畅引起的呼吸困难,应随时吸痰,如不见好转,应及时准备气管插管或气管切开及加压用氧等措施。

(3)防治脑损害的护理:脑复苏是心肺复苏最后成功的关键。具体措施包括:

1)降温:密切观察患者体温变化,积极采取降温退热措施,以保护脑部,减轻脑细胞的损害。可在患者头部和颈部大血管部位用冰帽、冰袋降温,冰袋、冰帽及时换水,并预防耳郭及枕部冻伤。每半小时到一小时测体温一次,体温应保持在32~36℃,持续24小时。

2)脱水:根据医嘱及时给予脱水剂、利尿剂等,以减轻脑水肿和降低颅内压。

3)防治抽搐:应用冬眠药物,如双氢麦角碱、异丙嗪稀释后静脉滴注或地西泮静脉注射。

4)高压氧治疗:提高脑组织氧分压,改善脑缺氧。

5)促进早期脑血流灌注:如抗凝治疗以疏通微循环,使用钙通道阻滞剂解除脑血管痉挛。

(4)防治急性肾损伤的护理:密切观察各种水、电解质失衡的临床表现,遵医嘱及时补充水、电解质,及早留置导尿管,严格记录每小时尿量、24小时出入量,供临床医生参考。

6. 常规护理

（1）饮食与活动：①患者意识恢复后，严格卧床休息，限制活动。②协助患者进食高蛋白、营养丰富、易消化的清淡饮食。③保持大便通畅，嘱患者勿屏气用力，必要时给予缓泻剂或使用开塞露。

（2）病情监测：①严密观察并记录患者意识状态、生命体征，尤其是心率及心律的改变。②定时监测水、电解质、酸碱平衡，警惕急性肾损伤。③降温治疗时，密切关注并详细记录患者体温，警惕体温过低。

（3）用药护理：①及时停用可致心律失常的药物。②观察药物疗效和不良反应。使用升压药时，注意患者血压变化；使用抗心律失常药时，注意患者心电图变化及神志改变；静脉穿刺部位皮肤出现红肿、疼痛时，立即更换穿刺部位并对出现的皮肤问题对症处理。③告知患者遵医嘱用药的重要性，使患者坚持规律服药。

（4）心理护理：①向患者家属交代病情，讲解抢救措施实施的目的，取得其配合与支持。②患者意识恢复后，给予情感支持，避免因焦虑、恐惧造成心脏耗氧量增加。

（李 霞 杨 蕊）

【心搏骤停急救治疗流程】

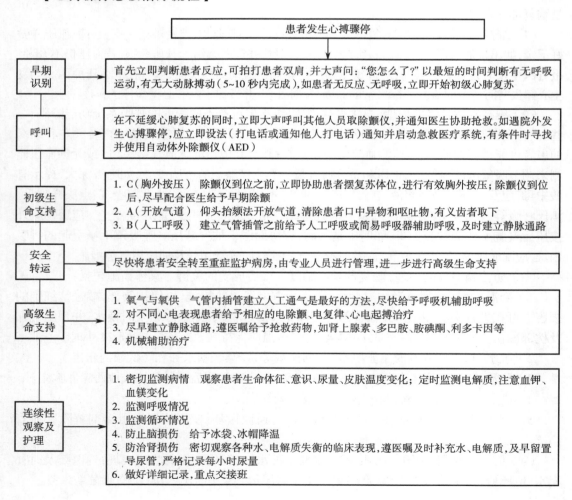

第二节　心源性休克的紧急处理及护理配合

学习目标

完成本节内容学习后,学生将能:
1. 复述心源性休克的紧急处理流程。
2. 列出心源性休克的病因、诊断标准及治疗现状。
3. 描述心源性休克的临床特点及分期。
4. 应用所学知识配合医生对发生心源性休克的患者进行紧急救治及护理。

【概念】

　　心源性休克(cardiogenic shock)指心脏泵血功能衰竭而引起的休克,是由于心脏排血功能障碍,不能维持其最低限度的心排血量,导致血压下降,重要脏器和组织供血严重不足,引起全身性微循环功能障碍,从而出现以缺血、缺氧、代谢障碍及重要脏器损害为特征的病理生理过程。心源性休克一旦发生,疾病呈进行性进展,不及时治疗病死率达80%以上。

【临床特点】

　　1. 病因

　　(1)急性心肌梗死:急性心肌梗死是引起心源性休克最常见的病因,约占所有心源性休克的80%。在急性心肌梗死中,心源性休克发生率在5%~10%。最常见的是大面积心肌梗死或在陈旧性心肌梗死基础上的再梗死。

　　(2)急性心肌梗死的并发症:如室间隔穿孔、乳头肌断裂导致的急性二尖瓣大量反流。

　　(3)严重恶性心律失常:心动过速或心动过缓,多有左室功能不全的基础。

　　(4)急性心肌炎、原发或继发性心肌病。

　　(5)具有心肌毒性的药物中毒、急性心脏压塞以及心脏手术等病史。

　　2. 临床表现

　　(1)心源性休克有两个主要特征。

　　1)血压明显降低:心源性休克患者收缩压常在90mmHg以下(1mmHg=0.133kPa)。

　　2)全身低灌注:由于心排血量持续性降低,组织脏器有效血容量减少,可出现相应的表现。脑部症状有神志异常,轻者烦躁或淡漠,重者意识模糊,甚至昏迷;心肺症状有心悸、呼吸困难;肾脏症状有少尿或无尿,通常尿量在20ml/h以下;消化道可有肠梗阻表现;周围血管灌注不足及血管收缩可见皮肤苍白甚至花斑、湿冷、发绀等,同时还有原发病的症状,如急性心肌梗死、重症心肌炎、大面积肺栓塞等(可有胸痛);在主动脉夹层时有胸背部疼痛;重症心肌炎还可有上呼吸道感染症状,如发热、寒战等。

（2）分期:根据休克的发展过程可分为早期、中期和晚期。

1）休克早期:患者常表现为烦躁不安、恐惧和精神紧张,但神志清楚,面色及皮肤苍白或轻度发绀,肢端湿冷,大汗,心率、呼吸增快,可有恶心、呕吐,血压尚正常或稍低,但脉压变小,脉搏细弱及尿量减少。

2）休克中期:患者表情淡漠,反应迟钝,意识模糊或欠清楚,全身软弱无力,脉搏细速无力或不易扪及,心率常超过 120 次 /min,收缩压 <80mmHg,甚至测不出,脉压 <20mmHg,面色苍白,皮肤湿冷、发绀或出现花斑,尿量较休克早期更少（<17ml/h）或无尿。

3）休克晚期:可出现弥散性毛细血管内凝血和多器官功能衰竭的症状。前者可引起皮肤、黏膜和内脏广泛出血;后者可表现为肾脏、肝脏、肺和脑等主要脏器功能异常及相应症状。

【诊断标准】

心源性休克的临床诊断标准如下:

1. 存在引起心源性休克的病因。

2. 全身低灌注表现 肢体湿冷,尿量减少（<20ml/h）和 / 或神志改变等。

3. 血流动力学表现 ①持续性低血压,收缩压 <90mmHg,或收缩压较基线水平下降 >30mmHg、持续时间 >30 分钟。②心排血量显著下降,在没有支持情况下,心脏指数（cardiac index, CI）≤1.8L/（min·m²）或在有支持情况下 CI≤2.2L/（min·m²）。③肺毛细血管楔压（PCWP）≥18mmHg。肺动脉漂浮导管和 / 或多普勒超声心动图检查有助于心源性休克诊断的确立。

【治疗现状】

1. 病因治疗 是治疗心源性休克的关键,因此应把明确病因放在首位。急性心肌梗死是心源性休克最常见的原因,如果没有冠脉血栓形成要考虑其他的原因,例如心肌梗死的机械并发症、急性心肌炎、急性瓣膜功能障碍等。合并心源性休克的急性心肌梗死最佳救治策略是紧急血运重建,溶栓失败或有禁忌证者应在 IABP（主动脉内球囊反搏）支持下进行急诊冠状动脉成形术,急性心脏压塞者应立即心包穿刺减压,乳头肌断裂或室间隔穿孔者应尽早进行外科修补等。

2. 药物治疗

（1）补充血容量:首选低分子右旋糖酐 250~500ml 静脉滴注,或 0.9% 氯化钠液注射液 500ml 静脉滴注,最好在血流动力学监测下补液,前 20 分钟内快速补液 100ml,如中心静脉压上升不超过 0.2kPa（1.5mmHg）,可继续补液直至休克改善,或输液总量达 500~750ml。无血流动力学监测条件者可参照以下指标进行判断:患者诉口渴,外周静脉充盈不良,尿量 <30ml/h,尿比重 >1.02,中心静脉压（CVP）<0.8kPa（6mmHg）,则表明血容量不足。

（2）血管活性药:在心源性休克时,应静脉滴注多巴胺 5~15μg/（kg·min）,使血压升至 90mmHg 以上。大剂量多巴胺无效时,也可静脉滴注去甲肾上腺素 2~8μg/min。在此基础上根据血流动力学参数选择血管扩张剂。

1）肺充血而心排血量正常,肺动脉楔压（PAWP）>2.4kPa（18mmHg）,而心脏指数（CI）>2.2L/（min·m²）时,宜选用静脉扩张剂,如硝酸甘油 15~30μg/min 静脉滴注或泵入,并可适当利尿。

2）心排血量低且周围灌注不足，但无肺充血，心脏指数（CI）<2.2L/（min·m²），肺动脉楔压（PAWP）<2.4kPa（18mmHg）而肢端湿冷时，宜选用动脉扩张剂，如酚妥拉明5mg静脉注射后，再以0.1~0.3mg/min静脉滴注或泵入，必要时增至1.0~2.0mg/min。

3）心排血量低且有肺充血及外周血管痉挛，心脏指数<2.2L/（min·m²），肺动脉楔压（PAWP）>2.4kPa（18mmHg）而肢端湿冷时，宜选用硝普钠10μg/min开始，每5min增加5~10μg/min，常用量为40~160μg/min，也有高达430μg/min才有效者。急性冠脉综合征患者慎用。

（3）正性肌力药物

1）洋地黄制剂：一般在急性心肌梗死24小时内，尤其是6小时内应尽量避免使用洋地黄制剂，在经上述处理休克无改善时可使用去乙酰毛花苷0.2~0.4mg稀释后静脉注射。

2）β受体激动剂：对心排血量低、肺动脉楔压（PAWP）不高、体循环阻力正常或低下、合并低血压时，选用多巴胺，用量同前；而心排血量低、肺动脉楔压（PAWP）高、体循环血管阻力和动脉压在正常范围时，宜选用多巴酚丁胺5~10μg/（kg·min）。

3）磷酸二酯酶抑制剂：通常使用米力农以25μg/kg静脉推注10~20分钟，随后以0.5~0.75μg/（kg·min）持续静脉滴注。

（4）纠正酸中毒：常用5%碳酸氢钠溶液5ml/kg或11.2%乳酸钠溶液每次3ml/kg（此用量可提高10%容积），根据血气分析结果计算补碱量。

（5）镇静镇痛药：急性心肌梗死时的剧痛对休克不利，宜用吗啡、哌替啶等药物镇痛。有烦躁不安、焦虑等表现的患者可用镇静剂以减轻患者紧张和心脏负担。苯二氮䓬类（如咪达唑仑）联合芬太尼更适用于休克患者。

3. 非药物治疗

（1）心源性休克的机械辅助治疗：包括主动脉内球囊反搏（IABP）、左心室辅助装置（left ventricular assist devices，LVAD）、体外膜肺氧合（ECMO）。《2015急性ST段抬高型心肌梗死诊断和治疗指南》认为，对心源性休克患者进行血运重建术前置入IABP有助于稳定血流动力学状态，左心室辅助装置可部分或完全替代心脏的泵血功能，有效地减轻左心室负担，保证全身组织、器官的血液供应。ECMO作为一种新兴的呼吸循环支持技术，是抢救常规治疗无效的心肺衰竭患者的有效手段，可为心肺功能衰竭患者提供有效的短期循环支持治疗，为心脏、肺脏功能的恢复赢得时间。对于心源性休克患者，使用ECMO存活者的长期预后相对较好。

（2）血流重建：心肌梗死致心源性休克重建冠脉血流对于恢复心肌供血及心肌功能有关键性意义，包括：①溶栓治疗。②直接PCI。③冠状动脉旁路移植。

（3）防治并发症

1）呼吸衰竭：包括持续氧疗，必要时人工呼吸机辅助呼吸，保持呼吸道通畅，定期吸痰，加强感染预防和控制等。

2）急性肾衰竭：注意纠正水、电解质紊乱及酸碱失衡，及时补充血容量，酌情使用利尿剂如呋塞米20~40mg静脉注射。必要时可进行血液透析、血液滤过或腹膜透析。

3）保护脑功能：酌情使用脱水剂及糖皮质激素，合理使用镇静剂。

4）弥散性血管内凝血（disseminated intravascular coagulation, DIC）：休克早期应积极应用低分子右旋糖酐等抗血小板及改善微循环的药物，有 DIC 早期征象时应尽早使用肝素抗凝，后期适当补充消耗的凝血因子。

【紧急处理及护理配合】

1. 一般紧急处理

（1）体位：取平卧位，腿部抬高 30°，如患者同时伴有心力衰竭、气急、不能平卧，可采取半卧位，减少搬动，注意保暖和安静。

（2）保持呼吸道通畅并吸氧：保持患者呼吸道通畅，根据血氧饱和度、动脉血气分析，给予鼻导管、面罩或气管内插管给氧。

（3）建立静脉通路：除外周静脉外，可考虑锁骨下静脉、颈内静脉等深静脉穿刺置管。遵医嘱使用急救药物。

（4）生命体征监护：床旁持续进行监护，包括心电图、血压、呼吸、血氧饱和度。

（5）监测尿量：尿量是反映组织灌注的敏感指标，应留置导尿管监测每小时尿量，维持尿量 >30ml/h。如患者既往无肾病史，少尿或无尿可能是由于心力衰竭或血容量不足所致的灌注不足，积极查出病因并加以治疗。

（6）观察周围循环灌注情况：皮肤红润且温暖时表示小动脉阻力降低。皮肤湿冷、苍白表示血管收缩、小动脉阻力增高。

2. **安全转运及专业化管理** 对血流动力学不稳定的心源性休克患者，应尽快安全转入心脏科重症监护病房，尽早由心血管专业团队进行管理，给予一级或特级护理。

3. 重症监护的病情观察与护理配合

（1）持续评估生命体征和神志：给予持续床旁多功能重症监护仪监测生命体征，如心律、心率、呼吸、血压的变化。

（2）血流动力学监测：置入动脉导管直接监测动脉压，置入肺动脉漂浮导管测定肺动脉压、肺动脉楔压及心排血量等，并根据测定值调整治疗措施。

（3）动态评估血清乳酸水平、肝肾功能等，以判断是否还存在休克及器官功能状态。

（4）使用机械辅助装置的配合

1）气管插管与呼吸机辅助呼吸的护理配合（详见第五章第十三节）。

2）IABP 辅助治疗的护理配合（详见第五章第八节）。

3）左室辅助装置的护理配合（详见第五章第九节）。

4）ECMO 的护理配合（详见第五章第十节）。

4. 常规护理

（1）饮食与活动

1）急性期患者应严格卧床休息，限制活动，持续低流量吸氧。

2）指导患者进食高蛋白、营养丰富、富含纤维素、易消化的饮食。

3）保持大便通畅，避免用力排便，多食粗纤维食物，必要时给予辅助排便措施。

（2）病情监测

1）观察患者生命体征、意识、尿量、皮肤温度变化，注意保暖。

2）准确记录 24 小时出入量，观察患者尿量变化，监测是否存在水、电解质紊乱。

3）严密监测患者有无低心排血量、低灌注症状。

4）使用机械辅助治疗的患者,准确记录各项参数数值,并观察患者病情变化。

（3）用药护理

1）向患者及家属解释用药的目的、药物的作用及不良反应。

2）观察药物疗效和不良反应:纠正血容量不足补液治疗时,注意监测患者尿量及中心静脉压;使用血管活性药物时,注意监测患者血压变化;静脉穿刺部位皮肤出现红肿、疼痛时,立即给予更换穿刺部位并对出现的皮肤问题对症处理。

3）告知患者遵医嘱用药的重要性,坚持规律服药。

（4）心理护理

1）评估患者焦虑、抑郁、恐惧程度,关心并询问患者自觉症状,鼓励患者说出自身感受,消除恐惧心理。

2）做好患者家属的病情沟通和情绪安抚工作。

3）机械辅助治疗患者,向患者讲解机械辅助的重要性及作用,取得患者及家属的配合。

（李　霞　杨　蕊）

【心源性休克紧急救治流程】

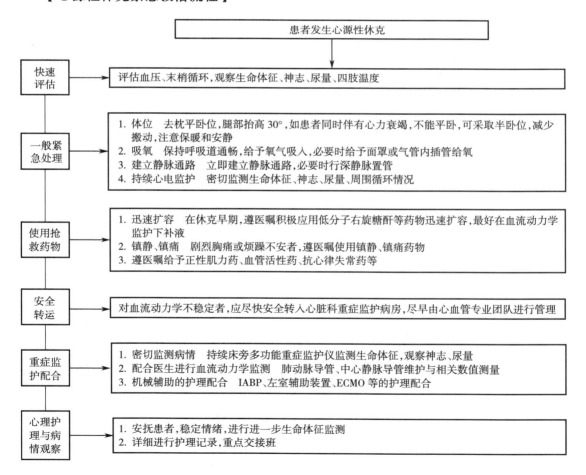

第三节 心源性晕厥的紧急处理及护理配合

学习目标

完成本节内容学习后,学生将能:

1. 复述心源性晕厥的概念及紧急处理流程。
2. 列出心源性晕厥的病因和治疗现状。
3. 描述心源性晕厥的临床特征。
4. 应用所学知识对发生心源性晕厥的患者进行紧急救治及护理。

【概念】

心源性晕厥(cardiogenic syncope)是由于心排血量骤减、中断或严重低血压而引起脑供血骤然减少或停止而出现的短暂意识丧失,常伴有肌张力丧失而跌倒的临床征象。近乎晕厥指一过性黑蒙,肌张力降低或丧失,但不伴意识丧失。一般认为,心脏供血暂停3秒以上可发生近乎晕厥,5秒以上可发生晕厥,超过10秒可出现抽搐,称阿-斯综合征(adams-stokes syndrome)。

【临床特点】

1. 病因 心源性晕厥包括心律失常或器质性心血管病所致晕厥。

(1)心律失常:是心源性晕厥的最常见病因,心律失常发作时伴血流动力学障碍,心排血量和脑血流量明显下降引起晕厥。心律失常的常见类型包括:①病态窦房结综合征(窦房结功能受损,产生窦性停搏及窦房阻滞,以及慢-快综合征)。②严重的获得性房室传导阻滞(莫氏Ⅱ型,高度及完全性房室传导阻滞)。③室上性心动过速、室性心动过速。④药物引起的缓慢性或快速性心律失常。

(2)器质性病变:心血管病、急性心肌缺血、肥厚型心肌病、心脏占位性病变、心包疾病、急性主动脉夹层等。

2. 临床特征 晕厥发作起病突然,意识丧失持续时间短,不能维持正常姿势或倒地,在短时间内迅速恢复。典型发作可以分为三期。

(1)发作前期:患者常感头部及全身不适、头晕、视力模糊、耳鸣、面色苍白、出汗,预示即将发生晕厥。此时患者如果采取头低位躺卧姿势可防止发作。

(2)发作期:轻者眩晕、恶心、躯体发软、眼前发黑,重者突然意识丧失,全身肌肉紧张度消失,跌倒在地上。意识丧失超过15~20秒可发生阵挛动作,有时有呼吸暂停、心率减慢,甚至心搏骤停、瞳孔散大、流涎、尿失禁等。特点是发作时间短暂,一般持续1~2分钟,脑电图检查可见持续3~10分钟的广泛性、对称性2~3Hz的慢波。

(3)发作后期(恢复期):患者平卧后意识迅速恢复(数秒至数分钟),可遗留紧张、头晕、头痛、恶心、苍白、出汗、无力和便意感等，甚至呕吐及便失禁。休息数分钟或数十分钟后缓解，不留后遗症，偶有极短暂（<30秒）的发作后模糊状态，伴定向力障碍和易激惹。

【诊断要点】

1. 心律失常性晕厥

（1）心电图具有下列征象之一可诊断心律失常性晕厥：①在清醒的状态下持续窦性心动过缓（<40次/min）、反复窦房传导阻滞或者窦性停搏>3秒，并且非体育运动训练所致。②二度Ⅱ型和三度房室传导阻滞。③交替性左、右束支传导阻滞。④室性心动过速或快速的阵发性室上性心动过速。⑤非持续性多形性室性心动过速合并长或短QT间期。⑥起搏器或埋藏式心脏复律除颤器（ICD）故障伴有心搏骤停。

（2）心电监测，特别是长时程心电监测是诊断心律失常性晕厥的主要方法。与交感神经激活相关的晕厥可做运动试验，如长QT间期综合征（LQTS）Ⅰ型和儿茶酚胺敏感性多形性室性心动过速。对无创检查不能明确病因且高度怀疑为心律失常性晕厥的患者可进行电生理检查。

2. 器质性心脏病合并晕厥

（1）当晕厥合并急性心肌缺血（有或无心肌梗死）证据时，可明确心脏缺血相关的晕厥。

（2）超声心动图适用于以左室射血分数（LVEF）为基础的危险分层，确定瓣膜狭窄、心房黏液瘤、左心室流出道梗阻、心脏压塞等。

（3）经食管超声心动图、CT和磁共振适用于主动脉夹层和血肿、肺栓塞、心脏肿瘤、心包和心肌疾病和先天性冠状动脉异常。

（4）冠状动脉造影适用于心肌缺血和梗死，除外冠状动脉病变。

（5）运动试验适用于与运动或劳力相关的晕厥或先兆晕厥的诊断，但应在有急救措施的条件下进行。

【治疗】

1. 心律失常性晕厥的治疗 治疗原则是预防症状复发，改善生活质量，降低死亡风险。

（1）窦房结功能不全：窦房结功能不全伴缓慢心律失常或窦房结恢复时间异常引起的晕厥，起搏治疗效果显著。

（2）房室传导系统疾病：房室传导阻滞引起的晕厥需起搏治疗。房室阻滞伴LVEF下降、心力衰竭及QRS间期延长所致者可考虑双腔起搏。

（3）阵发性室上性和室性心动过速：①阵发性室上性和室性心动过速或典型心房扑动引起的晕厥，首选导管消融。②尖端扭转型室速引起的晕厥主因是应用引起QT间期延长的药物所致，应立即停药。③心功能正常或轻度受损者，如出现室速伴晕厥，可考虑药物治疗或导管消融。④心功能不全、室速或室颤伴晕厥且病因无法去除者应植入埋藏式心脏复律除颤器（ICD）。

2. 器质性疾病引起的晕厥 治疗原则是针对基础疾病的治疗。

（1）严重主动脉狭窄或心房黏液瘤所致的晕厥可考虑手术治疗。

（2）继发于心血管事件如肺栓塞、心肌梗死或心脏压塞者主要针对病因进行治疗。

（3）大多数心肌缺血所致者可以采用药物治疗和 / 或血管重建。

（4）ICD 适应证：①不明原因晕厥的缺血性或非缺血性心肌病伴心衰或 LVEF 严重下降者。②肥厚型心肌病伴不明原因晕厥尤其是发作间期短（<6 个月）、相对危险度大的患者。③致心律失常的右室心肌病。

【紧急处理及护理配合】

1. 一般紧急处理

（1）快速评估：迅速评估患者情况，根据临床表现判断病情的轻重，寻找引起晕厥的病因，同时观察患者意识、呼吸、颈动脉搏动及末梢循环情况，立即通知医生，积极配合医生抢救。如患者有呼吸和脉搏，可用手指按压人中、百会、内关。如患者呼吸、心搏骤停，需要配合医生进行人工呼吸与胸外按压等紧急抢救处理。

（2）体位：心源性晕厥多由于心排血量降低引起脑供血骤然减少而出现，患者应采取平卧体位，或头稍放低、脚略抬高的体位，以改善脑部供血。同时，解开患者的衣领、腰带，保持呼吸道通畅。

（3）吸氧：伴有呼吸困难、发绀等缺氧体征时，给予持续氧气吸入，根据缺氧程度调节氧流量，必要时给予面罩吸氧，病情危重者给予气管插管、机械辅助呼吸。

（4）立即建立静脉通路，保持静脉通路畅通，以便及时有效给药。

（5）发生抽搐及呕吐者应及时清理患者呼吸道的分泌物与呕吐物，确保呼吸道畅通。

（6）备好抢救药物及仪器设备，遵医嘱及时正确给予纠正心律失常的药物或其他抢救用药。

（7）心源性晕厥患者出现阿 - 斯综合征时，应立即进行胸前叩击或配合医生进行电除颤。

2. **安全转运及专业化管理**　病情危重患者，转运时携带除颤仪等抢救设备，应尽快安全转入心脏重症监护病房，尽早由心血管专业团队进行管理，给予一级或特级护理。

3. 病情观察及护理配合

（1）密切监测：严重心律失常患者，应持续心电监护，严密监测心率、心律、心电图、血氧饱和度变化。发现频发（每分钟 5 次以上）、多源性、成对的或 R-on-T 现象的室性期前收缩，室速，窦性停搏，二度或三度房室传导阻滞，立即报告医生。安放监护电极前注意清洁皮肤，电极放置位置应避开胸骨右缘及心前区，以免电极影响心电图检查和紧急电复律。

（2）向患者及知情者询问患者晕厥发作前有无诱因及先兆症状，避免诱发因素，并密切监测患者有无先兆症状，一旦先兆症状发作，立即使患者平卧，以免发生跌倒致受伤，并立即通知医生，配合医生进行抢救。

（3）对于高危患者，保持静脉通路通畅，备好抗心律失常药物及其他抢救药品、除颤仪、临时起搏器等。一旦患者发生猝死，立即配合抢救，详见第四章第一节"心搏骤停的紧急救治及护理配合"及第五章第三节"心脏电复律"。

4. 常规护理

（1）休息与活动：①有晕厥或跌倒史者，在频繁发作时应卧床休息，协助患者做好生活护理。②嘱患者减少外出，以防发生意外。③避免剧烈运动、快速变换体位、情绪激动或紧张等。④一旦有头晕、黑矇等先兆表现时立即平卧，以免跌倒受伤。

（2）饮食护理：给予高热量、低脂、高蛋白、高维生素、易消化饮食，少量多餐，避免过饱；戒烟戒酒，禁食刺激性食物、浓茶、咖啡。

（3）病情观察：密切观察病情变化，给予心电监护，密切监测生命体征及心电图变化，及时发现严重心律失常，并做好抢救准备。

（4）心理护理：向患者及家属讲解疾病相关知识，介绍病情发展，消除患者的焦虑和恐惧；鼓励患者参与制订护理计划，增强信心；操作前给予解释，操作中保持冷静，增加患者的安全感；鼓励患者家属适当探视，给予心理安慰和支持。

（李霞　杨蕊）

【心源性晕厥紧急救治流程】

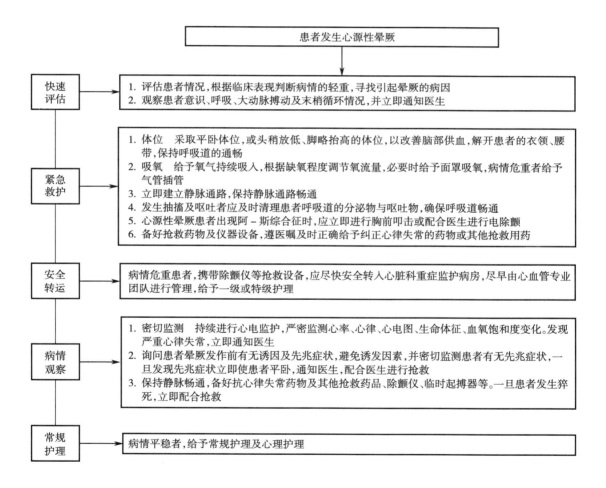

第四节 急性左心衰竭的紧急处理及护理配合

学习目标

完成本节内容学习后,学生将能:

1. 复述急性左心衰竭的紧急救治流程。
2. 列出急性左心衰竭的诱因、辅助检查。
3. 描述急性左心衰竭的临床表现及治疗现状。
4. 应用所学知识对急性左心衰竭的患者进行准确、及时的救治及护理。

【概述】

急性左心衰竭指急性发作或加重的左心功能异常所致的心肌收缩力明显降低、心脏负荷加重,造成急性心排血量骤降、肺循环压力突然升高、周围循环阻力增加,引起肺循环充血而出现急性肺淤血、肺水肿并可伴组织器官灌注不足和心源性休克的临床综合征。

【临床特点】

1. **基础病因** 大多数患者有各种心脏病病史,存在引起急性心力衰竭的各种病因。老年人急性左心衰竭的主要病因为冠心病、高血压和老年性退行性心瓣膜病,而年轻人急性左心衰竭多由风湿性心瓣膜病、扩张型心肌病、急性重症心肌炎等所致。

2. **诱发因素**

（1）慢性心衰药物治疗缺乏依从性。

（2）心脏容量超负荷。

（3）严重感染,尤其是肺炎和败血症。

（4）严重颅脑损害或剧烈的精神心理紧张与情绪波动。

（5）大手术后。

（6）肾功能减退。

（7）急性心律失常如室性心动过速（室速）、心室颤动（室颤）、心房颤动（房颤）、心房扑动伴快速心室率、室上性心动过速及严重的心动过缓等。

（8）支气管哮喘发作。

（9）肺栓塞。

（10）高心排血量综合征如甲状腺功能亢进危象、严重贫血等。

（11）药物如负性肌力药物、皮质激素、非甾体抗炎药等的应用。

这些诱因使心功能原来尚可代偿的患者骤发心衰,或者使已有心衰的患者病情加重。

3. **早期表现**　原来心功能正常的患者出现原因不明的疲乏或运动耐力明显降低以及心率增加 15~20 次 /min，是左心功能降低的最早期征兆。继续发展可出现劳力性呼吸困难、夜间阵发性呼吸困难、端坐呼吸等。检查可发现左心室增大、闻及舒张早期或中期奔马律、P_2 亢进、两肺尤其肺底部有细湿啰音，还可有干啰音和哮鸣音。

4. **急性肺水肿**　起病急骤，病情可迅速发展至危重状态。表现为：

（1）突发的严重呼吸困难、端坐呼吸、喘息不止、烦躁不安并有恐惧感，呼吸频率可达 30~50 次 /min。

（2）频繁咳嗽并咳出大量粉红色泡沫样痰。

（3）听诊心率快，心尖部常可闻及奔马律。

（4）两肺满布湿啰音和哮鸣音。

5. **心源性休克**　主要表现为：

（1）持续低血压：收缩压降至 90mmHg 以下，或原有高血压的患者收缩压下降 ≥60mmHg，且持续 30 分钟以上。

（2）组织低灌注状态：①皮肤湿冷、苍白和发绀，出现紫色条纹。②心动过速（>110 次 /min）。③尿量显著减少（<20ml/h），甚至无尿。④意识障碍，常有烦躁不安、激动、焦虑、恐惧和濒死感；收缩压低于 70mmHg，可出现精神抑制症状，如神志恍惚、表情淡漠、反应迟钝，逐渐发展至意识模糊甚至昏迷。

（3）低氧血症和代谢性酸中毒。

【辅助检查】

1. **实验室检查**　血常规、尿常规、电解质检查、血生化检查等。

2. **12 导联心电图**　识别潜在病因，如心律失常或心肌梗死。

3. **X 线检查**　除原有心脏病的心脏形态改变以外，主要为肺部改变。肺水肿典型者双侧肺门可见蝶形大片云雾阴影，重度肺水肿可见大片绒毛状阴影。

4. **动脉血气分析**　判断机体是否缺氧及缺氧程度，是否存在酸碱平衡失调。病情越严重，动脉血氧分压越低，多数患者因过度换气致二氧化碳分压中度降低。

5. **血浆脑钠肽水平**　有助于急性心力衰竭的诊断，尤其是当诊断不明确时（BNP<100ng/L、NT-proBNP<300ng/L 可排除急性心力衰竭）。

6. **肌钙蛋白检查**　评估是否存在心肌损伤、坏死及严重程度。

7. **超声心动图**　评估心房和心室功能、大小、室壁厚度和运动、瓣膜功能，以及左室射血功能。

8. **放射性核素检查**　相对准确地评价心脏大小和左心射血分数，还可反映心脏舒张功能。

9. **有创血流动力学检查**　右心漂浮导管（Swan-Ganz 导管）和脉搏指示连续心排血量监测。

【治疗现状】

急性心衰治疗目标：稳定血流动力学状态，纠正低氧，维护脏器灌注和功能；纠正急性心衰的病因和诱因，预防血栓栓塞；改善急性心衰症状；避免急性心衰复发；改善生活质量，改善远期预后。治疗原则为减轻心脏前后负荷、改善心脏收缩和舒张功能、积极治疗诱因和病因。

1. **早期基本处理**　急性左心衰竭时的缺氧和呼吸困难是致命的威胁,必须尽快缓解。早期基本处理包括:①采取最佳体位。②氧气吸入。③开放静脉通路。④心电监护。⑤快速利尿。⑥解除支气管痉挛。⑦镇静。⑧使用洋地黄药物。

2. **血管活性药**

(1)血管扩张剂

1)硝酸酯类药物:扩张小静脉,降低回心血量,急性心衰时此类药在不减少每搏心排血量和不增加心肌氧耗情况下能减轻肺淤血,特别适用于急性冠状动脉综合征伴心衰的患者。常用药物有硝酸甘油、硝酸异山梨酯。

2)硝普钠:为动、静脉血管扩张剂,适用于严重心衰、原有后负荷增加以及伴心源性休克患者。

3)α受体拮抗剂:选择性结合α肾上腺受体,扩张血管,降低外周阻力,减轻心脏后负荷,也有利于改善冠脉供血。常用药物为乌拉地尔。

(2)正性肌力药

1)β受体兴奋剂:小到中等剂量可降低外周阻力,增加肾血流量,增加心肌收缩力和心排血量,均有利于改善急性心力衰竭患者的病情。常用药包括多巴胺、多巴酚丁胺。

2)磷酸二酯酶抑制剂:兼有正性肌力及降低外周血管阻力作用。常用药物包括米力农、氨力农。

(3)血管收缩药:对外周动脉有显著缩血管作用的药物,适用于应用正性肌力药物后仍出现心源性休克或合并明显低血压状态的患者,升高血压,维持重要脏器的灌注。常用药物有去甲肾上腺素、肾上腺素。

3. **抗心力衰竭新型药(稳定期)**

(1)人重组脑钠肽:如奈西立肽,具有排钠利尿、抑制交感神经系统、扩张血管等作用,适用于急性失代偿性心衰。

(2)左西孟旦:是一种钙增敏剂,通过结合于心肌细胞上的肌钙蛋白C促进心肌收缩,还可以介导ATP敏感的钾通道而发挥血管舒张作用和轻度抑制磷酸二酯酶的效应,主要应用于低心排血量综合征患者,应用时需检测血压和心电图,避免血压过低和心律失常的发生。

(3)伊伐布雷定:是窦房结If电流选择性抑制剂,减慢窦性心率的同时不影响心功能,适用于窦性心律、EF≤35%、NYHAⅡ~Ⅳ级,不能耐受β受体阻滞药,或β受体阻滞药已达推荐剂量或最大耐受剂量后心率仍≥70次/min的患者。

(4)AVP受体拮抗剂(托伐普坦):托伐普坦是精氨酸加压素(AVP)受体拮抗药,心力衰竭患者AVP异常升高,加重液体潴留和低钠血症,应用AVP_2拮抗药托伐普坦可以减轻液体潴留,同时不减少肾脏血流,不影响机体内环境,适用于伴有顽固性低钠血症的心衰患者。

4. **机械辅助治疗**　急性心力衰竭常规药物治疗效果不理想时,可根据具体的临床情况给予机械辅助治疗,如机械通气、超滤治疗、主动脉内球囊反搏(IABP)和左心室辅助装置(LVAD)治疗等。

5. **病因治疗**　根据条件适时对诱因及基本病因进行治疗。

【紧急处理及护理配合】

1. 快速评估与分诊

（1）患者出现突发性呼吸困难、水肿、乏力时，护士应尽早予以连续心电监测（包括心率/律、血压、呼吸频率、血氧饱和度），须在几分钟内完成。迅速评估血容量（血压、颈静脉充盈度）和血液灌注（脉压、啰音、皮温）状况，识别可疑急性心力衰竭患者。

（2）可疑急性心力衰竭患者，应协助医生收集病史、心电图、胸部 X 线、心脏超声、血气分析、BNP/NT-proBNP 等检查结果，以快速明确诊断，识别病因及诱因。

2. 专业管理

（1）疑似急性心力衰竭患者，建议尽早由心脑血管专业团队进行管理。

（2）明确急性心力衰竭患者，应尽快收入心脏科病房或监护病房，给予一级或特级护理。

3. 紧急处置与护理配合

（1）最佳体位：①出现突发性呼吸困难时，应协助患者采取被迫端坐位，提供倚靠物如高枕、小桌等以节省患者体力，拉起床挡，注意保护患者，防止坠床。②出现意识丧失、大动脉搏动不明显甚至消失时，应立即给予患者复苏体位，做好心肺复苏抢救准备。③病情相对平稳时，推荐急性心力衰竭患者采取自感舒适的体位（如半卧位或平卧位）。

（2）氧气吸入：呼吸困难明显并伴有低氧血症（$SaO_2<90\%$，$PaO_2<60mmHg$）时，给予高流量吸氧（6~8L/min），但不推荐湿化瓶中加入 30%~50% 酒精湿化（可导致支气管和肺泡壁损伤），必要时给予面罩吸氧。动脉氧分压不能维持在 60mmHg 以上，可进行无创通气治疗。顽固低氧血症和/或伴有二氧化碳潴留，$PaCO_2>50mmHg$，则应尽早行气管内插管机械辅助通气。

（3）及时建立静脉通路，至少开放 2 条静脉通道，并保持通畅。必要时可采用深静脉穿刺置管，以随时满足用药的需要。注意控制输液速度，遵医嘱使用抗心力衰竭的急救药物，正确、及时给药。

1）镇静剂：不常规给予阿片类药物（如吗啡）。必要时吗啡 3~5mg 静脉注射，病情不能缓解则每隔 15 分钟重复一次，共 2~3 次，老年患者可减量或改为肌内注射。

2）快速利尿药：推荐静脉给予利尿剂，建议采用负荷量推注和/或持续静脉泵入。呋塞米 20~40mg 静脉推注，4 小时后可重复一次。

3）洋地黄类药：首剂 0.4~0.8mg 静脉滴注（入壶），2 小时后可酌情再给 0.2~0.4mg。24 小时用量不能超过 1.2mg。

4）支气管扩张剂：一般将氨茶碱 0.25~0.5g 用葡萄糖注射液稀释后静脉推注（10 分钟），4~6 小时后可重复一次。亦可应用二羟丙茶碱 0.25~0.5g 静脉滴注。

5）血管扩张剂：收缩压 >90mmHg 的急性肺水肿患者，以硝普钠、硝酸甘油或酚妥拉明静脉给药，建议采用静脉泵入方式。硝普钠通常以起始剂量 0.3μg/（kg·min）静脉泵入，根据血压情况，每 5~10 分钟可递增剂量 5~10μg，最大剂量可增至 10μg/（kg·min）。硝酸甘油静脉泵入起始剂量为 5~10μg/min，每 5~10 分钟递增 5~10μg，最大剂量为 200μg/min。酚妥拉明以起始剂量 0.1mg/min 静脉滴注，每隔 10 分钟调整一次，最大可增至 1.5~2mg/min。

6）正性肌力药：容量充足但血压仍低和/或有低灌注症状、体征患者，可多巴胺、多巴酚丁胺、米力农静脉给药。多巴胺小剂量起始,根据病情逐渐调节,最大剂量为 20μg/(kg·min),当给药速度大于 10μg/(kg·min)外周血管收缩明显,增加脏器缺血风险。多巴酚丁胺以 2.5~10μg/(kg·min)维持给药。米力农以 0.25~1μg/(kg·min)静脉泵入。

7)血管收缩剂:容量充足但血压仍低和/或有低灌注症状、体征患者,升高血压,维持重要脏器的灌注,可给予肾上腺素、去甲肾上腺素等。

(4)备好抢救物品及药品:发生呼吸、心搏骤停时,配合医生进行心肺复苏。

(5)四肢轮扎:心力衰竭护理实践指南不推荐使用四肢轮扎。

(6)护理人员应了解机械辅助治疗的适应证,应用机械辅助治疗时,应由经过培训的专业人员进行管理。

4. 连续性的病情观察与护理

(1)生命体征:观察心率、心律、呼吸、血压、血氧饱和度。

(2)出入量平衡监测及血容量管理

1)监测液体出入量:入量(输液量、摄水量、食物含水量等),出量(尿量、呕吐量、汗液量等)。

2)无明显低血容量因素(大出血、严重脱水、大汗淋漓等),每天液体入量一般应在 1 500ml 以内,不宜超过 2 000ml;保持每天出入量负平衡约 500ml,严重肺水肿者负平衡为 1 000~2 000ml/d,甚至可达 3 000~5 000ml/d,以减少水钠潴留,缓解症状;3~5 天后,如肺淤血、水肿明显消退,应减少负平衡量,逐渐过渡到出入量大体平衡。

(3)症状、体征监测:观察患者有无呼吸困难、端坐呼吸、胸部疼痛或不适、疲乏、烦躁不安,观察患者意识状态、外周水肿、腹围、面色有无苍白或发绀等。

(4)监测药物疗效及不良反应:电解质、BNP、肾功能等。

(5)评估患者心理状态及认知情况、家属及患者需求等,做好患者及家属的心理护理。

5. 常规护理

(1)饮食与活动:①给予低盐低脂、清淡易消化、高维生素的流质或半流质饮食。进食速度应缓慢,一次不可过饱,避免加重心衰,要少食多餐,避免刺激性食物。根据水肿程度、心力衰竭程度及利尿剂治疗情况控制钠盐摄入。②保持大便通畅,便秘可加重病情,遵医嘱给予缓泻剂,三日无大便者可给予开塞露灌肠,在排便过程中医护人员不可远离患者以防意外发生。③合理安排活动与休息,告知患者即使心功能恢复也应避免重体力劳动。

(2)病情监测:密切观察病情变化,持续监测心律/率、呼吸、血压、血氧饱和度情况,密切监测心力衰竭相关症状及体征。

(3)用药护理:①静脉给予利尿剂期间应密切监测患者尿量,以评价利尿效果(开始 2 小时尿量 >100ml/h),应常规监测肾功能和电解质,警惕发生低血钾等不良反应,改为口服利尿剂治疗后,仍需观察是否存在容量负荷过重,至少应监测 24 小时。②使用硝酸酯类和/或硝普钠等血管扩张药期间,应密切监测患者血压变化,出现低血压或肾功能恶化时,应减少剂量或停药。③应用洋地黄类正性肌力药物应监测心率/律的变化,注意有无中毒症状,如恶心、呕吐、头痛、眩晕、黄视、绿视、心律失常等,应监测电解质变化及酸碱平衡。使用非洋地黄类正性肌力药物如多巴胺、多巴酚丁胺、米力农等或血管收缩剂期间,应持续监测患者血压、心律/率,并观察穿刺点情况,注意保护血管,警惕静脉炎的发生。④若使用阿片类药物,应监测呼吸困难及焦虑缓解状况,警惕呼吸抑制、意识改变的发生。

(4)心理护理:①为缓解患者紧张、焦虑情绪,应提供安全、舒适的环境,及时解答患者及家属的疑问,给予患者心理支持。②运用示范、解释、描述或讨论等形式进行健康宣教。③通过眼神、抚摸、语言交流等使患者心情放松,树立战胜疾病的信心。④做好患者家属的病情沟通和情绪安抚工作,使患者和家属都能顺利度过心力衰竭急性期。

(李霞 杨蕊)

【急性左心衰竭紧急救治流程】

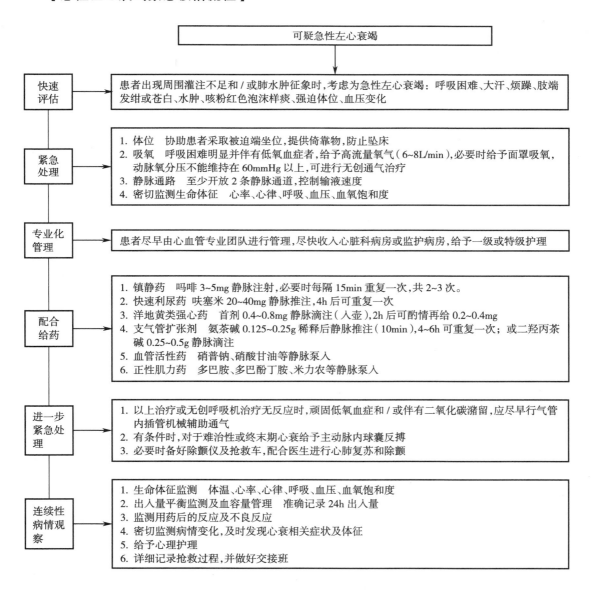

可疑急性左心衰竭

快速评估
患者出现周围灌注不足和/或肺水肿征象时,考虑为急性左心衰竭:呼吸困难、大汗、烦躁、肢端发绀或苍白、水肿、咳粉红色泡沫样痰、强迫体位、血压变化

紧急处理
1. 体位 协助患者采取被迫端坐位,提供倚靠物,防止坠床
2. 吸氧 呼吸困难明显并伴有低氧血症者,给予高流量氧气(6~8L/min),必要时给予面罩吸氧,动脉氧分压不能维持在60mmHg以上,可进行无创通气治疗
3. 静脉通路 至少开放2条静脉通道,控制输液速度
4. 密切监测生命体征 心率、心律、呼吸、血压、血氧饱和度

专业化管理
患者尽早由心血管专业团队进行管理,尽快收入心脏科病房或监护病房,给予一级或特级护理

配合给药
1. 镇静药 吗啡3~5mg静脉注射,必要时每隔15min重复一次,共2~3次。
2. 快速利尿药 呋塞米20~40mg静脉推注,4h后可重复一次
3. 洋地黄类强心药 首剂0.4~0.8mg静脉滴注(入壶),2h后可酌情再给0.2~0.4mg
4. 支气管扩张剂 氨茶碱0.125~0.25g稀释后静脉推注(10min),4~6h可重复一次;或二羟丙茶碱0.25~0.5g静脉滴注
5. 血管活性药 硝普钠、硝酸甘油等静脉泵入
6. 正性肌力药 多巴胺、多巴酚丁胺、米力农等静脉泵入

进一步紧急处理
1. 以上治疗或无创呼吸机治疗无反应时,顽固低氧血症和/或伴有二氧化碳潴留,应尽早行气管内插管机械辅助通气
2. 有条件时,对于难治性或终末期心衰给予主动脉内球囊反搏
3. 必要时备好除颤仪及抢救车,配合医生进行心肺复苏和除颤

连续性病情观察
1. 生命体征监测 体温、心率、心律、呼吸、血压、血氧饱和度
2. 出入量平衡监测及血容量管理 准确记录24h出入量
3. 监测用药后的反应及不良反应
4. 密切监测病情变化,及时发现心衰相关症状及体征
5. 给予心理护理
6. 详细记录抢救过程,并做好交接班

第五节　急性 ST 段抬高性心肌梗死的紧急处理及护理配合

学习目标

完成本节内容学习后,学生将能:

1. 复述急性 ST 段抬高性心肌梗死的紧急救治流程。
2. 列出急性 ST 段抬高性心肌梗死的诱发因素、并发症、心电图表现、心肌坏死标志物的特点。
3. 描述急性 ST 段抬高性心肌梗死的临床表现及治疗现状。
4. 应用所学知识对发生急性 ST 段抬高性心肌梗死患者进行紧急救治及护理。

【概念】

急性心肌梗死(AMI)是在冠状动脉病变的基础上,发生冠状动脉血供急剧减少或中断,使相应的心肌严重、持久地缺血所致的心肌急性坏死。

【临床特点】

1. 诱发因素

(1)清晨 6 时至中午 12 时发病较多,因交感神经活动增加,机体应激性增强,心肌收缩力增强,心率、血压增高,冠状动脉张力增高,冠状动脉易痉挛。

(2)重体力活动、情绪过分激动、血压剧升或用力大便时,致左心室负荷明显加重。

(3)在饱餐特别是进食大量脂肪后,血脂增高,血液黏稠度增高。

(4)休克、脱水、出血、外科手术或严重心律失常,致心排血量骤降,冠状动脉血流量锐减。

2. 先兆

半数以上患者在发病前数日有乏力、胸部不适、活动时心悸、气急、烦躁、心绞痛等前驱症状,其中以新发生心绞痛或原有心绞痛加重最为突出。疼痛时伴有恶心、呕吐、大汗和心动过速,或伴有心功能不全、严重心律失常、血压大幅度波动等。发生先兆症状积极治疗,有可能使部分患者避免发生心肌梗死。

3. 临床表现

(1)疼痛:是最先出现的症状,为持续而剧烈的胸骨后疼痛,疼痛部位和性质与心绞痛相同,但常发生于安静或睡眠时。疼痛程度较重,范围较广,持续时间可长达数小时或数天,休息或含服硝酸甘油多不能缓解,患者常烦躁不安、大汗、恐惧,有濒死感。

(2)全身症状:主要是发热,伴心动过速,白细胞和血沉增高等,由坏死物质吸收引起,一般在疼痛发生后 24~48 小时出现,程度与梗死范围常呈正相关,体温一般在 38℃上下,很少超过 39℃,持续 1 周左右。

（3）胃肠道症状：约 1/3 患者有恶心、呕吐、上腹胀痛，与迷走神经受坏死心肌刺激和心排血量降低组织灌注不足等有关。重者可有呃逆（以下壁心肌梗死多见）。

（4）心律失常：见于 75%~95% 患者，多发生于起病后 1~2 周内，尤其 24 小时内，以室性心律失常最多，尤其是室性期前收缩。如室性期前收缩频发（每分钟 5 次以上）、成对出现或呈短阵室性心动过速，常为室颤的先兆。前壁心肌梗死易出现室性心律失常，下壁心肌梗死（膈面）易出现房室传导阻滞。

（5）低血压和休克：疼痛期血压下降常见，未必是休克。血压可持续数周后再上升，但常不能恢复以往水平。如疼痛缓解而收缩压仍低于 80mmHg、烦躁不安、面色苍白、皮肤湿冷、脉细而快、大汗淋漓、尿量减少（<20ml/h）、反应迟钝，甚至晕厥，则为休克表现。休克多在起病后数小时至 1 周内发生，见于 20% 的患者，主要是心源性休克，为心肌广泛坏死、心排血量急剧下降所致。严重的休克患者可在数小时内死亡，休克症状一般持续数小时至数天，可反复出现。

（6）心力衰竭：主要是急性左心衰竭，可在起病最初数日内发生或在疼痛、休克好转阶段出现，为梗死后心脏舒缩力显著减弱或不协调所致，发生率为 20%~48%。患者出现呼吸困难、咳嗽、发绀、烦躁等，严重者可发生肺水肿或进而发生右心衰竭的表现，如颈静脉怒张、肝大和水肿等。右心室心肌梗死者，一开始即可出现右心衰竭表现。

心肌梗死引起心力衰竭的 Killip 分级：

Ⅰ级：无明显的心力衰竭。

Ⅱ级：有左心衰竭，肺部啰音 <50% 肺野，奔马律，窦性心动过速或其他心律失常，静脉压升高，肺淤血的 X 线表现。

Ⅲ级：肺部啰音 >50% 肺野，可出现急性肺水肿。

Ⅳ级：心源性休克，有不同阶段和程度的血流动力学障碍。

4. 并发症

（1）心律失常：①室性心律失常，如室性期前收缩、室速、室颤。室颤是 AMI 后第一个 24 小时内常见的并发症，也是引起 AMI 早期猝死的主要原因。②室上性心律失常，如房扑、房颤等。③缓慢心律失常，如窦性心动过缓、房室传导阻滞、束支阻滞。

（2）低血压：<90/60mmHg 是 AMI 早期较常见的并发症。

（3）心力衰竭：是 AMI 严重的并发症之一，常见于大面积心肌梗死或 AMI 伴大面积心肌缺血的患者。

（4）心源性休克：是 AMI 后泵衰竭最严重的类型。80% 是由于大面积心肌梗死所致，预后差，病死率高达 80%。

（5）机械性并发症

1）乳头肌功能失调或断裂：二尖瓣乳头肌因缺血、坏死等使收缩功能障碍，造成二尖瓣脱垂或关闭不全，可引起心力衰竭。乳头肌断裂极少见，多发生在二尖瓣后乳头肌，多见于下壁心肌梗死，心力衰竭明显，可迅速发生肺水肿。

2）心脏破裂：为早期少见但严重的并发症，常在发病 1 周内出现，多为心室游离壁破裂，因产生心包积血导致急性心脏压塞和电机械分离而猝死。

3）室壁瘤：主要见于左心室，发生率为 5%~20%，为在心室腔内压力影响下，梗死部位的心室壁向外膨出而形成，见于心肌梗死范围较大的患者。

4）栓塞：发生率为 1%~6%，见于起病后 1~2 周，可为心室附壁血栓脱落所致，引起脑、肾、脾或四肢等部位的动脉栓塞，也可因下肢静脉血栓部分脱落所致，产生肺动脉栓塞，大面积肺栓塞可导致猝死。

5）心肌梗死后综合征：发生率为 10%，于心肌梗死后数周至数月内出现，表现为心包炎、胸膜炎或肺炎，有发热、胸痛、气急、咳嗽等症状，可能为机体对坏死物质的过敏反应。

【辅助检查】

1. 心电图表现

（1）特征性心电图改变：在面向心肌坏死区的导联上出现。①宽而深的 Q 波（病理性 Q 波）。②ST 段抬高，呈弓背向上型。③T 波倒置，往往宽而深，两肢不对称，在背向梗死区的导联上出现相反的表现，即 R 波增高，ST 段压低，T 波直立并增高。

（2）动态改变：①起病数小时内心电图可无异常，或出现异常高大、两肢不对称的 T 波。②数小时后，ST 段明显抬高，弓背向上，与直立的 T 波连接，形成单向曲线。数小时到 2 天内出现病理性 Q 波，同时出现 R 波减低，为急性期改变。Q 波在 3~4 天内稳定不变，以后 70%~80% 永久存在。③在早期如不进行治疗干预，ST 段抬高持续数日至两周左右，逐渐回到基线水平，T 波则变为平坦或者倒置，是亚急性期改变。④数周至数月后，T 波呈 V 形倒置，两支对称，波谷尖锐，为慢性期改变，T 波倒置可永久存在，也可在数月到数年内逐渐恢复。

（3）定位诊断及范围：见表 4-5-1。

表 4-5-1　心肌梗死的定位诊断及范围

导联	I	II	III	aVR	aVL	aVF	V₁	V₂	V₃	V₄	V₅	V₆	V₇	V₈	V₉	V₃R	V₄R	V₅R
前间壁							+	+	+									
局限前壁	–	–				–		+	+	+								
广泛前壁	–	–				–	+	+	+	+	+							
前侧壁		–	–								+	+	+					
高侧壁	+					–												
正后壁							–	–					+	+	+			
下壁	–	+	+		–	+												
右室																+	+	+

2. 心肌坏死标记物

（1）肌红蛋白：起病后 2 小时内升高，12 小时内达高峰，24~48 小时内恢复至正常。

（2）肌钙蛋白 I（cTnI）或 T（cTnT）：起病后 3~4 小时后可升高，cTnI 于 11~24 小时达高峰，7~10 天降至正常，cTnT 于 24~48 小时达高峰，10~14 天降至正常。这些心肌结构蛋白含量的增高是诊断心肌梗死的敏感指标。

（3）肌酸激酶同工酶（CK-MB）：在起病后 4 小时内升高，16~24 小时达高峰，3~4 天恢复至正常，其增高的程度能较准确地反映心肌梗死的范围，其高峰的出现时间是否提前有助于判断溶栓治疗是否成功。

3. **放射性核素检查** 可观察室壁的运动和左室舒张功能,有助于判断心室功能,诊断梗死后造成的室壁运动失调和室壁瘤,判断心肌的存活性。

4. **超声心动图** 二维和 M 型超声心动图有助于了解心室壁的运动和左心功能,诊断室壁瘤和乳头肌功能失调,检测心包积液及室间隔穿孔等并发症。

【治疗】

治疗原则是尽快恢复心肌的血液灌注(到达医院后 30 分钟开始溶栓或 90 分钟内开始介入治疗)以挽救濒死的心肌,防止梗死扩大或缩小心肌缺血范围,保护和维持心脏功能,及时处理心律失常、泵衰竭和各种并发症。

1. **一般治疗** 卧床休息、给氧、严密监护、充分休息与适度活动等措施。

2. **抗心肌缺血治疗**

(1)镇痛剂(吗啡或哌替啶):吗啡 2~4mg 静脉注射或哌替啶 50~100mg 肌内注射,必要时 5~10 分钟后重复,可减轻交感神经过度兴奋和濒死感。

(2)硝酸酯类:扩张冠状动脉,增加冠状动脉血流及增加静脉血容量,降低心室前负荷。

(3)β 受体阻滞剂:减少心肌耗氧量,改善缺血区的氧供需失衡,缩小梗死面积,减少复发性心肌缺血、再梗死、室颤及其他恶性心律失常,对降低急性期病死率有肯定疗效。

3. **抗栓治疗**

(1)抗血小板治疗:联合应用包括阿司匹林和二磷酸腺苷(ADP)受体拮抗剂(如氯吡格雷、普拉格雷、替格瑞洛)在内的口服抗血小板药物,负荷剂量后给予维持剂量。静脉用 GPⅡb/Ⅲa 受体拮抗剂(如替罗非班、依替巴肽、拉米非班等),主要用于接受直接 PCI 的患者,术中使用。

(2)抗凝治疗:凝血酶使纤维蛋白原转变为纤维蛋白是最终形成血栓的关键环节,因此抑制凝血酶非常重要。目前临床上应用最多的是低分子肝素,可皮下使用,疗效肯定,使用方便。直接凝血酶抑制剂比伐卢定可用于直接 PCI 时的术中抗凝。

4. **再灌注心肌治疗**

(1)溶栓治疗:无条件实施介入治疗或延误再灌注时机者,无禁忌证应立即(接诊后 30 分钟内)进行溶栓治疗。发病 3 小时内,心肌梗死溶栓治疗血流完全灌注率高,获益最大。

(2)经皮冠状动脉介入治疗:有条件的医院对具备适应证的患者应尽快实施 PCI。PCI 包括:①直接 PCI。②补救性 PCI。③溶栓治疗再通的 PCI。

(3)紧急冠状动脉旁路移植:介入治疗失败或溶栓治疗无效者、有手术指征者,宜争取 6~8 小时内行紧急冠状动脉旁路移植术(CABG)。当患者出现持续或反复缺血、心源性休克、严重心力衰竭,而冠状动脉解剖特点不适合行 PCI 或出现心肌梗死机械并发症需外科手术修复时可选择急诊 CABG。

5. **抗心律失常治疗** 心律失常必须及时消除,以免演变为严重心律失常,甚至猝死。

(1)发生室颤或持续多行性室速时,尽快使用非同步直流电除颤或同步直流电复律。

(2)一旦发现室性期前收缩或室速,立即应用利多卡因 50~100mg 静脉注射,每 5~10 分钟重复一次,至期前收缩消失或总量已达 300mg,继以 1~3mg/min 的速度静脉滴注维持

（100mg 利多卡因加入 5% 葡萄糖注射液 100ml，滴注 1~3ml/min）。如室性心律失常反复可用胺碘酮治疗。

（3）缓慢心律失常可用阿托品 0.5~1mg 肌内注射或静脉注射。

（4）二度或三度房室传导阻滞，伴有血流动力学障碍者，宜用人工起搏器做临时起搏治疗，传导阻滞消失后撤除。

（5）室上性快速心律失常选用维拉帕米、地尔硫䓬、洋地黄制剂或胺碘酮药物治疗不能控制时，可考虑同步直流电复律治疗。

　　6. 抗休克治疗　　根据休克是否纯属心源性，是否尚有周围血管舒缩障碍或血容量不足等因素存在而分别处理。

（1）补充血容量：估计有血容量不足，中心静脉压和肺动脉楔压低者，用右旋糖酐 40 或 5%~10% 葡萄糖注射液静脉滴注，输液后如中心静脉压上升 >18cmH$_2$O，PCWP>15~18mmHg，则应停止滴注。右心室梗死时，中心静脉压的升高未必是补充血容量的禁忌。

（2）应用升压药：补充血容量后血压仍不升，而 PCWP 和 CI 正常时，提示周围血管张力不足，可用多巴胺，起始剂量为 3~5μg/（kg·min），或去甲肾上腺素 2~8μg/min，亦可选用多巴酚丁胺，起始剂量为 3~10μg/（kg·min）静脉滴注。

（3）应用血管扩张剂：经上述处理血压仍不升，而 PCWP 增高、CI 低或周围血管显著收缩以致四肢厥冷并有发绀时，硝普钠 15μg/min 开始静脉滴注，每 5 分钟逐渐增量至 PCWP 降至 15~18mmHg；硝酸甘油 10~20μg/min 开始静脉滴注，每 5~10 分钟增加 5~10μg/min 直至左心室充盈压下降。

（4）其他：纠正酸中毒、避免脑缺血、保护肾功能，必要时应用洋地黄制剂等。为了降低心源性休克的病死率，有条件的医院考虑用主动脉内球囊反搏或左心室辅助装置进行辅助循环，再做选择性冠状动脉造影，随即施行介入治疗或主动脉 – 冠状动脉旁路移植手术，可挽救一些患者的生命。

　　7. 抗心力衰竭治疗　　主要是治疗急性左心衰竭，以应用吗啡（或哌替啶）和利尿剂为主，亦可选用血管扩张剂减轻左心室的负荷，或用多巴酚丁胺 10μg/（kg·min）静脉滴注，或用短效 ACEI 从小剂量开始治疗等。洋地黄制剂可能引起室性心律失常，宜慎用。由于最早期出现的心力衰竭主要是坏死心肌间质充血、水肿引起心肌顺应性下降所致，而左心室舒张末期容量尚不增大，因此在梗死发生后 24 小时内宜尽量避免使用洋地黄制剂。有右心室梗死的患者应慎用利尿剂。

　　8. 右心室心肌梗死的处理　　治疗措施与左心室梗死略有不同。右心室心肌梗死引起右心衰竭伴低血压而无左心衰竭的表现时，宜扩张血容量。在血流动力学监测下静脉滴注输液，直到低血压得到纠正或 PCWP 达 15~18mmHg。如输液 1~2L 低血压仍未能纠正者可用正性肌力药，以多巴酚丁胺为优。不宜用利尿药。伴有房室传导阻滞者可予以临时起搏。

　　9. 其他治疗　　①血管紧张素转化酶抑制剂（ACEI）：有助于改善恢复期心肌重构，减少急性心肌梗死的病死率和充血性心力衰竭的发生。高危患者临床获益明显，前壁心肌梗死伴有左心室功能不全的患者获益最大。在无禁忌证的情况下，可早期开始使用 ACEI，但剂量和时间应视病情而定，应从低剂量开始，逐渐加量。②极化液治疗为氯化钾 1.5g、胰岛素 10U 加入 10% 葡萄糖注射液 500ml 中，静脉滴注 1~2 次 /d，7~14 天为一个疗程，可促进心肌摄取和代谢葡萄糖,使钾离子进入细胞内,恢复细胞膜的极化状态,以利于心脏正常收缩,减少心律失常。

【紧急处理及护理配合】

1. 院前急救和安全转运的护理配合

(1)患者在发生疑似心肌梗死症状(胸痛)后尽早呼叫"120"急救中心,及时就医,避免因自行用药或长时间多次评估症状而延误治疗,缩短发病至首次医疗接触(first medical contact,FMC)的时间。

(2)记录首次医疗接触(FMC)时间,对可疑急性心肌梗死患者在首次医疗接触10分钟内进行18导联心电图检查,固定电极部位,动态观察,在开始的1~2小时内应每隔15~30分钟记录一次。

(3)护士接诊时迅速评估患者胸痛症状及生命体征,快速协助医生立即完成心肌标志物、BNP、D-二聚体等相关实验室检查。

(4)立即给予心电监测:密切观察患者生命体征及病情变化,如有严重心律失常及其他紧急并发症,立即通知医生,配合抢救并做好记录。

(5)吸氧:监测动脉氧饱和度(SaO$_2$),若出现 SaO$_2$<90% 或氧分压(PaO$_2$)<60mmHg 等低氧血症现象,给予患者 2~4L/min 吸氧治疗;当 SaO$_2$≥90% 时,不推荐常规吸氧。

(6)立即建立静脉通道,常规选择左侧上肢前臂留置套管针。

(7)胸痛症状明显患者,遵医嘱给予静脉应用阿片类药物及硝酸酯类药物以缓解疼痛。

(8)有血流重建指征,拟行急诊直接 PCI 患者,遵医嘱尽快使用抗血小板药物,如阿司匹林 100~300mg+ 硫酸氢氯吡格雷 600mg 或阿司匹林 100~300mg+ 替格瑞洛 180mg 口服,并记录给药时间。

(9)没有条件行直接 PCI、有溶栓指征患者,配合医生进行静脉溶栓治疗。

(10)备好抢救仪器设备,必要时给予除颤和心肺复苏。

(11)心电图诊断为急性 ST 段抬高性心肌梗死,患者经急救车转运入院,可绕过急诊和心脏重症监护病房,直接进入胸痛诊治中心进行 PCI 治疗。

2. 门诊或急诊就诊患者的急救配合

(1)院内就诊患者,护士应立即接诊,询问病史、明确胸痛病因,立即启动胸痛中心,通知心内科值班医生,记录患者发病时间及首次医疗接触时间。

(2)10分钟内协助医生完善首份18导联心电图并记录时间。

(3)立即给予患者心电监护:监测生命体征、心电图变化,密切观察患者病情变化。

(4)遵医嘱给氧:监测动脉氧饱和度(SaO$_2$),若出现 SaO$_2$<90% 或氧分压(PaO$_2$)<60mmHg 等低氧血症现象,给予患者 2~4L/min 吸氧治疗;当 SaO$_2$≥90% 时,不推荐常规吸氧。

(5)有血流重建指征者,快速协助医生立即完成心肌标志物、BNP、D-二聚体等相关实验室检查。

(6)立即建立静脉通路:常规选择左侧上肢前臂留置套管针,胸痛症状明显患者,遵医嘱给予静脉应用阿片类药物及硝酸酯类药物以缓解疼痛。

(7)拟行急诊直接 PCI 患者:①遵医嘱尽快使用双联抗血小板药物口服,并记录给药时间。②立即打电话给导管室,同时准备转运用物,如移动监护设备、氧气,备好抢救药品及除颤仪,必要时协助抢救。③将患者安全转运至导管室并与导管室人员交接患者病情。

（8）没有条件行直接 PCI、有溶栓指征患者：将患者安全转运至心脏重症监护病房或急诊监护病房,配合医生进行静脉溶栓治疗。

3. 介入术前、术中及术后护理配合

（1）介入术前护理配合：①护士在病情交接和评估时快速了解患者主要病情,包括生命体征、体重、既往史、过敏史等,评估患者的胸痛程度,评估患者抗血小板药物的负荷情况。②介入术前的皮肤准备：不推荐对行急诊 PCI 患者术前常规去除毛发；若毛发影响手术操作时,应剪短此部位毛发,皮肤消毒。③建立静脉通路,遵医嘱给药。

（2）介入术中护理配合：①介入手术过程中护士应向患者强调配合重点及可能的不适反应,并予以心理护理,消除患者紧张、焦虑情绪。②密切监测生命体征,如心律、心率、呼吸、血压、动脉血氧情况,警惕紧急情况发生。③介入过程中与术者进行紧密配合。④备好抢救药品及除颤仪,如有紧急情况遵医嘱静脉给药,配合医生进行抢救。⑤重症患者,术中备好特殊抢救设备,如临时起搏器、IABP、ECMO 等。

（3）介入术后护理配合：①密切监测生命体征：术后 8 小时内,每 15 分钟观察、记录生命体征,观察心电示波有无恶性心律失常征兆。②评估穿刺点周围皮肤张力,有无血肿和渗血,穿刺侧肢体有无肿胀,肢体末端皮肤颜色和温度变化；桡动脉穿刺者观察桡动脉搏动及穿刺侧手指活动度；股动脉穿刺者需观察双侧足背动脉搏动。③术后嘱患者多饮水,以加速造影剂的排泄,指导患者合理饮食,少食多餐,保持大便通畅。④急诊 PCI 术后,评估患者基础疾病、意识、病变血管及血运重建情况,了解患者电解质、血常规、心功能、肾功能、肝功能等实验室检查结果。⑤知晓患者疼痛等主观感受,关注患者主诉,记录疼痛发作的频率、程度。⑥密切观察 PCI 术后并发症：应激性溃疡、消化道出血、迷走神经反射、心脏压塞、腹膜后血肿、支架内血栓和急性冠状动脉闭塞、心源性休克、心力衰竭、脑卒中、造影剂过敏等。

4. 常规护理

（1）休息：急性期（12 小时内）绝对卧床,若无并发症,24 小时内应鼓励患者在床上进行肢体活动,若无低血压,一般卧床 3~5 天,症状控制并且稳定的患者鼓励其早期活动,有利于减少并发症,及早康复。

（2）吸氧：$SaO_2<90\%$ 或 $PaO_2<60mmHg$,持续鼻导管或面罩吸氧。

（3）持续心电监测：注意观察血压、心律、心率、呼吸、血氧饱和度等的变化,详细记录各项监测指标,如有异常及时通知医生。

（4）准确记录出入量,严格控制输液速度,出入量正平衡超过 500ml 时,立即告知医生。

（5）饮食：给予低盐低脂、清淡易消化饮食,少食多餐,避免刺激性食物如酒、浓茶、咖啡等。

（6）排便护理：保持大便通畅,3 天或 3 天以上无大便者可遵医嘱给予灌肠,在排便过程中医护人员不能远离患者,以防发生意外。

（7）生活护理：做好基础护理。

（8）心理护理：急性心肌梗死是急性事件,会引起患者心理应激反应。应安慰患者,并与家属做好沟通,取得患者和家属的理解与合作。

(9)做好并发症的护理:本病早期易发生心律失常、心率和血压的波动,及早发现心源性休克、心律失常、心力衰竭、心搏骤停等并发症的早期症状,配合医生积极抢救。

(10)备好抢救药物及仪器。

(李 霞 张喜维)

【急性 ST 段抬高性心肌梗死紧急救治流程】

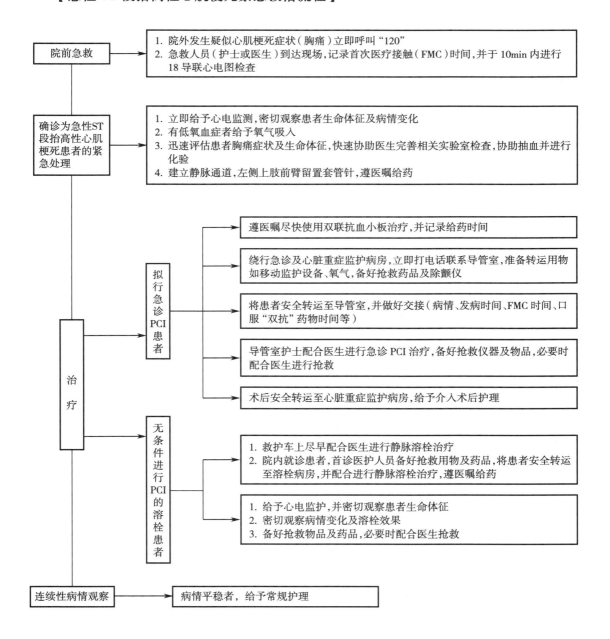

第六节　交感风暴的紧急处理及护理配合

学习目标

完成本节内容学习后,学生将能:

1. 复述交感风暴临床表现和典型心电图变化。
2. 列出交感风暴病因和诱因。
3. 描述交感风暴患者救治护理措施和治疗原则。
4. 应用交感风暴救治流程救治交感风暴患者。

【概念】

交感风暴又称室性心动过速风暴、儿茶酚胺风暴,是指 24 小时内自发室性心动过速(ventricular tachycardia, VT)或室颤(ventricular fibrillation, VF)反复发作 3 次或以上,来势凶险,病死率高,预后差,犹如风暴,故称"交感风暴"。

【临床特点】

1. **患者常突然起病,病情急剧恶化**　交感风暴可发生在任何时间段,与心电不稳定性增强密切相关。大多数患者存在病因或诱因,如急性冠脉综合征、心肌病、瓣膜性心脏病、急性心力衰竭、颅脑损伤、躯体或精神应激、电解质紊乱(低血钾、低血镁)、用药史及遗传性心律失常等,突出表现有以下症状:反复发作性晕厥(反复发作晕厥是本病特征,多数患者因晕厥入院,晕厥时常伴意识障碍)、胸痛、胸闷、呼吸困难、血压下降、全身抽搐等,甚至出现心脏停搏和死亡。

2. **心电图检测到反复发作的 VT 或 VF(图 4-6-1)**　VT 或 VF 不能自然终止;利多卡因、硫酸镁、盐酸艾司洛尔、盐酸胺碘酮、乙酰普卡胺等治疗无效,需要紧急实施电除颤治疗。

3. **交感神经兴奋性增高**　主要表现为血压升高、呼吸加快、心率加快。

4. **基础心脏病特征**　对于器质性心脏病患者,常会有基础疾病特征,如心脏增大、心脏杂音、心律失常。

5. **其他**　无器质性心脏病者多有焦虑症状;遗传性心律失常患者有家族史。

【心电图诊断标准】

1. 预兆表现

(1)发生前常有窦性心律增快,单形、多源或多形性室性期前收缩增多,可呈单发、连发、频发;当偶联间期逐渐缩短时,可出现"R-on-T"现象(图 4-6-2),引发 VT 或 VF。随后有 ST-T 段改变,室性期前收缩可伴有 ST 段呈"巨 R 型"抬高或 ST 段呈"墓碑型"抬高;心肌缺血 ST 段可显著抬高或下移,T 波较前增高或增深,新出现 U 波。

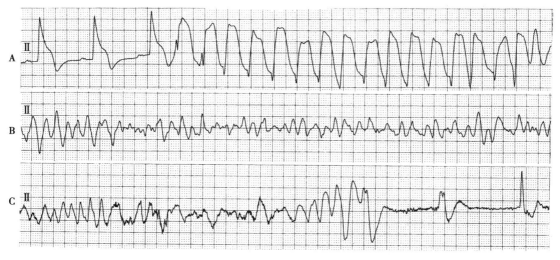

图 4-6-1　反复室速、室颤

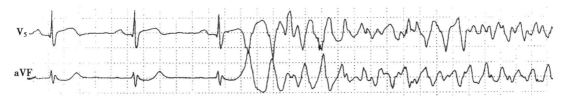

图 4-6-2　急性下壁心肌梗死，室性期前收缩 R-on-T 诱发室颤

（2）原发性（遗传性）疾病心电图表现更为明显，可出现 QT 间期延长或缩短、Brugada 综合征（V_1 导联出现"穹窿样"改变）（图 4-6-3），致心律失常性右室心肌病出现 Epsilon 波更显著。

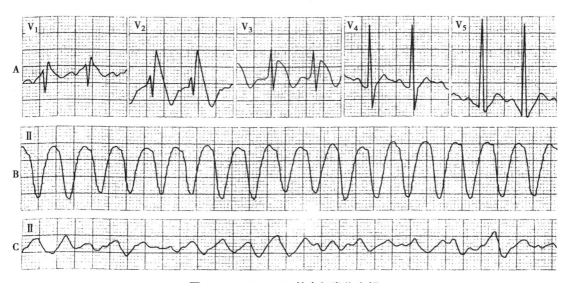

图 4-6-3　Brugada 综合征发作室颤

（3）获得性离子通道病可出现 Niagara 瀑布样 T 波、T 波电交替、U 波电交替。

（4）晕厥伴室性期前收缩患者可合并三度房室传导阻滞伴室性逸搏心律、束支与分支阻滞、HV 间期延长、H 波分裂。

2. 发作时表现　主要表现为自发、反复发生的室性心动过速或心室颤动，可以是尖端扭转性室速或多形性室速，也可以是快速单形性室速或心室颤动。室性心动过速频率极快，一般为 250~350 次 /min，心室节律不规则。

（1）心室颤动：是威胁患者生命最严重的一种心律失常，常由室性心动过速发展而来，它引起快速无序心室激动，使心室不能正常协调地收缩，心室颤动引起心排血量急剧下降，如果不迅速纠正可以导致患者死亡，唯一有效的治疗方法是电除颤，一旦心脏恢复正常心律，需找出诱发心室颤动的诱因（如电解质紊乱、低氧血症或酸中毒），及时纠正，防止反复发作。

（2）尖端扭转型室速：是多形性室性心动过速的一种特殊类型。因发作时 QRS 波群振幅和波峰呈周期性变化，宛如围绕等电位线连续的"扭转"。尖端扭转型室速是由早期后除极（触发活动）产生，尤其是 QT 间期延长患者（图 4-6-4），可由电解质紊乱（如低血钾或低镁血症）引起，也可以由药物引起，包括抗心律失常药物（尤其是索他洛尔、多非利特、奎尼丁、普鲁卡因胺和丙吡胺）。其他一些药物如红霉素、吩噻嗪也可以延长 QT 间期，引起尖端扭转，某些遗传性离子通道异常疾病也可以产生先天性 QT 间期延长，易经常发生尖端扭转型室速。

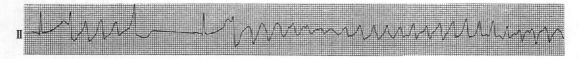

图 4-6-4　QT 间期延长导致尖端扭转型室速

【治疗】

交感风暴治疗包括发作时治疗、稳定期治疗和针对基础心脏病和诱因的治疗。

1. 治疗原则

（1）纠正潜在心肌缺血、心力衰竭、电解质紊乱及其他可逆转因素。

（2）盐酸胺碘酮及 β 受体阻滞剂可有效缓解多数交感风暴。

（3）药物治疗无效交感风暴可考虑射频消融。

2. 交感神经激活是交感风暴主要机制

（1）交感神经活性增加引起交感风暴，后者使血流动力学恶化，进一步激活交感神经，形成恶性循环。

（2）交感神经阻滞治疗包括 β 受体阻滞剂及左侧星状神经切除术，能有效控制交感风暴。

（3）β 受体阻滞剂因能阻断 β_1 及 β_2 受体，可使室速及室颤风险降低 50%，可提高室颤阈值。

（4）β 受体阻滞剂抑制交感神经后可起到抑制钠、钙、钾离子的作用，使其兼具 I、III、IV 类抗心律失常药的功能，即"以一当三"的作用，因此它也是一种广谱抗心律失常药，适用于多种心律失常。

（5）心衰及心肌梗死后 β 受体总数降低，主要由于 $β_1$ 受体下调，但 $β_2$ 受体比例增加。普萘洛尔由于其对 β 受体是非选择性的，对美托洛尔及胺碘酮无效的室速有效。

3. **急性期治疗**　交感风暴具有极高致死性，治疗困难，一旦确诊需在心肺复苏等治疗基础上，通过电复律终止 VT 或 VF，维持有效血流动力学；及时给予大剂量 β 受体阻滞剂阻断交感活性结合胺碘酮或利多卡因，可控制交感风暴发作。

补充钾、镁离子，应维持血钾 4.5mmol/L 以上，血镁在 1mmol/L 以上，如患者紧张、焦虑明显，可给予镇静药物或采用冬眠疗法降低患者交感活性，必要时可行左侧交感神经封闭术。

如患者心电图检查主要表现为单形性室速，可植入临时起搏器，室速发作时采用快速心室起搏超速抑制方法终止室速，减少体外电转复次数。

如经上述处理患者仍有反复室性心律失常，可行电生理检查及射频消融术，主要在心室心内膜及心外膜标测瘢痕区进行均质化消融，阻断诱发室速折返通路。

4. **稳定期治疗**　主要是消除诱发因素和基本病因，及时停用所有可能致心律失常药物并纠正酸碱失衡和电解质紊乱；针对急性心肌缺血、心力衰竭等常见病因进行治疗。

静脉注射抗心律失常药物，也可以预防复发，如果找不到可逆转诱因，室颤幸存者一般应植入埋藏式心脏复律除颤器，即 ICD。

【**交感风暴的紧急处理及护理配合**】

1. **病情评估与生命体征监测**

（1）评估患者意识状态：评估患者发作时是否伴有意识丧失、全身抽搐、呼吸微弱或喘息样呼吸、血压急剧下降或测不出。

（2）心电图：心电图显示不规则、连续、快速及不均匀颤动波，心室率 200~300 次 /min。心电图示 VT（室速）或 VF（室颤），应立即启动救治流程。

（3）观察室性期前收缩、室性心动过速发生频率，识别室性心动过速、室颤心电图，如多形性、多源性期前收缩，成对室性期前收缩，或阵发性室性心动过速。

2. 患者病情发作时的第一目击者立即给予患者 200~360J 非同步电除颤。

3. **急救药物使用**

（1）利多卡因 100mg+0.9% 氯化钠注射液 250ml，静脉滴注，液速 20~50mg/min。

（2）酸胺碘酮 300mg+0.9% 氯化钠注射液 44ml，静脉泵入，液速为 20~120 分钟内 5mg/kg。

（3）硫酸镁注射液 100ml+0.9% 氯化钠注射液 250ml，静脉滴注，液速 10ml/h。

（4）盐酸艾司洛尔注射液 200/100mg+0.9% 氯化钠注射液 30/40ml，静脉泵入，液速 2~4ml/h。

4. **连续性病情观察与护理**

（1）尽早由心血管专业团队进行管理，确诊交感风暴患者，将患者尽快转入心脏科病房或监护病房，给予一级或特级护理。

（2）观察生命体征

1）持续床旁多功能重症监护仪监测生命体征，心律、心率、血压、呼吸的变化，观察患者意识，及时描记 12 导联心电图。

2）对于连续发作患者：胸前预先粘贴除颤用电极片，观察室性期前收缩、室速发生频率和时间，识别室速、室颤心电图，保证在第一时间除颤成功。

3）出现交感风暴预警心电图，如存在 R-on-T 的心电图，及时给予药物治疗，必要时安装临时起搏器，保证患者心室起搏，避免心脏停搏。

4）患者发作症状缓解后，针对诱发心室颤动的诱因及时治疗，预防反复发作。

（3）电除颤后出现心室电机械分离或心脏停搏

1）立即给予去枕平卧，给予胸外心脏按压，遵医嘱应用急救药品，如肾上腺素、阿托品、洛贝林、多巴胺等静脉推注。

2）紧急气管插管，持续负压吸引，清除口腔、鼻腔、呼吸道分泌物，取出活动性义齿，使用机械通气治疗。

3）配合医生进行心肺复苏和非同步电除颤，电除颤终止 VT 或 VF，维持有效血流动力学，大剂量 β 受体阻滞剂阻断交感活性，控制交感风暴发作。

5. 常规护理

（1）饮食与活动

1）急性期严格卧床休息，限制活动，在床上大小便。

2）指导患者进食低盐、低胆固醇、富含纤维素、易消化的清淡饮食。

3）保持排便通畅，指导患者禁忌屏气用力，必要时给予缓泻剂或使用开塞露。

（2）监测病情

1）观察患者生命体征、意识、尿量、皮肤温度变化。

2）定时检测电解质，注意血钾、血镁变化。

（3）用药护理

1）及时停用可致心律失常的药物。

2）观察药物疗效和不良反应：使用升压药时，注意患者血压变化；使用抗心律失常药物时，注意患者心电图变化及意识改变；静脉注射盐酸胺碘酮，每隔 4~6 小时更换输液部位，穿刺部位皮肤出现红肿、疼痛时，立即拔除套管针，更换穿刺部位，同时对出现的皮肤问题进行对症处理。

3）告知患者遵医嘱用药的重要性，坚持规律服药。

（4）心理护理

1）评估患者焦虑、抑郁、恐惧的程度，关心询问患者自觉症状，鼓励患者说出自身感受，必要时请心理医生协助诊治。

2）告知患者各种治疗可能出现的不适感，消除患者恐惧心理。

3）各项护理操作集中实施，做到动作轻柔，准确到位，避免各种诱发患者焦虑、抑郁、恐惧的因素。

4）通过眼神、抚摸、语言交流等人文关怀措施，使患者心情放松，情绪稳定，树立战胜疾病的信心。

5）做好患者及家属病情沟通和情绪安抚工作，使患者和家属都能沉着度过交感风暴期。

（李海燕　宋超群）

【交感风暴紧急救治流程】

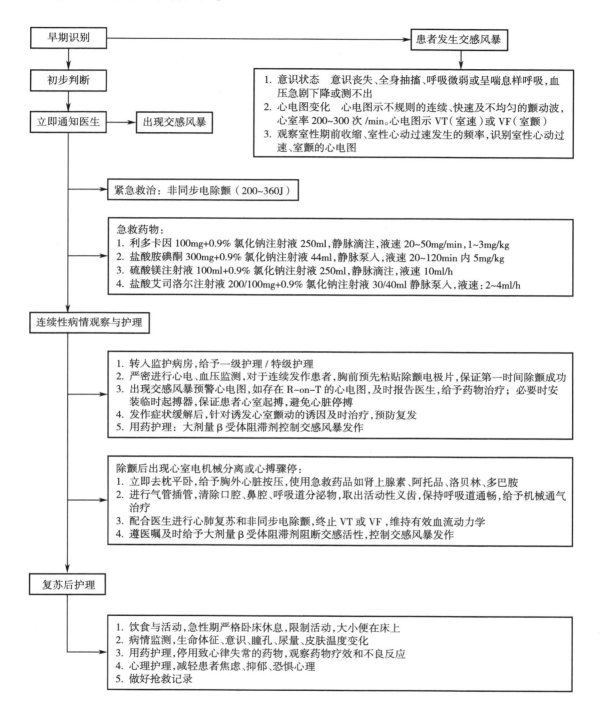

早期识别 → 患者发生交感风暴

初步判断

1. 意识状态　意识丧失、全身抽搐、呼吸微弱或呈喘息样呼吸,血压急剧下降或测不出
2. 心电图变化　心电图示不规则的连续、快速及不均匀的颤动波,心室率 200~300 次/min。心电图示 VT(室速)或 VF(室颤)
3. 观察室性期前收缩、室性心动过速发生的频率,识别室性心动过速、室颤的心电图

立即通知医生 → 出现交感风暴

紧急救治:非同步电除颤(200~360J)

急救药物:
1. 利多卡因 100mg+0.9% 氯化钠注射液 250ml,静脉滴注,液速 20~50mg/min,1~3mg/kg
2. 盐酸胺碘酮 300mg+0.9% 氯化钠注射液 44ml,静脉泵入,液速 20~120min 内 5mg/kg
3. 硫酸镁注射液 100ml+0.9% 氯化钠注射液 250ml,静脉滴注,液速 10ml/h
4. 盐酸艾司洛尔注射液 200/100mg+0.9% 氯化钠注射液 30/40ml 静脉泵入,液速:2~4ml/h

连续性病情观察与护理

1. 转入监护病房,给予一级护理/特级护理
2. 严密进行心电、血压监测,对于连续发作患者,胸前预先粘贴除颤电极片,保证第一时间除颤成功
3. 出现交感风暴预警心电图,如存在 R-on-T 的心电图,及时报告医生,给予药物治疗;必要时安装临时起搏器,保证患者心室起搏,避免心脏停搏
4. 发作症状缓解后,针对诱发心室颤动的诱因及时治疗,预防复发
5. 用药护理:大剂量 β 受体阻滞剂控制交感风暴发作

除颤后出现心室电机械分离或心搏骤停:
1. 立即去枕平卧,给予胸外心脏按压,使用急救药品如肾上腺素、阿托品、洛贝林、多巴胺
2. 进行气管插管,清除口腔、鼻腔、呼吸道分泌物,取出活动性义齿,保持呼吸道通畅,给予机械通气治疗
3. 配合医生进行心肺复苏和非同步电除颤,终止 VT 或 VF,维持有效血流动力学
4. 遵医嘱及时给予大剂量 β 受体阻滞剂阻断交感活性,控制交感风暴发作

复苏后护理

1. 饮食与活动,急性期严格卧床休息,限制活动,大小便在床上
2. 病情监测,生命体征、意识、瞳孔、尿量、皮肤温度变化
3. 用药护理,停用致心律失常的药物,观察药物疗效和不良反应
4. 心理护理,减轻患者焦虑、抑郁、恐惧心理
5. 做好抢救记录

第七节　高血压急症的紧急处理及护理配合

学习目标

完成本内容学习后,学生将能:

1. 复述高血压急症概念。
2. 列出高血压急症靶器官急性损害的临床表现。
3. 描述高血压急症的紧急处理和治疗原则。
4. 应用高血压急症救治流程救治高血压患者。

【概念】

高血压急症是一种危及生命的临床综合征,指原发性或继发性高血压患者由于某些诱因作用,在数小时或数天内,血压突然和明显升高,舒张压 >120mmHg 和 / 或收缩压 >180mmHg,同时伴有危及生命的进行性靶器官损害,如心、脑、肾、眼底、大动脉严重功能障碍或不可逆性损害;高血压亚急症是指血压明显升高但不伴严重临床症状及进行性靶器官损害的临床综合征。

【临床特点】

高血压急症可以发生在高血压发展过程任何阶段和其他疾病急症时,可以出现严重危及生命的血压升高,表现为高血压危象或高血压脑病;也可以发生在其他许多疾病过程中,主要在心脑血管病急性阶段。

1. 高血压急症典型表现

(1)恶性高血压:指重度高血压(常为 3 级)伴特征性眼底改变[火焰出血和 / 或视盘水肿],微血管病变、DIC、脑病(见于约 15% 患者)、急性心力衰竭或急性肾功能不全。如不治疗,恶性高血压预后差。

(2)重度高血压伴其他临床疾病,如主动脉夹层、急性心肌梗死或急性心力衰竭,这种情况常常需要紧急降压。

(3)嗜铬细胞瘤引起突发严重高血压。

(4)严重妊娠期高血压或子痫前期。

2. 进行性靶器官损害临床表现

(1)急性左心室衰竭:主要表现为胸闷、心悸、呼吸困难、咳嗽、咳粉红色泡沫样痰。

(2)急性冠脉综合征:起病数小时内血压升高,患者主诉持续性胸痛,大多数见于前壁心肌梗死,主要是舒张压升高。

(3)脑血管意外:急性期血压明显升高,多数是由于应激反应和颅内压增高。表现为一过性感觉障碍、偏瘫、失语,严重者烦躁不安或嗜睡。

（4）高血压脑病：剧烈头痛、恶心、呕吐，有些患者可出现神经精神症状。

（5）进行性肾功能不全：少尿、无尿、蛋白尿、血肌酐和尿素氮增高。

（6）眼底改变：视力模糊，视力丧失，眼底检查可见视网膜出血、渗出、视盘水肿。

【治疗原则】

及时、正确处理高血压急症十分重要，可在短时间内使病情缓解，预防进行性或不可逆性靶器官损害，降低死亡率。对于血压显著升高患者，不能先盲目降压，需要立即谨慎干预，应积极寻找引起血压急性升高的诱因及病因，并初步评估靶器官损害及程度。对于初步诊断高血压急症患者，应给予紧急降压治疗，要在几分钟到 1 小时内迅速降低血压；高血压亚急症初始几小时应以动态监测为主，在休息、观察前提下，予口服降压治疗，24~48 小时将血压降至 160/100mmHg。

1. **迅速降低血压**　选择适宜且有效的降压药物，降压过程中，持续密切监测生命体征和降压效果，如果病情允许，及早开始口服降压药物治疗。

2. **控制性降压**　高血压急症时短时间内血压急骤下降，有可能使重要器官血流灌注明显减少；降压目标为在 1~2 小时内使平均动脉压迅速下降但不超过治疗前血压的 25%，在 4~6 小时内逐步控制血压，使血压保持在 160/100mmHg，并根据患者具体病情适度调整，如患者血压水平可耐受且临床情况稳定，可在 24~48 小时继续平稳降压，使血压降至正常水平或发病前水平。

3. 合理选择降压药物

（1）要求起效迅速，短时间内达到最大作用。

（2）作用持续时间短，方便调节，停药后作用消失较快。

（3）不良反应较小。

（4）在降压过程中，最好使用不明显影响心率、心排血量和脑血流量的药物，如硝普钠、硝酸甘油、尼卡地平和地尔硫䓬。

4. 高血压急症静脉注射降压药物降低血压（表 4-7-1）

表 4-7-1　静脉注射降压药物

临床表现	降压时机及目标	一线用药	替代药物或措施
恶性高血压伴或不伴急性肾衰竭	数小时内降平均动脉压 20%~25%	拉贝洛尔 尼卡地平	硝普钠 乌拉地尔
高血压脑病	立即降平均动脉压 20%~25%	拉贝洛尔 尼卡地平	硝普钠
急性冠脉事件	立即将收缩压降至 <140mmHg	硝酸甘油 拉贝洛尔	乌拉地尔
急性心源性肺水肿	立即将收缩压降至 <140mmHg	硝普钠或硝酸甘油（联用袢利尿剂）	乌拉地尔（联用袢利尿剂）
主动脉夹层	立即将收缩压降至 120mmHg，心率降至 <60 次 /min	艾司洛尔联用硝普钠或硝酸甘油或尼卡地平	拉贝洛尔或美托洛尔
子痫、严重子痫前期和 HELLP 综合征	立即将收缩压降至 160mmHg，舒张压 <105mmHg	拉贝洛尔或尼卡地平联用硫酸镁	考虑分娩

【高血压急症紧急处理及护理配合】

1. 急救护理

（1）将患者安置于急救间内接受治疗，绝对卧床休息，保持病室安静，抬高床头 30°~40°，拉起床挡，保证患者安全。

（2）严密监测患者生命体征：观察意识、血压、脉搏、心率、呼吸、尿量和血氧饱和度变化，评估患者高血压程度，及时观察高血压急症临床表现，尽快使用适合的降压药物并实施有针对性的急救措施。

（3）保持呼吸道通畅，头偏向一侧，防止误吸，床旁备好负压吸引装置。

（4）根据病情调节氧流量，持续鼻导管吸入氧气；血氧饱和度 <90%，使用面罩吸氧，使氧饱和度≥95% 以上。

（5）对于呼吸困难、呕吐而无法保证呼吸道通畅的患者，使用口咽通气道。

（6）意识障碍合并呼吸衰竭患者，行气管插管，给予机械通气治疗。

（7）建立两条静脉输液通道输液，一条静脉通道输入降压药物，另外一条静脉通道可注射药物。

（8）初始降压时观察血压变化时间：2~3min/ 次，待血压降至 160/100mmHg 后可适当延长监测时间。

（9）输液期间严格卧床休息，严禁下地活动，避免直立性低血压。

2. 用药护理　及时、正确地处理高血压急症十分重要，必须使血压迅速下降，可在短时间内使病情缓解，预防进行性或不可逆性靶器官损害，降低死亡率。首先选择静脉给药，其优点是便于根据病情随时改变药物剂量，在选择适宜、有效的降压药物同时，使用多功能重症监护仪器设备，密切监测血压变化。

（1）硝普钠：能同时直接扩张动脉和静脉，降低前后负荷。开始时以每分钟 0.5μg/kg速度静脉滴注，可按每分钟 0.5μg/kg 剂量递增，极量为每分钟 10μg/kg。静脉滴注硝普钠立即发挥降压作用，使用硝普钠必须密切观察血压，根据血压水平小心谨慎地调节滴注速率，稍有改变就可引起血压较大波动，停止滴注后，作用仅维持 1~10 分钟，可用于各种高血压急症、急性心力衰竭。

知识拓展

使用硝普钠的注意事项

1. 使用 5% 葡萄糖注射液稀释，不可加入其他药物。

2. 使用硝普钠降压时，要求使用微量泵、避光注射器和避光输液管道。

3. 配制的液体在 4 小时内使用，必须现配现用。

4. 用药过程中可出现恶心、呕吐、精神不安、肌肉痉挛、头痛、厌食、皮疹、出汗、发热等。

5. 长期或大剂量使用，特别是肾衰竭患者，可能引起硫氰化物储蓄而导致甲状腺功能减退，亦可出现危险的低血压症，须严密监测血压。

（2）硝酸甘油：起效快，较安全，但作用较弱。开始以每分钟 5~10μg 速率静脉滴注，然后每 3~5 分钟增加 5μg/min，若速率达 20μg/min 仍无效果，可每分钟增加 10~20μg 至滴速 200μg/min，降压起效迅速，用药 2~5 分钟起效，停药后 5~10 分钟作用消失。硝酸甘油主要用于急性心力衰竭或急性冠脉综合征时高血压急症。

（3）尼卡地平：二氢吡啶类钙通道阻滞剂，作用迅速，给药 5~10 分钟起效，持续时间 1~4 小时，降压同时改善脑血流量，开始时从每分钟 0.5μg/kg 静脉滴注，逐步增加剂量到每分钟 10μg/kg，尼卡地平主要用于高血压危象或急性脑血管病时高血压急症。

（4）地尔硫䓬：非二氢吡啶类钙通道阻滞剂，降压同时有改善冠状动脉血流量和控制快速室上性心律失常作用。5~10mg/min 静脉推注，或以每分钟 5~15μg 速率静脉滴注，根据血压变化调整速率。地尔硫䓬主要用于高血压危象或急性冠脉综合征。

（5）乌拉地尔：α 受体阻滞剂及 5- 羟色胺 1A 受体激动剂，作用迅速，一般不引起反射性心动过速。给药后 5~10 分钟起效，持续时间约 40~90 分钟。开始以 10~50mg 乌拉地尔于 5 分钟静脉推注完，后以 2mg/min 静脉滴注，依据血压情况调整滴速，维持给药速率 9mg/h。

3. 常见高血压急症救治处理原则

（1）急性冠脉综合征：部分患者在起病数小时内血压升高，大多数见于前壁心肌梗死，主要是舒张压升高，可能与疼痛和心肌缺血应激反应有关，血压升高增加心肌耗氧量，加重心肌缺血和扩大梗死面积；有可能增加溶栓治疗过程中脑出血发生率，可选择硝酸甘油或地尔硫䓬静脉滴注，合并心力衰竭可早期联合口服 β 受体阻滞剂。血压控制目标值建议 <130/80mmHg，舒张压 >60mmHg，中心静脉压降至 6~10cmH$_2$O。

（2）急性左心衰竭：降压治疗对伴有高血压的急性左心室衰竭有较明显疗效，降压治疗后症状和体征能较快缓解，选择能有效减轻心脏前、后负荷又不加重心脏工作的降压药物，硝普钠和硝酸甘油是较佳选择，必要时还应该静脉注射袢利尿剂。

（3）脑梗死：脑梗死患者在数天内血压常自行下降，而且波动较大，一般不需要进行高血压急症处理。急性缺血性卒中准备溶栓者或给予其他再灌注干预措施时，则需要使血压 <180/110mmHg，建议静脉泵入拉贝洛尔、尼卡地平或乌拉地尔。

（4）高血压脑病：是高血压病程中发生急性血液循环障碍，引起脑组织水肿和颅内压增高而产生一系列临床表现。降压治疗 1 小时内将舒张压降低 20%~25%，血压下降幅度不超过 50%。可选择静脉应用拉贝洛尔、乌拉地尔或尼卡地平降压。其他处理：①抽搐时保持呼吸道通畅，解开衣领，除去义齿，于上下牙齿之间放置牙垫，防止舌咬伤。②抗惊厥，静脉注射地西泮。③发生脑组织水肿时，给予 20% 甘露醇 250ml 快速静脉滴注，注射用呋塞米 40~80mg 静脉注射。

（5）主动脉夹层动脉瘤：70%~80% 是由于高血压所致，该病是一种预后差的血管疾病，临床诊断 48 小时内死亡率高达 36%~72%，如病变累及肾动脉死亡率可达 50%~70%。疑似病例应即刻进行意识、心率、血压、呼吸、氧饱和度、肾功能、下肢肢体血供的监测，密切观察疼痛部位及性质。主动脉夹层降压治疗应在保证脏器灌注前提下，迅速使血压降低并使收缩压控制在 100~120mmHg，心率 ≤60 次 /min。药物可选用 β 受体阻滞剂、非二氢吡啶类钙通道阻滞剂控制心室率,联合应用乌拉地尔、拉贝洛尔、硝普钠等静脉降压药物控制血压。

【并发症观察与护理】

保护重要脏器功能仍是高血压急症治疗核心部分,高血压急症是一种临床综合征,除血压升高外,常伴有进行性靶器官损害,因此,临床治疗要求兼顾重要脏器灌注,最大程度防止或减轻心、脑、肾等重要靶器官损害。因此,应严密观察患者意识、瞳孔、血压、心率、呼吸及尿量情况,观察有无肢体麻木、活动不灵、语言含糊、嗜睡等情况。

1. 当患者出现剧烈头痛、恶心、呕吐时,考虑为脑组织水肿,应迅速消除脑组织水肿,降低颅内压。可用20%甘露醇250ml快速静脉滴注,也可以用利尿剂。给予氧气吸入,改善脑组织缺氧,抬高床头15°~30°,有利于脑静脉回流,必要时给患者戴冰帽,降低脑耗氧量。

2. 当患者出现呼吸困难、咳嗽、气喘、尿少等症状时,考虑有无急性左心衰竭或肾功能不全,及时给予对症治疗。

3. 当患者出现胸痛、胸闷、心电图有ST段改变,应警惕急性冠脉综合征,实施血运重建治疗。

4. 当高血压患者出现胸痛等不适症状、无脉,应警惕夹层动脉瘤,值班护士及时通知医生,进行相关检查,尽快明确诊断,有效止痛、降压,控制血压、心率,防止夹层继续撕裂。

【心理护理】

高血压患者心理障碍越来越受到医学界重视,长期精神压力和心理障碍既是高血压的诱因,也是高血压急症的诱因。抑郁和焦虑是主要表现,其发生机制与交感神经系统兴奋,儿茶酚胺分泌增加、局部或全身小动脉痉挛有关。

1. **缓解心理应激源** 打破"应激源—血压升高—负性情绪—血压更高"的恶性循环。

2. **指导患者自我心理护理** 建立合理认知,保持情绪稳定,合理安排生活。

3. 疏导负性情绪,争取社会和家庭支持。

4. 加强医患、护患沟通,建立和谐医患关系。

【健康教育】

1. 加强高血压相关知识教育,提高患者对高血压并发症的认识。

2. 依据医生制订的高血压治疗方案,做好用药指导,提高患者用药的依从性。

3. 指导患者建立良好的饮食及生活习惯(戒烟、戒酒,低脂、低胆固醇、富含纤维素、易消化、清淡饮食,保证充足睡眠时间,减轻体重),并说明其重要性,消除诱发高血压急症的危险因素,避免高血压急症再次发作。

4. 对于高血压亚急症患者,可在门诊进行评估,选择口服降压药即可达到降压效果,无须住院治疗。

(李海燕 段 静)

【高血压急症救治流程】

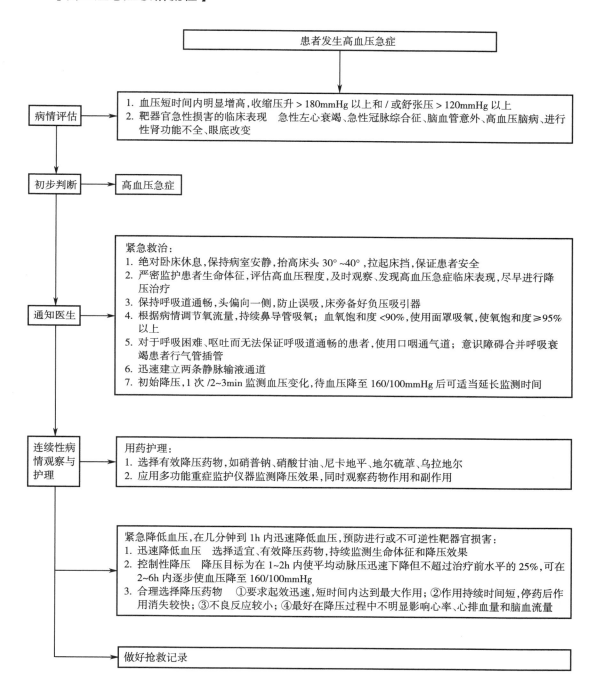

患者发生高血压急症

病情评估
1. 血压短时间内明显增高,收缩压升 > 180mmHg 以上和 / 或舒张压 > 120mmHg 以上
2. 靶器官急性损害的临床表现　急性左心衰竭、急性冠脉综合征、脑血管意外、高血压脑病、进行性肾功能不全、眼底改变

初步判断 → 高血压急症

通知医生
紧急救治:
1. 绝对卧床休息,保持病室安静,抬高床头 30° ~40°,拉起床挡,保证患者安全
2. 严密监护患者生命体征,评估高血压程度,及时观察、发现高血压急症临床表现,尽早进行降压治疗
3. 保持呼吸道通畅,头偏向一侧,防止误吸,床旁备好负压吸引器
4. 根据病情调节氧流量,持续鼻导管吸氧;血氧饱和度 <90%,使用面罩吸氧,使氧饱和度 ≥95% 以上
5. 对于呼吸困难、呕吐而无法保证呼吸道通畅的患者,使用口咽通气道;意识障碍合并呼吸衰竭患者行气管插管
6. 迅速建立两条静脉输液通道
7. 初始降压,1 次 /2~3min 监测血压变化,待血压降至 160/100mmHg 后可适当延长监测时间

连续性病情观察与护理
用药护理:
1. 选择有效降压药物,如硝普钠、硝酸甘油、尼卡地平、地尔硫䓬、乌拉地尔
2. 应用多功能重症监护仪器监测降压效果,同时观察药物作用和副作用

紧急降低血压,在几分钟到 1h 内迅速降低血压,预防进行或不可逆性靶器官损害:
1. 迅速降低血压　选择适宜、有效降压药物,持续监测生命体征和降压效果
2. 控制性降压　降压目标为在 1~2h 内使平均动脉压迅速下降但不超过治疗前水平的 25%,可在 2~6h 内逐步使血压降至 160/100mmHg
3. 合理选择降压药物　①要求起效迅速,短时间内达到最大作用;②作用持续时间短,停药后作用消失较快;③不良反应较小;④最好在降压过程中不明显影响心率、心排血量和脑血流量

做好抢救记录

第八节　心脏压塞的紧急处理及护理配合

学习目标

完成本内容学习后,学生将能:

1. 复述心脏压塞的临床表现。
2. 列出心脏压塞病情评估内容。
3. 描述心脏压塞救治护理措施和治疗原则。
4. 应用心脏压塞救治流程救治心脏压塞患者。

【概念】

正常的心包囊内有 10~50ml 液体,在心包膜间充当润滑剂。心脏压塞是指心包腔内液体量和压力突然增加引起心脏受压从而危及生命的临床症状,是心脏介入诊断与治疗过程中最严重的并发症之一,发生率为 0.12%~0.21%。

【临床特点】

根据心包腔内液体量增长速度快慢可分为急性心脏压塞和慢性心脏压塞。本章主要讲解急性心脏压塞。急性心脏压塞可见于急性心包炎、心包积血(心肌梗死后、主动脉瘤或夹层动脉瘤破裂)、胸部创伤(穿透性)及肿瘤。

心脏介入术中出现心脏压塞可以发生在电生理射频消融时电极导管误入并损伤冠状动脉窦,左心耳腔壁薄、张力低部位;临时起搏导管放置在右心室较薄部位导致该处穿孔;在做 PCI 时,选择使用硬度较高的指引导丝;做完全性血管闭塞时易导致冠状动脉穿孔;新型 Carto 标测系统只显示标测导管头端位置,不能显示整个导管在心脏内形态及扩张,因标测电极在心腔内张力过大而造成心脏穿孔,使部分造影剂和血液渗入心包,引发术中急性心脏压塞。

1. **急性心脏压塞症状**　主要表现为术后突发胸闷、胸痛、烦躁、面色苍白、大汗、进行性血压下降、静脉压明显上升、表情淡漠,应高度怀疑心脏压塞,若心排血量明显下降,可产生急性循环衰竭、休克。

2. **急性心脏压塞体征**　典型征象为 Beck 三联征:动脉压下降、颈静脉怒张和心音遥远。

(1)脉搏细弱,可触及奇脉;血压极低者,可触不到奇脉。

(2)动脉压下降尤其是收缩压下降,是本病主要表现或唯一的早期表现。脉压 <30mmHg,动脉血压持续下降可呈现休克表现。凡原因不明的低血压或休克患者均应考虑心脏压塞可能。

(3)体循环静脉压增高出现颈静脉怒张,呈现 Kussmaul 征;肝脏肿大,肝 – 颈静脉回流征阳性,腹腔积液及下肢水肿。急性心脏压塞尤其是伴低血容量者或肥胖患者,上述表现可不明显而易漏诊。

(4)心脏听诊为心率增快,心音弱而遥远。少数患者早期可因出现迷走反射而表现为窦性心动过缓或停搏。

3. 心脏压塞发生时间 介入术中及术后24小时内,但1~15天仍有迟发心脏压塞的可能。

【诊断标准】

1. 化验检查 感染所致者常有白细胞计数增加、血沉增快等炎症反应。

2. X线检查 在X线透视下发现心脏搏动普遍减弱是急性心脏压塞最主要的表现。而X线摄片,只有心包积液量超过250ml时,方可见心影向两侧扩大;积液量超过1 000ml时,心影普遍增大,心脏正常轮廓消失,呈烧瓶样,且心影随体位而变化。X线摄片检查不适宜早期诊断,但有助于病因诊断。

3. 心电图检查 对心脏压塞诊断缺乏特异性。77%心脏压塞患者心电图表现为窦性心动过速。部分心电图可见QRS低电压,罕见情况下出现所有导联P波、QRS波和T波电交替(心脏压塞特征性表现,常由转移性肿瘤引起)。这种心电图现象是由于心脏在积液内摆动,引起主波电轴变化所致。

4. 超声心动图 诊断心脏压塞首选检查方法,即使少量心包积液(50~100ml)时亦能诊断。主要特征表现如下:

(1)心包膜脏、壁层之间出现无回声区。

(2)右心室显著受压。

(3)吸气时,右心室内径增大,左心室内径减少,室间隔向左心室偏移,呼气时则相反;右心室前壁可出现舒张期塌陷,右心房壁可出现收缩期塌陷征象。

(4)主动脉瓣开放时间缩短,心脏每搏输出量降低。

(5)二尖瓣、三尖瓣与肝静脉多普勒血流频谱亦有相应的改变。

5. 心包穿刺 可证实心包积液存在并对抽取液体做生物学(细菌、真菌等)、生化、细胞分类检查,包括寻找肿瘤细胞等;抽取一定量的积液也可解除心脏压塞症状;同时在必要时可经穿刺在心包腔内注入抗菌药物或化疗药物等。心包穿刺主要指征是心脏压塞和未明病因的渗出性心包炎。

6. 心包活检有助于明确病因。

【治疗现状】

1. 改善血流动力学

(1)快速静脉输注生理盐水,目的是扩充血容量,增加中心静脉压与回心血量,以维持一定的心室充盈压。可在心包腔减压前或减压同时快速静脉输注500ml生理盐水(液体复苏),其后输液总量视补液后患者血流动力学状态而定。

(2)正性肌力药首选多巴酚丁胺。多巴酚丁胺在增加心肌收缩力同时不会导致心脏后负荷增加。心脏压塞时多巴胺与去甲肾上腺素可增加心脏后负荷,导致心排血量降低,应避免使用。

2. 降低心包腔内压

(1)心包穿刺术:一旦确诊急性心脏压塞,应立即行心包穿刺术,迅速抽出积液,并可插管至心包腔进行较长时间持续引流。

（2）心包切开引流术：即外科心包切开。该法仅需局麻，可在床边进行，方法简单，引流可靠，尚能同时做心包活检并进一步检查心包腔及心肌情况。

（3）心包切除术：对于缩窄性心包炎引起的慢性心脏压塞，应尽早行心包切除手术，以免病程过久引起患者全身情况不佳，心肌萎缩加重，肝功能进一步减退，影响手术效果。

【心包穿刺的紧急处理及护理配合】

1. 评估患者病情

（1）观察患者有无胸闷、胸痛、烦躁、面色苍白、大汗、进行性血压下降、表情淡漠等心脏压塞表现。

（2）了解患者心脏介入术中治疗情况。

2. 启动心脏压塞救治预案

（1）急呼术者医生，二线、三线值班人员及护士。

（2）进行床旁心动超声检查，护士立即建立静脉通道，应用镇痛、升压药物，同时遵医嘱进行补液。

（3）给予高流量吸氧，尽快给予床旁心电、血压监测，严密观察生命体征及患者意识。

（4）急查血常规、出凝血指标，了解患者出血情况，备好急救物品和药品。

3. 做好物品准备，配合医生行心包穿刺术

（1）选取合适卧位：如穿刺点在心尖部者（一般在左侧第5肋间或第6肋间心浊音界内2.0cm左右），可取坐位或半坐卧位；如穿刺点在剑突与左肋弓缘夹角处者，则可取半卧位，上半身抬高30°~40°。

（2）准备用物：心包穿刺包、一次性注射器（5ml、10ml）、盐酸利多卡因、无菌手套、引流袋、量杯；备好急救物品及药品。

（3）抬高床头，吸氧，持续心电、血压监测，观察生命体征并记录。

（4）术者常规消毒、铺巾，护士协助医生穿刺，穿刺成功后协助医生抽液，记录抽液量、性质，观察患者症状及生命体征；若需注入药物，协助抽吸药液。

（5）注意事项，严格无菌操作：穿刺前与患者和家属充分沟通，并做好解释工作，消除患者紧张、恐惧心理；嘱患者穿刺时勿剧烈咳嗽或深呼吸；抽液过程中注意随时夹闭管道，防止空气进入心包腔；首次抽液量不超过100ml，以后再逐渐增加到400~500ml，同时抽液速度要慢，以免回心血容量急剧增多而引起急性肺水肿；另外，应该注意穿刺抽吸手法，动作要轻柔缓慢，切忌过快过猛。

（6）穿刺过程中，还需密切观察患者面色、脉搏、呼吸、血压、血氧饱和度等指标变化，出现面色苍白、出汗、心率加快、气短等不适症状时停止操作，予以对症处理。

4. 心包引流管护理

（1）固定穿刺导管：使用缝合线将引流管顶端固定帽缝于皮肤上，无菌敷料包裹三通与引流管，引流袋接头与三通开关外接，抽吸积液后沿导管外端注入肝素盐水2~3ml，夹闭三通，妥善固定引流袋。

（2）观察穿刺处有无渗血、渗液，及时更换无菌敷料；保持周围皮肤清洁。

（3）留置心包管期间，密切观察体温，注意有无感染迹象；置管位于胸骨旁和心尖部，由于心脏搏动，对导管牵拉可引起疼痛，可适当调节位置，必要时服用止痛药物，缓解因导管刺

激引发的疼痛。

（4）心脏超声检查积液情况，如需抽液，要做好心电、血压监测，严格无菌操作，记录引流液量、颜色、性质；可变换体位进行引流。

（5）拔管指征：心包置管后引流液减少，超声检查无心包积液，夹闭管道后无积液增加及发热。

（6）准确记录心包引流液量、颜色、性质，以及穿刺部位、穿刺情况。

（7）做好引流置管护理，妥善固定心包引流管，记录导管长度，保持穿刺部位清洁、干燥。

（8）做好防脱管的宣教。

5. 做好抢救记录，进入监护病房实施连续性观察与救治。

（李海燕　段　静）

【急性心脏压塞救治流程】

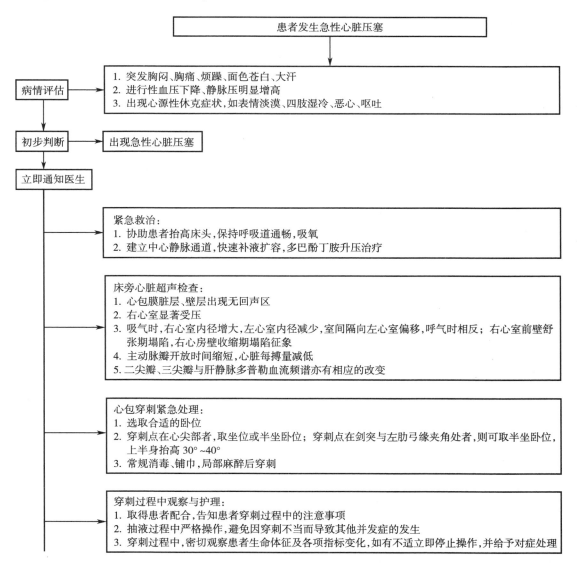

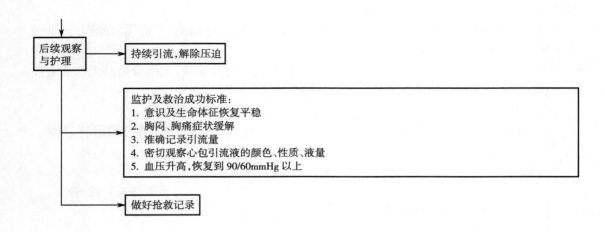

后续观察与护理

→ 持续引流,解除压迫

监护及救治成功标准:
1. 意识及生命体征恢复平稳
2. 胸闷、胸痛症状缓解
3. 准确记录引流量
4. 密切观察心包引流液的颜色、性质、液量
5. 血压升高,恢复到 90/60mmHg 以上

→ 做好抢救记录

第九节　肺栓塞的紧急处理及护理配合

学习目标

完成本内容学习后,学生将能:
1. 复述深静脉血栓形成和肺血栓栓塞症的危险因素。
2. 列出抗凝药物治疗用药剂量、副作用。
3. 描述肺栓塞患者救治护理措施和治疗原则。
4. 应用肺栓塞救治流程救治急性肺栓塞患者。

【概念】

肺栓塞(pulmonary embolism, PE)是以各种栓子阻塞肺动脉或其分支为发病原因的一组疾病或临床综合征的总称,包括肺血栓栓塞症(pulmonary thromboembolism, PTE)、脂肪栓塞综合征、羊水栓塞、空气栓塞、肿瘤栓塞等。其中 PTE 为肺栓塞的最常见类型。肺血栓栓塞症是内科急症之一,病情凶险,其 7 天全因死亡率为 1.9 %~2.9%,30 天全因死亡率为 4.9%~6.6%。随着 PTE 认识和诊治水平提高,我国急性 PTE 住院死亡率逐年下降,由 1997 年 25.1% 下降至 2008 年 8.7%。

【危险因素】

引起 PTE 的血栓主要来源于下肢深静脉血栓形成(deep vein thrombosis, DVT),肺血栓栓塞症和下肢深静脉血栓形成合称为静脉血栓栓塞症(venous thromboembolism, VTE)。大多数 VTE 患者都可能存在着易患因素。静脉血液淤滞、血管内皮损伤和血液高凝状态即 Virchow 三要素,是导致 VTE 的三个主要因素。多种疾病可以通过这 3 种因素而增加深静脉血栓形成风险,从而增加肺血栓栓塞症发病风险(表 4-9-1)。

表 4-9-1 深静脉血栓形成和肺血栓栓塞症危险因素

遗传性危险因素	获得性因素		
	血液高凝状态	血管内皮损伤	静脉血液淤滞
抗凝血酶缺乏	高龄	手术（多见于全髋关节或膝关节置换）	瘫痪
蛋白 S 缺乏	恶性肿瘤		长途航空或乘车旅行
蛋白 C 缺乏	抗磷脂抗体综合征	创伤 / 骨折（多见于髋部骨折和脊髓损伤）	急性内科疾病住院
V 因子 Leiden 突变（活性蛋白 C 抵抗）	口服避孕药	中心静脉置管或起搏器	居家养老护理
凝血酶原 20210A 基因变异（罕见）	妊娠 / 产褥期		
XII 因子缺乏	静脉血栓个人史 / 家族史	吸烟	
纤溶酶原缺乏	肥胖	高同型半胱氨酸血症	
纤溶酶原不良反应	炎症性肠病	肿瘤静脉内化疗	
血栓调节蛋白异常	肝素诱导血小板减少症		
纤溶酶原激活物抑制因子过量	肾病综合征		
非 "O" 型血	真性红细胞增多症		
	巨球蛋白血症		
	植入人工假体		

【临床表现】

急性 PTE 临床表现多样且缺乏特异性，对诊断敏感性和特异性都不高，容易被忽视或误诊。临床病情严重程度差异很大，轻型基本无临床表现，重型可以出现血流动力学不稳定，甚至猝死。相应的临床症状和体征差异也很大，以下叙述比较典型的症状和体征。

（一）症状

1. 呼吸困难及气促 为肺血栓栓塞症最常见症状（80%~90%），活动后出现或加重，静息时可缓解或减轻。患者有时主诉大便后、上楼梯时出现胸部"憋闷"，很容易与劳力性心绞痛相混淆，尤须注意鉴别。特别要重视仅表现为轻度呼吸困难的患者。

2. 胸痛 可见于大多数（40%~70%）肺血栓栓塞症患者，包括胸膜炎样胸痛和心绞痛样疼痛。胸膜炎样胸痛较多见，其特点为深呼吸或咳嗽时疼痛明显加重，它提示应注意有无肺梗死存在。心绞痛样胸痛仅见于少数患者，为胸骨后较剧烈的挤压痛，患者难以忍受，向肩部和胸部放射，酷似心绞痛发作。

3. 晕厥 可为肺血栓栓塞症唯一或首发症状，其主要原因是大块肺血栓栓塞阻塞 50% 以上的肺血管，使心排血量明显减少，引起脑供血不足。

4. 咯血 见于约 1/3 的患者，是肺梗死的症状，多发生于肺梗死后 24 小时之内，常为小量咯血，大咯血少见。

5. 烦躁不安、恐惧,甚至濒死感 见于约半数患者,发生机制不明,可能与胸痛或低氧血症有关。

6. 咳嗽 见于约 1/3 患者,多为干咳或有少量白痰。

7. 腹痛 肺栓塞症患者有时主诉腹痛,可能与膈肌受刺激或肠出血有关。偶见主诉腰痛者。

各病例可出现以上症状的不同组合。临床上有时出现所谓"肺栓塞三联征",即同时出现呼吸困难、胸痛及咯血,但仅见于不足 30% 的患者。

(二)体征

1. 呼吸系统体征 呼吸急促最常见,发绀,肺部有时可闻及哮鸣音和 / 或细湿啰音,肺野偶可闻及血管杂音;合并肺不张和胸腔积液时出现相应的体征。

2. 循环系统体征 主要是急性肺动脉高压、右心功能不全及左心心搏量急剧减少的体征。常见窦性心动过速,并可见心律失常如期前收缩、室上性心动过速、心房扑动和心房纤颤。半数以上患者可闻及肺动脉瓣区第二心音亢进或分裂,少数患者可闻及收缩期喷射性杂音;颈静脉充盈或异常搏动,存在三尖瓣反流时三尖瓣区可闻及收缩期杂音、右心奔马律,并可见肝脏增大,肝颈静脉反流征和下肢肿胀等右心衰竭体征。少数患者可有心包摩擦音。病情严重的患者可出现血压下降甚至休克,提示大块肺血栓栓塞。

3. 其他 可伴发热,多为低热,少数患者有 38℃ 以上的发热,可由肺梗死、肺出血、肺不张继发肺部感染等引起,也可由下肢血栓性静脉炎引起。

(三)临床表现

由于绝大多数肺血栓栓塞症血栓来源于 DVT。因此,在肺血栓栓塞症诊断时,必须注意是否存在 DVT 症状和体征。下肢深静脉血栓形成症状和体征包括患肢肿胀、周径增粗、疼痛或压痛、皮肤色素沉着,行走后患者易疲劳或肿胀加重,特别是两下肢不对称性肿胀应引起重视。应测量双侧下肢周径来评价其差别。大、小腿周径测量点分别为髌骨上缘以上 15cm 处,髌骨下缘以下 10cm 处。双侧相差 >1cm 即考虑有临床意义。但是,约半数以上下肢深静脉血栓形成患者无自觉症状和明显体征。

【实验室和辅助检查】

(一)化验检查

1. 血浆 D- 二聚体（D-dimer） D- 二聚体对急性 PTE 诊断敏感度为 92%~100%,若 D- 二聚体含量 <500μg/L,对排除急性 PTE 有诊断价值。恶性肿瘤、炎症、出血、创伤、手术和坏死等情况可引起血浆 D- 二聚体水平增高,因此 D- 二聚体对于诊断 PTE 阳性预测价值较低,不能用于确诊。

2. 动脉血气分析 常表现为低氧血症、低碳酸血症,肺泡 - 动脉血氧分压差增大,但大部分患者血气结果可以正常。

3. 血浆肌钙蛋白 包括肌钙蛋白 I 及肌钙蛋白 T,是评价心肌损伤的指标。目前认为肌钙蛋白提示急性 PTE 患者预后差。

4. 脑钠肽和 N- 末端脑钠肽前体 急性 PTE 患者右心室后负荷增加,室壁张力增高,血清脑钠肽和 N- 末端脑钠肽前体水平增高,升高水平可反映右心功能不全及血流动力学紊乱严重程度,无明确心脏基础疾病如脑钠肽和 N- 末端脑钠肽前体增高,需要考虑 PTE 可能;同时,该指标也可用于评估急性 PTE 的预后。

5. **心电图** 大部分病例的表现有非特异性心电图异常。较为多见的表现包括 V_1~V_4 导联 T 波改变和 ST 段异常;部分病例可出现 $S_ⅠQ_ⅢT_Ⅲ$ 征(即 Ⅰ 导联 S 波加深,Ⅲ 导联出现 Q 波及 T 波倒置);其他心电图改变包括完全或不完全右束支传导阻滞;肺型 P 波;电轴右偏,顺钟向转位等右心负荷急剧增高等心电图表现。观察到心电图动态改变较静态异常对 PTE 具有更大的临床意义,同时有助于预测急性 PTE 不良预后。

6. **X 线胸片** 可显示区域性肺纹理变细、稀疏或消失,肺野透亮度增加,肺野局部浸润性阴影,肺不张或膨胀不全,肺动脉段膨隆及右心室扩大征。但这些表现均缺乏特异性,仅凭 X 线胸片不能确诊或者排除 PTE。

7. **超声心动图** 超声心动图可发现右心室后负荷过重征象,包括出现右心室扩大、右心室游离壁运动降低,室间隔平直,三尖瓣反流速度增快、三尖瓣收缩期位移降低。在少数患者,若超声发现右心系统(包括右心房、右心室及肺动脉)血栓,同时临床表现符合 PTE,即可作出诊断。超声心动图对于血流动力学不稳定的疑似 PTE 有诊断及排除诊断价值。

(二)确诊相关影像学检查

1. **CT 肺动脉造影(CT pulmonary angiography,CTPA)** 可直观地显示肺动脉内血栓形态、部位及血管堵塞程度,对 PTE 诊断敏感性和特异性均较高,且无创、便捷,目前已成为确诊 PTE 的首选检查方法。CTPA 可同时显示肺及肺外的其他胸部病变,具有重要的诊断和鉴别价值。

2. **放射性核素肺通气/血流灌注(V/Q)显像** 是 PTE 重要的诊断方法。典型征象是呈肺段分布的肺灌注缺损,并与通气显像不匹配。但由于许多疾病可以影响 V/Q 比值,需密切结合临床进行判读。

3. **磁共振肺动脉造影(magnetic resonance pulmonary angiography,MRPA)** 可以直接显示肺动脉内栓子及 PTE 所致低灌注区从而确诊 PTE,但对肺段以下水平 PTE 诊断价值有限。肾动脉严重受损、对碘造影剂过敏或妊娠患者可考虑选择 MRPA。

4. **肺动脉造影** 为 PTE 诊断的"金标准",其敏感性约为 98%,特异性为 95%~98%。但肺动脉造影是一种有创性检查,发生致命性或严重并发症可能性分别为 0.1% 和 1.5%,随着 CTPA 的发展和完善,肺动脉造影已很少用于急性 PTE 的临床诊断,选择肺动脉造影应严格掌握适应证。

【肺栓塞治疗原则】

(一)一般支持治疗

1. **高度疑诊或确诊急性 PTE 的患者** 应严密监测呼吸、心率、血压、心电图及血气分析变化,并予以积极的呼吸与循环支持。

2. **高危 PTE 患者** 如合并低氧血症,应使用鼻导管或面罩吸氧,以提高血氧饱和度;当合并呼吸衰竭时可采用经鼻/面罩无创机械通气或经气管插管机械通气。

3. **合并休克或低血压的急性 PTE 患者** 遵医嘱使用去甲肾上腺素、肾上腺素、多巴酚丁胺和多巴胺等血管活性药物,维持有效的血流动力学,并予支持治疗。

4. **焦虑和有惊恐症状的患者** 应予以安抚,可适当应用镇静剂。

5. **胸痛患者** 可予以镇痛。

6. **有发热、咳嗽等症状的患者** 可予以对症治疗,以尽量降低耗氧量。

7. **合并高血压的患者** 应尽快控制血压。另外,应注意保持大便通畅,避免用力,以防止血栓脱落。

8. **急性 PTE 患者** 若血流动力学稳定,考虑血栓脱落及病情再次加重的风险,在充分抗凝的基础上,建议患者尽早下床活动。

（二）抗凝治疗

1. **抗凝治疗** 为 PTE 的基础治疗手段,可以有效地防止血栓再形成和复发,同时促进机体自身纤溶机制溶解已形成的血栓。一旦明确急性 PTE,宜尽早启动抗凝治疗。

2. **临床高度可疑急性 PTE** 在等待诊断结果过程中,建议开始应用胃肠外抗凝治疗（普通肝素、低分子肝素、磺达肝癸钠等）。一旦确诊急性 PTE,如果没有抗凝禁忌,推荐尽早启动抗凝治疗。

3. **急性 PTE** 初始抗凝治疗推荐选用普通肝素、低分子肝素、磺达肝癸钠、负荷量的利伐沙班或阿哌沙班。

4. **急性 PTE** 如果选择华法林长期抗凝,推荐在应用胃肠外抗凝药物的 24 小时内重叠使用华法林,调节 INR 目标值为 2.0~3.0,达标后停用胃肠外抗凝;急性 PTE,如果选用利伐沙班或阿哌沙班,在使用初期需给予负荷剂量;如果选择达比加群或者依度沙班,应先给予胃肠外抗凝药物至少 5 天。

5. **有明确可逆性危险因素的急性 PTE** 在 3 个月抗凝治疗后,如危险因素消除,建议停用抗凝治疗。危险因素持续存在的 PTE,在 3 个月抗凝治疗后,建议继续抗凝治疗。

6. **特发性 PTE** 治疗 3 个月后,如果仍未发现确切危险因素,同时出血风险较低,推荐延长抗凝治疗时间,甚至终生抗凝。

（三）溶栓治疗

溶栓治疗可迅速溶解部分或者全部血栓,恢复肺组织再灌注,降低肺动脉阻力及肺动脉压,改善右心室功能,降低严重 VTE 患者病死率和复发率。

1. **溶栓治疗时间窗** 一般为 14 天以内,但鉴于可能存在血栓的动态形成过程,对溶栓治疗时间窗不作严格规定。

2. **溶栓治疗的时机** 急性高危 PTE,如无溶栓禁忌,推荐溶栓治疗。急性非高危 PTE 患者,不推荐常规溶栓治疗。中高危 PTE,建议先给予抗凝治疗,并密切观察病情变化,一旦出现临床恶化,且无溶栓禁忌,建议给予溶栓治疗。

3. **临床恶化标准** 在治疗和观察过程中出现低血压、休克;或尚未进展至低血压、休克,但出现心肺功能恶化,如症状加重、生命体征恶化、组织缺氧、严重低氧血症、心脏生物学标志物升高。急性 PTE 患者溶栓治疗后,如效果不佳或出现临床恶化,可考虑适当追加溶栓药物剂量。对于急性高危 PTE,如果存在溶栓禁忌证,若条件允许,建议介入治疗或手术治疗。

4. **溶栓药物应用** 急性 PTE 应用溶栓药物,建议使用重组组织型纤溶酶原激活剂（rt-PA）50mg、尿激酶 2U/kg 或重组链激酶 150U,2 小时持续静脉滴注。

5. 急性高危 PTE,溶栓治疗前如需初始抗凝治疗,推荐首选普通肝素。

6. 溶栓治疗的绝对禁忌证和相对禁忌证见表 4-9-2。

表 4-9-2　溶栓禁忌证

绝对禁忌证	相对禁忌证
结构性颅内疾病	收缩压 >180mmHg
出血性脑卒中病史	舒张压 >110mmHg
3 个月内缺血性脑卒中	近期非颅内出血
活动性出血	近期侵入性操作
近期脑或脊髓手术	近期手术
近期头部骨折性外伤或头部损伤	3 个月以上缺血性脑卒中
出血倾向（自发性出血）	口服抗凝药物（如华法林）
	创伤性心肺复苏
	心包炎或心包积液
	糖尿病视网膜病变
	妊娠
	年龄 >75 岁

（四）手术治疗

手术治疗包括介入治疗和外科治疗两种方法。

1. 介入治疗　目的是清除阻塞肺动脉的栓子，以利于恢复右心功能并改善症状，提高生存率。介入治疗包括经导管碎解和抽吸血栓，或同时进行局部小剂量溶栓。介入治疗并发症包括远端栓塞、肺动脉穿孔、肺出血、心脏压塞、心脏传导阻滞或心动过缓、溶血、肾功能不全以及穿刺相关并发症。

对于有抗凝禁忌的急性 PTE 患者，为防止下肢静脉大块血栓再次脱落阻塞肺动脉，可考虑放置下腔静脉滤器，建议应用可回收滤器，2 周之内取出。一般不考虑永久应用下腔静脉滤器。

2. 肺动脉血栓切除术　肺动脉血栓切除术可作为全身溶栓的替代补救措施，急性高危 PTE，若有肺动脉主干或主要分支血栓，如存在溶栓禁忌、溶栓治疗或介入治疗失败、其他内科治疗无效，在具备外科专业技术和条件的情况下，可考虑行肺动脉血栓切除术。对于顽固性低氧血症、循环不稳定的高危 PTE，内科或介入治疗效果不佳，准备手术之前，可尝试用体外膜肺氧合（ECMO）以加强生命支持。但 ECMO 治疗效果有待进一步研究探讨。

【肺栓塞护理】

（一）一般护理

1. 绝对卧床休息，保持病室安静，防止活动促使静脉血栓脱落而再次发生肺栓塞。

2. 监测生命体征　严密观察心率、血压、心电图、呼吸频率、氧饱和度，给予吸氧，氧浓度取决于病情，合并低氧血症，应使用鼻导管或面罩吸氧；当合并呼吸衰竭时可采用经鼻 / 面罩无创机械通气或经气管插管行机械通气。

3. 观察临床表现　有无胸痛、胸闷、发热、咳嗽、咯血、气短、发绀，予以对症治疗。

4. 对于焦虑和惊恐患者 给予安抚,必要时使用吗啡、哌替啶等止痛、镇静药物。

5. 限制床上活动 严格卧床休息,床上大小便,一切生活护理均由护士协助完成,避免做增加腹压的动作,防止下肢深静脉血栓脱落。

6. 双下肢肿胀合并静脉血栓患者 协助患者床上翻身,给予患侧卧位,抬高患肢,测量肿胀肢体周长,促进血液循环,防止血栓脱落,预防压疮发生。

(二)药物治疗和护理

1. 低分子肝素 皮下注射低分子肝素,12h/次;磺达肝葵钠,24h/次。观察注射部位有无皮下淤血、硬结、疼痛。

2. 利伐沙班或阿哌沙班 在使用初期需要负荷剂量(负荷量:利伐沙班 15mg,2 次 /d,3 周;阿哌沙班 10 mg,2 次 /d,1 周);如果选用达比加群或者依度沙班,应先给予胃肠外抗凝药物 5~14 天。

3. 口服华法林 调节 INR 目标值为 2.0~3.0,注意观察华法林副作用——出血,如皮肤出血点、瘀斑、牙龈出血、鼻出血等,根据 INR 结果遵医嘱调整药物剂量;如果 INR 在 4.5~10.0,无出血征象,应将药物减量,不建议常规应用维生素 K;如果 INR>10.0,无出血征象,除将药物暂停使用外,可以口服维生素 K;一旦发生出血事件,应立即停用华法林,根据出血严重程度,立即给予维生素 K 治疗,5~10mg/次,静脉注射。除维生素 K 外,联合应用凝血酶原复合物或新鲜冰冻血浆,可起到快速抗凝的作用。

知识拓展

抗凝药物使用的注意事项

胃肠外初始抗凝如肝素(UFH)、低分子肝素(LMWH)或磺达肝葵钠治疗启动后,应根据临床情况及时转换为口服抗凝药物。如果使用华法林,应和肝素、低分子肝素重叠 3 天,3 天后复查 INR,INR 达标之后可以每 1~2 周检测 1 次 INR,推荐 INR 维持在 2.0~3.0(目标值为 2.5),INR 稳定后每 4 周检测 1 次。

(三)介入治疗护理

1. 术前准备

(1)主管医生根据病情、手术指征、术中情况及相关并发症与患者及家属进行沟通,家属签字。

(2)完善相关检查,如血液检查(血常规、血生化、凝血功能、血清八项、血气分析),心电图、肺 CT。

(3)术区皮肤准备,建立静脉通路。

(4)术前物品准备(1kg 盐 2 袋并使用白色毛巾包裹、吸水管、便器)。

2. 术后观察与护理要点

(1)术后持续心电、血压监测,吸氧,观察生命体征、血氧饱和度,注意患者主诉,观察尿量、意识,复查血气分析。

(2)观察右侧股静脉穿刺处有无渗血、皮下血肿,限制活动,24 小时后可床上翻身,酌情下地活动。

（3）下床活动时严密观察患者有无头晕、呼吸困难、胸痛、胸闷、晕厥等情况,观察有无再次肺栓塞的临床表现,无不适症状可逐渐增加活动量,直至进行室外活动。

（李海燕　田浑）

【肺栓塞救治流程】

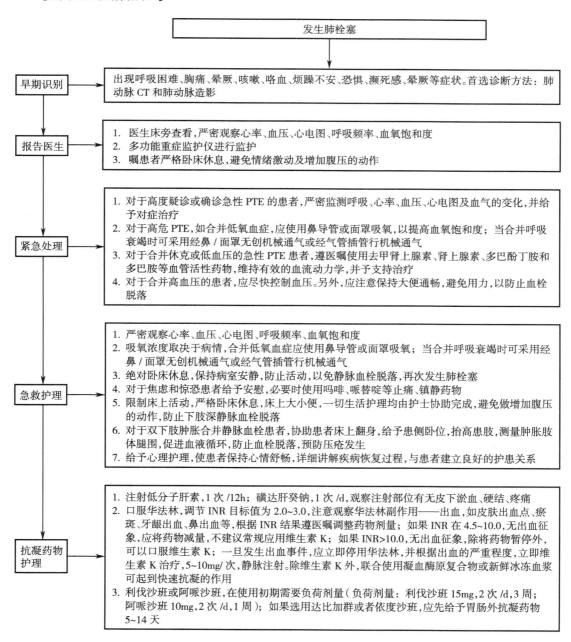

```
                        ┌──────────────────────────────────────┐
                        │              发生肺栓塞                │
                        └──────────────────────────────────────┘
```

早期识别 → 出现呼吸困难、胸痛、晕厥、咳嗽、咯血、烦躁不安、恐惧、濒死感、晕厥等症状。首选诊断方法：肺动脉 CT 和肺动脉造影

报告医生 →
1. 医生床旁查看,严密观察心率、血压、心电图、呼吸频率、血氧饱和度
2. 多功能重症监护仪进行监护
3. 嘱患者严格卧床休息,避免情绪激动及增加腹压的动作

紧急处理 →
1. 对于高度疑诊或确诊急性 PTE 的患者,严密监测呼吸、心率、血压、心电图及血气的变化,并给予对症治疗
2. 对于高危 PTE,如合并低氧血症,应使用鼻导管或面罩吸氧,以提高血氧饱和度；当合并呼吸衰竭时可采用经鼻 / 面罩无创机械通气或经气管插管行机械通气
3. 对于合并休克或低血压的急性 PTE 患者,遵医嘱使用去甲肾上腺素、肾上腺素、多巴酚丁胺和多巴胺等血管活性药物,维持有效的血流动力学,并予支持治疗
4. 对于合并高血压的患者,应尽快控制血压。另外,应注意保持大便通畅,避免用力,以防止血栓脱落

急救护理 →
1. 严密观察心率、血压、心电图、呼吸频率、血氧饱和度
2. 吸氧浓度取决于病情,合并低氧血症应使用鼻导管或面罩吸氧；当合并呼吸衰竭时可采用经鼻 / 面罩无创机械通气或经气管插管行机械通气
3. 绝对卧床休息,保持病室安静,防止活动,以免静脉血栓脱落,再次发生肺栓塞
4. 对于焦虑和惊恐患者给予安慰,必要时使用吗啡、哌替啶等止痛、镇静药物
5. 限制床上活动,严格卧床休息,床上大小便,一切生活护理均由护士协助完成,避免做增加腹压的动作,防止下肢深静脉血栓脱落
6. 对于双下肢肿胀合并静脉血栓患者,协助患者床上翻身,给予患侧卧位,抬高患肢,测量肿胀肢体腿围,促进血液循环,防止血栓脱落,预防压疮发生
7. 给予心理护理,使患者保持心情舒畅,详细讲解疾病恢复过程,与患者建立良好的护患关系

抗凝药物护理 →
1. 注射低分子肝素,1 次 /12h；磺达肝癸钠,1 次 /d,观察注射部位有无皮下淤血、硬结、疼痛
2. 口服华法林,调节 INR 目标值为 2.0~3.0,注意观察华法林副作用——出血,如皮肤出血点、瘀斑、牙龈出血、鼻出血等,根据 INR 结果遵医嘱调整药物剂量；如果 INR 在 4.5~10.0,无出血征象,应将药物减量,不建议常规应用维生素 K；如果 INR>10.0,无出血征象,除将药物暂停外,可以口服维生素 K；一旦发生出血事件,应立即停用华法林,并根据出血的严重程度,立即维生素 K 治疗,5~10mg/ 次,静脉注射。除维生素 K 外,联合使用凝血酶原复合物或新鲜冰冻血浆可起到快速抗凝的作用
3. 利伐沙班或阿哌沙班,在使用初期需要负荷剂量（负荷剂量：利伐沙班 15mg,2 次 /d,3 周；阿哌沙班 10mg,2 次 /d,1 周）；如果选用达比加群或者依度沙班,应先给予胃肠外抗凝药物 5~14 天

第十节　血管迷走神经反射的紧急处理及护理配合

学习目标

完成本内容学习后,学生将能:

1. 复述血管迷走神经反射临床表现。
2. 列出血管迷走神经反射诱发因素。
3. 描述血管迷走神经反射救治护理措施和护理配合。
4. 应用血管迷走神经反射救治流程救治血管迷走神经反射患者。

【概念】

血管迷走神经反射主要是心血管介入治疗过程中由于各种刺激性因素作用于皮层中枢或下丘脑,使胆碱能自主神经的张力突然增强,导致内脏及小血管猛烈扩张,而致使血压急剧下降,心率减慢,血管迷走神经反射引起的低血压和心动过缓,可使冠状动脉血流减少,极易导致球囊扩张和支架放置部位出现急性或亚急性血栓形成,对于术前抗凝不完全或术中临时决定进行介入术的患者造成更为严重的后果,即心源性休克或猝死。

【临床特点】

（一）临床表现

胸闷、憋气、心前区不适是血管迷走神经反射的首发症状,心率进行性减慢（<50次/min）、心动过缓;血压迅速下降（<90/60mmHg）;全身出冷汗、面色苍白、皮肤湿冷、恶心、呕吐;严重者出现意识模糊、意识丧失、大小便失禁。

（二）诊断标准

血管迷走神经反射可发生于心脏介入术中、术后,迷走神经反射最短可在30秒发生,早期识别,救治及时,缓解症状,不留有后遗症,否则会引发严重后果,因此在短时间内判断血管迷走神经反射发生至关重要。

1. 血压急剧下降,<90/60mmHg。
2. 心率减慢,<50次/min。
3. 面色苍白、皮肤湿冷、大汗、打哈欠、全身虚脱。
4. 恶心、呕吐胃内容物。
5. 胸闷、憋气、呼吸困难。
6. 轻者经对症治疗10分钟内可缓解。
7. 严重者视物模糊,大小便失禁,救治时间>1小时。

（三）诱发因素

1. **精神因素**　精神紧张是诱发血管迷走神经反射的重要原因。患者对治疗过程不了解,从而精神紧张、焦虑和恐惧等可使体内儿茶酚胺释放,通过刺激 β 受体导致周围血管收缩、心肌收缩增强,刺激左室内及颈动脉的压力感受器,这一代偿机制矛盾触发抑制反射,使迷走神经张力增高,反射性增强迷走神经活性,导致周围血管扩张和心率减慢。

2. **血容量不足** 血容量不足引起下丘脑视上核和室旁核神经元分泌血管升压素,导致血管平滑肌收缩,使血管对牵拉刺激敏感,易引起迷走神经反射。

3. **疼痛刺激** 局部麻醉不充分、拔除鞘管方法不当或压迫止血用力过大、加压包扎过紧等均可增加患者疼痛,通过外周感受器传入中枢神经部位,血管迷走神经兴奋性反射性增强,使血管扩张和心动过缓(即血压下降),导致临床症状发生。

4. **空腔脏器扩张刺激** 手术后患者需制动 12~24 小时,部分患者不习惯于床上排尿,易引起尿潴留;术后饮水增加,可致胃肠道突然剧烈扩张,压力感受器兴奋,反射性引起迷走神经兴奋,导致迷走神经反射发生。

【迷走神经反射的紧急处理及护理配合】

1. **保持呼吸道通畅** 取平卧位,头偏向一侧,避免呕吐物误吸至气管,备好床旁负压吸引装置;当发生恶心、呕吐时,快速从口腔和鼻腔吸引呕吐物。

2. **迅速建立中心静脉通道** 维持有效循环,快速静脉输入低分子右旋糖酐注射液或 706 代血浆扩容治疗。

3. **提高心率** 静脉推注阿托品 0.5~1mg。

4. **快速升压治疗** 静脉注射多巴胺 10~20mg。

5. **心电图检查** 判断有无心肌缺血证据。

6. 急救的同时查明引发血管迷走神经反射的诱因。

(1)精神紧张、恐惧。

(2)拔除鞘管的疼痛。

(3)血容量不足,禁食、水时间长。

(4)尿潴留或留置尿管放尿过多。

(5)穿刺部位血肿。

(6)使用血管扩张药物。

【恢复评判标准】

1. 心率 >60 次 /min。

2. 面色转红润。

3. 血压升高,恢复至 90~120/60~80mmHg。

4. 精神状态良好,意识清楚。

5. 四肢温暖,出汗停止,皮肤干燥,末梢循环改善。

6. 上述症状缓解后持续心电、血压监测 24 小时。

【预防措施】

1. **风险预警** 接受冠状动脉介入术患者,术前要充分评估,在已知明确的危险因素和发生时机时加以关注,如拔除动脉鞘管时,患者精神紧张、焦虑时,穿刺部位疼痛、有血肿时,但是目前缺乏国际通用评估量表作为评估工具。2017 年李海燕等人研究了 PCI 术后血管迷走神经反射风险评分表,根据危险因素(股动脉穿刺、女性、高血压、首次 PCI、前降支≥2 枚以上支架）风险评分表分值 11 分，PCI 术后患者采取床旁快速评分，评分结果显示，评分越高，风险程度越高，可供临床参考。风险分级：Ⅰ级（评分 0），Ⅱ级（评分 1~7），Ⅲ级（评分 8~9），Ⅳ级（评分 10~11）。

2. **使用风险预测评分表** VR Score= 股动脉穿刺 6 分 + 女性 2 分 + 高血压 1 分 + 首次 PCI 1 分 + 前降支 ≥2 枚以上支架 1 分，满分 11 分，评分 >8 分以上即为血管迷走神经反射高危人群，介入术后应密切观察生命体征变化，采取预见性护理措施，临床护理工作中应给予密切关注，一旦发生血管迷走神经反射，应用血管迷走神经反射救治流程救治患者。

3. **指导介入术后患者饮食和饮水管理** 术后不可大量饮水，避免短时间内大量饮水，导致胃肠道突然扩张及膀胱过度充盈，引起尿潴留，强调导尿第一次放尿不得超过 500ml，避免引起血管迷走神经反射。

4. 在拔除股动脉鞘管操作过程中，持续进行心电、血压监测，保留静脉通道，密切观察患者心率、血压及精神状态。

5. 拔管过程中询问患者有无不适主诉，对于精神紧张、疼痛敏感患者，拔管前局部注射利多卡因，减轻拔管时的疼痛；分散患者注意力；拔管动作不可粗暴，消除患者紧张心理。

（李海燕　田 淬）

【血管迷走神经反射救治流程】

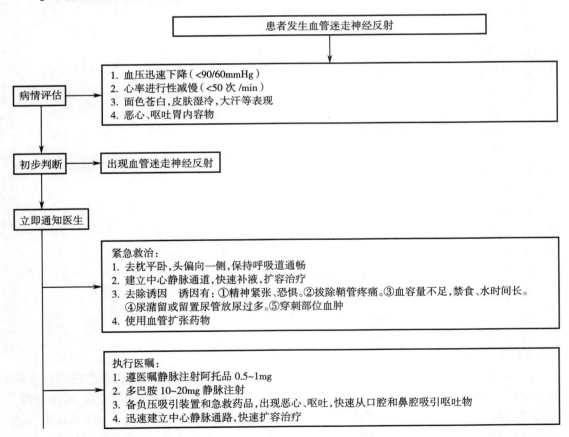

观察与监测:
1. 监测生命体征　血压、心率、意识、瞳孔
2. 观察穿刺部位血肿大小和程度
3. 观察精神状态、四肢末梢循环
4. 进行心电图检查,判断有无心肌缺血证据

后续观察与护理:
1. 上述症状缓解后持续心电、血压监测 24h,调整输液速度和量
2. 保持病室安静
3. 取舒适体位,协助患者做好生活护理
4. 根据患者具体情况给予以下措施:①静脉输液。②禁食水。③给予易消化、半流质饮食
5. 提供健康教育
6. 心理支持

第五章　专科操作技术及护理

第一节　心电图检查/心电监护技术

学习目标

完成本内容学习后,学生将能:

1. 复述心电图检查/心电监护导联放置位置。
2. 列出心电图检查/心电监护的观察要点及影响因素。
3. 列出心电图检查/心电监护的操作要点与并发症。
4. 应用所学知识给予患者实施心电图检查/心电监护,为医生诊断、治疗提供依据。

一、心电图检查

心电图作为临床最常见的诊断工具之一,特别是对某些心血管病,如慢性缺血性心脏病、急性冠脉综合征、心肌炎、心包炎、肺栓塞以及心律失常等有确诊价值。此外,心电图在遗传性离子通道疾病、心脏结构异常、电解质紊乱等的诊断中也具有重要的辅助价值。同时,心电图也被用于监测抗心律失常药物应用的疗效以及致心律失常情况,以及评估术前风险、筛查从事高危职业或特殊职业人群等。

【适应证】

1. 证实有心血管病或心功能不全者。
2. 疑似有心血管病或心功能不全者。
3. 无心血管病或心功能不全者。

【操作流程】

（一）患者准备

1. 了解患者病情、意识状态、配合能力。
2. 评估患者胸部皮肤是否完整,有无破损、瘢痕。如放置电极部位的皮肤有污垢,应先进行皮肤清洁;如放置电极部位的皮肤毛发过多,则应剔除局部毛发,以减少电阻。
3. 向患者解释操作目的及过程,取得患者配合。
4. 患者 30 分钟内无剧烈活动、情绪激动、吸烟等。
5. 检查前 2 小时不吸烟,不饮刺激性饮品。

（二）环境准备

1. 诊室安静整洁、宽敞明亮,附近无磁场影响。

2. 床旁有隔帘遮挡,保护患者隐私,床旁电源完好。

3. 推荐室温控制在 18~26℃,避免过冷或过热,特别要避免因寒冷所致的肌电干扰。

4. 诊察床的宽度不应窄于 80cm,以免因体位不适、肢体紧张而引起肌电干扰,如果诊疗床的一侧靠墙,则必须确定墙内无电源线穿行。

（三）仪器准备

1. 操作前检查心电图机蓄电池电量是否充足,准备充足的心电图纸。

2. 检查心电图机导联线连接是否正确。

3. 校对时间,误差时间小于 1 分钟。

（四）操作方法

1. 使用两种以上方法核对患者信息,了解检查目的。

2. 患者充分休息后协助其取仰卧位,拉好隔帘,解开衣扣,暴露胸部,露出手腕及脚踝,嘱患者放松肢体,保持平静呼吸。

3. 开机,记录患者信息资料。

4. 清洁局部皮肤,在患者双手腕关节上方及两侧内踝上部、胸壁涂抹导电介质,按照顺序放置好各导联。

5. 待波形稳定后,按下走纸按钮,打印心电图,每个导联记录的长度不应少于 3~4 个完整的心动周期。

6. 关机并取下所打印的心电图。再次核对患者信息,确认无误后撤除所有导联,协助患者穿衣,整理床单位。

7. 将所打印的心电图交予主管医生。

【观察要点与提示】

1. 心电图导联放置位置

（1）肢体导联

右上肢（RA）:红。

左上肢（LA）:黄。

右下肢（RL）:黑。

左下肢（LL）:绿。

（2）胸前导联

V_1:胸骨右缘第 4 肋间。

V_2:胸骨左缘第 4 肋间。

V_3:V_2 与 V_4 两点连线的中点。

V_4:左锁骨中线与第 5 肋间相交处。

V_5:左腋前线与 V_4 同一水平处。

V_6:左腋中线与 V_4 同一水平处。

V_7:左腋后线 V_4 水平处。

V_8:左肩胛骨线 V_4 水平处。

V_9:左脊旁线 V_4 水平处。

V_{3R}:V_1 和 V_{4R} 连线中点。

V_{4R}:右锁骨中线第 5 肋间隙。

V_{5R}：右腋前线第 5 肋间隙。

2. 女性乳房下垂者，电极片不应该放置在乳房上，应托起乳房后，在乳房下缘胸壁上放置相应电极片。

3. 婴幼儿心电图检查时，取仰卧位，保持安静；婴幼儿哭闹不合作时，提前应用镇静剂使其安静，再行检查。

4. 婴幼儿胸部导联应选择大小合适的电极片，不使用电极吸盘，以免对胸部造成损伤。

5. 当导联之间心电图重叠影响分析时，可将该导联的定准电压设为 5mm/mV，调整导联间距，避免导联之间出现波形重叠。

6. 因不同体位对 12 导联电压及振幅有影响，患者一般取平卧位（特殊情况下采取坐位、半坐位、左侧卧位或右侧卧位等应予注明）。

7. 疑有或有急性心肌梗死患者，在常规心电图基础上，必须加做 V_{3R}、V_{4R}、V_{5R}、V_7、V_8、V_9，共 18 导联。

二、心电监护技术

心电监护技术是使用仪器对患者持续监测心电波形、呼吸、血压、经皮血氧饱和度及血流动力学指标等。

【操作流程】

（一）患者准备

1. 评估患者的一般情况，包括：基础血压、心律、心率等；患者神志是否清楚，能否合作；是否植入起搏器。

2. 评估患者胸前部皮肤有无破溃及瘢痕，毛发过多者应备皮。

3. 评估患者上肢活动情况及上臂皮肤情况。

4. 评估患者输液通路位置。

5. 评估患者指甲情况，有无指甲油、灰指甲等。

（二）环境准备

温湿度适宜，光线充足。

（三）用物准备

1. 床旁监护仪处于备用状态，且与中心监护站连接良好（根据具体设施配置情况选择）。

2. 心电导联线绝缘良好，血压袖带无漏气，血氧饱和度探头连接完好。

3. 校对心电监护仪时间，误差时间小于 1 分钟。

（四）操作方法

1. 打开心电监护仪，根据工作要求输入患者相应信息，选择是否为起搏器植入者。

2. 根据患者病情，协助患者取平卧位或半坐卧位。

3. 使用 75% 酒精或者清水清洁胸前皮肤，将电极片连接于导联线上，按照标准电极位置贴于患者胸腹壁。

4. 根据患者病情及医嘱要求选择心电监护仪屏幕显示的导联类型，调整波形大小。

5. 将血氧饱和度探头正确戴于患者手指端。有灌注压监测项目时，应在屏幕中显示灌注压，用以衡量患者末梢灌注情况。

6. 将血压袖带缚于患者上臂,使充气导管对准肱动脉搏动最强处。

7. 设置心率、血压、呼吸频率、血氧饱和度报警上下限以及血压测量频率等。

8. 调节报警音量。

9. 按恢复主屏幕显示键,返回监测界面。

10. 监测血流动力学指标时,安装相应压力模块,设定监测项目名称、标尺,校准零点后开始监测波形及数值。

11. 为患者整理导线及床单位,将呼叫器置于患者触手可及处。

12. 定期记录监测数值,如有病情变化及时通知医生。

13. 心电监护结束后取下电极片,清洁患者皮肤,协助患者取舒适卧位,关机,断开电源。

【观察要点与提示】

1. 电极片安放位置可选择五导联、三导联或 EASI 导联。

(1)五导联位置

右上(RA):胸骨右缘锁骨下方;靠近右肩。

右下(RL):右腋前线第 6、7 肋间;(右下腹)。

中间(C):胸骨左缘第 4 肋间。

左上(LA):胸骨左缘锁骨下方;靠近左肩。

左下(LL):左腋前线第 6、7 肋间;(左下腹)。

(2)三导联位置

右上(RA/ 白):胸骨右缘锁骨下方;靠近右肩。

左上(LA/ 黑):胸骨左缘锁骨下方;靠近左肩。

左下(LL/ 绿):左腋前线第 6、7 肋间;(左下腹)。

(3)EASI 导联位置

E(V):下胸骨处,第 5 肋间水平。

A(LL):左侧腋中线,与 E 电极同一水平。

S(LA):上胸骨处。

I(RA):右侧腋中线,与 E 电极同一水平。

N:参考电极,可以置于任一位置,一般在第 6 肋以下,右髋部上面。

2. 减轻因患者呼吸、躁动、变换体位等因素对心电波形的干扰。

3. 遵循标准电极位置的情况下,尽可能避开为患者进行常规心电图描记、各瓣膜听诊,心胸部叩诊、胸外心脏按压及心脏电复律的位置,以便在抢救的同时不影响观察心电示波。

4. 对起搏器植入者监护时应打开"起搏"功能,显示明显的起搏信号,以便观察起搏器的起搏与感知功能;对于拟安装永久起搏器的患者,RA、LA 电极片粘贴部位需避开起搏器植入部位,以免因粘贴电极片导致皮肤过敏;对于已经安装永久起搏器的患者,应避免将电极片粘贴在起搏器植入处。

5. 对于躁动患者,做好约束,固定好电极片和导线,避免电极脱落以及导联线打折、缠绕。

6. 进行经皮血氧饱和度监测时,如果房间亮度过高或监测传感器与皮肤的贴合度差,会导致外来光线被感知；休克、局部低温、低血压或使用血管收缩药物等情况会使局部灌注不良而影响监测数值；局部皮肤黑、色素沉着、染甲或灰指甲、血液等因素也会影响经皮血氧饱和度监测准确性。

7. 心电示波振幅太低时易导致 P 波低平或消失，不能判断 P 波形态及 P 波是否存在；QRS 综合波电压变小，病理性 Q 波不易分辨；低平的 T 波误认为是心肌缺血的改变；太低振幅使原有心电图低电压的患者心电示波几乎呈一直线，心率显示为零，易被误认为心脏停搏。心电示波振幅太高时，P 波、T 波与 QRS 波也相应增高，心率将增高的 P 波与 T 波也计入，心率显示值为正常的 2~3 倍。如果在监护过程中遇到过高或过低振幅情况时，可以通过调整振幅设置、更换监护导联、调整电极位置、增加电极位置距离来纠正振幅过高、过低情形，同时通过描记 R-R 间期计算心率、测脉搏、听心音或对照常规心电图来核实心率。

8. **心电干扰** 当出现皮肤松弛、皮肤毛发较多、皮肤过油、电极质量不好、仪器老化、体位改变等因素时可出现心电波形干扰。护理时应及时排除上述因素。

9. **假性心脏停搏** 当心电监护仪出现一条水平线时往往是心脏停搏的标志，此时，需要检查电极片是否脱落，如果 R 波振幅设置过低，也会出现近似水平的波纹线，此时需要提高振幅。

【并发症及护理】

1. **皮肤过敏、破损** 与长时间粘贴电极易导致皮肤发红、破溃及电极片过敏有关。因此，粘贴之前应清洁皮肤，24 小时更换电极片 1 次，每次更换不同粘贴部位；对于电极片过敏者，可以在粘贴电极片前喷洒皮肤保护剂或者使用抗过敏的电极片。

2. **局部血液循环受阻、皮肤受损** 与测量血压时袖带松紧不当或夹血氧探头的部位长时间受压，导致局部血液循环受阻有关。因此，无创血压监测时，尽量避免在输液侧和经皮血氧饱和度监测的手臂进行测量；对于连续监测无创血压的患者，建议 6~8 小时更换监测部位 1 次，建议至少 2 小时撤下血压袖带观察皮肤；注意袖套松紧度，防止袖套过紧造成皮肤损伤，引起淤血、瘀斑、水疱或水肿。经皮血氧饱和度监测时，尽量测量手指端，病情不允许时可监测足趾端；传感器不应与血压监测或动脉穿刺在同一侧肢体，以免影响结果；在监测过程中至少 4 小时改变 1 次佩戴部位，以防止因局部组织循环障碍而引起青紫、红肿；一次性血氧饱和度探头不可重复使用。

3. **焦虑** 与心电监测时发出报警音以及身上粘贴电极和连接导联线等影响患者休息有关；与担心病情及预后有关；与监护室不能留家属陪伴等因素有关。因此，护士应关心患者，加强沟通，尽量满足患者的合理需求；合理安排探视；根据焦虑产生的原因，给予相应的护理措施；必要时遵医嘱给予镇静、抗焦虑药物。

4. **肋骨或胸骨骨折** 见于骨质疏松、极度消瘦的患者，与将导联接头用力按扣在胸壁上已经粘贴好的电极片上有关，较少见。因此，操作时，应遵循先连接导联接头与电极片，再将电极片粘贴在患者胸壁上的顺序。

（刘 莉 赵立新）

第二节　心肺复苏技术

学习目标

完成本内容学习后,学生将能:

1. 复述开放气道的两种方法。
2. 列出心肺复苏术的观察要点与并发症。
3. 描述初级心肺复苏术胸外心脏按压的有效指标。
4. 应用所学知识为患者实施心肺复苏技术。

一、心肺复苏技术（成人）

心脏停搏（cardiac arrest, CA）是指心脏射血停止,造成全身血液循环中断、呼吸停止和意识丧失。导致心脏停搏的病理生理机制最常见的为快速型室性心律失常（心室纤颤和室性心动过速）,其次为缓慢型心律失常或心脏停搏,较少见的为无脉性电活动（pulseless electrical activity, PEA）。心脏停搏发生后,由于脑血流突然中断,10 秒左右患者即可出现意识丧失,如在 4~6 分钟黄金时段及时救治存活概率较高,否则将发生生物学死亡,罕见自发逆转者。心脏停搏常是心脏性猝死的直接原因。

心脏性猝死（sudden cardiac death, SCD）是指急性症状发作后 1 小时内发生的以意识突然丧失为特征的、由心脏原因引起的自然死亡。无论是否有心脏病,死亡的时间和形不未能预料。

【操作流程】

（一）识别心脏停搏

首先需要判断患者的反应,快速检查是否没有呼吸或不能正常呼吸（停止、过缓或喘息）并同时判断有无脉搏（5~10 秒内完成）。确定心脏停搏后,应立即开始初级心肺复苏。

（二）呼救

在不延缓实施心肺复苏的同时,应设法（打电话或呼叫他人打电话）通知并启动急救医疗系统,有条件时寻找并使用自动体外除颤仪（AED）。

（三）摆放复苏体位

患者应仰卧平躺于硬质平面,若胸外按压在床上进行,应在患者背部垫硬板。

（四）胸外心脏按压

1. 救助者跪在患者身旁,胸外按压的部位是胸骨下半部,双乳头连线中点。一只手掌根部放在胸部正中双乳头之间的胸骨上,另一只手平行重叠压在手背上,保证手掌根部横轴与胸骨长轴方向一致,以手掌根部为着力点,保证手掌用力在胸骨上,不要按压剑突。

2. 施救者身体稍微前倾,使肩、肘、腕位于同一轴线,与患者身体平面垂直,按压时肘关节伸直,依靠上身重力垂直向下按压。

3. 按压频率区间为 100~120 次/min;成人按压胸骨的幅度至少 5cm,但不超过 6cm。

（五）开放气道

若患者无呼吸或出现异常呼吸,先使患者处于仰卧位,行 30 次胸外按压后再开通气道。清除患者口中的异物和呕吐物,若有义齿松动应取下义齿。

1. 仰头抬颏法 无颈部创伤的患者,可采取仰头抬颏法开放气道。方法是术者将一手置于患者前额用力加压,使头后仰,另一手的示、中两指抬起下颏,使下颌尖、耳垂的连线与地面呈垂直状态,以通畅气道。

2. 推举下颌法 疑似颈部有损伤的患者,可采取推举下颌法开放气道。方法是术者双肘置于患者头部两侧,双手示指、中指、无名指放置于患者下颌角后方,向上或向后抬起下颌。

（六）人工呼吸

1. 开放气道后,首先进行 2 次人工呼吸,每次持续吹气时间 1 秒以上,保证足够的潮气量使胸廓起伏。无论是否有胸廓起伏,两次人工通气后应该立即进行胸外按压。

2. 用球囊–面罩通气时,挤压 1L 容量成人球囊 1/2~2/3 或 2L 容量成人球囊 1/3 量即可,每次吹气时间应持续 1 秒以上,确保呼吸时有胸廓起伏。气管插管后,通气频率统一为每 6 秒一次（每分钟 10 次）。

3. 对于成人,无论单人还是双人进行心肺复苏,按压和通气的比例均为 30∶2,交替进行。

4. 5 个循环心肺复苏后,再次评估患者意识、呼吸、颈动脉搏动、瞳孔、四肢末梢循环。如未恢复有效循环,则继续进行心肺复苏。

5. 复苏成功后记录时间,给予吸氧等进一步生命支持。

6. 撤出按压板,取舒适卧位,整理床单位,安慰患者,进行用物处理。

7. 完善抢救记录。

【观察要点与提示】

1. 实施急救措施前需注意复苏环境是否安全。

2. 每次按压后让胸廓完全回弹,放松时双手不要离开胸壁,按压与放松的时间大致相等。

3. 施救者应尽可能减少中断胸外按压的次数和时间,确保胸外按压在整个 CPR 的比例至少达至 60%。建议采用胸外按压视听提示的反馈装置,让按压深度及速率更准确。

4. 判断复苏效果 观察患者颈动脉搏动、自主呼吸恢复情况。

【并发症及护理】

1. 胸外按压的并发症 主要为肋骨骨折、心包积血或心脏压塞、气胸、血胸、肺挫伤、肝脾撕裂伤和脂肪栓塞。应遵循正确的操作方法,尽量避免并发症的发生。

2. 人工呼吸的并发症 主要为胃胀气,与人工呼吸时速度过快或用力过大有关,胃胀气可能导致呕吐、误吸或肺炎。因此,每次给予人工呼吸的时间为 1 秒以上,吹气时要看到患者胸廓隆起,避免快速、过于用力的人工呼吸。

（张海泳）

二、儿童及婴儿心肺复苏技术

儿童和婴儿心肺复苏（cardiopulmonary resuscitation，CPR）标准界定儿童的年龄在 1 周岁至青春期，婴儿则是指出生后至年满 1 周岁。不同于成人患者，儿童和婴儿患者出现 CA 多由于各种意外和非心脏原因（特别是窒息）。因此，注重预防是首要原则。儿童和婴儿 CPR 标准的操作流程与成人大致相同，具体如下：

【操作流程】

（一）识别心脏停搏

1. 判断意识　婴儿采用拍打足底的方法；儿童采取轻拍或摇动双肩的方法，并大声呼叫："你怎么了？"

2. 判断呼吸与脉搏　婴儿触摸肱动脉；儿童触摸颈动脉或股动脉，触摸颈动脉方法是示指和中指并排，从患儿的气管正中部位向旁滑移 2~3cm，在胸锁乳突肌内侧轻触颈动脉搏动。在判断患儿意识的同时，快速检查是否没有呼吸或不能正常呼吸（呼吸停止、过缓或喘息）并同时判断有无脉搏（5~10 秒内完成）。确定心脏停搏后，应立即开始初级心肺复苏。

（二）呼救

在不延缓实施心肺复苏的同时，应设法（打电话或呼叫他人打电话）通知并启动急救医疗系统，有条件时寻找并使用自动体外除颤仪（AED）。

（三）摆放复苏体位

患儿应仰卧平躺于硬质平面，若胸外按压在床上进行，应在患儿背部垫硬板。

（四）胸外心脏按压

1. 按压频率　100~120 次 / min。

2. 按压深度　儿童至少为胸部前后径的 1/3，约为 5cm；婴儿至少为胸部前后径的 1/3，约为 4cm。

3. 按压位置及方法　对于婴儿，若现场仅有 1 位施救者，使用双指按压法：将两手指置于乳头连线下方按压胸骨。若现场有 2 位以上施救者，使用双手环抱拇指按压法：用两手掌及四手指托住患儿两侧背部，双手大拇指按压胸骨下三分之一处，可用单手或双手按压胸骨下半部；单手胸外按压时，可用一只手固定患儿头部，以便通气，另一手的手掌根部置于胸骨下半段，手掌根的长轴与胸骨的长轴一致；双手胸外按压时，将一手掌根部重叠放在另一手背上，十指相扣，使下面手的手指抬起，手掌根部垂直按压胸骨下半部（图 5-2-1）。

4. 胸廓回弹　按压过程的中断时间要求限制在 10 秒以内。

5. 有高级气道的按压 – 通气比　胸外按压频率为 100~120 次 /min。每 6 秒给予 1 次人工呼吸（频率为 10 次 /min）。

6. 无高级气道的按压 – 通气比　1 位施救者时，对心脏停搏患儿的 CPR 救治的按压 – 通气比为 30∶2；超过 2 位施救者时，对心脏停搏患儿的 CPR 救治的按压 – 通气比为 15∶2。

7. 每 2 分钟变换按压人员一次。

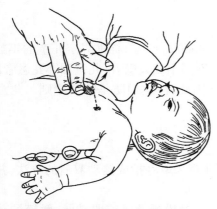
双指按压法（用于新生儿和小婴儿）

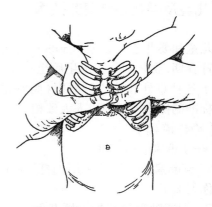
双手环抱拇指按压法（用于新生儿和小婴儿）

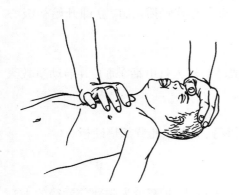
单手按压法（适用于儿童）

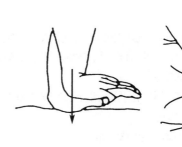
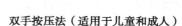
双手按压法（适用于儿童和成人）

图 5-2-1　胸外按压部位示意图

（五）开放气道

若患儿无呼吸或出现异常呼吸,先使患儿呈仰卧位,行 30 次胸外按压后,再开通气道,清除患儿口中的异物和呕吐物。

1. 仰头抬颏法　无颈部创伤的患儿,可采取仰头抬颏法开放气道。方法是术者将一手置于患儿前额用力加压,使头后仰,另一手的示、中两指抬起下颏,使下颌尖、耳垂的连线与地面呈垂直状态,以通畅气道。

2. 推举下颌法　疑似颈部有损伤的患儿,可采取推举下颌法开放气道。方法是术者双肘置于患儿头部两侧,双手示指、中指、无名指放置于患儿下颌角后方,向上或向后抬起下颌。

（六）人工呼吸

1. 开放气道后,首先进行 2 次人工呼吸,每次持续吹气时间 1 秒以上,保证足够的潮气量使胸廓起伏。无论是否有胸廓起伏,两次人工通气后应该立即行胸外按压。

2. 用球囊 – 面罩通气时,挤压球囊 1/2~2/3 容量即可,每次吹气时间应持续 1 秒以上,确保呼吸时有胸廓起伏。气管插管后,通气频率统一为 6s/ 次(每分钟 10 次)。

3. 5 个循环心肺复苏后,再次评估患儿意识、呼吸、颈动脉搏动、瞳孔、四肢末梢循环。如未恢复有效循环,则继续进行心肺复苏。

4. 复苏成功后记录时间,给予吸氧等进一步生命支持。

5. 撤出按压板,协助患儿取舒适卧位,整理床单位,安慰患儿,处理用物。

6. 完善抢救记录。

【观察要点与提示】

1. 实施急救措施前需注意复苏环境是否安全。

2. 每次按压后让胸廓完全回弹,放松时双手不要离开胸壁,按压与放松的时间大致相等。

3. 施救者应尽可能减少中断胸外按压的次数和时间,确保胸外按压在整个 CPR 的比例至少达至 60%。建议采用胸外按压视听提示的反馈装置,让按压深度及速率更准确。

4. 判断复苏效果 患儿颈动脉搏动、自主呼吸恢复。

【并发症及护理】

1. 胸外按压的并发症 主要包括肋骨骨折、心包积血或心脏压塞、气胸、血胸、肺挫伤、肝脾撕裂伤和脂肪栓塞。应遵循正确的操作方法,尽量避免并发症发生。

2. 胃胀气 与人工呼吸时速度过快或用力过大有关,胃胀气可能导致呕吐、误吸或肺炎。因此,每次给予人工呼吸的时间为 1 秒以上,吹气时要看到患儿胸廓隆起,避免快速、过于用力的人工呼吸。

(王艳蓉)

第三节 心脏电复律

学习目标

完成本内容学习后,学生将能:

1. 复述心脏电复律的适应证和禁忌证。

2. 描述心脏电复律的操作步骤。

3. 列出心脏电复律的常用能量选择。

4. 列出心脏电复律常见的并发症及护理。

5. 应用除颤器配合抢救。

1947 年,Beck 首次报告应用交流电对一例心脏外科手术患者成功进行了体内除颤。1961 年,Lown 报告应用直流电成功体外转复室速。目前直流电除颤和电复律已在世界各地广泛应用,仪器设备也越来越自动化。近年来,还相继开展了经静脉导管电极心脏内低能量电复律、置入心律转复除颤器(auto implanted cardiac defibrillator,ICD)等技术。目前多数医院都配备了电除颤器,成功挽救了成千上万的濒死患者。

心脏电复律(cardioversion)是指在严重快速型心律失常时,用较强的脉冲电流在极短的时间内经胸壁或直接经过心脏,使全部或大部分心肌细胞在瞬间同时除极,并中断各种折返途径和消除异位起搏点,使自律性最高的窦房结重新主导心脏搏动,从而达到恢复窦性心律的方法。该技术最早多用于心室颤动,因此也称为电除颤(defibrillation)。

按放电的形式不同,可将电复律分为交流电复律和直流电复律两种,由于直流电复律放电量易于控制,且较为安全和便于同步,故应用更广泛。按电复律时发放的电脉冲是否与心电图 R 波同步,可将电复律分为同步电复律和非同步电复律(常叫作非同步电除颤)两种。

【适应证】

(一)非同步电除颤

1. 心室颤动。

2. 心室扑动。

3. 血流动力学不稳定的室性心动过速。

(二)同步电复律

1. 室上性心动过速

(1)非洋地黄中毒引起的室上性心动过速,刺激迷走神经或抗心律失常药物治疗无效,伴有循环障碍表现者。

(2)预激综合征引起的室上性心动过速,药物治疗无效者。

(3)持久性或慢性房性心动过速伴有房室传导阻滞,或难以肯定是室上性心动过速伴差异传导还是室性心动过速者。

2. 室性心动过速　非洋地黄中毒或严重低血钾引起的室性心动过速,经药物治疗无效者。

【禁忌证】

下列情况不适于或需延期电转复:

1. 病情危急且不稳定,例如严重心功能不全或风湿活动,严重电解质紊乱和酸碱失衡。

2. 心房颤动发生前心室率缓慢,疑诊病态窦房结综合征或心室率可用药物控制者,尤其是老年患者。

3. 洋地黄中毒引起的心房颤动。

4. 不能耐受预防复发的药物,如胺碘酮、普罗帕酮等。

以上所列适应证和禁忌证都是相对的,在临床上需全面评估患者的情况,权衡利弊。

【操作流程】

(一)患者准备

对心室颤动或伴严重血流动力学障碍的快速室性心动过速患者,应立即电除颤。择期电复律前,应进行全面的体格检查及有关实验室检查,包括电解质、肝肾功能、心腔内是否存在血栓等检查。电复律前应禁食 6 小时,以避免复律过程中发生恶心和呕吐。如果患者正在服用洋地黄类药物,应在复律前停服药物 24~48 小时。

（二）用物准备

施行电复律的房间应较宽敞,除了除颤器外,还应配备各种复苏设施,例如氧气、吸引器、急救箱、血压和心电监护设备。

（三）麻醉

除患者已处于麻醉状态或心室颤动时意识已经丧失而无需麻醉外,均需快速、安全和有效的麻醉,以保证电复律和电除颤时患者没有不适感和疼痛感。这对于可能需要反复电击者尤为重要。目前最常用的是丙泊酚或咪达唑仑直接静脉注射。

（四）操作方法

1. 打开除颤器,选择除颤方式。

2. 患者仰卧于硬木板床上,连接除颤器和心电图监测仪,选择一个 R 波高耸的导联进行示波观察。

3. 患者一旦进入理想的麻醉状态后,充分暴露其前胸,并将两个涂有导电糊或裹有湿盐水纱布的电极板分别置于一定位置,适量涂抹导电糊,只要能使电极板和皮肤达到紧密接触、没有空隙即可。

4. **电极板的安放**　标准位置是将心底部电极板置于胸骨右缘第 2、3 肋间,心尖部电极板置于左侧腋中线第 4、5 肋间。两个电极板之间距离不小于 10cm,电极板放置要贴紧皮肤,并有一定压力。儿童除颤需用儿童专用电极板,电极板放置位置同成人。

5. 准备放电时,操作人员及其他人员不应接触患者、病床以及同患者相连接的仪器,以免发生触电。

6. 电复律后应立即进行心电监测,并严密观察患者的心率、心律、血压、呼吸和神志。

7. **电复律的能量选择**　电复律的能量通常用焦耳（J）来表示,经胸壁体外电复律能量高低主要根据心律失常的类型和病情来选择（表 5-3-1）。儿童第 1 次电击 2J/kg,第 2 次电击 4J/kg,后续电击 ≥4J/kg,最高 10J/kg 或成人剂量。

表 5-3-1　经胸壁体外电复律常用能量选择

心律失常类型	能量 / J	心律失常类型	能量 / J
心房颤动	100~200	室性心动过速	100~200
心房扑动	50~100	心室颤动	200~360
室上性心动过速	100~150		

【观察要点与提示】

（一）操作前

1. 发生心脏停搏时,当现场有 2 位或以上医务人员时,其中一位开始 CPR,另一位启动紧急反应系统和准备除颤器。一旦除颤器准备就绪,立即进行电除颤。

2. 若为进行心电监测的患者,应先排除电极片的干扰。

3. 除颤前确认患者除颤部位皮肤有无潮湿和破损,有无起搏器植入。

4. 除颤前护士须确定现场是否安全。

（二）操作中

1. 禁止使用两电极板相互摩擦的方法涂匀导电糊。

2. 充电后，手持两电极板不应相互接触，不能面向自己，避免误放电损坏仪器、伤害自己。

3. 对于安装植入式心律转复除颤器或起搏器的患者，应避免将电极板直接放在上述装置上，电极板放置在距离上述装置至少 10cm 以外的位置或采用前胸后背式。

4. 要求电极板紧贴胸壁，两电极板之间距离大于 10cm。

5. 放电前必须确保所有人员远离病床。

（三）操作后

1. 非同步电除颤治疗室颤时，电除颤后立即进行 CPR，以减少间断胸外按压的时间。

2. 同步电复律后，遵医嘱给予抗心律失常药物。

3. 使用后将电极板充分清洁，及时充电备用，并定期检查性能。

4. 术后完善护理记录。

【并发症及护理】

1. 心律失常　原因常为不合适的同步电击、潜在心脏疾病、低钾血症或其他电解质异常、洋地黄中毒、反复使用过多的能量电击。临床上可见窦性停搏、窦性心动过缓或室性期前收缩、室速等。需心电监护 24 小时，密切观察呼吸、血压、神志、瞳孔等情况；对电击后的心律失常一般只需观察或对症处理。

2. 心肌损伤　高能量电击后血清肌酸激酶（CK）、乳酸脱氢酶（lactate dehydrogenase, LDH）、天门冬氨酸转氨酶（aspartate transaminase, AST）升高，大多可在 5~7 天恢复正常。少数患者 ECG 可见 ST-T 改变，偶见异常 Q 波和高钾性 T 波改变。临床表现为局部性 ST 段暂时抬高，血清 AST、LDH、CK 轻度升高，血沉上升，低热，血压暂时性轻度下降等。心肌损害的程度与复律能量、电极面积及两电极安置的距离有关。因此应避免使用不必要的高能量，并避免两电极距离过近。

3. 低血压　多发生于高能量电击后，可持续数小时，也可自行恢复；如血压下降明显可用多巴胺等血管活性药物静脉滴注。

4. 皮肤灼伤　几乎所有患者在电复律后电极接触部位均有皮肤灼伤，可见局部有红斑、水疱，多由于电极板按压不紧、导电糊过少或涂抹不均，一般无须特殊处理。若电击局部皮肤症状严重可予相应处理。

5. 栓塞　心脏电复律后栓塞的发生率约为 1.5%，多为心房栓子脱落所致；过去曾有反复栓塞史者，复律前应给予抗凝治疗。避免过度活动及剧烈咳嗽，以防栓子脱落。

6. 肺水肿　由于电复律后左房机械性功能受到抑制，或受到肺栓塞的影响而出现肺水肿，可使用扩血管药物及利尿剂治疗，必要时给予机械通气治疗。

7. 高钾血症　电击可造成肋间肌的电损伤，可释放钾，从而导致高钾血症，应定时监测电解质变化。

（张　禹）

第四节 中心静脉压的监测及护理

学习目标

完成本内容学习后,学生将能:
1. 复述中心静脉压监测的操作流程。
2. 列出中心静脉压监测的适应证、观察要点及并发症。
3. 描述中心静脉压监测的波形特点。
4. 应用中心静脉压监测技术对急危重症患者的治疗与诊断提供依据。

中心静脉压(CVP)是指右心房及上、下腔静脉胸腔段的压力。CVP反映右心房压,主要受心功能、循环血容量及血管张力影响,是临床观察血流动力学的主要指标之一,对了解有效循环血容量和心功能有重要意义。CVP有别于周围静脉压,后者受静脉腔内瓣膜与其他机械因素影响。

【目的】
1. 了解有效血容量、心脏功能。
2. 对不明的急性循环衰竭进行鉴别。
3. 对需要大量补液、输血的患者,推测其血容量的变化,预防循环功能超负荷。

【适应证】
1. 严重创伤、各类休克及急性循环功能衰竭等危重患者。
2. 需要接受大量、快速补液的患者,尤其是心脏病患者。
3. 各类大、中手术,尤其是心血管、颅脑和腹部手术患者。
4. 需长期输液或接受完全肠外营养的患者。

【临床意义】
CVP成人正常值为50~120mmH$_2$O(10mmH$_2$O=0.098kPa),其降低与增高均有重要临床意义。

1. **降低** CVP<50mmH$_2$O表示血容量不足,见于休克,应迅速补充血容量;在补充血容量后,患者仍处于休克状态,而CVP>100mmH$_2$O,则表示容量血管过度收缩或有心力衰竭的可能,应控制输液速度、输液量或采取其他相应措施。

2. **增高** CVP>150~200mmH$_2$O,表示有明显心力衰竭,且有发生肺水肿的危险,应暂停输液或严格控制输液速度,并给予快速起效的洋地黄制剂、利尿药或血管扩张剂。

如有明显腹胀、肠梗阻、腹内巨大肿瘤或行腹部大手术时,利用股静脉插管测量的CVP可高达250mmH$_2$O以上,不能代表真正的CVP。少数重症感染患者CVP<100mmH$_2$O也有发

生肺水肿者,应予注意。

【操作流程】

1. 核对患者信息。

2. 向患者解释操作目的及方法,取得患者的合作。

3. 使用冲洗液(冲洗液推荐使用 0.9% 生理盐水 500ml,或根据患者情况遵医嘱配制肝素盐水)。连接压力传感器,排空传感器内的空气。使用加压袋对冲洗液进行加压,使压力保持在 300mmHg(1mmHg=0.133kPa)左右。

4. 使用监护仪标配传感导线连接监护仪和传感器,将传感器连接中心静脉导管的"distal"端(远端:导管最头端开口管腔)。

5. 校零,患者取仰卧位,将换能器置于患者第 4 肋间与腋中线交叉处,转动三通阀门关闭患者端,使得压力传感器与大气相通,按下监护仪上的"校零"按钮,直至监护仪上 CVP 监测数值显示"0",再转动三通阀门,使传感器与患者静脉相通。嘱患者平稳呼吸,待中心静脉波形稳定后,记录 CVP 数值。

6. 可在双腔中心静脉导管"proximal"端(近端:导管侧面开口管腔)连接输液装置。

7. 遵医嘱测量并记录 CVP 数值。

【观察要点与提示】

1. 正常的 CVP 有 3 个正向波(a,v,c)和两个负向波(x,y)。如果 CVP 在监测过程中无明显的波形或呈一直线,应及时查看中心静脉导管的通畅性及测压管路的密闭性。

2. 保持中心静脉导管各部位连接正确且通畅,无打折、无气泡。加压袋压力保持在300mmHg 左右。在交接班时、采血前后冲管。

3. 妥善连接并固定管道,防止管路滑脱。

4. 测压时,应暂时关闭输液管路,以避免输液对测压有影响。

5. 当患者躁动、咳嗽、吸痰、呕吐、抽搐等胸腔内压力增加时,均可影响监测数值,应在患者安静 10~15 分钟后进行测压。测压前应校对零点,保证换能器与右心房在同一水平。

6. 机械通气患者若条件允许,脱机测 CVP 值,但应观察血氧饱和度变化;不能脱机者,可遵医嘱暂将呼气末正压通气(PEEP)调至 0,测完 CVP 后恢复 PEEP 水平。

7. 在临床监测中,零点低于患者第 4 肋间与腋中线交叉处,测得的 CVP 值偏高,反之偏低。

8. 为减少误差,每班至少调节零点一次,尽量采取平卧位(患者心脏与床、地面保持平行)测压,同时固定测量体位,做好交班,防止不同体位测出的 CVP 值差异较大,影响临床治疗。

【并发症及护理】

1. **穿刺部位渗血、血肿** 穿刺点渗血、血肿可由穿刺部位或邻近部位活动时不慎牵拉或多次穿刺等原因引起,故要尽量减少穿刺部位活动,做好宣教,协助患者翻身时避免牵拉导管。

2. **血气胸** 与穿刺时误伤肺部有关。应关注患者生命体征与血氧饱和度的变化。当发现患者有呼吸困难、咯血或者触诊到捻发音时应给予及时处理。

3. **感染** 如患者出现体温升高,且在置管周围部位出现炎症和化脓性表现时,则应高度怀疑患者发生中央导管相关性血流感染。根据医嘱给予相关处理,必要时进行导管尖端培养。通过加强手卫生,严格无菌操作,正确选择消毒剂,合理更换敷料等措施可以降低中央导管相关性感染的发生率。无菌纱布敷料48小时更换,透明敷料7天更换,如敷料潮湿、松动、卷边、受到污染时,应及时更换。压力换能器及冲洗液每96小时更换1次,并标明更换的日期及时间。

4. **心律失常**　导管插入过深时,其尖端会进入右心房或右心室,对心肌造成机械性刺激而诱发心律失常。

5. **导管脱出、断裂**　对于清醒患者给予解释监测CVP的目的及必要性,取得患者合作,烦躁者用约束带适当约束其肢体。病情允许时,可适当应用镇静剂。

6. **空气栓塞与血栓形成**　空气栓塞是中心静脉置管最严重的并发症,如输液装置脱离或者测压操作不当时,空气将通过开放的导管快速进入血液,造成肺动脉栓塞等严重后果。因此,应严格规范操作并加强巡视。中心静脉血栓的发生率与导管留置的时间有关。

7. **导管堵塞**　经中心静脉导管输液时,尤其是输入脂肪乳、血制品时容易发生导管管腔堵塞。另外,如果当加压冲洗液的压力达不到300mmHg,不能保证持续以2~4ml/h的速度冲洗管腔时,也会发生导管堵塞。因此,在输液完成时应及时进行冲管。护理巡视时,注意维持加压袋压力在标准水平。

(吕玉颖)

第五节　左房压的监测及护理

学习目标

完成本内容学习后,学生将能:
1. 复述实施左房压监测的适应证和禁忌证。
2. 描述左房压监测的操作步骤。
3. 列出左房压监测过程中常见的并发症及其护理措施。
4. 掌握左房压监测的观察要点。

左房压(LAP)是反映心室充盈压的重要指标,直接通过左心房置管来监测左房压力,比通过肺动脉导管监测肺毛细血管楔压(pulmonary capillary wedge embedding,PCWP)准确。如果患者没有二尖瓣病变,左房压基本可以反映左室舒张末期压力(LVEDP),是监测左心室前负荷更可靠的指标,是最直接的血容量指标。左房压正常值为4~12mmHg。

LAP监测的意义在于:①LAP反映左室心前负荷,中心静脉压(CVP)易受右心功能和肺血管阻力的影响,LAP 比 CVP 更为直接地反映左室前负荷。当 LAP 降低,波形低钝,尤其在 LAP 和动脉血压同时下降时,均因低血容量所致,扩容后 LAP 增高,波形幅度增大。手术疼痛、焦虑不安引起胸腔内压增加,降低静脉回流,左房压降低,应及时给予镇静、镇痛药。②LAP 反映左心室后负荷,体循环外周血管阻力增加时,左心室后负荷增加,心脏做功增加,LAP 增高,通过血管扩张药物,控制补液速度,可降低后负荷,LAP 可作为有效的观察指标。③LAP 反映心肌收缩功能,当心脏收缩功能下降时,表现为 LAP 增高,动脉血压下降,此时应选用正性肌力药物。

左房测压也有缺点,如二尖瓣置换患者的左房测压管有可能进入二尖瓣口影响瓣叶活动,造成严重后果;左房测压管直接与左心房相通,一旦管内或管周围有气体进入血液循环,气体会进入左心系统引起动脉栓塞;左房测压管拔出后局部有可能出现渗血、出血。由于以上原因,左房压的监测不作为常规检查项目,仅用于病情特殊及病情较重患者。

【适应证】

1. 左心室功能严重损害或巨大心脏在瓣膜置换后循环不稳定,体外循环机脱机困难者。

2. 严重肺动脉高压合并右心衰竭,需要通过左心房置管使用收缩血管药物者。

3. 复杂性先心病手术矫治术中、术后,如左心室发育不良、完全性大动脉转位、完全性心内膜垫缺损、完全性肺静脉畸形引流、右心室双出口等。

【禁忌证】

二尖瓣置换患者需慎用。

【操作流程】

(一)患者准备

患者平卧,进行全面的体格检查及有关实验室检查,包括电解质,肝肾功能,以及心腔内是否存在血栓等。

(二)用物准备

肝素生理盐水、换能器、与换能器相匹配的导线、安尔碘消毒液、棉签、监护仪。

(三)操作方法

1. 导管的置入 导管置入有 2 种方式:①在体外循环心脏手术时通过左心房插管可以直接估测左房压,但只能保留到鱼精蛋白中和以前。②必要时在关胸前经左心耳或右上肺静脉用内径 1mm(小儿可以术前通过右颈内静脉或右锁骨下静脉置入,长度为 10~15cm)的右房管(18G 或 20G),体外循环结束缝合右房前,通过房间隔放入左房。

2. 接通电源,打开监护仪开关。

3. 连接压力感受器与肝素盐水,排空压力传感器内空气。

4. 消毒左心导管连接处,连接测压套件与左房测压管。

5. 将监护仪、传感器与传感导线相连,监护仪显示波形。

6. 换能器压力调零,使换能器平患者的腋中线第 4 肋,和大气相通后,按监护仪上的调零键,等待数值变为零,再把三通与导管及换能器相通。

7. 测压时,患者取平卧位,压力感受器置于右心房水平,即第 4 肋与腋中线交界处。

8. 记录所测参数,若有异常,及时通知医生。

【观察要点与提示】

（一）操作前

1. 测压前需保证测压系统内的密闭性，预防气栓的形成。

2. 换能器压力调零为提高监测数值的准确性，避免因体位、输液或抽血等因素干扰，监测过程中通常每 6~8 小时调零一次。调零方法：将换能器与患者的右心房水平相平，和大气相通后，按监护仪上的调零键，等待数值变为零，再把三通与导管及换能器相通，即可实现持续监测。

（二）操作中

1. 严格无菌操作，保持穿刺处皮肤干燥、清洁、无渗液。

2. 保持测压管路通畅、无打折。

3. 为确保测量数据的准确性，应避开以下情况：患者咳嗽、吸痰、烦躁、抽搐或引流管负压吸引时，会影响左房压。如患者应用 PEEP 模式进行辅助呼吸，则使左房压升高，实际左房压为测得的左房压减去 PEEP 值。

4. 观察左房压力波形的变化，若有异常，及时处理。

（1）左房压下降的原因及处理

1）监测系统中存在气泡：可致左房压降低，在监测前及每次校准左房压或采血时，应反复检查管道中是否存在气体，如存在气体，通过三通开关排尽气体。

2）导管尖端凝血或纤维素沉积：为保持监测管道畅通，定期用肝素液冲洗，有血凝块时可在三通或空气过滤器处轻轻抽吸导管，将血凝块吸出，防止空气进入左心房。如血凝块无法抽出，则拔除导管。

3）换能器高于左心房参考平面：当患者体位改变或做其他操作改变换能器位置时，使 LAP 监测失真，应再次调整换能器位置。

（2）左房压升高的原因及处理

1）换能器水平低于左心房参考平面：此时左房压增高，应在每次观察、记录 LAP 时检查一下换能器的位置，使换能器的位置重新定位于参考平面。

2）左心房导管进入左心室：所测的压力明显增高，波形呈现左心室波形，可适当向外拔出，恢复 LAP 波形。

（3）左心房波形消失的原因及处理

管道扭曲或三通开关位置不正确时，左心房波形消失，应检查三通的位置，妥善安置管道。导管顶端触及左心房壁时，左房压波形消失，嘱患者左侧转位或咳嗽，使导管游离；如导管滑入纵隔，将导管拔除。

（三）操作后

1. 妥善固定，防止导管滑脱。定时观察穿刺点处有无出血和血肿，保持穿刺点处的敷料干燥。

2. 为保持监测管道畅通，定期用肝素液冲洗，有血凝块时可在三通或空气过滤器处轻轻抽吸导管，将血凝块吸出，应防止空气进入左心房。如血块无法抽出，拔除导管。

3. 患者病情稳定，血流动力学状态恢复正常，可考虑拔除左房测压管。在拔除引流管之前拔除左房测压管，以免左房测压管拔除后有漏血，造成大出血或心脏压塞。拔管后应严密监测血压、CVP、心率等的变化。

4. 完善护理记录。

【并发症及护理】

1. **气体栓塞** 经管道进入左心房的气泡可引起全身和脑血管气体栓塞,脑血管栓塞征象为突然意识丧失、定向障碍、一侧或双侧肌无力、呼吸停止。为防止空气进入体内,应在左心房导管外端安置空气过滤器,禁止通过左心房测压管输液、给药及用力冲洗 LAP 管道。如管道中气泡不能吸出,应拔除 LAP 导管。管道内要持续保持有液体且无气泡。

2. **血栓** LAP 波形幅度降低或波形完全消失提示管道内有血栓形成。操作和测压时严防形成血凝块,导管保留时间要短。每隔 60 分钟持续用肝素溶液冲洗 15~30 秒,维持管道内有一定的压力,以预防血液倒流和保持导管通畅。

3. **出血** 经左心耳或肺静脉置管的患者,要在拔出胸腔引流管之前拔除 LAP 导管,以免出血造成心脏压塞。出现 LAP 和 RAP 同时升高、两者近于相等、心音遥远、奇脉等体征时,要警惕发生心脏压塞。

4. **感染** 导管周围红、肿、热、痛、脓肿形成,发热,白细胞上升,若不及时治疗,可发生败血症。严格无菌操作,保持穿刺处皮肤清洁、干燥、无渗血。留置导管期间要注意观察穿刺点周围皮肤情况,若出现红、肿、热、痛等感染征象应及时拔除导管。

(李燕君)

第六节　动脉血压的监测及护理

学习目标

完成本内容学习后,学生将能:

1. 复述有创动脉血压监测和无创动脉血压监测的适应证和禁忌证。
2. 描述动脉血压监测的操作步骤。
3. 列出动脉血压监测过程中常见的并发症及护理措施。
4. 掌握动脉血压监测的观察要点。

　　血压是血管内流动着的血液对单位面积血管壁产生的侧压力(压强),是衡量人体循环功能的重要指标之一,它与组织器官的灌注、组织氧供平衡及微循环的关系密切。在不同的血管内,血压分别被分为动脉血压、毛细血管压和静脉血压,通常所说的血压是指动脉血压。心血管内有足够量的血液充盈是形成血压的前提,心脏射血和外周阻力是形成血压的基本因素。正常人的血压与性别、年龄、体位、运动和精神状态等因素有关。

　　血压的测量可分为直接测压(有创血压测量)和间接测压两种(无创血压测量)。有创血压测量是通过有创的方法将导管插入血管内由压力传感器直接测得血压值,目前被视为血压测量的"金标准",多用于急危重症患者的血压监测,以获得及时、准确及动态的血流动力学相关信息。无创血压测量是间接地测量人体血压,通过对相关的特征信号进行分析处理而获得血压值,根据时效性分为无创袖带血压和无创连续血压监测。

高血压指在未使用降压药物的情况下,18 岁以上成年人诊室收缩压（systolic blood pressure,SBP）≥140mmHg 和/或舒张压（diastolic blood pressure,DBP）≥90mmHg。根据血压升高水平,将高血压分为 1 级、2 级和 3 级。根据血压水平、心血管危险因素、靶器官损害、临床并发症和糖尿病进行心血管风险分层,分为低危、中危、高危和很高危 4 个级别。

一、有创动脉血压监测

有创动脉血压测量是在周围动脉穿刺置管,通过压力传感器与监护仪连接,反映每个心动周期的血压变化情况,可直接显示收缩压、舒张压和平均动脉压。

有创动脉血压的测压途径:

1. **桡动脉** 最常用的测压途径,穿刺前需行 Allen 试验,以判断尺动脉循环是否良好,是否会因桡动脉插管后阻塞或栓塞而影响手部的血液循环。

2. **肱动脉** 常在肘窝部穿刺,肱动脉的外侧是肱二头肌肌腱,内侧是正中神经。

3. **尺动脉** 特别是经 Allen 试验证实手部供血以桡动脉为主者,选用尺动脉可以提高安全性,但成功率低。

4. **足背动脉** 是下肢胫前动脉的延伸,并发症少,但该动脉较细,有时不能触及。

5. **股动脉** 其他动脉穿刺困难时可选用。

6. **腋动脉** 腋窝部腋动脉远近之间有广泛的侧支循环,故其引起远端肢体血流障碍的情况较少。腋动脉管径粗,靠近主动脉,压力大,易于穿刺。一般在腋窝最高点摸清动脉搏动,直接经皮穿刺。缺点为冲管时需谨慎,防止凝血块及空气等进入血管引起栓塞。如局部发生血肿,容易压迫神经,应行紧急探查手术清除。

正常的动脉波形可以分为收缩相和舒张相。主动脉瓣开放和快速射血入主动脉时为收缩相,动脉压波迅速上升至顶峰,即为收缩压。血流从主动脉到周围动脉,压力波下降,主动脉瓣关闭,直至下一次收缩开始,波形下降至基线为舒张相,最低点即为舒张压。动脉压波下降支出现的切迹称重波切迹。身体各部位的动脉压波形有所不同,脉冲传向外周时发生明显变化,越是远端的动脉,压力脉冲到达越晚,上升支越陡峭,收缩压越高,舒张压越低,但重波切迹不明显。

【适应证】

1. 各类重症患者和复杂大手术后及有大出血的患者。

2. 体外循环心内直视手术的患者。

3. 血流动力学不稳定的患者。

4. 需要应用血管活性药物的患者。

5. 需反复采集动脉血气标本的患者。

6. 心肺复苏术后的危重患者。

【禁忌证】

相对禁忌证:穿刺部位或其附近存在感染者、凝血功能障碍者、患有血管疾病者。

【操作流程】

（一）患者准备

患者平卧。

（二）用物准备

压力监测模块、动脉换能器、加压包、压力传感线、肝素盐水等。

（三）操作方法

1. 向清醒患者解释动脉测压的目的及意义,评估有创动脉置管处的皮肤及循环情况。

2. 接通电源,打开监护仪开关。

3. 连接压力感受器与加压袋(加压袋压力调至300mmHg),排尽压力传感器内空气。

4. 消毒有创动脉置管连接处,连接测压套件与动脉导管。

5. 将监护仪、传感器与传感导线相连,监护仪显示波形。

6. 调零方法是按监护仪上的归零键,选择ABP(arterial blood pressure,有创动脉血压)调零,再旋转压力传感器前面的三通,使传感器压力通道和大气相通,当监护仪上的ABP波形显示为直线,数值为"0"时代表归零成功,此时旋转三通开关使传感器与动脉相通,监护仪上即会出现压力曲线与实时的动脉血压数值。

7. 测压时,患者取平卧位,压力感受器置于右心房水平,即第4肋与腋中线交界处。

8. 记录所测参数,若有异常,及时通知医生。

【观察要点与提示】

（一）操作前

1. 评估动脉测压管路是否通畅,测压系统是否密闭,有无气泡、血栓,确保测压系统的密闭性。

2. 连接压力传感线和动脉测压装置后进行系统归零。

3. 妥善固定压力换能器,置于患者的腋中线水平,并随患者体位变化而变化。

（二）操作中

1. 动脉压监测过程中,观察患者面色、生命体征及SpO_2情况。

2. 严格无菌操作,保持穿刺处皮肤干燥、清洁、无渗液。

3. 有创动脉压监测过程中,保持测压管路通畅、无打折。

4. 在进行有创血压监测时,观察动脉波形的变化(图5-6-1),如果发现监护仪上血压波形异常(图5-6-2),但其他的生命体征无明显变化,应考虑管道是否堵塞或折叠,并用无创血压测量进行对比,一般认为直接测压的数值比间接测压的数值高出5~20mmHg;若发现监护仪上血压波形异常且伴随心率有明显变化时,应考虑患者是否病情突然发生了变化或是使用了血管活性药物等,必须及时处理。

（三）操作后

1. 妥善固定,防止动脉导管滑脱。定时观察动脉穿刺点处有无出血和血肿,观察肢端血运及温度。

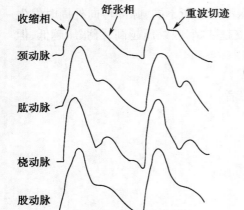

图5-6-1 正常的动脉波形

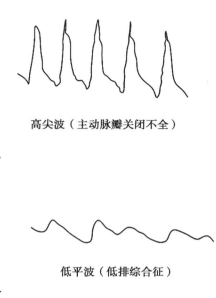

圆钝波

高尖波（主动脉瓣关闭不全）

不规则波（心房颤动）

低平波（低排综合征）

不规则波（期前收缩二联律）

图 5-6-2 异常的动脉波形

2. 动脉测压装置上的加压包压力要保持在 300mmHg,定时冲管,保持管道密闭性,避免空气进入形成空气栓塞。当发现测压管道内有回血时,要立刻查明原因,若怀疑有血栓形成时需立即回抽,切勿推入血管内,避免发生动脉栓塞。

3. 不同部位的动脉压差 仰卧位时,从主动脉到远心端的周围动脉,收缩压依次升高,而舒张压逐渐降低,如足动脉的收缩压较桡动脉高而舒张压相对低。

4. 患者病情稳定,血流动力学状态恢复正常,可考虑拔除动脉导管,拔除动脉导管后应压迫止血 5~15 分钟,对于正在使用抗凝药的患者,应在停止抗凝 2 小时后再拔管,并适当增加压迫时间直至完全无出血为止。

5. 完善护理记录。

【并发症及护理】

1. **局部缺血或栓塞** 血栓形成、血管痉挛、长时间局部包扎过紧等会引起患者远端肢体缺血、坏死。要注意观察留置导管一侧肢体远端皮肤的颜色及温度,若发现有缺血的征象,即刻拔除导管。另外,在固定管道时,不能环形包扎。

2. **局部出血或血肿** 穿刺损伤、应用抗凝药物可引起穿刺处出血,拔管后按压不当会引起局部血肿。在进行穿刺时动作要尽量轻柔,避免损伤动脉内膜,提高穿刺成功率;拔除动脉置管后压迫止血 5~15 分钟,对于正使用药物抗凝的患者,应在停止抗凝 2 小时后再拔管,并适当增加压迫时间直至完全无出血为止。

3. **感染** 穿刺或压力监测系统的污染可导致患者局部感染,严重者还可引起血流感染。严格无菌操作,保持穿刺处皮肤清洁、干燥、无渗血;从测压管道采集动脉血气时,在导管接头处需用酒精棉片严格消毒 15 秒;导管留置时间一般为 3~5 天,导管留置期间要注意观察穿刺点周围皮肤情况,若出现红、肿、热、痛等感染征象应及时拔除导管。

二、无创血压监测

无创血压监测是间接地测量人体血压的一种方式,根据时效性分为无创袖带血压监测和无创连续血压监测。在临床上,使用较多的是无创袖带血压监测,其方法是根据袖带内血管壁搏动产生的气体振荡波的波动变化规律来判断人体的血压。下述为采用心电监护仪实施无创袖带血压监测。

【操作流程】

(一)患者准备

患者平卧。

(二)用物准备

床边监护仪(血压袖带尺寸适宜)、弯盘、纱布、电极片、护理记录单、笔。

(三)操作方法

1. 为患者解释监护仪使用目的,取得患者的配合。

2. 连接监护仪各部件,连接电源,开机。

3. 解开患者衣扣,暴露胸部,避免过多暴露。

4. 用电极片上的磨砂片摩擦粘贴电极片处的皮肤,安置电极片(5导联:左右锁骨中点下缘,左右腹部及胸骨右缘第4肋间;3导联:左右锁骨中点下缘及左下腹),并正确将导线与电极片相连。

5. 为患者绑好血压袖带,袖带导管应放在肱动脉处,且导管应在中指的延长线上,位置为肘关节上1~2cm处,松紧程度应以能够插入1~2指为宜。

6. 选择监护导联,一般选择Ⅱ导联进行监护。

7. 嘱患者平卧勿动,手臂与心脏齐平,手动按"无创血压"键测量患者此时血压,设置血压测量间隔时间。

8. 妥善安置电极导线,避免患者活动拉脱电极,折断导线。

9. 遵医嘱为患者撤去心电监护,撤去导联线及电极片,擦净粘贴电极片处的皮肤。

【观察要点与提示】

(一)操作前

1. 确保有完好的供电系统。

2. 选择合格的传感器 包括选择有丰富湿润导电糊的电极片,并将电极片连接于心电传感线上;根据患者不同年龄选择大小适宜的袖带,袖带宽度应为臂周长的40%(新生儿应为臂周长的50%),或为上部臂长的2/3。袖带可充气部分应足够长以能包绕肢体的50%~80%。

(二)操作中

1. 使用时要保障安全 心电监护仪要离墙放置,地线要接地,避免漏电,病床及患者都要离开墙壁,仪器与其他电器要保持距离。

2. 用电极片上的磨砂点清洁测量部位,清除油脂和角质层,避免接触不良;妥善安置电极导线,避免患者活动拉脱电极、折断导线。

3. 不同臂围的人,须使用不同规格的袖带;袖带过松可能会导致测压偏高,过紧可能会导致测压偏低,袖带展开后应缠绕在肘关节上 1~2cm 处,松紧程度应以能够插入 1~2 指为宜,袖带的导管应放在肱动脉处,且导管应在中指的延长线上;测量时手臂应和人的心脏保持平齐,血压袖带充气时嘱患者不要讲话或乱动。

4. 正确设置报警界限,严禁设置报警声音关闭。

（三）操作后

1. 嘱患者妥善安置导线,避免电极片脱落及导线折断。

2. 完善护理记录。

【并发症及护理】

1. **皮肤发红、破损**　电极片粘贴时间过长,会导致皮肤发红、破损,部分患者出现皮肤过敏。保持电极片处皮肤清洁,每 24~48 小时更换一次电极片,条件允许的情况下,可用 3M 液体敷料预防贴电极片处皮肤破损。

2. **肢体肿胀**　袖带绑的时间过长,导致血液循环不畅,出现肢体肿胀。每小时观察血压袖带的松紧情况,根据病情调整测压时间,每 2~4 小时更换测压部位,避免长时间在同一侧肢体测压。避免在血管造瘘侧、留置动脉侧测量血压。桡动脉穿刺侧肢体 3 天内禁止测量血压。

（曾　珠）

第七节　脉搏指数连续心排血量监测技术的应用及护理

学习目标

完成本内容学习后,学生将能:

1. 复述 PICCO 监测的适应证和禁忌证。

2. 描述 PICCO 监测的操作步骤。

3. 列出 PICCO 监测过程中常见的并发症及护理措施。

4. 掌握 PICCO 监测的观察要点。

脉搏指数连续心排血量（PICCO）监测是一种经单指示剂应用肺热稀释技术和脉搏轮廓分析技术相结合的微创心排血量（cardiac output,CO）监测技术,用于监测危重患者的主要血流动力学参数,不仅可以连续测量心排血量和动脉血压,还可以测量胸腔内血容量（intrathoracic blood volume,ITBV）和血管外肺水（extravascular lung water,EVLW）,可以提高危重患者血流动力学变化监测的准确性,指导临床医生及时调整心脏容量负荷和肺水肿之间的平衡。

PICCO 监测通过置入一根中心静脉导管和一根股动脉导管,测量时从中心静脉注入一定量冰生理盐水,冰生理盐水依次经过上腔静脉、右心、肺、左心、主动脉、股动脉,当股动脉中插入的热敏探头探测到热量信号时,可识别温度差并绘成一组温度–时间变化曲线,监护仪内部程序根据 Stewart–Hamilton 方程式对该组曲线进行分析后得出一个基本的参数,再结合运用 PICCO 监测导管测得的股动脉压力波形曲线下的面积来获得连续的心排血量变化,进而算出一系列具有重要价值的参数,包括每搏心排血量、心脏指数、血管外肺水、体循环阻力等。

PICCO 监测可床旁持续监测心排血量、有创动脉压、周围血管阻力,测量各种血流动力学参数,并提供容量状态和肺水肿程度的评价,是一种简便、有效的临床实时监测的手段。PICCO 监测损伤小,只需利用中心静脉导管和一条动脉通路,无须使用右心导管,更适合危重患者;可实时监测心排血量,治疗更及时;导管放置过程简便,无须凭胸部 X 线检查判断是否存在肺水肿。但 PICCO 监测技术禁用于穿刺部位严重烧伤和感染的患者;对存在心内有分流、主动脉瘤、动脉狭窄、肺叶切除者及体外循环等手术易出现偏差。接受 IABP 治疗的患者,应用脉搏轮廓分析方式不能准确反映各项指标。PICCO 监测技术在容量状态和肺水肿评价方面有一定的优势,但不能够替代肺动脉漂浮导管。

【适应证】

适合于需要血流动力学监测、任何原因引起血管外肺水增加或存在可能引起血管外肺水增加危险因素的患者。临床上常用于各种原因引起的休克、急性呼吸窘迫综合征、心力衰竭、水中毒、严重感染、重症胰腺炎、严重烧伤及大手术围手术期患者血管外肺水及循环功能的监测。

【禁忌证】

禁用于穿刺部位严重烧伤和感染的患者。

以下情况应慎用:主动脉瘤患者;接受主动脉内球囊反搏(IABP)者;体温或血压短时间变异过大者;动脉狭窄、肺叶切除、肢体有栓塞史及肺栓塞者;胸内巨大占位性病变者;严重心律失常者;严重气胸、心肺压缩性疾患者;心腔肿瘤、心内有分流者。

【操作流程】

(一)患者准备

患者平卧,留置有中心静脉导管及股动脉导管。

(二)用物准备

冰生理盐水、肝素生理盐水、无菌手套、20ml 注射器、棉签、安尔碘消毒液、PICCO 监测导管包及配套的水温探头、PICCO 监测导管配套的压力换能器。

(三)操作方法

1. PICCO 监测的连接

(1)将水温探头及其固定舱(T 形管)连接到中心静脉通路上。

(2)连接心排血量监测仪电源线并打开电源。

(3)将"连接电缆"和"水温探头电缆"与心排血量监测仪相连接,并将水温探头固定舱与温度探头相连接。

（4）连接"动脉压电缆"、压力换能器及心排血量监测仪,调零。

（5）在大动脉内插入 PICCO 监测热稀释导管,股动脉最佳。

（6）连接"动脉压电缆"与 PICCO 监测热稀释导管,换能器置于腋中线第 4 肋间心房水平。

2. 输入患者参数（如中心静脉压、身高、体重等）。

3. 经中心静脉匀速注入 10~15ml 冰生理盐水（5 秒内注射完毕）,完成第一次测量。重复测量三次。删除变异较大的数值。

4. 切换到脉搏轮廓测量法的显示页,可连续监测心排血量、搏出量、搏出变异度等参数。

5. 停止监测时关闭电源,拔除相关导管,局部加压按压至无出血。消毒连接线,收好备用。

【观察要点与提示】

（一）操作前

1. PICCO 监测导管　有 3F、4F、5F 三种型号可供选择,可置于股动脉、肱动脉及腋动脉,一般多选择股动脉。3F 导管用于儿科患者,置于股动脉。

2. 换能器压力调零　置管成功后中心静脉换能器与股动脉换能器分别调零,以提高所监测数值的准确性,避免因体位、输液或抽血等因素干扰,监测过程中每 6~8 小时调零一次。调零方法:将换能器与患者的腋中线第 4 肋相水平,和大气相通后,按监护仪上的调零键,等待数值变为零,再把三通与导管及换能器相通,即可持续监测动脉血压和中心静脉压。

（二）操作中

1. 测量开始,从中心静脉匀速注入 10~15ml 冰生理盐水（5 秒内注射完毕）,PICCO 监测导管接收尖端的热敏电阻来测量温度下降的变化曲线,经过分析计算得出 CO;为了校正 PICCO 监测,需要进行 3 次温度稀释以获得最准确的心排血量数值,得出相应的血流动力学参数,见表 5-7-1。

表 5-7-1　常用参数的正常值范围

参数	正常值	单位	参数	正常值	单位
CI	3.5~5.0	$L/(min \cdot m^2)$	SVI	40~60	ml/m^2
GEDVI	600~750	ml/m^2	SVRI	1 200~2 000	$dynes \cdot s/(cm^5 \cdot m^2)$
GEF	25~35	%	SVV/PPV	<10%	
ITBVI	850~1 000	ml/m^2	PVPI	1.0~3.0	
EVLWI	3.0~7.0	ml/kg	dp/dt	1 200~2 000	mmHg/s

注:CI,心脏指数;GEDVI,全心舒张末期容量指数;GEF,全心射血分数;ITBVI,胸腔内血容量指数;EVLWI,血管外肺水指数;SVI,每搏量指数;SVRI,外周血管阻力指数;SVV/PPV,每搏变异度 / 脉压变异;PVPI,肺血管通透性指数;dp/dt,室内压力变化速率。

2. PICCO 监测定标 保证所注射的液体量的准确性;测量通道禁止输入血管活性药;注射冰盐水后进行测量时,一定要停止输入任何液体;连续两次注射时间应间隔70秒左右,以便让动脉血温恢复正常;在测量过程中要注意手不能触摸到中心静脉温度传感器,以免影响测量的准确性;每8小时进行一轮测量,以减少因反复测量推注过多盐水而增加患者的容量负荷。

3. 监测动脉脉搏的波形 除了做好校正外,要保证测量数值的准确,必须依赖于取得正常的动脉脉搏波形。要使获取的动脉压力波形精确,在注射冰盐水时一定要从管道开口的最近端进行推注;当动脉压力波形出现异常时,要分析原因,若是由导管内的凝血引起的部分堵塞而导致的,则应立即抽出血凝块,然后用肝素盐水冲洗管道;在管道的各连接处需注意观察有无松动或血液反流的现象,特别对于躁动患者,需妥善固定管道。

(三)操作后

1. 动脉导管维护 保持动脉导管通畅,动脉导管通路需要连续给予肝素盐水冲洗,以防堵管;PICCO监测导管放置时间最长不超过10天,一旦患者在留置导管期间出现了高热或寒战等感染征象,需立即拔除导管并且留取血标本进行细菌培养。

2. 穿刺肢体护理 测量时尽量使患者取平卧位,保持股动脉留置一侧的肢体伸直、制动,必要时遵医嘱给予药物镇静;定时为患者按摩下肢,以促进血液循环;当为患者翻身时,要避免牵拉,并注意导管刻度,防止意外脱管。

3. 动脉端连接的冲洗液加压包压力要保持在300mmHg,定时冲管,同时保持管道密闭性,避免空气进入,防止血栓或气体栓塞的形成。当发现管道内有回血时,要立刻查明原因,若怀疑有血栓形成时需立即回抽,切勿将血栓推入血管内,避免动脉栓塞的发生。

【并发症及护理】

1. 远端肢体缺血 血栓形成、血管痉挛、长时间局部包扎过紧等会引起患者远端肢体缺血、坏死。要注意观察留置导管一侧肢体远端皮肤的颜色及温度,若发现有缺血的征象,即刻拔除导管;若发现有血栓形成征象,局部制动,及时行血管B超,必要时给予抗血栓治疗。另外,在固定管道时不能环形包扎。

2. 局部出血或血肿 穿刺损伤、应用抗凝药物可引起穿刺处出血,拔管后按压不当会引起局部血肿。在进行穿刺时动作要尽量轻柔,避免损伤动脉内膜,减少穿刺次数,提高穿刺的成功率;拔除动脉导管后应压迫止血5~15分钟,对于正在使用抗凝药的患者,应在停止抗凝2小时后再拔管,并适当增加压迫时间直至完全无出血为止。

3. 感染 穿刺或压力监测系统的污染可导致患者局部感染,严重者还可引起血行感染。严格无菌操作,保持穿刺处皮肤清洁、干燥、无渗血;股动脉穿刺部位使用透明贴膜,透明贴膜在穿刺或置换导管24小时内更换,以后每周更换一次,必要时及时更换;留置期间要注意观察穿刺点周围皮肤情况,若出现红、肿、热、痛等感染征象应及时拔除导管。

(邓永鸿)

第八节　主动脉内球囊反搏术的应用及护理

学习目标

完成本内容学习后,学生将能:

1. 复述 IABP 术的适应证和禁忌证。

2. 描述 IABP 术的操作步骤。

3. 列出 IABP 术使用过程中常见的并发症及护理措施。

4. 掌握 IABP 术应用过程中的观察要点。

主动脉内球囊反搏(IABP)是机械性辅助循环装置之一,自 20 世纪 60 年代成功应用于临床,已有许多年历史。它是通过动脉系统将一根带气囊的导管经皮肤由股动脉置入降主动脉内左锁骨下动脉开口远端,在心脏舒张时气囊充气,心脏收缩前期气囊排气,达到提高主动脉内舒张压,降低主动脉阻抗,降低心肌耗氧、增加冠状动脉供血和改善心功能的目的。

主动脉内球囊反搏装置由压力驱动系统、监测设备、气源储备系统和电源组成。目前的主动脉内球囊反搏仪都已经实现了电脑化控制,具备自动选择触发方式、自动选择反搏时相、自动监测漏气、自动补气、提示故障和检查项目等功能。在选择了合适的导管和正确置入导管的前提下,机器可以保证连续、有效和安全的运作,只需要调整反搏频率和反搏压幅度。

置管时需测量并预估导管尖端至胸降主动脉锁骨下动脉开口的远端的距离,为 2~3cm(第 2 肋间),置管完成后进行胸部 X 线检查以确定导管位置,调整导管到最佳位置以后才与反搏泵相连接开始反搏。位置过高,气囊可能阻塞左锁骨下动脉的开口使左上肢灌注不足,导致肢体缺血缺氧;位置过低,气囊可能阻塞肾动脉的开口使动脉灌注不足,导致尿量减少。

【适应证】

1. 存在高危因素的心脏病患者手术中预防性应用。

2. 心脏手术后脱离心肺机困难。

3. 心脏手术后出现低心排血量综合征。

4. 缺血性心脏病、急性心肌梗死并发心源性休克、室间隔穿孔、二尖瓣反流、顽固性心绞痛、顽固性严重心律失常、冠状动脉造影、经皮腔内冠状动脉成形术、冠脉溶栓及外科手术前后的辅助。

5. 心脏移植前后的辅助。

6. 体外循环手术中产生搏动性血流。

【禁忌证】

1. 绝对禁忌证　中度以上的主动脉瓣关闭不全、脑出血、主动脉窦瘤破裂、主动脉外伤,以及主动脉、髂动脉严重梗阻性疾病。

2. 相对禁忌证　心脏手术后心脏畸形矫治不满意、不可逆的脑损害、有转移的肿瘤。

【操作流程】

（一）患者准备

1. 向患者及家属做好卫生宣教及相关解释工作,并签署知情同意书。

2. 评估患者双下肢皮肤颜色、温度,动脉搏动及插管前的血流动力学状态。

3. 留置静脉通路。

4. 检查气囊是否完好,有无漏气。

5. 协助患者取平卧位或 30° 半卧位。

（二）用物准备

1. 球囊导管、压力传感器;根据患者的身高情况选择管径、容积大小合适的气囊导管;介入穿刺包、无菌手套、无菌纱布、无菌注射器、压力换能器、弹力绷带、敷贴、消毒液及无菌手术衣。

2. 反搏机器　检查机器是否工作正常,各部件是否齐全,氦气是否充足。

3. 除颤仪、心电图机等各种急救设备处于备用状态。

4. 其他用物　碘伏、1% 利多卡因、肝素盐水、压力包及各种抢救药物。

（三）操作方法

1. 协助医生对穿刺部位进行严格消毒,范围为以股动脉穿刺点为半径 10cm。

2. 打开手术包,协助医生穿手术衣,戴无菌手套,铺好洞巾。

3. 抽取 1% 利多卡因药液进行局部麻醉。

4. 穿刺股动脉成功后,置入鞘管。在 X 线定位下置入反搏导管,调整置入长度（球囊上端距锁骨下动脉开口 1~2cm,下端在肾动脉开口以上）,妥善固定。

5. 将主动脉气囊反搏泵与球囊导管相连。

6. 固定压力传感器位置,与患者腋中线在同一水平。

7. 按下开始按钮,对球囊充气,开始进行反搏。

8. 监测动脉压及波形　通过桡动脉留置的动脉导管监测动脉压,根据动脉压力波形变化,正确调整反搏时相。

9. 调整反搏时相　调整好反搏时相是获得最佳辅助效果的关键,否则会降低辅助效果,甚至有害。使气囊在舒张期相当于重搏波切迹处充气,使舒张压高于收缩压,在心脏收缩前排气,使舒张末压比对照值低 0.65~1.3kPa（5~10mmHg）。充气过早,主动脉瓣尚未关闭,阻碍心室排空,加重心脏负担;充气过迟,减少舒张压升高时间,减少冠状动脉血流,辅助效果减低;排气过早,同充气过迟,辅助效果减低;排气过迟,左室收缩时气囊尚未排气,增加心脏射血阻力,增加心肌耗氧量。

【观察要点与提示】

（一）操作前

1. 备皮范围　双侧腹股沟、大腿上 1/3 处。

2. 建立静脉通道。

3. 连接心电监护。

（二）操作中

1. **连接紧密** 保持反搏系统各连接处连接紧密,为了防止反搏管的扭曲、受压和脱落,患者取平卧位,反搏侧下肢平伸、限制活动,床头抬高最多不超过45°。

2. **妥善固定** 防止管道扭曲、移位、脱出,必要时使用约束用具;皮肤电极位置正确、粘贴牢固,保证心电图波形良好,反搏期间避免心电干扰。

3. **凝血功能监测** 维持加压包压力在300mmHg,每2小时用肝素盐水冲管1次,防止导管头端堵塞;每2~4小时抽血测量激活全血凝固时间(ACT),根据ACT结果调整抗凝药物的剂量,维持ACT在180~240秒水平或部分活化凝血酶时间(APTT)49~50秒。评估患者双侧下肢的皮肤温度及颜色,观察有无血栓形成;观察患者有无牙周出血、穿刺部位渗血、黑便、皮下出血等出血征象。

4. **血流动力学监测** 严密监测患者生命体征、心律及QRS波的变化,及时处理危及生命的恶性心律失常;确保血管活性药物的准确输入并观察用药后反应;留置导尿,监测尿量变化,尿量明显减少可能提示反搏导管在主动脉内移位;及时、准确做好护理记录,包括反搏压、反搏频率等参数。

5. **皮肤护理** 鼓励和帮助患者穿刺导管侧做踝关节及以下部位的运动以及抬高下肢,促进下肢血液循环。定时翻身,预防局部皮肤长期受压,翻身时幅度不宜过大,肢体与下肢保持一条直线,必要时使用气垫床。

6. **其他** 根据患者病情,选择正确的触发方式,正确调节充气、放气时相,保证有效的反搏压。采用R波触发时,保证心电图波形良好,避免心电干扰,维持理想心率80~100次/min,出现恶性心律失常,立即对症处理;各种原因引起的停搏时间不能超过30分钟;保证充足的氦气。

7. 辅助有效的表现,应用IABP后要密切观察反搏效果及病情变化,辅助有效表现如下:

（1）动脉压力波形改变:舒张压升高,大部分舒张压高于收缩压,但有时血管张力低,心率过快(>120次/min)或血容量不足,舒张压升高略低于收缩压,也有辅助效果;收缩压及舒张末压下降。

（2）临床情况改善:升压药用量逐渐减少;心排血量增加;血压逐渐回升;静脉压或左房压逐渐降低;心率、心律恢复正常;尿量增加;末梢循环改善,手脚变暖。如果用IABP后病情无改善,甚至恶化,应进一步查找原因,采取其他措施。

（三）操作后

1. 当患者生命体征平稳、血流动力学稳定、四肢温暖、尿量正常、正性肌力药的剂量很小或者已经停药后血压可以维持,且精神状态良好,可考虑拔管。拔管撤机应逐步进行,逐步调整辅助比率,由1:1降至1:2,最后到1:3,严密观察每次调整后血流动力学的变化,若血流动力学稳定,则可以停止反搏,停用肝素。ACT降到160~180秒以下就可以拔管。

2. 拔除导管后,用手指按住穿刺点上方1cm处至少30分钟,再用纱布覆盖,弹力绷带加压包扎。穿刺点处可以放置1kg食盐压迫6小时后撤除,拔管侧肢体限制活动6小时并抬高,绝对卧床24小时,24小时后无出血,足背动脉搏动、皮肤温度和颜色正常则更换敷料,解开并去除绷带。拔管后如果局部无出血和红肿、足背动脉搏动良好、皮肤温度和颜色正常、血流动力学稳定,说明拔管成功。

3. 进食低脂、低胆固醇、粗纤维、清淡、易消化的食物;拔管后不可立即下床,需在床上进行功能锻炼和肢体按摩以促进肢体血液循环。

【并发症及护理】

1. **主动脉并发症**　常与插入操作有关。应密切观察患者有无出现血管性并发症的症状和体征,如突发剧烈疼痛、低血压、心动过速、血红蛋白下降、肢体末梢凉等,及时告知医生并协助处理。

2. **下肢缺血**　动脉硬化、血管痉挛、导管粗细不适宜、球囊导管或鞘管周围血栓形成、血栓形成或粥样硬化斑块阻塞股动脉、动脉撕裂或夹层等原因均会引起下肢缺血。术后观察足背动脉搏动情况,以及皮肤温度、颜色、感觉等,一旦出现皮肤苍白、皮温下降、足背动脉搏动消失、肢体疼痛,则应及时撤除 IABP,或在对侧重新置入。必要时可行经皮氧饱和度监测,以便及早发现下肢缺血情况。若为栓子脱落所致,则需手术取出栓子,否则易引起下肢坏疽。

3. **出血**　在主动脉内球囊反搏置管的过程中,由于血管原发性病理改变或经皮穿刺插管时操作不当,易损伤动脉形成夹层动脉瘤。预防方法是反搏过程中持续应用肝素抗凝,每 2~4 小时监测 1 次 ACT,调整肝素用量,使 ACT 维持在 180~240 秒。正确进行抗凝治疗,严密监测血小板、血红蛋白、血细胞比容。密切观察穿刺处渗血及血肿情况。同时关注有无上消化道出血、皮下出血、眼底出血、牙龈出血、鼻出血及泌尿系出血情况。

4. **血栓形成、动脉栓塞**　合并有血管疾病、抗凝不充分或导管长时间在血管内静置等均可导致血栓形成,血栓形成是 IABP 留置过程中严重的并发症,可危及生命。粥样硬化斑块栓子脱落后可能阻塞全身各脏器的动脉,栓塞高发部位为置管侧的肢体。若出现皮肤温度降低,皮肤有花斑,甚至皮肤发紫、肌肉痉挛,经积极处理尚不能缓解,应该立即停用反搏,拔除导管;若需要继续反搏治疗,则需更换导管置入位置后重新开始辅助治疗。预防方法一般是选择合适的导管、操作时无鞘置入、有效的抗凝治疗、保证反搏连续性以及使用合适的反搏频率。对于已经发生了动脉栓塞的患者因血栓可能引起动脉末梢栓塞,拔除球囊导管后要关注下肢血运及动脉搏动情况。

5. **感染**　多为插管处局部以及全身反应(如发热、菌血症等)。预防措施为严格无菌操作、预防性使用抗生素、加强插管部位的无菌管理、控制血糖。

6. **血小板减少症**　多出现在使用反搏连续辅助 5~7 天后。预防方法为关注患者血小板计数,每日定时检查血小板计数,必要时补充外源性血小板。

7. **球囊破裂**　气囊壁被尖锐物或动脉粥样硬化斑块刺破发生破裂。若连接氦气的管道内有血液流出,出现反搏波消失,提示气囊破裂。通知医生,立即拔除导管,否则待进入球囊内的血液凝固后,球囊将无法拔除。

8. **气囊嵌夹**　当气囊导管撤除过程中遇到很大的阻力,应考虑到是气囊被嵌夹。及时请血管外科医生会诊,必要时通过外科手术取出。

（曾珠）

第九节　左心室辅助装置的应用及护理

学习目标

完成本内容学习后,学生将能:

1. 复述应用左心室辅助装置的适应证和禁忌证。

2. 描述左心室辅助装置的工作原理。

3. 列出左心室辅助装置应用过程中常见的并发症及护理措施。

4. 掌握左心室辅助装置应用的护理要点。

心室辅助装置(ventricular assist device,VAD)是将静脉系统或心脏里的血液引出,通过动力泵直接泵入动脉系统,部分或全部代替心室功能的人工机械装置,它在解剖学、生理学上代替了人体因重症丧失功能不可恢复的自然心脏。经左心辅助后,左心室室内张力可降低80%,心肌氧需求降低40%,是纠正顽固性心力衰竭和心脏移植前过渡期的一种理想治疗手段。

根据辅助部位的不同,心室辅助装置可分为左心室辅助装置(LVAD)、右心室辅助装置(RVAD)和全心辅助装置(BiVAD 或 TAH)。单纯的左心室或右心室辅助装置应用得较早,特别是左心室辅助装置的应用已经积累了丰富的临床经验。常见的左心辅助装置有滚压泵、离心泵、ABIOMED 泵、Berlin 泵、Thoratec 泵、HeartMate 泵、Novacor 泵、Hemopump 泵和DeBakey 泵,目前全球使用的 LVAD 主要有 HeartMateII、Hearware、EVAHEART、Jarvik2000。左心辅助循环可造成静脉淤血而导致多器官功能衰竭,双心室辅助循环可改善这一缺憾,目前全心辅助装置正处于临床试用阶段,其可植入性、有持续能源、有很高组织相容性是研究者们努力的方向。

LVAD 的工作原理是左心室内的血液通过血泵的入口管流入血泵,旋转的转子通过自身的叶片将血液加压从出口管泵出,通过吻合到升主动脉的人造血管将血液泵入主动脉,最终进入人体自然血液循环系统,以维持患者的血流灌注。左心辅助装置(LVAD)工作原理如图 5-9-1 所示。

【适应证】

心室辅助装置主要应用于以下三个方面:

1. 心功能恢复前的辅助治疗(bridge-to-recovery) 主要应用于心源性休克、心脏直视术后不能脱离体外循环辅助或术后发生低心排血量综合征的患者。目前,临床普遍接受的开始左心室辅助的指征,仍是 Norman 等提出的血流动力学标准,即左心室辅助:①心排血量指数 <1.8L/(min·m²)。②动脉收缩压 <80mmHg。③肺毛细血管楔压 >20mmHg。④体循环阻力 >2 000(dynes·s)/cm⁵。⑤尿量 <20ml/h。

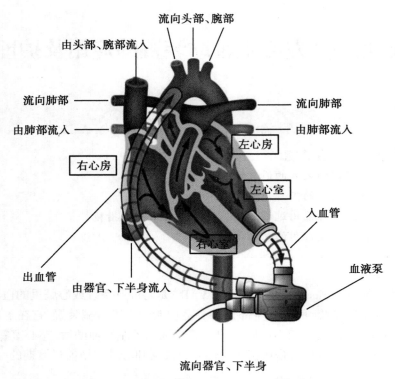

由头部、腕部流入

流向头部、腕部

流向肺部

流向肺部

由肺部流入

由肺部流入

左心房

右心房

左心室

入血管

右心室

血液泵

出血管

由器官、下半身流入

流向器官、下半身

图 5-9-1　左心辅助装置（LVAD）工作原理示意图

2. 心脏移植前的过渡治疗（bridge-to-transplantion）　是目前心室辅助装置最主要的应用领域,不仅可以减少等待移植治疗患者的死亡,而且可以提高他们的生活质量,经过辅助治疗的患者,接受移植后的生存率也有提高。应用标准见表 5-9-1。

3. 终末期的替代治疗（destination therapy）　对于无法接受心脏移植,NYHA 分级Ⅳ级的严重心力衰竭的终末期患者,心室辅助装置可明显改善患者的临床症状,提高生存率,其治疗效果明显优于目前的常规药物治疗。应用标准见表 5-9-1。

表 5-9-1　左心室机械辅助装置的应用标准

左心室辅助装置移植前过渡治疗	左心室辅助装置终末替代治疗
入选标准:患者适合接受心脏移植	入选标准:心功能Ⅲ~Ⅳ级慢性心衰患者
血流动力学参数:CI <2.0 L/（min·m²）	严重依赖血管活性药物,并出现明确低血压
动脉收缩压 <80mmHg	其他脏器功能不全
肺毛细血管楔压 >20mmHg	心力衰竭症状反复且加重
技术操作困难如下:	最大剂量药物治疗下最大耗氧量 <10ml/（kg·min）
体表面积 <1.5m²	若不能耐受 β 受体阻滞剂治疗,则最大耗氧量标准为 <12ml/（kg·min）

续表

左心室辅助装置移植前过渡治疗	左心室辅助装置终末替代治疗
主动脉瓣关闭不全	排除标准：
存在右向左分流	患者适合接受心脏移植
合并腹主动脉瘤	急性心源性休克
存在人工瓣膜	肾功能不全
存在左心室内血栓	透析、血滤或血肌酐 > 3mg/dl
合并严重右心功能不全	肝衰竭
存在增加围手术期并发症的危险因素如下：	氨基转氨酶 > 3 倍正常，INR>2.5
右房压 >16mmHg	体重指数 BMI<18 或 >35kg/m^2
凝血酶原时间 >16s	机械辅助通气时间过长
再次手术者	$FEV_1<1$
白细胞 >15 × 10^9/ L	PVR> 8 和 / 或预估右心功能严重不全
尿量 < 30ml/ h	存在急性消化道出血或感染
体温 > 38.6℃	既往脑血管病变并留下严重后遗症，或神经系统评分（mini-mental state exam score）< 20 分
	合并严重外周血管病变
	手术操作风险过大
	合并有肝素诱导的凝血功能异常
	严重心理异常

【禁忌证】

　　严重阻塞性肺疾病、手术畸形或病变未能纠正、严重肺动脉高压、有主动脉机械瓣、感染性心内膜炎、急性脑损伤、败血症、凝血机制紊乱以及严重肝、肾衰竭或合并恶性肿瘤患者等。

【操作流程】

（一）患者准备

　　LVAD 植入通常是对药物治疗无效的失代偿终末期心衰、等待心脏移植患者的治疗手段，终末期失代偿心脏病对其他重要器官有显著影响，在术前需评估患者重要脏器功能，完善相关检查，一般检查项目有血常规、电解质检查、肝肾功能检查、肺功能检查、甲状腺功能检查、出凝血功能检查等。心血管系统检查包括心电图、胸片、氧耗运动试验、右心导管血流动力学测定、超声心动图及左心导管检查。术前 12 小时禁食，4~6 小时禁水，防止麻醉及手术过程发生呕吐或误吸。

（二）用物准备

1. **监护仪器**　心电监护、桡动脉穿刺置管和测压装置、脉搏氧饱和度监测仪、体温监测仪、经食管超声心电图机、麻醉气体和呼气末二氧化碳监测仪、脑电图监测仪。

2. **仪器**　麻醉机、红细胞净化机、主动脉内球囊反搏仪、起搏器、血气监测仪、静脉输液泵、肌松监测仪、体外膜肺氧合仪（ECMO）等。

3. **体温维持装置**　热湿化器、加热床垫、血液加温器等。

4. **血管活性药物**　多巴胺、多巴酚丁胺、肾上腺素、米力农及异丙肾上腺素等。

（三）麻醉

根据患者血流动力学状态选择麻醉诱导方法，对于不能平卧、端坐呼吸者，在患者坐位或半坐位下进行麻醉诱导插管。选用对心血管副作用小的麻醉镇静药，静脉注射麻醉药时速度需缓慢，防止严重低血压的发生。

【观察要点与提示】

（一）操作前

1. **正确执行医嘱**　积极采取强心、利尿、扩血管、抗心律失常药物，抗凝血等措施纠正心力衰竭，改善患者心功能。

2. **营养指导**　术前应给患者做好饮食指导，制订合理的饮食计划，鼓励患者进食高蛋白、低脂肪、富含维生素的饮食，改善患者营养状况，以增强免疫力。

3. **活动与休息指导**　注意休息，适当活动，在身体状况允许的情况下，适当散步，可以改善血液循环，增加肌肉力量。可制订活动计划，如一天散步 1~2 次，每次 30~60 分钟，如中途如出现任何不适应立即停止活动，必要时给予氧气吸入，症状缓解后再逐步恢复活动。

4. **心理指导**　术前多与患者沟通和交流，介绍 LVAD 装置，实施手术的意义、重要性及必要性，让其对手术及其作用、注意事项有一定的了解，让患者充分做好思想准备；介绍同病区做过该手术的患者，可让患者与其交流经验，使患者充分建立信心。

（二）操作中

1. 不同类型的辅助装置设置参数不同，目标血流速度为 4~6L/min，平均动脉压为 60~90mmHg，转速不可设置过高，否则可能引起心律失常、左室塌陷以及心室内膜的改变。

2. **持续监测血流动力学变化**　每小时记录心率、血压、中心静脉压（CVP）、混合静脉氧饱和度、肺动脉压、肺毛细血管楔压、心排血量（CO）及体肺循环阻力等，根据监测指标维持 24 小时出入量负平衡。维持 CVP 在 6~10mmHg，平均动脉压（MAP）60~80mmHg，心脏指数（CI）> 2.5L/（min·m²），CO 在 4.0~4.5L/min。

3. **抗凝管理**　为避免及减少血栓的产生，机械辅助过程中有必要进行抗凝治疗，抗凝方案因置入装置的不同而不同。置入 LVAD 后需监测 ACT，并以此调节抗凝剂用量。在抗凝治疗过程中，需密切关注抗凝效果及有无出血征象。

4. **呼吸道管理**　使用呼吸机期间，加强呼吸道管理，预防呼吸机相关性肺炎。每 4 小时监测动脉血气，维持水电解质及酸碱平衡。

5. LVAD 装置妥善放置于患者床旁，妥善固定所有连接导线，防止导线扭曲脱落。

6. 观察有无下肢水肿、中心静脉压进行性升高、颈静脉怒张及肝大等右心衰征象，必要时应用肺血管扩张剂。

7. **敷料更换**　在无菌状态下每日更换 2 次插管处的敷料,敷料被污染后及时更换。加强营养支持,定时翻身,预防压疮的发生。

（三）操作后

1. 向患者及家属讲解 LVAD 的基本知识,包括如何连接、更换电池和改变电源,设备报警时如何处理等,还应包括患者如何实施监护、LVAD 相关参数的意义、药物的应用、伤口的护理和如何采取紧急救护措施等。医生和护士会对患者及家属做充分的培训,并进行考核,考核合格方可回家调养。

2. **机械辅助循环术后出院指导**

（1）康复训练:根据运动类型、强度、持续时间及频率来制订运动计划,LVAD 有一定的重量,禁止跑步和跳跃,为保证 LVAD 通气孔的安全,应禁止游泳,但可以淋浴。患者因腹壁有 LVAD 泵的存在而使前屈及躯干旋转运动受限,可进行缝匠肌伸展、髋外展及腓肠肌伸展。在肌力训练时应注意呼吸与用力的协调,避免肌肉、关节受伤。出现以下情况,应中止运动:主观上不能耐受;收缩压下降 >20mmHg 或降到 80mmHg;LVAD 流量降到 3L/min 且患者有相关症状。此时应立即让患者平卧,测心率,检查 LVAD 是否出现故障,并及时与医生取得联系。

（2）泵缆皮肤出口部位的护理:妥善固定泵缆,使用固定栅栏和外置带对驱动泵缆进行固定,固定栅栏的位置在泵缆出口部位的 1 横指以上,保证缆线有弯曲点;保持泵缆皮肤出口部位的清洁,每天消毒前观察泵缆皮肤出口部位及其周围是否变红、发热、肿胀、化脓、瘙痒和疼痛等,每日消毒且消毒范围距离出口处大于 10cm。

（3）药物管理:定期监测 INR,定时复查,根据医嘱调整用药并做好记录。

（4）日常生活管理:患者家中应有 24 小时急救电话,以便在紧急情况下拨打电话,同时患者应随时携带印有急救电话号码和相关信息的卡片;紧急备用电池始终处于备用状态;睡觉时务必接通交流 / 直流（AC/DC）适配器,使用 AC 电源供电;洗澡时使用淋浴,勿泡澡、游泳或蒸桑拿,同时避免水沿着泵缆进入控制器,引起控制器故障。紧急情况下需立即联络医院,原则上不能进行胸外按压,可以电除颤。

（5）定期复查:嘱患者定期到医院检查机械辅助的效果,包括患者的身心状况、辅助装置的使用情况、服用抗凝药物的效果监测以及药物的调整等,建议的间隔为 3 个月,6 个月,置入后 2 年每隔 6 个月复查 1 次,之后每年复查一次。

【并发症及护理】

1. **出血**　是所有机械辅助装置植入的常见并发症,出血严重者可导致死亡。据报道,出血或弥散性血管内凝血发生率在心脏辅助装置术后高达 15%~35%,早期更高达 50% 以上。患者术前存在凝血功能障碍及其他器官病变、术中体外循环血液肝素化的影响、外科手术的剥离、抗凝治疗以及机体对 LVAD 装置的反应,增加了术后出血的风险。术后要监测 ACT 及凝血指标以调整抗凝治疗,依据引流量、血红蛋白含量等进行输血治疗,记录胸部 X 线片及超声检查结果,监测全血血栓弹性,警惕弥散性凝血出现。

2. **右心衰竭**　左心衰竭时,血液瘀滞在肺循环系统,左室辅助装置的应用增加了回心血量,部分瘀滞于肺循环系统的血液移至体循环系统,相应地改变左右心室的前后负荷,左心室前负荷降低,静脉回流量增加;同时左心辅助装置使左心室减压,室间隔左移,右心室顺应性增大,也使静脉回心血量增加,以上两种因素使右心室前负荷在短时间内明显升高。如果右心衰得不到纠正,必要时可置入右心室辅助装置。

3. **血栓栓塞**　是引起机械辅助装置植入后死亡的一个重要因素。血栓的产生受各种因素的影响,如个人情况、泵的类型、抗凝治疗的程度、术后用药及辅助装置植入后凝血系统激活等。相关研究报道,尽管使用了抗凝治疗,机械辅助装置植入后,血栓栓塞的发生率为2.7%~35%。因此,在治疗过程中,需要密切监测患者凝血功能,对患者进行个体化的抗凝用药调整。

4. **气体栓塞**　左心辅助装置开始运行,左室内血液未完全充满,辅助泵产生的负压会将左室内空气吸入泵体而造成体循环气体栓塞,因此,在左室辅助装置泵运行之前要使左室充分充盈排气。

5. **感染**　是影响机械辅助装置置入后生活质量和远期生存率的一个重要因素。为减少辅助装置植入后的感染,应注意三个环节:一是植入前尽量去除各种引发患者感染的因素;二是植入手术中严格无菌操作;三是植入后对管道的管理,除了应严格无菌操作、合理使用抗生素外,应尽早拔除不必要的管道。

（曾　珠）

第十节　体外膜肺氧合技术的应用及护理

学习目标

完成本内容学习后,学生将能:

1. 复述 ECMO 的适应证。
2. 列出 ECMO 的绝对禁忌证。
3. 描述不同 ECMO 模式间的主要区别。
4. 应用护理计划,做好 ECMO 患者的护理。

体外膜肺氧合（ECMO）是将血液从体内引到体外,经膜式氧合器（膜肺）氧合再用泵将血灌入体内,可进行长时间心肺支持。ECMO 治疗期间,心脏和肺得到充分的休息,全身氧供和血流动力学处在相对稳定的状态。此时膜肺可进行有效的二氧化碳排除和氧的摄取,驱动泵使血液周而复始地在机体内流动。应用 ECMO 可以较长时间地进行有效呼吸、循环支持,降低心脏前负荷,有效改善低氧血症,同时可避免长期高氧所致的氧中毒,以及机械通气所致的气道损伤。应用 ECMO 可以为心功能及肺功能的恢复赢得宝贵时间。随着体外循环技术的发展,材料生物相容性的改善,ECMO 应用日趋广泛。同时,ECMO 应用于呼吸支持的比例逐渐下降,应用于循环支持的比例越来越高,使急诊复苏的效果大幅度提高。伴随着技术的发展及经验的积累,ECMO 管理趋于简便。

【适应证】

ECMO 作为危重患者的抢救治疗手段,主要应用于呼吸支持、循环支持及替代体外循环。

（一）呼吸支持

1. 急性呼吸窘迫综合征。

2. 新生儿肺部疾病。

（二）循环支持

1. 急性心肌炎,效果最佳。

2. 急性心肌梗死所致的心源性休克。

3. 心脏手术后的心源性休克。

4. 安装心室辅助装置、人工心脏及心脏移植前的过渡。

（三）替代体外循环

1. 肺移植。

2. 神经外科。

3. 供体脏器支持。

4. 急性肺栓塞的抢救。

【禁忌证】

（一）绝对禁忌证

1. 主动脉夹层、严重的主动脉瓣反流。

2. 无目标性治疗的终末期心脏功能障碍。

3. 肺功能不全终末期的非移植候选人。

4. 不可逆的严重神经系统损伤。

（二）相对禁忌证

1. 不能全身抗凝及存在无法控制的出血、严重溶血、血栓形成。

2. 患有其他终末期疾病,如恶性肿瘤。

3. 存在多脏器功能衰竭。

4. 无法治疗的败血症性休克。

5. 存在严重的免疫功能缺陷。

6. 不可逆的心肺功能损伤。

7. 预计 ECMO 不能使其获得较好的生活质量的患者。

【ECMO 模式】

ECMO 的实施包括静脉血引流,经过氧合器氧合并排除二氧化碳变成动脉血,最终进入人体静脉或动脉系统。

1. **静脉动脉（V-A）模式** 通过大静脉或右房将患者体内的未氧合血引流至气体交换装置（膜式氧合器）,然后将氧合血液经大动脉泵入患者体内,保证机体血供,使心肺得到充分休息,为心肺功能的恢复赢得宝贵的时间。该模式用于严重的循环衰竭和呼吸衰竭患者。

2. **静脉静脉（V-V）模式** 通过大静脉将体内的静脉血引流至氧合器,然后将氧合血液经静脉泵入患者体内,增加机体氧供,使肺得到充分休息。该模式代替肺进行气体交换,不提供直接的循环支持,主要用于严重的呼吸衰竭而不需要循环支持的患者。

3. 动脉静脉(A-V)模式 适用于心功能尚可而呼吸衰竭的患者。因其是利用患者自身 A-V 压力差推动血液流动进行气体交换,故患者的心血管系统必须能够承担一定量的动静脉分流。

【ECMO 的护理】

（一）安装前护理

ECMO 的建立需要团队完成,一般包括重症医学科医生、心脏外科医生、体外循环师、重症监护护士等。

1. 物品准备 ECMO 设备及耗材、预充液、电源、气源、吸引装置、抢救设施、备用药物等。

2. 患者准备

（1）密切监测患者生命体征,应用血管活性药物,备齐抢救药品、物品,随时准备心肺复苏。

（2）做好呼吸支持,必要时行气管插管、呼吸机辅助呼吸。

（3）化验检查:遵医嘱行血气分析、ACT、血常规、血生化等检查。

（4）评估置管部位:评估置管部位血运情况,必要时借助床旁血管超声。

（5）备皮。

（6）予黏性敷料保护骨隆突处。

（7）予患者取平卧位。铺无菌巾,建立无菌区。

（8）建立 3 个以上静脉通路,最好位于左侧肢体。

3. 人员及环境准备

（1）医护人员需穿无菌手术衣,戴口罩、帽子、无菌手套。

（2）病房应宽敞,将不必要的物品推至病房外。

（3）患者右侧空间足够大,无移动输液架、输液泵等物品。

（二）安装中护理

1. 预充 ECMO 管路。

2. 协助医生完成穿刺置管。

3. 调节泵速,检查最大血流量,连接氧流量管。

4. 协助医生进行缝合。

5. 缝合、固定的管理。

（三）运行中护理

1. 病情的监护及观察

（1）密切观察生命体征变化及心电图变化,持续有创动脉压力监测动态血压及平均动脉压。维持体温在 36.5~37℃。

（2）持续监测患者中心静脉压力。

（3）观察并记录血泵的转速及流量,以及管道压力。

（4）观察并记录患者每小时尿量,观察患者尿液颜色。

（5）每小时行血气分析,注意纠正酸碱及电解质紊乱。

2. 管路的安全

（1）避免脱管：各管路接头处连接牢固并妥善固定；患者更换体位时应多人协助完成；予患者适当镇静及保护性约束；泵和膜肺应安置在有车闸的治疗车上。定时检查，防止管道打折。

（2）避免空气进入管路：膜肺放置位置应低于患者，保证肺膜一侧的气体压力低于另一侧的血流压力，有条件者血液回流端可安装气泡探测器。

3. 抗凝的护理　ECMO 应用期间，患者需全身肝素化，应做好抗凝的护理。

（1）抗凝期间应定时测量患者 ACT 值：ECMO 中 ACT 应维持在 180~200 秒，有出血的患者维持在 140~160 秒，遵医嘱通常早期每小时监测 ACT，稳定后可 3~6 小时监测一次。

（2）肝素的应用：插管前首次给予肝素 100U/kg，插管后输注速度一般为 25~100U/（kg·h）。应采用注射泵泵入，以维持速度及剂量的恒定，尽量采取单独的通路输注。

（3）防止可以避免的出血：尽量避免血管穿刺，穿刺后应延长按压时间；为患者进行操作时如吸痰、翻身应动作轻柔；观察伤口渗血情况，必要时予沙袋压迫。

（4）每 4~6 小时观察 ECMO 循环系统内有无血栓形成：用听诊器听泵的异常声音，用手电照射整个 ECMO 管路，血栓表现为管路表面颜色深暗且不随血液移动的区域，如出现 >5mm 的血栓或仍在继续扩大的血栓应考虑更换 ECMO 系统。

4. 气管插管的护理　密切监测并记录患者呼吸机参数；使用呼吸机期间要严格无菌吸痰，做好呼吸道湿化，及时清理呼吸道分泌物；如患者痰液黏稠、咳嗽能力差、痰液不易吸引，可进行纤维支气管镜下吸痰，以防止痰液淤积和肺不张，预防肺部感染；注意观察并记录患者痰液的量、性质、颜色；重视口腔护理，预防呼吸机相关性肺炎。

5. 预防感染

（1）加强病房管理，将患者置于单间病房，保持空气清洁；加强消毒隔离措施，限制人员进出，避免交叉感染；加强病房空气、地面、用物的消毒，定时做细菌培养。

（2）ECMO 管路预冲、穿刺置管及其他各种有创操作时严格无菌操作，切口、各穿刺处按时换药，如有出血或渗出，及时消毒并更换无菌敷料，保持局部无菌干燥。

（3）监测白细胞计数及体温变化，观察伤口、穿刺处有无红肿及脓性分泌物等感染表现。

（4）遵医嘱按时预防性应用抗生素。

6. 皮肤护理　加强基础护理，定时翻身，保持皮肤清洁，骨隆突处使用黏性敷料进行保护。

7. 营养支持　加强营养，给予早期胃肠内营养治疗。观察患者胃液的量、性质、颜色，观察患者胃肠蠕动、排气、排便情况。适时使用全胃肠外营养。

8. 并发症的护理

（1）出血的预防及护理：出血是 ECMO 最常见且最致命的并发症。主要原因有：ECMO 转流的患者血液在体外与大量非生理的异物表面接触，管路需要全身肝素化以避免血液凝固和血栓形成；管道固定不稳固，患者活动造成穿刺处出血；血小板的严重消耗及功能下降；炎症反应引起促凝血与抗凝血机制激活；长时间体外转流引起凝血功能紊乱。常见的出血部位有脑、消化道、手术切口、插管部位或其他脏器等，最严重的是脑出血。护士应观察插管部位出血情况,皮肤、口腔黏膜出血点,观察患者意识等,观察胸腔引流管引流量,尿液、粪便、胃液颜色及性状;尽量减少肌内、皮下注射,从动脉管路采血,注意保护黏膜,减少气道及鼻腔吸引,准确记录出血量,根据化验结果输血。

(2)栓塞:患者可发生脑部或肢体栓塞,护士应加强神志、瞳孔的观察,注意肢体活动度及末梢颜色、温度。ECMO 建立初期,每半小时监测足背动脉搏动及下肢皮肤颜色、温度;运转期间,每小时监测上述指标并记录。

(3)溶血:密切观察尿色及有无黄疸,监测患者游离血红蛋白、血常规、肝肾功能,发现问题及时告知医生并给予相应处理。

9. 心理支持 患者多表现为烦躁、焦虑,医护人员应给予言语抚慰,适时使用镇静、镇痛剂,严禁陪护。

(四)终止阶段护理

终止阶段可能会遇到的问题如下:

1. 心率不稳、血压下降、SpO_2 下降、血气异常等。应遵医嘱增加血管活性药用量,提高呼吸机辅助条件,继续 ECMO 辅助。

2. 系统或管路血栓形成,不能正常运转系统,应迅速钳闭动脉、静脉端,立即通知医生,查找原因,准备撤机物品、药品、抢救设备,做好床旁监测。

知识拓展

ECMO 两者模式的区别和特点

	V-A ECMO	V-V ECMO
插管位置	颈内静脉、右房或股静脉;右颈总动脉、腋动脉、股动脉或主动脉	单独颈内静脉,颈内静脉-股静脉,股静脉-股静脉,大隐静脉-大隐静脉,单独右心房
PaO_2	60~150mmHg	45~80mmHg
氧供监测指标	SvO_2、PaO_2,耗氧量	脑静脉饱和度、跨膜氧分压差、患者 PaO_2、膜肺前氧饱和度
对心脏的影响	前负荷降低,后负荷增加;脉搏搏动减弱;左心室血液提供冠状动脉氧供;心肌顿抑发生率高	影响较小;CVP 和血搏搏动不受影响;改善冠状动脉的氧供;低右室前负荷
氧供能力	高	中等,提高引流量可增加氧供
循环支持	部分或全部代替心脏做功	不提供直接循环支持,但可通过增加冠状动脉流量和改善肺循环而提供间接循环支持
对肺循环血量的影响	降低	不变或增加肺血的氧合
氧合血再循环	无	有,15%~50%(影响氧供的主要因素)

(邓海波 翟海昕)

第十一节 动脉血气分析应用

学习目标

完成本内容学习后,学生将能:

1. 复述动脉采血部位。
2. 列出动脉采血的并发症及处理措施。
3. 描述动脉采血时的观察要点与提示。
4. 应用血气分析结果判断临床意义。

动脉血气分析是通过对人体动脉血液中的 pH、氧分压(PaO_2)和二氧化碳分压($PaCO_2$)等指标进行测量,从而对人体呼吸功能和血液酸碱平衡状态作出评估的一种方法。它能客观地反映人体呼吸功能和代谢功能,是诊断呼吸衰竭和酸碱平衡紊乱最可靠的指标和依据,同时对指导氧气治疗和机械通气具有重要意义。

【适应证】

1. 评估通气功能、氧合功能及体内酸碱平衡。
2. 评估氧疗治疗效果。
3. 评估机械通气治疗效果。
4. 低氧血症和呼吸衰竭的诊断。
5. 监测呼吸系统及重症疾病严重程度和进展。
6. 心肺复苏后效果观察。

【禁忌证】

无绝对禁忌证,相对禁忌证如下:

1. 有出血倾向或抗凝治疗期间。
2. 动脉炎或血栓形成者。
3. Allen 试验阳性者。
4. 穿刺部位皮肤有炎症。

【动脉采血部位的选择】

采集动脉血气分析标本时,护士应综合考虑穿刺难易程度,穿刺可能导致周围重要血管及神经伤害,应评估穿刺部位血管侧支循环状况,从而选择合适的采血部位。

1. **桡动脉** 为首选部位,桡动脉位置表浅,易于触及,穿刺成功率高,周围无重要伴行血管及神经,不易发生血管、神经损伤,易误采静脉血;桡动脉下方有韧带固定,容易压迫止血;穿刺前应进行 Allen 试验检查,手掌颜色在 5~15 秒之内恢复方可进行穿刺。

2. **肱动脉** 位置较深,搏动不明显,缺乏筋膜及骨骼支撑,穿刺时不易固定,压迫止血比较困难,容易形成血肿,与正中神经伴行,穿刺时可能误伤神经;缺乏侧支循环,若穿刺失败,导致局部血肿,可造成前臂血运障碍。因此,不推荐将肱动脉作为动脉采血首选部位;当穿刺桡动脉失败、桡动脉穿刺处有血肿不能使用时,可选择肱动脉进行穿刺;不推荐儿童、婴幼儿进行肱动脉穿刺。

3. **足背动脉** 位置表浅、易于触及,但血管直径较细、神经末梢丰富,一般只作为上述两种动脉不能使用或穿刺失败时的选择。

4. **股动脉** 直径粗大,易于穿刺,穿刺成功率高,但是动脉压力较大,压迫止血困难,易发生假性动脉瘤、出血及血栓;与股神经、股静脉伴行,穿刺时可能误伤股神经或误采静脉血;穿刺时须暴露隐私部位,穿刺部位消毒不彻底容易引起感染;缺乏侧支循环,股动脉损伤可累及下肢远端血供,长期反复穿刺可导致血管内壁瘢痕组织增生,影响下肢血液循环。

5. **头皮动脉** 常用于婴幼儿动脉穿刺。

6. **动脉导管采血** 留置动脉导管者可通过导管进行采血。

【动脉采血操作流程】

（一）患者准备

1. 评估患者心理状态、意识、疼痛程度、体温、体位、采血部位、治疗等情况。

2. 使用机械通气的患者应在调节机械通气参数和进行负压吸引后 20~30 分钟再进行采血。

3. 应避免患者在使用酸碱类药物后抽取血标本。

（二）用物准备

治疗车:车上备消手液、锐器盒,车下备垃圾桶（生活垃圾桶、医疗垃圾桶）;治疗盘（表 5-11-1）。

表 5-11-1 物 品 准 备

物品名称	数量	物品名称	数量
注射盘及用物:	1 套	一次性动脉采血针	1 支
（1）复合碘消毒棉签	1 包	胶贴（必要时）	1 个
（2）无菌棉球	1 包	一次性垫巾	1 块
（3）污物罐	1 个		

（三）操作方法

1. 操作前准备

（1）操作者洗手,戴口罩。

（2）查对医嘱及检验申请单。

（3）检查用物的有效期。

（4）双人查对后,推治疗车携带检验申请单至患者床旁。

2. 操作者准备

（1）查对住院号、姓名、检验申请单,向患者解释操作目的,以取得患者的配合。

（2）选择动脉穿刺部位:选择的穿刺部位依次为桡动脉、股动脉,也可以在肱动脉或足背动脉进行穿刺（本处以桡动脉为例）。

（3）协助患者采取适当体位:患者手心向上,手腕伸直。

（4）选择穿刺部位,以示指和中指指腹触摸动脉搏动最强处,此处为进针点。

（5）在穿刺部位肢体下放置垫巾。

（6）打开采血针包装袋,备好采血针。

（7）取复合碘棉签消毒穿刺部位（消毒直径为 5~6cm）。

（8）打开无菌棉球包装袋,放于一次性垫巾内侧。

（9）取复合碘棉签消毒操作者左手示指和中指。

（10）取出采血针。

（11）左手示指及中指扪及动脉搏动处并固定,右手持采血针,与皮肤呈 30°~45° 角缓慢穿刺,见血后停止进针;取得足够血液量后,迅速拔除采血针,用棉球按压穿刺点位置,并立即将标本隔绝空气。

（12）充分混合血液标本,搓动针筒 5 秒,上下摇匀 5 次,让血样和针筒里的肝素抗凝剂充分混合。

（13）按压穿刺部位 3~5 分钟,若仍有出血,延长按压时间;在采血针上粘贴抽血标签,立即呼叫外送人员送检。

（14）安置患者于舒适卧位,整理床单位。

【观察要点与注意事项】

1. 严格无菌操作,使用复合碘棉签消毒采血部位 2 遍。

2. 采血时,要严密隔绝空气,一旦气泡进入血液标本内,应立即排出;采血后使血液与采血针内肝素充分混匀。抗凝不当或混匀不当会导致血标本凝固或产生微小凝块,影响检测结果准确性,同时造成血气分析仪障碍。

3. 采血后立即送检,如不能立即检验,应放置于 0~4℃冰箱内保存,最长时间不得超过 30 分钟;如进行乳酸检测,需在 15 分钟内完成检测;动脉血标本放置时间过长,血细胞持续代谢,血标本中的气体分压、血糖、乳酸等检测项目的准确性会受干扰。

4. 在采集动脉血标本后,应在检验申请单上注明采集时间、体温、呼吸频率、吸氧浓度。

5. 机械通气患者还应记录通气模式、氧浓度、呼吸频率、潮气量等参数。

6. 凝血功能异常患者,采血后延长压迫穿刺部位的时间,以防出血。

7. **推荐穿刺进针角度** ①桡动脉 30°~45°。②肱动脉 45°。③足背动脉 15°。④股动脉 90°。⑤头皮动脉 20°~30°。

【并发症及处理】

1. 动脉痉挛及血管迷走神经反射

（1）原因：动脉穿刺难度较大，患者可因紧张而发生动脉痉挛，或由于血管迷走神经反射出现晕厥，导致采血失败。

（2）处理：操作前向患者耐心解释，缓解患者的紧张情绪，必要时可于穿刺前10分钟涂抹利多卡因局部麻醉，以减轻穿刺时的疼痛感，提高穿刺成功率。

2. 穿刺处血肿

（1）原因：血肿发生率与患者年龄（老年人动脉壁弹性组织减少，穿刺孔不易闭合）、穿刺针头直径、是否接受抗凝治疗、有无严重凝血障碍等有关。

（2）处理：若出血较多或血肿范围较大，可影响肢体血液循环和功能，甚至出现生命体征变化。穿刺前，应评估患者血小板计数、凝血功能检查结果、是否使用抗凝药物等；凝血功能障碍者，尽量避免穿刺股动脉，拔针后立即使用干燥无菌纱布或棉球用力按压5~10分钟，检查出血是否停止，若出血未停止，继续用力按压5~10分钟，直至不出血；患有高血压、凝血时间延长或应用抗凝药物时，应延长按压时间30分钟。按压松开后应立即检查穿刺部位，如未能止血或开始形成血肿，重新按压直至完全止血；避免使用加压包扎代替按压止血。血肿较小时，应密切观察肿胀范围有无增大。若肿胀逐渐局限、不影响血流时，可不予特殊处理。若肿胀程度加剧，立即按压穿刺点；局部按压无效时，给予加压包扎或遵医嘱处理。

3. 血栓或栓塞

（1）原因：导管在动脉内放置一段时间后，血管内膜受损，发生血栓或栓塞。

（2）处理：选择动脉穿刺部位时，应优先考虑穿刺部位血管侧支循环是否良好，减少同一穿刺点的穿刺次数。拔针后，压迫穿刺点力度应适中，做到伤口既不渗血，动脉血流又保持通畅，压迫时以指腹仍有动脉搏动感为宜。若血栓形成，可遵医嘱行尿激酶溶栓治疗。

4. 感染

（1）原因：动脉血气分析操作可导致局部感染或动脉导管相关性血流感染，多由于未能严格执行无菌操作所致。

（2）处理：穿刺时避开皮肤感染部位，严格遵守无菌原则。对于留置动脉导管患者，病情稳定后尽快拔除导管，导管留置时间最好不超过96小时。拔除导管时，应消毒穿刺部位。若怀疑导管感染，应立即拔管并送检，遵医嘱使用抗生素治疗。

【血气分析结果临床意义】

1. 酸碱度（pH）

（1）正常值：7.40 ± 0.05 可反映酸血症、碱血症或间接反映体内 H^+ 浓度。

（2）临床意义：pH<7.35 为酸血症，即失代偿性酸中毒；pH>7.45 为碱血症，即失代偿性碱中毒。

2. 动脉血氧分压（PaO_2）

（1）正常值：80~100mmHg，指物理溶解于动脉血液中的氧气分子所产生的压力。

（2）临床意义：判断有无缺氧及缺氧程度。轻度缺氧：80~60mmHg，中度缺氧：60~40mmHg，重度缺氧：<40mmHg。

3. 动脉血氧饱和度（SaO_2）

（1）正常值：95%~98%，指动脉血中血红蛋白实际结合氧含量与血红蛋白能够结合最大氧量之比。SaO_2 高低取决于氧分压和血红蛋白氧离曲线。

（2）临床意义：与动脉血分压（PaO_2）密切相关，PaO_2 降低时 SaO_2 也随之降低；当 PaO_2 增高时 SaO_2 也随之增高；PaO_2 与 SaO_2 的关系可绘制成一条呈 S 形的曲线，称为氧解离曲线。

4. 二氧化碳分压（$PaCO_2$）

（1）正常值：成人男性 35~48mmHg，成人女性 32~45mmHg，儿童 27~41mmHg。二氧化碳是血中物理溶解 CO_2 分子所产生的压力，反映肺的功能及肺调节功能。

（2）临床意义：$PaCO_2$ 代表肺泡通气功能，当 $PaCO_2$ >45mmHg，为肺泡通气不足，见于呼吸性酸中毒；当 $PaCO_2$ <35mmHg，为肺泡过度通气，为呼吸性碱中毒。

5. 二氧化碳结合力（CO_2CP）

（1）正常值：23~31mmol/L，指将静脉血标本在室温下分离出血浆后，与正常人肺泡气平衡后所测得血浆 CO_2 的含量。

（2）临床意义：主要是指血浆中呈结合状态的 CO_2，反映了体内碱储备量。在代谢性酸碱平衡失调时，能较及时地反映体内碱储备量增减变化。

6. 碳酸氢根（HCO_3^-）

（1）正常值：22~27mmol/L（24mmol/L），是代谢方面的指标。

（2）实际碳酸氢根（AB）：隔绝空气的血标本在实际条件下测得碳酸氢盐的含量。直接从血浆测得数据，受代谢和呼吸双重影响。

（3）标准碳酸氢根（SB）：成人正常值（25±3）mmol/L，儿童正常值（21±25）mmol/L。

（4）在隔绝空气、体温 37℃、$PaCO_2$ 为 40mmHg、SaO_2 为 100% 时测得碳酸氢盐的含量，不受呼吸因素的影响。正常情况下，AB=SB，AB 和 SB 的差值反映呼吸因素对血浆碳酸氢盐影响的程度。

7. 剩余碱（BE）

（1）正常值为 ±3mmol/L，是指血液在 37℃、$PaCO_2$ 为 40mmHg、SaO_2 为 100% 条件下滴定至 pH 7.4 所需酸或碱量。

（2）临床意义：它是代谢性因素的一个客观指标，是指血液中碱储备增加或减少的情况。>+3mmol/L，碱剩余；<-3mmol/L，碱不足。

（李海燕　谷红俊）

第十二节 经鼻高流量吸氧的应用及护理

学习目标

完成本内容学习后,学生将能:
1. 复述经鼻高流量吸氧的定义。
2. 列出经鼻高流量吸氧的适应证和禁忌证。
3. 描述经鼻高流量吸氧的原理。
4. 应用所学知识安装、使用和维护高流量湿化给氧仪器。

经鼻高流量吸氧,又称经鼻高流量湿化氧疗(high-flow nasal cannula oxygen therapy, HFNC),通过高流量鼻塞为患者提供可调控并相对恒定浓度(21%~100%)、温度(31~37℃)和湿度的高流量氧气(8~80L/min)的治疗方式(图5-12-1)。

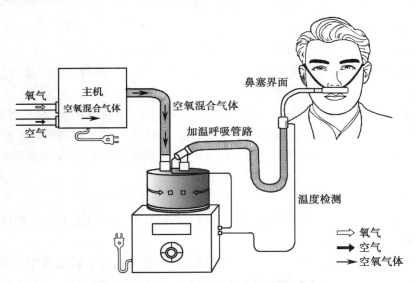

图5-12-1 经鼻高流量湿化氧疗示意图

呼吸治疗由轻到重分别是普通氧疗(鼻塞管、鼻氧管)、进阶氧疗(普通面罩、储氧面罩、头罩)、高流量氧疗(文丘里面罩、经鼻高流量湿化氧疗)、无创通气、有创通气和ECMO。

【原理】

HFNC具有无创、呼气末正压通气(positive end-expiratory pressure, PEEP)效应、生理死腔冲刷效应、维持黏液纤毛清除系统功能以及降低上气道阻力和呼吸功能,且安全舒适,逐渐在临床上成为治疗呼吸衰竭的重要手段。

（一）呼气末正压（PEEP）效应

HFNC 输送气体的流速高，可维持一定的 PEEP，可维持肺泡的开放，利于改善氧合。HFNC 流量每增加 10L/min，咽腔的 PEEP 可增加 0.5~1cmH$_2$O。当 HFNC 流量到达 60L/min 时，闭口时女性咽腔的 PEEP 可达 8.7cmH$_2$O，男性为 5.4cmH$_2$O。张口时女性为 3.1cmH$_2$O，男性为 2.6cmH$_2$O。

（二）生理死腔冲刷效应

HFNC 提供的气体冲刷患者鼻腔、口腔和咽部的解剖无效腔的气体，可以减少下次吸入的 CO$_2$ 含量，同时也可增加呼气末肺容量（end-expiratory lung volume，EELV）和潮气量。

（三）维持黏液纤毛清除系统功能

当呼吸困难、张口呼吸、给氧、建立人工气道时，会大量吸入湿化不足的气体，引起气道黏膜损伤，纤毛运动受限，痰液瘀滞。吸入气体温度过低，可引起支气管收缩，影响通气。HFNC 提供的恒温、恒湿的气体有助于稀释并排出痰液，降低呼吸道感染的发生。

（四）降低阻力和呼吸功

患者在吸气时不需要用力，也不需要对吸入气体进行加温加湿，这样降低了上气道阻力，也避免了患者对吸入气体进行温湿化所需的代谢消耗，减少了呼吸做功。同时，HFNC 可增加呼气末肺顺应性，降低了肺阻力。

【适应证】

HFNC 可以改善氧合、纠正高碳酸血症、减少气管插管以及改善预后。根据 2019 年《成人经鼻高流量湿化氧疗临床规范应用专家共识》，HFNC 适应证包括：

1. 轻中度 I 型呼吸衰竭（100mmHg≤PaO$_2$/FiO$_2$<300mmHg）。

2. 轻度呼吸窘迫（呼吸频率 >24 次 /min）。

3. 轻度通气功能障碍（pH≥7.3）。

4. 对传统氧疗或无创正压通气不耐受或有禁忌证者。

对于无高碳酸血症的急性低氧血症的呼吸衰竭患者，高流量吸氧、面罩给氧或无创通气三组患者插管率无差异，但 90 天死亡率，高流量吸氧组显著降低。

在低再插管风险的拔管患者中，与传统的氧气疗法相比，使用高流量氧疗可降低 72 小时内再插管的风险。

【禁忌证】

（一）相对禁忌证

1. 重度 I 型呼吸衰竭（PaO$_2$/FiO$_2$<100mmHg）。

2. 通气功能障碍（pH<7.30）。

3. 矛盾呼吸。

4. 气道保护能力差，有误吸高危风险。

5. 血流动力学不稳定，需要应用血管活性药物。

6. 面部或上呼吸道手术不能佩戴 HFNC 者。

7. 鼻腔严重堵塞。

8. HFNC 不耐受。

（二）绝对禁忌证

1. 心跳、呼吸骤停，需紧急气管插管进行有创机械通气。

2. 自主呼吸微弱，昏迷。

3. 极重度I型呼吸衰竭（$PaO_2/FiO_2 < 60mmHg$）。

4. 通气功能障碍（pH<7.25）。

【操作流程】

（一）配件

备齐主机、水罐、呼吸管路、患者界面、支架和灭菌水（图 5-12-2）。

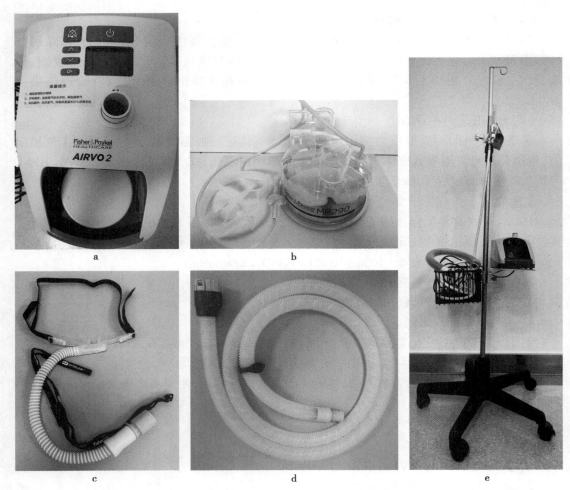

a. 主机；b. 水罐；c. 患者界面；d. 呼吸管路；e. 支架。

图 5-12-2 配件

（二）安装

1. 安装水罐（图 5-12-3）。

2. 连接湿化水 将进水管针头插入灭菌水瓶口，悬挂灭菌水，灭菌水流入水罐。氧气流量越大，灭菌水消耗越快。氧气流量与可使用时长见表 5-12-1。

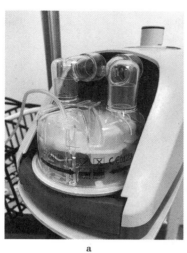
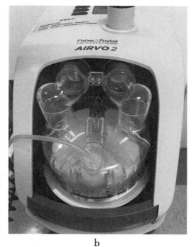

a. 压下护手板,将水罐滑入主机;b. 水罐进出气口与主机端口对齐,听到"咔嚓"声代表完全卡入。

图 5-12-3 安装水罐

表 5-12-1 氧气流量与使用时长(500ml 灭菌水)

氧气流量 /(L·min⁻¹)	10	20	30	40	50	60
使用时长 /h	19	9.5	6.5	4.5	4	3.5

3. 连接加热呼吸管路 将呼吸管路连接头插入主机,推下锁卡锁住连接头(图 5-12-4)。

4. 连接患者界面 将呼吸管路与患者界面连接(图 5-12-5)。

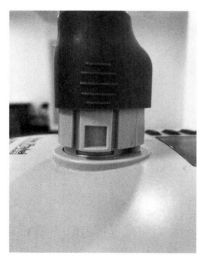

图 5-12-4 连接加热呼吸管路

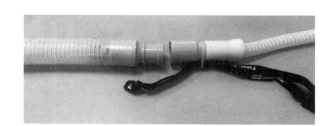

图 5-12-5 连接患者界面

5. **连接氧源** 将氧源管连接到治疗仪的氧气口,确保连接紧密(图 5-12-6)。

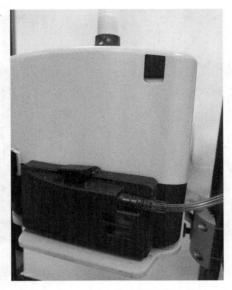

图 5-12-6 连接氧源

（三）使用步骤

1. 开机预热,就绪后为患者佩戴(图 5-12-7)。

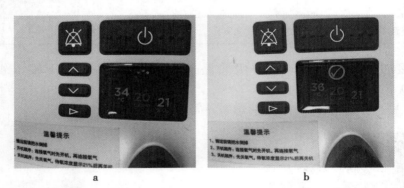

a. 常按开关键 3s 开机；b. 旋转圆圈变为"√"后,开机完成。

图 5-12-7 开机

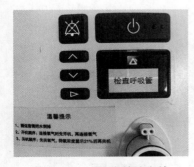

图 5-12-8 分离管路自检

2. **自检** 分离呼吸管路,机器出现报警声,屏幕如图 5-12-8 所示,连接管路后机器正常工作,即可使用。如分离呼吸管路后未出现声音报警,机器不可使用(图 5-12-8)。

3. 设置参数

（1）温度设置

1）按模式键可以依次查看当前设置:温度、流量和氧浓度。

2）如需更改参数,需解锁。

3）将模式键按至温度界面,同时按上、下键持续 3 秒,温度数字闪烁后,按上、下键可调节温度。温度有 3 档,分别为 31℃、34℃和 37℃。经鼻给氧一般设 31℃或 34℃,气管切开处给氧可设 37℃(图 5-12-9)。

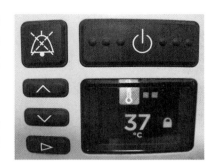

图 5-12-9 温度设置

(2)氧流量设置

1)将模式键按至流量界面,同时按上、下键持续 3 秒,氧流量数字闪烁后,按向上键可调节氧流量。最后按模式键确认。

2)氧流量设置范围为 21%~60%(有设备可达 80%)。当流量范围为 25~60L/min 时,每次按键增幅 5L/min;当流量范围为 2~25L/min 时,每次按键增幅 1L/min。

(3)氧浓度设置:经鼻高流量湿化氧疗仪调节氧流量有两种方式。一种是通过调节浮标式氧气流量来调节氧气浓度,缺点是无法预先设置浓度,只能靠调节氧气流量来实现氧浓度的变化;一种是利用比例阀和氧传感器控制氧浓度,可精确预设需要的氧浓度。

按模式键进入氧浓度界面,调节设备带上的浮标式氧气流量表(图 5-12-10)来调节氧气浓度。氧气浓度设置范围为 21%~100%,当浓度超 95% 时,读数变红,机器报警提示。

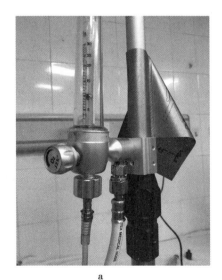
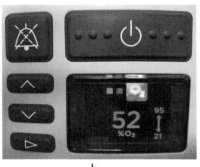

a. 通过调节浮标来调节氧气浓度;b. 显示的氧浓度随着浮标的调节而变化。

图 5-12-10 浮标式氧气流量表

【观察要点与提示】

(一)操作前

1. 确保使用前机器已消毒 开机后消毒指示灯为绿色,表示"已消毒";为黄色,表示"未消毒"(图 5-12-11)。

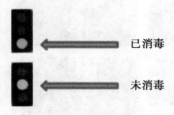

已消毒

未消毒

图 5-12-11 消毒状态

2. 治疗前先开治疗仪,再接氧气。治疗结束后,先关氧气,再关治疗仪。治疗仪停止工作时必须关闭氧气。

3. 高流量氧疗仪不要接除氧气外的其他气体。

（二）操作中

1. 鼻塞要塞入鼻孔,但不要完全堵住,保持有效正压即可。管路中的冷凝水可以倒回水罐中。

2. 患者取半卧位,建议床头抬高 >20°。鼻塞管型号小于鼻孔内径 50%。张口呼吸的患者,嘱其在应用 HFNC 期间闭口呼吸。

（三）操作后

1. 停机指征 吸气流量 <20L/min,且 FiO_2<30% 即可停机。

2. 治疗结束后,先摘下患者界面,再关闭氧源,待氧浓度降至 21% 时关机。

3. 消毒 将消毒管连接治疗仪接口和水罐左侧接口,用过滤器堵塞右侧接口,确保氧源已经断开。机器表面用 75% 酒精或 0.1% 含氯消毒剂擦拭。部分型号的单向出气机型不需要消毒（图 5-12-12）。

按开关键 3 秒启动消毒程序。屏幕圆圈光标闪动,系统进入校准检查（约 2 分钟）。

校准完成后,自动开始 55 分钟倒计时消毒（图 5-12-13）。

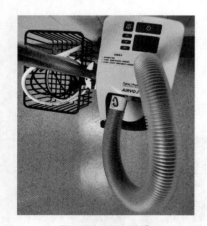

图 5-12-12 消毒

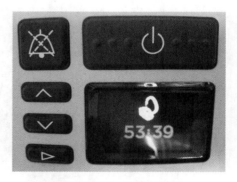

图 5-12-13 消毒倒计时

按模式键可随时查看时间和温度情况。

倒计时结束后,时间和消毒次数模式不断切换,即可关闭电源。消毒完成。

当仪器提示更换过滤片时,表示其积尘严重,需更换新的过滤片。建议 3 个月或 1 000 小时更换 1 次（图 5-12-14）。

【并发症及护理】

长期吸氧浓度 >60% 可造成中毒性肺损害,表现为呼吸困难、胸闷、咳嗽、咯血和呼吸窘迫等。损害多为可逆性,但在新生儿和早产儿则可造成不可逆肺损害以及晶状体后纤维增生。现在推行保守型氧疗策略,对于 I 型呼吸衰竭,维持血氧饱和度在 92%~95%;对于 II 型呼吸衰竭,维持血氧饱和度在 88%~92% 即可,避免过高的吸氧浓度。

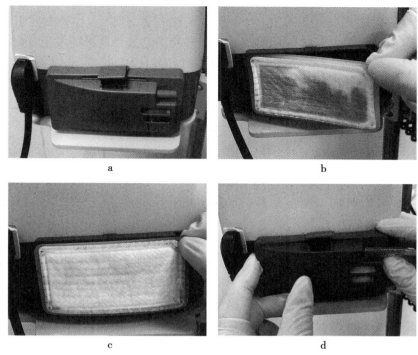

a. 向下按面板,取下过滤片支架;b. 取下脏过滤片;
c. 安装新过滤片;d. 盖上过滤片支架。

图 5-12-14 更换过滤片

（邓永鸿）

第十三节 机械通气与气道管理技术的应用及护理

学习目标

完成本内容学习后,学生将能:
1. 复述机械通气的适应证。
2. 列出机械通气的常见并发症。
3. 描述常见的机械通气模式的通气特点。
4. 应用所学知识熟练操作常见的机械通气模式。

　　机械通气应用的目的主要是维持生命,为原发病的治疗提供时机;作为治疗手段,减轻肺损伤,改善心功能,防治肺感染,改善生命质量,促进疾病的恢复。

【适应证】

机械通气的适应证是相对变化的,主要应用在心肺复苏后、各种原因引起的呼吸衰竭、呼吸肌病变、重大手术麻醉恢复期或心功能恢复期以及预期可能发生呼吸衰竭的患者等。慢性肺功能减退的患者如慢性阻塞性肺疾病(COPD)患者,多采用无创正压通气。

机械通气的适应证主要有:

1. **呼吸频率增快或减慢** 呼吸频率 >35 次 /min,或 <6~8 次 /min。

2. **通气量不足** 肺活量(VC)<10~15ml/kg,潮气量(V_T)<5 ml/kg(正常成人为 8~10 ml/kg,小儿为 10~15ml/kg)。

3. **呼吸指数(RR/V_T)>105。** RR/V_T 即为呼吸频率 / 潮气量,反映了通气的效率。数值越高,呼吸效率越低;数值越低,呼吸效率越高。

4. **换气指标不达标** 氧合指数($OI=PaO_2/FiO_2$)<300mmHg,肺泡 – 动脉血氧分压差 [$P_{(A-a)}O_2$]>50mmHg($FiO_2=21\%$)或肺泡 – 动脉血氧分压差[$P_{(A-a)}O_2$]>300mmHg($FiO_2=100\%$)。

5. **通气指标不达标**

(1)氧分压低:PaO_2<80mmHg 为轻度缺氧,PaO_2<60mmHg 为中度缺氧,PaO_2<40mmHg 为重度缺氧。吸氧时 PaO_2<50mmHg 即需要机械通气。

(2)二氧化碳分压高:$PaCO_2$ 轻度升高可刺激呼吸中枢,当 $PaCO_2$ 达到 55mmHg 时可抑制呼吸中枢。因 $PaCO_2$ 对机体代谢影响有限,主要通过 pH 间接影响机体代谢。慢性呼吸衰竭患者,通过机体代偿,即使 $PaCO_2$ 升到 70~80mmHg,pH 也可恢复正常。此时若给予人工气道机械通气,可能诱发气道损伤、抑制呼吸循环、损伤气道的防御功能。所以慢性呼吸衰竭患者首选无创通气。但对于急性呼吸衰竭或严重的慢性呼吸衰竭患者,伴随 pH 下降,应积极给予机械通气。

二氧化碳分压高的通气时机,应结合原发病、CO_2 潴留的速度和程度以及机体的代偿综合考虑。

6. **呼吸肌无力或疲劳** 因疾病引起的吸气无力,或因气道 – 肺阻力增高疾病引起的呼吸肌疲劳,应给予机械通气,避免呼吸衰竭进展。

【禁忌证】

机械通气无绝对禁忌证,一般认为以下情况宜谨慎给予机械通气:

1. **气胸** 机械通气可加重气胸,而气胸又可压迫肺组织,加重呼吸衰竭。呼吸衰竭合并气胸者,应及早置管引流,如此时呼吸衰竭进展,可使用机械通气。注意:必要时使用肌松剂抑制自主呼吸;尽可能低压力、小通气量;延长呼气时间;避免使用呼气末正压通气。张力性肺大疱患者的通气策略与气胸相同。

2. **咯血** 咯血时机械通气可抑制咳嗽反射,使血液在气道内积痂,堵塞气道,因此一般认为是机械通气的禁忌证。但当患者出现急性呼吸衰竭,不得不使用机械通气时,应注意采用头低位,避免血液流入小支气管;避免应用呼气末正压通气;吸痰负压控制在 10~12kPa;充分湿化气道。

3. **多发性肋骨骨折** 机械通气可导致胸廓呼气时矛盾运动,通气前需固定肋骨,选择 BIPAP(双相气道正压)模式可避免或减轻矛盾运动。

4. **低血压** 机械性通气时,过高的通气压力使胸腔内负压显著减少,甚至呈正压,将导致周围静脉与中心静脉压差值减少,过大的通气压力和肺部过度通气对心脏产生类似心脏压塞的作用,使得心室顺应性降低,血压下降。另外,插管前给予的镇静药也可造成血压下降。因此,低血压患者应谨慎选择机械通气。

5. **脑缺血** 有脑损伤或颅内高压者,脑血管调节功能失常,机械通气引起的低血压可引起脑血流减少,而胸腔内压力升高又导致颅内静脉压升高,加重颅内高压。此类患者应严格控制压力和潮气量,维持动脉血气在理想范围。

6. **双侧或单侧呼吸动力参数严重不均** 机械通气可导致一侧或部分肺区通气不足,加重呼吸衰竭;而另一侧或部分肺区过度充气,诱发压力伤。可选择双侧肺通气或单侧肺通气。

【操作流程】

根据需要选择有创或无创通气。

(一)通气模式分类

1. 根据压力或容量分类

(1)定压通气时,预设压力,潮气量随气道阻力和胸肺顺应性的变化而变化,如压力控制通气(PCV)、比例辅助性通气(PAV)、压力控制下辅助/控制通气(P-A/C)、压力控制型同步间歇指令通气(PC-SIMV)、气道压力释放通气(APRV)、双水平正压通气(BIPAP)、压力支持通气(PSV)等,适合肺实质疾病患者。优点:压力恒定、舒适、流量减速波形符合生理需要、气体快速进入肺泡以及吸气峰压低。缺点:潮气量是变化的。

(2)定容通气时,潮气量为预设值,气道压力随气道阻力和胸肺顺应性的变化而变化,如辅助/控制通气(A/C)、SIMV(同步间歇指令通气)等,适合阻塞性疾病患者。优点:潮气量恒定。缺点:可能导致高气道峰压、吸气流速可能导致不适而影响气体交换。

2. 持续指令通气、间歇指令通气与自主通气

(1)持续指令通气:指通气作用于每一次呼吸,并决定呼吸的潮气量、压力或时间,自主呼吸不影响通气的运转或仅影响通气初期触发,如A/C、P-A/C,适用于没有自主呼吸或自主呼吸微弱的患者。

(2)间歇指令通气:指部分通气由呼吸机完成,部分为自主呼吸,如SIMV、PC-SIMV,适用于有一定自主呼吸或者将要撤机的患者。

(3)自主通气:指自主呼吸对整个通气过程都有影响,如压力支持通气(PSV)、持续气道正压通气(CPAP)、比例辅助性通气(PAV)、神经调节通气辅助(NAVA),适用于自主呼吸较强的患者。

(二)常用的通气模式

1. 间歇正压通气(intermittent positive pressure ventilation,IPPV) IPPV模式利用呼吸机正压提高气道压力,与肺进行气体交换,分定压型和定容型两种,均采用时间控制进行呼气相和吸气相的切换,但在参数设定上各不相同。定压型IPPV在气道阻力增加或肺顺应性下降时可发生通气量不足,需要潮气量检测和报警(图5-13-1,图5-13-2)。

2. 同步间歇指令通气(synchronized intermittent mandatory ventilation,SIMV) SIMV模式时,当患者自主吸气达到预设的触发值时,呼吸机提供一次正压、持续、恒定大流量通气。触发结束时,没有发生触发的呼吸机再给一次同样的通气。

SIMV的触发模式有两种,即压力触发和流量触发。压力触发通过监测呼吸回路的压力下降而触发,一般设置在 $-1\sim-2cmH_2O$,过高易引起呼吸肌疲劳,过低容易误触发。流量触发通过监测呼吸回路内的流量下降而触发(图5-13-3)。

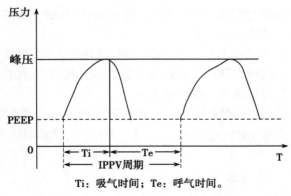

Ti: 吸气时间; Te: 呼气时间。

图 5-13-1 定压型间歇正压通气

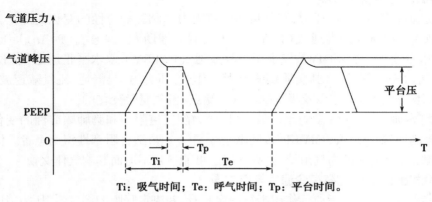

Ti: 吸气时间; Te: 呼气时间; Tp: 平台时间。

图 5-13-2 定容型间歇正压通气

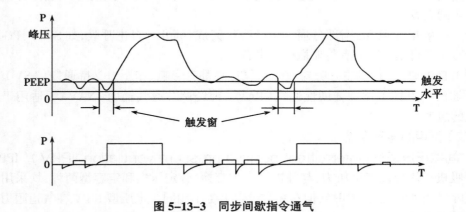

图 5-13-3 同步间歇指令通气

3. 持续气道正压通气(CPAP) CPAP 是指在患者自主呼吸时,由呼吸机提供一个持续正压通气,患者在这个正压水平上自主呼吸。CPAP 可维持稳定的胸压,防止肺泡萎陷,作为辅助通气模式,应用于有自主呼吸的患者(图 5-13-4)。

4. 双水平气道正压(variable/bilevel positive airway pressure,BIPAP) BIPAP 模式时,在自主呼吸或机械通气时,呼吸机交替给予 2 种不同水平的气道正压,气道压力在高压力和低压力间规律转换(图 5-13-5)。

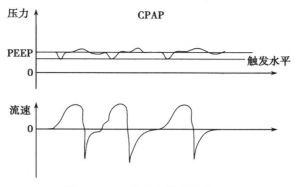

图 5-13-4 持续气道正压通气

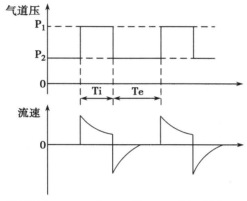

P₁：吸气压力；P₂：0或PEEP值；Ti：吸气时间；Te：呼气时间。

图 5-13-5 双水平气道正压

5. 压力支持通气（pressure support ventilation，PSV） 是指患者在自主呼吸期间，从吸气开始时送气，使气道压迅速上升到预设的压力值，并维持这一水平。当自主吸气流速降到最高的 25% 时，停止送气，开始呼气（图 5-13-6）。

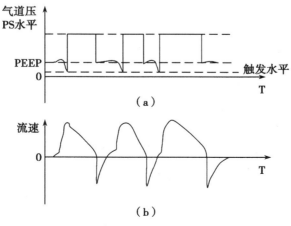

图 5-13-6 压力支持通气

6. 压力控制通气（pressure controlled ventilation，PCV）　预先设置最大吸气压和吸气时间，吸气时，压力迅速上升到峰压，通过反馈系统维持气流速度减慢，维持压力水平直到吸气末，然后呼气。PCV 模式输送的气体分布均匀，降低了气道峰压，适用于儿童患者（图 5-13-7）。

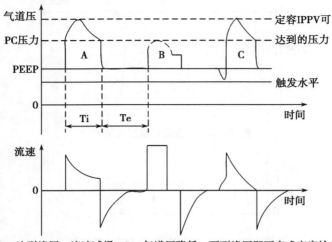

A：达到峰压，流速减慢；B：气道压降低，不到峰压即可完成定容输出；
C：气道阻力过高，没完成既定的潮气量输出即停止气流；Ti：吸气时间；
Te：呼气时间。

图 5-13-7　压力控制通气

（三）参数的调节

潮气量（Vt）：8~12ml/kg。

小潮气量通气：6~8ml/kg。

频率（f）：12~20 次 /min。

吸气时间（Ti）：0.8~1.2 秒。

吸气 / 呼气（I：E）为 1：1.5~1：2.0。

吸氧浓度（FiO_2）：21%~100%（避免长时间高浓度给氧）。

呼气末正压（PEEP）：3~5cmH$_2$O。

【观察要点与提示】

（一）操作前

根据不同的疾病，选择合适的呼吸机和连接方式，通气模式和参数应随着患者病情、氧合状态的变化而变化。

1. 逐渐纠正动脉血气，缓慢改善氧合。

2. 调节 PEEP，从低水平开始。

3. 选择合适的镇静剂。老年 COPD 患者，选用对呼吸中枢抑制弱、代谢快的药物，如地西泮、咪达唑仑或丙泊酚等，避免使用吗啡。而心源性肺水肿的患者，吗啡是首选。

4. 肌松药避免单独使用，需联合镇静药使用。

5. 报警设置在安全范围，严禁关闭或调小报警音。

（二）操作中

1. 判定气管插管位置　气管插管插入后，评估插管的位置。插管可能会误入食管，或进入气管过深或过浅。过深,可到达左或右支气管;过浅,在声门附近,则容易脱出。经口气管插管的深度,是指自门齿到插管末端的距离,男性为22~24cm,女性为21~23cm。

气管插管插入后,先用呼吸气囊辅助通气,观察胸廓起伏是否对称。再听诊双肺和腹部,如双肺呼吸音强且对称,腹部不明显,则插管位置正确。

如患者胸壁厚,听诊呼吸音弱,可连接呼吸机,如呼吸波形良好,则在气管内。

如插管位置正确,经过辅助通气,能很快改善氧合。如患者的氧合没有改善,需再次评估插管的位置,检查是否有痰液堵塞呼吸道等。

2. 气管插管的固定　以经口气管插管为例,常用的固定类型有:胶布固定、牙垫棉线固定和外固定器固定。

3. 测量气囊压与声门下吸痰

(1)气囊压测量:气管插管患者,声门和气囊之间聚集较多的分泌物,当气囊压力下降,分泌物流入下肺部,是肺炎发生的重要原因。但长期高气囊压会导致黏膜压迫、缺血,甚至发生溃疡和炎症。当气囊压力超过2.94kPa(30cmH$_2$O)时,黏膜血流开始减少;气囊压力达3.92kPa(40cmH$_2$O)时,可导致黏膜缺血损伤。因此,气囊压力需维持在1.96~2.94kPa(20~30cmH$_2$O)为宜,并每4小时测量气囊压力并注气一次。

1)评估患者病情、意识及合作程度。了解气管插管的型号、插管深度及气囊充气情况。

2)如患者清醒,向其解释测压的目的及意义。

3)检查测压表是否正常。测压表接三通,关闭三通,捏皮球使压力达到120mmHg,保持2~3秒,压力不降,说明测压表性能好。

4)连接测压表和气管插管气囊充气口,测量气囊压力。压力不足时,轻捏测压表球囊,使压力维持在20~30cmH$_2$O。关闭三通,取下测压表。

气管插管气囊所需的压力低,很容易打气超过30cmH$_2$O,如果超过,可缓慢放气,直到压力降到正常范围。如患者出现烦躁不安、心率加快、血氧饱和度下降、呼吸机气道低压报警或低潮气量报警,应重新检查气囊压力。

操作过程需注意:避免过快放气或充气;咳嗽时不要测压;放气前需行声门下吸引,吸尽分泌物。

(2)声门下吸痰:对于带有气囊上吸引管的插管,可持续或间断声门下滞留物吸引,持续压力 –20mmHg,间断压力 –100~–150mmHg,可有效减少呼吸机相关性肺炎(VAP)的发生。

(三)操作后

1. 撤机指征　一般情况下,需满足以下10项参数中至少8项方可撤机:①胸腹呼吸运动协调且无胸锁乳突肌过度运动。②痰量少,一次气管内吸引 <5ml。③肺部啰音少。④咳嗽有效。⑤呼吸频率(RR)<30 次/min。⑥潮气量 >10~15ml/kg。⑦分钟通气量(MV)<10L/min。⑧呼吸系统顺应性(C)>25cmH$_2$O/ml。⑨PaO$_2$≥60mmHg 或 SpO$_2$>90%(FiO$_2$≤40%,PEEP=0)。⑩PaCO$_2$<50mmHg 或动脉 pH 7.35~7.45。

2. 撤机方法　在撤机前,让患者通过气管插管自主呼吸,一般为30~120分钟,以判断患者是否恢复自主呼吸。

3. 撤机失败判定　撤机后48小时内出现以下2项及以上指标,即为撤机失败:①PaCO$_2$>50mmHg。②PaO$_2$<60mmHg。③呼吸频率(RR)>35 次/min。④心率 >135 次/min。⑤极度疲劳。⑥胸锁乳突肌过度运动。⑦心力衰竭、心律失常和休克。⑧昏迷加重。

【并发症及护理】

1. **机械通气所致肺损伤**(ventilator-induced lung injury, VILI) 包括肺气压伤、肺容积伤、肺萎陷伤和肺生物伤。

（1）肺气压伤：包括张力性气胸、纵隔气肿等。当肺泡和周围血管间隙的压力梯度增大，肺泡破裂，形成肺气肿。气体沿支气管血管鞘进入纵隔，并继续进入皮下组织、心包、腹膜后和腹腔。胸膜破裂时可进入胸腔。

（2）肺容积伤：高容量通气时，吸气末肺容积对肺泡上皮和血管内皮过度牵拉，可产生高通透性肺水肿，高压、低容量通气时则不会发生。

（3）肺萎陷伤：急性呼吸衰竭呼气末容积过低，肺泡和终末气道的周期性开闭可导致肺泡表面活性物质丢失，加重肺不张和肺水肿。

（4）肺生物伤：各种机械性因素使血管内皮脱落，炎性细胞活化，附着在基底膜并进入肺部，造成肺生物伤。

护理措施：要避免机械通气所致肺损伤，首先要保证基本的氧合和通气需求，并调节呼气末正压（PEEP），维持肺泡处于开放状态，同时限制潮气量，使吸气末肺容积和压力控制在合理水平，以减少容积伤和气压伤。

2. **呼吸机相关性肺炎** 呼吸机相关性肺炎（VAP）的发生途径有细菌定植和误吸。预防措施包括抬高床头 30° ~45°、尽早拔管、预防消化道溃疡、预防深静脉血栓、口腔护理、保持气囊压 25~30cmH$_2$O、声门下吸痰、防止胃内容物反流、正确执行手卫生、充分温湿化吸入的气体以及每 2 小时翻身 1 次。

3. **对循环系统的影响** 气道正压可使回心血量减少，对心脏的压迫加重了回流障碍，使肺循环阻力增加，左心后负荷减少，严重者可有低心排血量综合征。预防措施包括：在保证有效通气的情况下，尽量低的气道压；缩短吸气时间，减少呼气阻力，降低平均胸内压；补充血容量，应用多巴胺等血管活性药。

（曾 珠）

第十四节 血液滤过、心衰超滤脱水装置的应用及护理

学习目标

完成本内容学习后，学生将能：

1. 复述血液净化的原理。
2. 列出血液净化的常用方法、心衰超滤脱水与血液透析的区别。
3. 描述心衰超滤脱水的适应证和禁忌证。
4. 应用所学知识评估抗凝方案，实施心衰超滤脱水操作。

肾替代治疗（kidney replacement therapy，KRT）包含血液净化、腹膜透析和肾移植。

一、血液净化

血液净化可清除体内代谢废物或毒素，纠正水电解质、酸碱失衡，在临床应用广泛。常用的方法有血液透析（hemodialysis，HD）、血液滤过（hemofiltration，HF）、血液透析滤过（hemodiafiltration，HDF）、连续肾替代治疗（CRRT）、血液灌流（HP）、血浆置换（TPE）和免疫吸附等。血液净化通过弥散、对流和吸附原理来达到净化目的。

（一）血液净化的原理

1. 弥散　是溶质分子随机运动的结果，溶质总是从浓度高处向浓度低处流动，这种转运称为弥散，又称扩散。透析（狭义）是利用弥散原理清除或补充体内溶质的方法。影响弥散的因素有：

（1）溶质分子量：分子量越小，布朗（随机）运动速度越快，穿过半透膜的速度也越快。

（2）溶质的浓度梯度：溶质随机运动，溶质分子高的一边分子撞击半透膜的频率多一些，使得溶质分子从浓度高的一边穿过半透膜转移到浓度低的一边，最后趋于平衡。

（3）膜的阻力：和膜本身的结构以及膜两侧滞留液体层的阻力有关。

（4）半透膜两侧液体流速：增加膜两侧液体流速，可以最大程度保证膜两侧浓度差。血液透析时，透析液流速为血流速度 2 倍时，溶质清除效率最高。

2. 对流　水分子在静水压和渗透压的作用下通过半透膜称为超滤。溶质分子随水分子通过半透膜称为对流。对流的动力是静水压和渗透压。

（1）静水压：是指液体本身的压强，半透膜两侧静水压差越大，超滤速度越快。

（2）渗透压：溶剂（多指水分子）从浓度低的溶液（或纯溶剂）通过半透膜进入浓度高的溶液的现象称为渗透现象，简称渗透。这个溶质分子对溶剂（水）的吸引力就称为渗透压。

相同的温度下，渗透压的大小与溶质浓度呈正比，与溶质的种类、性质、大小无关。电解质在溶液中解离为阴、阳离子，单位体积内所含溶质分子数量要比不能解离的非电解质溶液多（如胶体），产生的渗透压也大，因此在低血容量休克时先补充晶体，迅速提高血浆渗透压，再补充胶体。

3. 吸附　通过正负电荷的相互作用和膜表面的亲水性基团选择性吸附某些蛋白质、毒物及药物。

（二）血管通路

对于维持性血液透析患者，首选动静脉瘘（arteriovenous fistula，AVF），约占 80%，其次为移植物内瘘（AVG）和血液透析中心静脉导管（临时通路）。

1. 动静脉瘘　因浅部静脉血流速度慢，血流量低，达不到透析要求；但动脉位置深，穿刺难度大，也不易反复使用。动静脉瘘术后，静脉经高流速的动脉血长期冲刷，血管壁渐渐变厚变粗（静脉动脉化，需 3~4 个月），能耐受反复穿刺。这时静脉里流的是动脉血，血流量大，能达到透析要求。

动静脉瘘安全、美观、易于穿刺、并发症少、寿命长，是维持性血液透析患者重要的生命线，应注意保护。①穿宽松的衣服，睡觉时勿压迫手臂，不要戴手链、手表等饰物。②不要在造瘘手臂测血压、抽血、输液、输血以及注射等。透析时每次选用不同的穿刺点。③进行手臂锻炼，从手术后第 3 日开始，练习抓握橡皮球。日常手臂热敷，保持卫生，避免提重物。④每天多次触摸瘘道处，评估震颤情况，如有震颤减弱或无震颤，立即就医。

AVF 优先次序为腕部自体内瘘（头静脉 – 桡动脉、贵要静脉 – 尺静脉）、前臂转位内瘘（桡动脉 – 贵要静脉转位、肱动脉 – 贵要静脉转位）、肘部自体内瘘（肱动脉 – 头静脉、肱动脉 – 肘正中静脉等）。由远端血管开始，当通路耗竭时，可逐步选择近心端血管。

2. 移植物内瘘（AVG）　移植血管可选用人造血管、同种异体或自体血管（如大隐静脉）。只在患者本身血管条件不能建立动静脉瘘时才使用，3 年开放通畅率仅约 3%，大大低于动静脉瘘 70% 的通畅率。

3. 血液透析 CVC　分为无隧道导管（non-tunneled catheter，NTC）、无涤纶套导管（non-cuffed catheter，NCC，也称为临时导管）和带隧道带涤纶套囊导管（tunneled cuffed catheter，TCC，也称为长期导管）。没有套囊的导管感染发生率高，不推荐使用。涤纶套囊导管可减少感染的发生，防止导管位移。最常穿刺部位是右侧颈内静脉，卧床患者可选股静脉。

使用 CVC 透析血流量通常约 300ml/min，难以达到正常的 >400ml/min，疗效比动静脉瘘差，且易感染、寿命短。

2012 年改善全球肾脏病预后组织（Kidney Disease：Improving Global Outcomes；KDIGO）指南以及 2013 年欧洲肾脏最佳临床实践（European Renal Best Practice，ERBP）指南均不建议在颈内静脉和股静脉可用的前提下，将锁骨下静脉作为急性肾功能衰竭患者肾替代治疗的首选。

（三）封管技术

根据导管标记的管腔容量推注封管液。①普通肝素：美国肾脏病诊断和治疗学会推荐采用浓度为 10mg/ml 的普通肝素封管，但临床上患者基础疾病不同，管道长短不同，所用封管液浓度不尽相同。②低分子肝素：代谢快，出血风险小，对血小板无影响。推荐肝素浓度为 1 000~1 250U/ml。③枸橼酸盐：在保持导管的通畅性上和肝素液相比没有差异，但抗感染性优于肝素封管液（首选 4% 枸橼酸盐），可用在对肝素过敏，或存在肝素诱导血栓性血小板减少症患者。④抗生素封管液：对于有明确感染的患者，使用敏感抗生素封管。临床上也有使用抗生素封管的，不论哪种情况，必须添加抗凝剂，一般应用枸橼酸盐抗凝。一般抗生素封管液留置时间不超过 48 小时，持续 2~3 周。

二、心衰超滤脱水装置

我国城乡居民总死亡原因中，心血管病占首位，且有上升趋势。心力衰竭是所有心脏病患者自然病程的归宿。心力衰竭是由于各种原因的初始心肌损伤引起心肌结构和功能的变化，最后导致心室泵血和 / 或充盈功能低下。引起心衰发生发展的机制是心肌重构。

慢性心力衰竭（CHF）病程长，病情反复且多伴有肾功能损害，对利尿剂的敏感性逐渐降低。而心排血量减少，又会进一步加重心力衰竭和肾脏损害，形成恶性循环。此时，若药物治疗效果不佳，可考虑超滤（ultrafiltration，UF）或血液透析。

心力衰竭患者约 80% 使用利尿剂，但利尿剂抵抗、利尿剂效果不佳、电解质紊乱、神经内分泌系统激活及与利尿剂相关的致残或死亡等,一直是利尿剂难以避免的缺点。心衰超滤脱水装置可根据患者体液潴留程度,可控地清除过剩的体液,有效地纠正水钠潴留。

心衰超滤脱水装置的原理与肾小球滤过原理有一定相似之处,在超滤泵负压吸引下,利用滤器半透膜两侧建立的压力梯度,通过对流机制滤出水分及电解质,形成超滤液;而血浆蛋白和血细胞不能透过滤膜孔而被留存于血液中。超滤液的形成不依赖浓度梯度,钠和水等小分子溶质可以自由通过半透膜。超滤液成分类似原尿,电解质的浓度和晶体渗透压与血浆相同。

心衰超滤脱水与血液透析的不同之处在于:

1. 建立通道简便　经外周建立体外循环,只需要一个静脉通路,采用 16G 或 18G 留置针,经头静脉、肘正中静脉等浅静脉建立体外循环即可。

2. 体外血流速度低　心衰超滤流速 <50ml/min,约为心排血量的 2%,能最大程度降低体外循环对心脏负荷的影响。

3. 体外循环血量低　心衰超滤脱水装置管路和滤器总容积约 65ml,远少于血液透析管路的容积。建立体外循环对血流动力学影响小,治疗结束回血时,只需少于 100ml 生理盐水冲管。

4. 等渗超滤　超滤液与血浆等渗,不需要置换液和透析液,对患者电解质和酸碱平衡没有影响。超滤前后血 K^+、Na^+、Cl^- 和 pH、HCO_3^- 等指标没有变化,不需要频繁查电解质和血气分析。

【适应证】

1. 心力衰竭伴利尿剂抵抗或利尿剂缓解淤血症状效果不满意的患者。

2. 心力衰竭伴明显液体潴留的患者,即有下肢或身体下垂部位凹陷性水肿同时具备以下 2 项或以上的患者:劳力性呼吸困难、阵发性夜间呼吸困难或端坐呼吸;肺部湿啰音;淤血性肝大或腹腔积液;颈静脉怒张 >10cm;胸片示肺淤血、肺水肿或胸腔积液。

3. 近期液体负荷明显增加,导致心力衰竭症状加重的患者。

【禁忌证】

1. 收缩压≤90mmHg,且末梢循环不良。

2. 肝素抗凝禁忌证。

3. 严重二尖瓣或主动脉瓣狭窄。

4. 急性右心室心肌梗死。

5. 需要透析或血液滤过治疗。

6. 全身性感染,有发热、全身中毒症状、白细胞升高等。

【操作流程】

(一)抗凝方案

1. 普通肝素抗凝　上机前 1 500~3 000U 首剂负荷量静脉推注,之后 500U/h 维持。

2. 低分子肝素抗凝　低分子肝素 100U/kg,上机前 30 分钟静脉推注,不要皮下注射。治疗中每 6~8 分钟追加首剂量的半量,不需要监测 APTT 或 ACT。

3. 无肝素抗凝　血泵速度 >30ml/min,超滤速度为 300ml/h,每小时用 100ml 生理盐水冲洗管路。

(二)管路安装

1. 开机自检。

2. 安装管路和滤器,将超滤液袋悬挂在称重计上,将管路识别卡放入卡槽,点击预充。

3. 预充 预充液为 500ml 生理盐水 +5 000U 普通肝素。预充时默认血泵速度为 30ml/min,超滤速度为 300ml/h。时间大于 30 分钟。

4. 点击进入治疗,机器静置 3 分钟。

5. 管路评估 回抽一条静脉管路,抽出 2~3ml 血液,打到纱布上,评估有无血凝块。换 20ml 注射器迅速回抽 10ml 血液,若回抽通畅,表示管路无堵塞,将 10ml 血液推回患者体内。再用生理盐水冲管至管腔内无血液残留。同样方法评估另一通路。

6. 连接管路至动静脉端 开始治疗,建议血泵速度为 25ml/min,超滤速度为 200ml/h。

7. 结束治疗 默认血泵速度为 20ml/min,超滤速度为 0ml/h。悬挂生理盐水 100ml,将动脉端口断开,接在生理盐水上,点击"运行",开始回血。维护动脉端通路。

8. 待通路血液颜色变浅,夹闭静脉端,维护静脉端通路。可用生理盐水或 10U/ml 肝素溶液封管。

9. 管路按一次性医疗废物处置。机器采用 0.05% 含氯消毒剂擦拭,屏幕用 75% 酒精擦拭。

【观察要点与提示】

(一)操作前

1. 明确诊断,获取患者的干体重。获得基线生命体征,记录体重、小腿围、大腿围、腹围、出入量等。查血常规、肝肾功能、电解质、血气分析和凝血功能。

2. 建立超滤通道后,还需建立一个输液用的静脉通道。

(二)操作中

1. 操作中需行心电监护,必要时监测 CVP。

2. 建议初始血泵速度为 25ml/min,超滤速度为 200ml/h,总量不宜过多,建议 24 小时左心衰患者脱水量不大于 3 000ml,右心衰患者脱水量不大于 5 000ml。

3. 抗凝效果监测 肝素抗凝时,APTT 为 65~85 秒,ACT 为 180~220 秒,每 4~6 小时测一次。低分子肝素抗凝时,每 6~8 小时追加半量。

(三)操作后

复查血常规、电解质和凝血功能等。

【并发症及护理】

1. 低血压 收缩压下降≥20mmHg 或平均动脉压下降 10mmHg,并有低血压症状,发生率约 20%。将超滤速度控制在≤血管再充盈比率(plasma refilling rate, PRR)范围,可降低低血压的发生率。成人 PRR 约为 500ml/h。此外,血泵流量控制在 20~30ml/min,可最大限度降低心脏负担,避免低血压的发生。

2. 感染 尽量选用抗感染的静脉留置针,可选用颈静脉、锁骨下静脉或股静脉,三者感染发生率无显著差异。

3. 管路或滤器内凝血 尽量使用肝素预充液,肝素或低分子肝素抗凝,可延长管路使用寿命。管路或滤器凝血,也可能和患者基础病变有关。

4. 出血 应用肝素抗凝,可能引发出血,超滤治疗出血发生率约为 1%。

(曾 珠)

第十五节 亚低温治疗技术的应用及护理

学习目标

完成本内容学习后,学生将能:
1. 复述亚低温的范围。
2. 列出亚低温治疗的适应证和禁忌证。
3. 描述亚低温治疗的并发症。
4. 应用所学知识正确实施亚低温治疗和复温。

人体核心温度是指人体胸腔、腹腔和中枢神经的温度。肛温最接近人体核心温度,正常范围为 36.5~37.7℃。人体核心温度在 32.1~35℃ 称为轻度低温,30~32℃ 称为中度低温,<30℃ 称为重度低温,23~25℃ 称为致死温度。不同文献对低温分类略有差异,一般将 28~35℃ 轻中度低温定义为亚低温,但由于 32℃ 以下更易合并低血压和心律失常等并发症,因此国际上多采用 33~35℃ 亚低温来治疗各类疾病。体温每下降 1℃,脑组织代谢率降低 6%~7%,氧代谢率下降 6%~9%,颅内压降低 5%。

亚低温治疗能抑制氧自由基的产生及一氧化氮酶的活性,减少炎性反应因子的释放,降低脑耗氧量,减轻脑水肿的发生。目前,亚低温疗法在临床上应用于重型颅脑损伤、蛛网膜下腔出血、脑梗死,以及术后脑病的预防和治疗。

亚低温疗法通过物理方法为患者降温,如冰帽、冰毯已在临床广泛使用。冷冻液静脉灌注(4℃ 0.9%NaCl 溶液或乳酸林格液通过 CVC 输注,速度 30~40ml/h)、血管内导管降温(将制冷导管和可精确调节温度的调节器插入静脉系统内,通过热交换使机体内温度下降,直至达到目标温度,从而实现降温效果和保持恒定降温相结合)价格昂贵,临床应用相对较少。亚低温体外循环已广泛应用在心脏大血管外科手术中。

【适应证】

目前亚低温治疗应用已扩展至任何地点、各种心律失常导致的心搏骤停、脑卒中以及围手术期脑保护治疗。

(一)脑卒中

脑卒中包括出血性和缺血性(80% 以上)两大类。出血性脑卒中包括脑出血和蛛网膜下腔出血。缺血性脑卒中包括短暂性脑缺血发作和脑梗死。动物模型和临床试验证明,34℃ 或以下的低温能使梗死面积减小超 40%;温度为 35℃,梗死面积减小约 30%。另外,亚低温对脑出血的疗效也已得到广泛证实,可改善患者的神经功能状态,降低病死率和致残率。

(二)心搏骤停后脑保护

心肺复苏恢复自主循环 90 分钟内给予亚低温治疗,患者死亡率可降低近 20%。心脏停搏患者接受低温治疗者安全出院的可能性约是对照组的 3 倍,神经功能改善是对照组的 3.5 倍。

(三)新生儿缺血缺氧性脑病

发生新生儿缺血缺氧性脑病 6 小时内开始头部或全身亚低温治疗 72 小时,可显著降低新生儿严重伤残率的发生,尤其是中度缺血缺氧性脑病患儿。同时联合静脉注射促红细胞生成素治疗,可有效改善神经系统功能,提高患儿身体发育及智力水平。

(四)创伤性脑损伤

亚低温治疗法能减轻颅脑损伤患者的脑水肿,稳定颅内压、缩短昏迷时间,从而改善远期预后。

【禁忌证】

患有细菌性脑膜炎者;既往有严重心、肺并发症者;年老体弱者。

【观察要点与提示】

(一)操作前

亚低温开展时间越早越好,越快越好。脑缺血后 6 小时内开始低温治疗能减少 50% 神经细胞损伤;12 小时能明显降低神经细胞损伤;超过 24~36 小时开始低温无神经细胞保护作用。特别是新生儿缺血缺氧性脑病需在 6 小时内治疗最有效,因此及时诊断非常重要。

(二)操作中

亚低温治疗维持时间一般为 24~48 小时,也有维持 3~5 天及以上的,应根据脑组织生理特点,个性化选择。研究表明亚低温治疗重型颅脑损伤患者,复温时间最好在伤后第 5 天前后。一旦患者听力恢复,且能做指令性动作,需立即终止亚低温治疗,开始复温。

(三)操作后

复温速率不宜太快。复温太快可能造成认知功能障碍,甚至死亡。一般复温速率控制在 <0.25℃/h,以避免反弹性高热和难以控制的颅内高压。

【并发症及护理】

1. 降温过程中可能会发生寒战,身体产热,增加氧耗,儿茶酚胺释放和血管收缩。可联合使用冬眠合剂、肌松药和镇静剂。

2. 对症处理一过性凝血障碍、心律失常。

3. 电解质紊乱　机体在脑缺血等应激状态时抗利尿激素(ADH)增加,水钠潴留,肾素 – 血管紧张素 – 醛固酮系统(RAAS)系统兴奋性增高,加重脑水肿的形成。亚低温治疗后,ADH 逐渐恢复正常,尿量增大,需对症处理,维持水电解质、酸碱平衡。

(李燕君)

第六章　院内感染预防与控制

第一节　重症监护病房院内感染预防与控制

学习目标

完成本内容学习后,学生将能:
1. 描述重症监护病房感染相关质量指标管理内容。
2. 复述重症监护病房常见感染的预防与控制措施。
3. 应用所学知识提供院内感染防控措施,有效预防院内感染。

　　重症医学(critical care medicine, CCM)是研究危及生命的疾病状态的发生、发展规律及其诊治方法的临床医学学科。重症患者的生命支持技术水平直接反映医院的综合救治能力,体现医院整体医疗实力,是现代化医院的重要标志。

　　重症加强治疗病房(intensive care unit, ICU)是重症医学学科的临床基地,它对因各种原因导致一个或多个器官与系统功能障碍危及生命或具有潜在高危因素的患者,及时提供系统的、高质量的医学监护和救治技术,是医院集中监护和救治重症患者的专业科室。ICU应用先进的诊断、监护和治疗设备与技术,对病情进行连续、动态的定性和定量观察,并通过有效的干预措施,为重症患者提供规范的、高质量的生命支持,改善患者生存质量。重症医学的学科建设和ICU的组织与管理,应该符合国家有关标准。

　　心血管重症监护病房收治对象为心血管危重症患者,或心外科手术后病情危重的、需要连续监测各项生命指征及各种参数的患者,通过不断地掌握病情的动态变化,及时发现潜在的危及生命的危险因素,及时进行合理的治疗,防治和控制并发症的发生,使患者尽早康复。

一、重症监护病房建筑布局、必要设施及管理要求

(一)基本要求

　　我国三级医院和有条件的二级医院均应设立重症医学科,重症医学科属于临床独立学科,直属医院职能部门直接领导。ICU是重症医学学科的临床基地,需配备足够数量、受过专门训练、掌握重症医学基础知识和基本操作技术、具备独立工作能力的专职医护人员。ICU必须配置必要的监护和治疗设备,接收医院各科的重症患者。

（二）建设标准

1. 重症医学科位于方便患者转运、检查和治疗的区域，并宜接近手术室、医学影像科、检验科和输血科等，以保证对危重患者提供及时支持。

2. 医院相关科室应具备足够的技术支持能力，能随时为重症医学科提供床旁 B 超、血液净化仪、X 线摄片等，以及生物化学和细菌学等实验室检查。

3. 重症医学科病床数量应符合医院功能、任务和实际收治重症患者的需要，三级综合医院重症医学科床位数为医院病床总数的 2%~8%，床位使用率以 75% 为宜，全年床位使用率平均超过 85% 时，应该适度扩大规模。重症医学科每天至少应保留 1 张空床以备应急使用。

4. 重症医学科每床使用面积不少于 15m²，床间距大于 1m；每个 ICU 最少配备一个单间病房，使用面积不少于 18m²；每个 ICU 中的正压和负压隔离病房的设立，可以根据患者专科来源和卫生行政部门的要求决定，通常配备正压和负压隔离病房 1~2 间。

5. 重症医学科的整体布局应合理，明确划分诊疗区域与监护区域，以及医务人员生活区、办公区、污物处理区等，有相对的独立性，以减少彼此之间的互相干扰并有利于感染的控制。

6. 重症医学科应具备良好的通风、采光条件，有条件者最好装配气流方向从上到下的空气净化系统，能独立控制室内的温度和湿度。医疗区域内的温度应维持在（24±1.5）℃。每个单间的空气调节系统应该独立控制，每季度进行环境卫生学监测。

7. 重症医学科必须安装足够的感应式洗手设施，单间每间 1 套，多人间至少 2 套；洗手台要大小适当，保证洗手时不外溅，洗手液需要含有消毒液，并提供擦手纸将手擦干。其次，美国疾病控制与预防中心（CDC）建议在单位内设有含 61%~95%（常用 70%~75%，95% 易挥发）的酒精干洗手液进行手消毒，这也是降低手污染的方式。手消毒液可放在患者床旁或进病房入口处。

8. 重症医学科要有合理的包括人员流动和物流在内的医疗流向，最好通过不同的进出通道实现，以最大限度减少各种干扰和交叉感染。

9. 重症医学科建筑应该具有便于医护人员进行观察的条件和在必要时尽快接触患者的通道。病房建筑装饰必须遵循不产尘、不积尘、耐腐蚀、防潮防霉、防静电、容易清洁和符合防火要求的总原则。

（三）基本设备

1. 每床配备完善的功能设备带或功能架，提供电、氧气、压缩空气和负压吸引等功能支持。每张监护病床装配电源插座 12 个以上，氧气接口 2 个以上，压缩空气接口 2 个和负压吸引接口 2 个以上。医疗用电和生活照明用电线路分开。每个床位的电源应该是独立的反馈电路供应。重症医学科应有备用的不间断电力系统（UPS）和漏电保护装置；每个电路插座都应在主面板上有独立的电路短路器。

2. ICU 的病床选配要适合 ICU 患者特点，主要应满足：

（1）床头和床尾可以摇高、摇低，并能拆装，床头处与墙壁保证不小于 60cm 间隙，便于抢救患者时医务人员从各个方向进行操作。

（2）病床配有脚轮及制动装置，可以调节床的高度及倾斜度，两边配有可装卸的护栏，防止患者跌落。

（3）配备带波纹的床垫或多孔床垫,最好配气垫床,预防压力性损伤的发生。

（4）天花板设有输液天轨,2~3 个自由移动输液吊架。

3. 每床配备床旁监护系统,进行心电、血压、脉搏血氧饱和度、有创压力监测等。为便于安全转运患者,每个重症加强治疗单元至少配备 1 台便携式监护仪。

4. 三级综合医院的重症医学科原则上应该每床配备 1 台呼吸机,二级综合医院的重症医学科可根据实际需要配备适当数量的呼吸机。每床配备简易呼吸器。根据床位数量至少配备呼吸机 1 台以备应急。为便于安全转运患者,每个重症加强治疗单元至少应有 1 台便携式呼吸机。

5. 根据床位数量配备足够的微量注射泵与输液泵。另配备一定数量的肠内营养输注泵。

6. 心血管监护病房的必配的仪器设备及器械

（1）仪器:ICU 必备的仪器包括呼吸机;多功能心电监护仪（可同时监测血压、心率、中心静脉压、肺动脉压、血氧饱和度及体温等）、除颤器、心电图机、持续心排血量监测仪、临时起搏器、主动脉内球囊反搏（IABP）和左心辅助循环装置;呼气末二氧化碳、代谢等监测设备;微量输液泵、血气分析仪、血液透析仪、ACT 测定仪、快速血糖仪、血压计、听诊器、变温毯、脚踏式吸引器（突然停电或电源短路时使用）等。PICU（儿科 ICU）除配备成人 ICU 所需的监护设备以外,还需配备婴儿型专用呼吸机、婴儿暖箱、远红外线辐射抢救台、光疗用的紫外线灯、经皮测定呼气末二氧化碳装置。

（2）器械:包括心脏按压包、气管切开包、静脉切开包、胸腔穿刺包、换药包、带刻度引流瓶及尿瓶、不同型号的吸痰管和无菌手套、不同型号气管切开套管、支气管镜、动脉延长管和静脉延长管、闭式输液器、输血器、三通、血糖试纸、各种化验用试管、监测 ACT 的试管、IABP 管、压力包、呼吸囊（简易呼吸器）、手电筒、应急灯、储尿袋、雾化罐及管道、吸氧用面罩及加压给氧用面罩等。

7. 除上述必配设备外,有条件者,视需要可选配以下设备:

（1）简易生化仪和乳酸分析仪。

（2）闭路电视探视系统,每床一个成像探头。

（3）脑电双频指数监护仪（BIS）。

（4）输液加温设备。

（5）胃黏膜二氧化碳张力与胃肠黏膜内 pH（pHi）测定仪。

（6）体外膜肺（ECMO）。

（7）床边脑电图和颅内压监测设备。

（8）防止下肢深静脉血栓（DVT）发生的反搏处理仪器。

（9）胸部震荡排痰装置。

（四）质量管理

1. 重症医学科应当建立健全各项规章制度、岗位职责和相关技术规范、操作规程,并严格遵守执行,保证医疗服务质量。除执行政府和医院临床医疗的各种制度外,应该制订以下符合 ICU 相关工作特征的制度,以保证 ICU 的工作质量:

（1）医疗质量控制措施。

（2）临床诊疗及医疗护理操作常规。

（3）患者转入、转出重症医学科制度。

（4）抗生素合理使用制度。

（5）血液与血液制品使用制度。

（6）抢救设备操作、管理制度。

（7）危重患者抢救制度。

（8）特殊药品管理制度。

（9）重症医学科医院感染控制制度。

（10）不良医疗事故防范与报告制度。

（11）疑难重症患者会诊制度。

（12）医患沟通制度。

（13）突发事件应急预案人员紧急召集制度。

（14）重症医学科有创操作制度。

（15）危重患者危重程度评分制度。

（16）ICU 预警机制。

（17）ICU 探视制度。

2. 重症医学科应当加强质量控制和管理，指定专（兼）职人员负责医疗质量和安全管理。医院应加强对重症医学科的医疗质量管理与评价，医疗、护理、医院感染等管理部门应履行日常监管职能。

3. 重症医学科的患者由重症医学科医生负责管理，患者病情治疗需要时，其他专科医生应及时提供会诊。

4. 医院应采取措施保证重症医学科医生和护士具备适宜的技术操作能力，并定期进行评估。

5. 对入住重症医学科的患者应进行疾病严重度评估，为评价重症医学科资源使用的适宜性与诊疗质量提供依据。

6. 医院应建立和完善重症医学科信息管理系统，保证重症医学科及时获得医技科室检查结果，以及质量管理与医院感染监控的信息。

7. 重症医学科的药品、一次性医用耗材的管理和使用应当规范并有记录。

8. 重症医学科的仪器和设备必须保持随时启用状态，定期进行质量控制，由专人负责维护和消毒，抢救物品有固定的存放地点。

（五）重症医学科患者收入与转出标准

1. 重症医学科患者收入标准

（1）急性、可逆、已经危及生命的器官或者系统功能衰竭，经过严密监护和加强治疗，短期内可能得到恢复的患者。

（2）存在各种高危因素，具有潜在生命危险，经过严密的监护和有效治疗可能减少死亡风险的患者。

（3）在慢性器官或者系统功能不全的基础上，出现急性加重且危及生命，经过严密监护和治疗可能恢复到原来状态或接近原来状态的患者。

（4）其他适合在重症医学科进行监护和治疗的患者。

慢性消耗性疾病及肿瘤的终末状态、不可逆性疾病和不能从加强监测治疗中获得益处的患者,一般不是重症医学科的收治范围。

2. 重症医学科患者转出标准

（1）急性器官或系统功能衰竭已基本纠正,需要其他专科进一步诊断、治疗。

（2）病情转入慢性状态。

（3）患者不能从继续加强监护治疗中获益。

二、重症监护病房人员管理与职业防护

（一）人员管理

1. 人员组成

（1）设专职医生负责 ICU 医疗与管理工作。专职 ICU 医生由高年资的主治医生及以上级别人员担任。同时配备相应数量的主治医生、住院医生负责日常的医疗工作。住院医生应具备较强的临床技能和独立处理危重病症的应急能力,具有高度责任心,能及时发现重要病情并向上级医生汇报。医生人数与床位数之比应为 0.8∶1 以上。

（2）护士在 ICU 中起着重要作用。应配备素质好、责任心强、受过专门训练且具有一定的专业知识和熟练的护理技能的优秀护士。床位数与护士人数之比应为 1∶（2~3）以上。

（3）其他人员:根据实际情况配备受过专门训练的呼吸治疗师负责患者的呼吸系统管理;配备专职的技术人员负责各种仪器的维修和保养;根据床位数,配备相应的护理员和清洁员。

2. 医护人员基本技能要求

（1）医生:①经过严格的专业理论和技术培训并考核合格。②掌握重症患者重要器官、系统功能监测和支持的理论与技能,要对脏器功能及生命的异常信息具有足够的快速反应能力。危重症包括休克、呼吸功能衰竭、心功能不全、严重心律失常、急性肾功能不全、中枢神经系统功能障碍、严重肝功能障碍、胃肠功能障碍与消化道大出血、急性凝血功能障碍、严重内分泌与代谢紊乱、水电解质与酸碱平衡紊乱、肠内与肠外营养支持、镇静与镇痛、严重感染、多器官功能障碍综合征、免疫功能紊乱。要掌握复苏和疾病危重程度的评估方法。③除掌握临床科室常用诊疗技术外,应具备独立完成以下监测与支持技术的能力:心肺复苏术、颅内压监测技术、人工气道建立与管理、机械通气技术、深静脉及动脉置管技术、血流动力学监测技术、持续血液净化、纤维支气管镜的使用等技术。

（2）护士:①经过严格的专业理论和技术培训并考核合格。②掌握重症监护的专业技术:微量泵、输液泵的临床应用和护理,外科各类导管的护理,给氧治疗、气道管理和人工呼吸机监护技术,循环系统血流动力学监测,心电监测及除颤技术,血液净化技术,水、电解质及酸碱平衡监测技术,胸部物理治疗技术,重症患者营养支持技术,危重症患者抢救配合技术等。③除掌握重症监护的专业技术外,应具备以下能力:各系统疾病重症患者的护理、重症医学科的医院感染预防与控制、重症患者的疼痛管理、重症监护的心理护理等。

3. 护理人员专业培训　心脏重症监护室所收治的常是病情危重或病情复杂多变的患者,工作条件和所使用的各种技术、设备、仪器品牌繁多而且其中不少是高、精、尖、新的现代化设备。所以要求在重症监护室工作的每一名护士不仅必须具备一般护士的基本素质、学识和能力水平,同时还要具备心脏专业知识,能适应本专业工作条件,具有操作现代化各种

检测仪器设备的技能。因此,护士在临床实践中要不断加强专业理论和护理技能的专科培训,不断提高专业素质、品质及能力,为完全胜任工作奠定坚实和良好的基础。

（1）原则:补充不足,提高和更新知识。

（2）培训目的:①能运用 ICU 专科护理知识,独立解决临床出现的护理问题。②熟练掌握 ICU 专科护理知识与操作技术。③熟练掌握常用监护仪器的观察要点,并理解临床意义。④掌握抢救知识与技术,并能独立配合医生进行危重症患者的抢救。⑤掌握 ICU 内各种应急预案,能独立处理突发事件。

（3）培训内容要求四新,即新理论、新知识、新技术、新方法。培训内容要求与护理人员需掌握的知识相一致,与护理工作特点相一致,与护理人员技术职称相一致。

1）心血管专科教育:①心血管解剖生理、诊断检查等基本知识。②心血管疾病诊疗新进展。③监护技术。④一般先天性心脏病和复杂先天性心脏病的分类、命名、监护要点及最新进展。新生儿、婴幼儿围手术期监护进展。⑤冠心病护理和重症冠心病合并糖尿病术后监护进展。⑥大血管疾病、风湿性心脏病监护进展。⑦配合医疗新技术、新业务开展护理工作等。

2）职业道德教育:职业道德与护患关系、医疗安全与法律问题等。

3）护理学教育:包括 ICU 感控系列讲座、护理科研系列讲座、护理人才培养等。

4. 护理人员管理 分层管理。根据护理人员不同层次的专业理论水平、临床操作技能和思想品德等,结合患者病情轻重、技术难度高低、工作量的大小等,进行合理排班,做到量才使用,人尽其才,才尽其用。同时,根据护理工作的完成情况,给予应得的待遇与报酬,以充分调动护理人员的积极性,更好地完成各项护理任务,提高护理质量。

（1）凡进入 ICU 工作的护士,必须经过严格的训练,具有一定的专科理论基础与临床实践技能方可胜任工作。

（2）加强技术管理:护理人员要熟练掌握各种仪器的使用方法,掌握各种抢救技术和抢救药品的使用方法,掌握各种物品的使用方法及使用时的注意事项;熟练掌握心电图的基本知识、循环功能监测的指标和各项化验检查的正常值及其变化的意义,并做出应急的处理。

（3）定期组织业务学习及护理操作技能的训练。结合临床实践,总结经验,学习国内外 ICU 先进技术,不断改进和提高护理质量。

（4）对危重患者,应根据病情制订护理计划,并认真实施。同时根据病情及时修订护理计划。

（5）严密观察病情,准确完成特护记录的书写,及时全面地反映病情的动态变化。

（6）根据病情及时进行各种化验检查,分析可能发生的变化及并发症,从而采取必要的预防措施。

（7）各班要明确患者目前存在的主要问题并提出护理目标。交班要详细、严谨、无漏项。

（8）护理人员要具备一定的沟通能力,能与患者及家属充分沟通,以执行健康教育,促进和维护患者的身心健康。

（二）职业防护

ICU 是收治各类重症病患的场所,所有从业人员每天都要进行大量的威胁个人安全的操作,如处理各种感染性血液、分泌物、引流液等,接受放射性辐射,进行各种穿刺等。随着医学的不断发展,出现了大量新的化学物质和潜在的职业危害,再加上医疗技术日新月异的进步,对护理人员的要求也越来越高,操作技术也越来越多,职业危害因素逐渐呈现隐蔽性和多元化的特性。因此,凡是在 ICU 工作的人员,必须提高自我防护意识,掌握相关的防护技能,保证个人安全。

1. 危害因素

（1）物理性伤害

1）针刺伤:针刺伤是当今医务工作者面临的严重职业危害之一,可引起血源性疾病的传播,威胁着医务人员的职业安全和生命健康,给暴露者带来极大的精神和心理压力,也给医疗卫生机构和暴露者带来沉重的经济负担。护理人员是针刺伤的高危人群,由针刺伤所致的血源性传播疾病的发生率高于其他医务工作者。据报道工作年限≤5 年的低年资护理人员针刺伤发生率最高,护理工作节奏快、任务重,临床诊疗及护理操作多,高度紧张忙碌的科室是针刺伤发生较多的场所。

2）职业性腰背痛:有研究表明护士的职业性腰背痛大约有 2/3 是在搬抬患者时发生的。术后转科、外出检查搬抬患者是护士的常规工作,因此,ICU 护士较易发生职业性腰背痛。

3）辐射危害:ICU 经常需床边摄片,因此,护士工作在 X 射线的环境中。众所周知,X 射线是对人体伤害较大的放射性物质,长期过量照射会使人产生疲乏无力、记忆力减退、睡眠障碍、头晕、恶心等症状,白细胞有不同程度下降,机体免疫力明显降低,严重时可引起内分泌紊乱和造血功能损害,甚至癌症。也有报道说,由于人眼的晶状体囊上皮细胞对电离损害最为敏感,长期接触放射线,易产生放射性白内障;长期小剂量的慢性辐射对心血管的影响在心电图上主要表现为窦性心动过缓和窦性心律不齐。

4）噪声:ICU 集中了先进的医疗仪器和设备,如生命监护仪、呼吸机等各种抢救设备。噪声主要来源于这些设备。另外,还有部分医疗操作声、工作人员的说话声、电话铃声、患者的呻吟声。大量研究表明报警声是 ICU 最严重的噪声,长时间在高噪声环境内,不仅患者睡眠受到严重的影响,还使人产生恐惧、紧张、焦虑等心理反应。

（2）生物性危害

1）病毒性感染:最大危害是乙型肝炎、丙型肝炎、艾滋病,这些疾病通过血液传播的效率最高,一次即可感染。经常接触患者血液、体液和各种分泌物的 ICU 护士被感染的危险性较大。

2）呼吸道感染:病房空气的主要污染源是患者的排泄物,排泄物的微生物形成气溶胶散布到室内空气中,人员流动加重气悬微生物的传播,对患者和医护人员呼吸道感染形成威胁。传染性微生物形成气溶胶被人体吸入是最主要的传播方式。ICU 患者病情危重,抵抗力低下,发生多重耐药菌感染的概率很大,很多细菌很顽固,基本无药可以治疗,加之又具有传染性,无疑对护理人员造成巨大的危害。

（3）化学性危害

1）环氧乙烷:ICU 使用的一次性无菌物品大多经环氧乙烷消毒灭菌。它是一种强烷化剂,在杀灭微生物的同时,消毒灭菌物品上残留的环氧乙烷也会给人体带来一定程度的毒害（环氧乙烷本身的毒性、灭菌后二次生成物的毒性）。研究表明,环氧乙烷不仅具有急性毒性,还具有致突变和致癌变作用。还有报道认为,长期低浓度接触环氧乙烷能损害人的识别能力。

2）消毒剂：ICU护士在工作中要频繁接触各种消毒剂，通过呼吸道和皮肤的接触，对人体的皮肤、神经系统、胃肠道及呼吸道产生不良影响。

（4）心理社会压力危害：ICU是个患者病情复杂多变、抢救集中的场所，医护人员承受着巨大的工作压力，容易出现身心疲劳，同时ICU护士经常会面对痛苦、焦虑、死亡，加上患者家属对医护人员期盼过高，ICU护士的身心健康明显低于普通科室的医护人员。ICU患者常伴有精神症状，出现攻击医护人员的行为，给医护人员带来负面刺激。众多学者都在研究如何帮助家属面对患者的死亡，但如何减少这种负性刺激对医护人员的危害，却为人们所忽视。

2. 防护措施

（1）物理因素的防护

1）做好职业安全教育，提高ICU护士自我防范意识。制订相应的防护措施，对职业接触的感染给予高度重视，提高ICU医护人员对职业危害的认识，严格按照各项规章制度和规范进行操作。

2）掌握正确的搬抬患者的方法，协调用力，防止腰扭伤。已发生过腰背伤的人员要注意预防并积极治疗。

3）做好X射线的防护，减少辐射损伤。利用现有防护用品减少不必要的照射。照射前尽量停止各项护理工作，可充分利用活动屏蔽装置。

4）规范医护人员的言行，严格ICU管理制度。接听电话注意规范，同时要求做到"四轻"（即说话轻、走路轻、操作轻、关门轻）。将各种仪器的报警音量调至适宜的分贝。

（2）生物性因素的防护：入室前认真查阅患者资料，对乙肝表面抗原阳性患者及其他传染者要做好个人防护工作，尤其对特殊感染的患者，其分泌物或排泄物有可能具有强烈传染性，护士应戴口罩、穿防护服、戴防护镜，以避免直接接触污染物，严格终末消毒处理。

（3）化学性因素的防护

1）环氧乙烷的危害是可以避免的。实验证明，环氧乙烷随温度升高，解离作用加快。护士在使用经环氧乙烷消毒灭菌的物品时，要注意生产批号、消毒日期。可将物品在高温、通风、干燥的环境中放置一段时间再使用，使环氧乙烷对人体的毒性损害降到最低程度。

2）配制各种消毒液前戴好口罩、帽子、手套，配制时选择宽敞通风的地方，剂量要准确，动作要熟练，取用戊二醛浸泡的物品时动作要迅速。

（4）心理社会因素的防护

1）正确认识ICU工作的特殊性，不断加强新业务、新技术的学习，提高自身的专科理论和专科技术水平。注意心理调节，增强心理承受能力。在工作之余，合理安排休息与休假，积极参加体育锻炼，劳逸结合，加强营养，减少生理、心理疲劳，促进身心健康，提高工作效率。

2）建立完善的防护管理体系，制订一套完整的防护方案。ICU护士服务于多个临床科室，他们的健康状况和管理应受到重视，如改善护理工作环境，定期组织有关职业损伤的防护培训，提高护士自我防护能力，定期体检，如条件允许，可定期做短期疗养，使护士感到领导的关心和尊重，有利于平衡心态，恢复体力，培养对工作的热爱。

三、重症监护病房感染预防与监测

（一）重症监护病房感染监测

常规监测 ICU 感染发生率、感染部位构成比、病原微生物等，做好医院感染监测相关信息的记录。积极开展目标性监测，包括呼吸机相关性肺炎（VAP）、血管导管相关性血流感染（CLBSL）、导尿管相关性尿路感染（CAUTI）、多重耐药菌监测，对于疑似感染患者，应采集标本做微生物检验和药敏实验。早期识别医院感染暴发，实施有效的干预措施，具体如下：

1. 制订医院感染暴发报告制度，医院感染暴发或疑似暴发时应及时报告相关部门。

2. 通过收集病例资料、进行流行病学调查和微生物检验，分析确定可能的传播途径，据此制订并采取相应的控制措施。

3. 对疑有某种微生物感染的聚集性发生时，宜做菌种的同源性鉴定，以确定是否暴发。

每季度对物品表面、医务人员手和空气进行消毒效果监测，当怀疑医院感染暴发、ICU 新建或改建、病室环境的消毒方法改变时，应随时进行监测。对监测资料进行汇总，分析医院感染发病趋势、相关危险因素和防控工作存在的问题，及时采取积极的预防与控制措施。

（二）重症监护病房感染预防与控制

1. **手术部位感染预防与控制**　手术部位感染（surgical site infection，SSI）是常见的医院感染之一。其相关危险因素包括患者和手术两个方面。患者因素有年龄、基础疾病、吸烟史、肥胖等；手术因素有术前住院天数、备皮和手术方式、皮肤消毒、围手术期预防用药、术中保温和输血、美国麻醉协会（American Society of Anesthesiologists，ASA）评分情况、伤口分类、手术室环境、手术器械灭菌、无菌操作、手术技术和持续时间等。

（1）一般预防控制措施：①术后前 3 天切口应每日消毒并更换敷料，一期闭合的清洁伤口应使用无菌敷料覆盖 24~48 小时。②切口过度渗出时敷料应更换。③接触手术部位或更换手术敷料前应做好手卫生。④更换敷料时应严格遵守无菌技术操作原则及换药流程。⑤术后保持引流通畅，根据病情尽早为患者拔出引流管。

（2）其他预防控制措施：当采取核心预防控制策略仍然不能有效控制 SSI 的发生时，可采取如下预防控制措施。①调整肥胖患者（BMI>30kg/m^2）围手术期抗菌药物预防性使用的剂量。②定期反馈 SSI 发病率。对 SSI 进行目标性监测，并适当将信息反馈给外科医生被证明是降低 SSI 发生风险的重要措施之一。不建议将经过编码的特定手术者的资料提供给感染控制委员会。

（3）不推荐的预防控制措施

1）监护室入口处使用黏性蹭鞋垫预防感染：放置在监护室入口处的黏性蹭鞋垫不能减少鞋或推车上的微生物数量，也不能降低 SSI 的发生风险。

2）穿鞋套预防感染：穿鞋套不能降低 SSI 的发生风险，相反还会增加手污染的风险。

3）限制手术患者输注必要的血液制品预防感染：目前尚无证据显示对手术患者进行输血与减少切口、器官、组织 SSI 发生风险之间有任何关联。

4）常规预防性使用万古霉素：不要常规预防性使用万古霉素，但耐甲氧西林葡萄球菌检出率高的医疗机构如进行人工材料植入手术（如人工瓣膜置换、永久性心脏起搏器植入等），可选用万古霉素或去甲万古霉素预防感染。

2. 中央导管相关血流感染 中央导管相关血流感染（central line associated blood stream infection，CLABSI）是指患者留置中央导管期间或拔出中央导管 48 小时内发生的原发性且与存在的其他部位感染无关的血流感染。

（1）核心预防控制措施：手卫生。触摸插管部位前后，以及插管、更换导管、使用导管、更换敷料前后，均应做好手卫生。触摸消毒后的插管部位必须遵守无菌技术操作原则。

（2）大无菌屏障预防

1）置管或经导丝更换导管时，应遵循最大无菌屏障预防，即戴清洁的帽子和口罩，戴无菌手套，穿无菌手术衣，铺从头到脚覆盖患者全身的大无菌巾。

2）最大无菌屏障预防的目的在于避免对长导丝的污染，如果导丝接触了非无菌部位，即便采取了无菌屏障的预防，也应更换导丝。如果使用的不是长导丝，选用小无菌巾是可以的。

（3）皮肤消毒剂选择

1）首选氯己定（>2g/L）- 乙醇（70%）消毒剂，因为氯己定具有较强的持续抗菌活性，至少可持续 6 小时，而其他消毒剂的持续抗菌活性则极弱，但此消毒剂不可用于年龄 <2 个月的婴儿。

2）可选消毒剂：1% 聚维酮碘（碘伏），70%~80% 乙醇消毒剂，对碘过敏的患者应慎用碘类消毒剂。

3）消毒要求：以穿刺部位为中心，由内向外缓慢旋转，逐步涂擦，共两次。消毒范围直径 >15cm，至少应大于敷料面积（10cm × 10cm），待其完全自然干燥后方可进行操作。

（4）尽早拔除中央导管：①无及时拔管；②当不能保证遵守无菌技术操作原则的情况下（如紧急插管），应在 48 小时内尽快拔管。

（5）一般预防控制措施

1）教育与培训：进行中央导管适应证、置管和维护操作流程，感染预防相关的教育；定期评估中央导管置管和维护人员对相关指南的知晓程度和依从性；置管和维护人员应接受过专门培训并考核合格；应按照 ICU 人员配备要求保证有足够的护理人员。

2）无菌技术：置管和维护必须严格遵守无菌操作技术；更换敷料时检查手套或无菌手套均可。

3）选择最佳置管部位：在选择置管部位前，须权衡降低感染并发症和增加机械损伤并发症（如气胸、锁骨下动脉误穿、锁骨下静脉破裂伤、锁骨下静脉狭窄、血胸、血栓、空气栓塞、导管异位）的风险。成人应避免选择股静脉作为穿刺点。成人非隧道中央导管置管，选择锁骨下静脉比选择颈静脉或股静脉发生感染的风险更低。成人隧道式中央导管的最佳置管部位，目前尚无推荐意见。对于血液透析或终末期肾病患者，中央导管置管应避免选择锁骨下静脉，以防发生锁骨下静脉狭窄。慢性肾衰竭长期透析患者，选择造瘘或导管植入优于中央导管置管。

4）超声引导定位：使用超声引导置管可减少试穿次数和机械并发症。超声引导定位人员上岗前应接受全面培训。如果全面推行超声引导定位置管技术，为了继续保持采用解剖标志定位法进行紧急置管的技能水平，在进行超声引导定位法培训的同时还应同时进行解剖标志定位法的培训。

5）导管腔数：使用能满足患者需要的最少管腔的导管。

6）导管接头：首选分隔膜无针接头，发生感染的风险低于机械阀无针接头。尚无证据表明使用分隔膜无针接头与使用肝素帽发生感染的风险存在异常。无针接头一般72小时更换一次，或遵循产品使用说明书，以减少感染风险，更换给药装置时，无针接头应同时更换。

7）穿刺点的敷料：使用无菌纱布或无菌、透明、半透性敷料覆盖插管部位；如果患者出汗多或插管部位有渗血或渗液时，应选用无菌纱布；如果敷料潮湿、松动或明显脏污时，需更换；导管及插管部位不要浸入水中，在做好防护措施后（如使用防渗透敷料保护导管与连接设备）可进行淋浴；短期中央导管使用的纱布敷料每2日更换一次；短期中央导管使用的透明敷料应至少每7日更换一次，除非儿科患者更换敷料增加了导管脱出的风险才可以适当延长更换时间；隧道式或植入式中央导管透明敷料的更换不应短于每周一次（除非敷料污染或松散），直至插管部位愈合；对于已愈合的长期隧道中央导管插管部位覆盖敷料的必要性，尚无推荐意见。

8）给药装置的更换：对于没有输血、血液制品或脂肪乳的患者，不必在96小时内更换持续给药装置，但至少7日更换一次；间断给药装置的更换频率尚无推荐意见；植入式通道给药穿刺的更换频次尚无推荐意见；输血、血制品或脂肪乳的患者，应24小时换输液管；输丙泊酚的患者，根据生产商的建议，应每6小时或每12小时更换输液瓶，同时更换输液管；植入式通道给药穿刺管道的留置时间尚无推荐意见。

9）导管的固定装置：使用免缝合固定装置以降低感染风险。

10）脐导管：如果有任何CLABSI迹象，以及下肢血管功能不全或血栓形成的情况下，拔除而不是更换脐动脉（静脉）导管；通过导管给予抗菌药物治疗试图挽救脐导管尚没有建议；导管没有留置必要时，或观察到下肢血管有功能不全的任何迹象时，应尽快拔除脐导管。脐动脉导管留置最好不超过5天；没有留置必要时，应尽快拔除脐静脉导管；如无菌管理良好，脐静脉导管可以使用14天；总留置时间脐动脉导管不超过5天，脐静脉导管不超过14天，如果导管出现故障，而且没有其他迹象需要拔除导管，可更换脐导管。

（6）其他预防控制措施：当采取核心预防控制措施仍然不能有效控制CLABSI的发生时，可考虑采用如下额外预防控制措施。

1）抗感染导管：预期留置时间>5天的患者，可使用氯己定或米诺环素包裹的中央导管。

2）抗感染敷料：年龄>2个月的患者留置临时中央导管，可使用浸有氯己定的海绵敷料。

3）抗微生物药液封管：常用的封管抗菌药物有万古霉素、替考拉宁、达托霉素、头孢唑林、头孢他啶、庆大霉素、阿米卡星、环丙沙星和米诺环素，常用的封管消毒剂有乙醇、甲双二嗪和柠檬酸钠。

4）抗菌药膏：透析后，在血液透析导管出口处可使用聚维酮碘软膏或者杆菌肽、短杆菌肽、多黏菌素B软膏，但需根据生产商的建议，确保透析导管的材料不会与软膏发生反应。除血液透析导管外，不要在插管部位使用抗菌软膏，因为这样可能会增加真菌感染或细菌耐药的风险。

5）氯己定擦浴：氯己定具有广泛而持久的抗菌活性和低毒性，使用2%氯己定每日擦浴，可以降低皮肤表面的暂居菌并能抑制其生长，从而减少CLABSI的发生；氯己定是一种阳离子杀菌剂,不应与肥皂、洗衣粉等阴离子表面活性剂混合使用;临床使用中应高度关注可能发生的过敏反应,已有使用氯己定淋浴导致超敏反应及出现皮肤红斑的报道,为了避免过敏反应,日本禁止使用2%氯己定溶液,一般使用氯己定(0.5%)-乙醇(70%)溶液。

(7)不推荐的预防控制措施

1)常规更换导管:不要常规更换导管来预防感染;仅仅出现发热不需要拔管,应根据临床表现综合评估,判断是否存在其他感染或者非感染性发热;当没有感染证据时,可通过导丝更换出现故障的非隧道式导管。

2)常规预防性使用抗菌药物:在插管前或留置导管期间,不要常规使用全身性抗菌药物预防导管定植或CLABSI。

3)常规使用抗凝剂冲管和封管:大部分患者使用生理盐水冲管和封管是安全有效的;常规使用抗凝剂冲管和封管会增加一些患者发生肝素相关性血小板减少症的风险;脐动脉导管输液加用低剂量肝素可预防导管堵塞,保持导管通畅。

3. 导尿管相关性尿路感染预防控制措施 医院获得性尿路感染均为导尿管相关性尿路感染常见的医院感染,可显著增加住院患者的病死率、住院费用和住院时间。菌尿症还可导致非必需的抗菌药物的使用。

(1)核心预防控制措施

1)避免不必要的留置导尿管:长时间使用导尿管是导尿管相关性尿路感染(catheter associated urinary tract infection, CA-UTI)最重要的危险因素。留置导尿管引起菌尿的每日危险性为3%~10%,30天后为100%。因此应严格掌握留置尿管适应证,避免不必要的留置尿管。留置尿管不应作为尿失禁的常规处理措施,除非尿失禁的其他处理措施无效,且患者要求留置导尿管。

2)尽早拔除导尿管:一旦患者不再需要留置导尿管应尽早拔除,以降低导管相关性菌尿症和CA-UTI的风险。

3)保持导尿系统的密闭:使用预先连接的密闭导尿系统(导尿管预先连接于封闭的尿袋)以减少断开导尿管连接处的次数,始终保持尿袋和连接管低于膀胱平面。

(2)一般预防控制措施

1)插管前:根据年龄、性别、尿道情况选择合适的导尿管口径、类型。成年男性宜选16F,成年女性宜选择14F。

2)插管时:使用消毒棉球消毒尿道口及其周围皮肤黏膜,每一个棉球不能重复使用。程序如下:男性自尿道口、龟头向外旋转擦拭消毒,注意洗净包皮及冠状沟。女性先清洗外阴,其原则为由上至下,由内向外,然后清洗尿道口、前庭、两侧大小阴唇,最后清洗会阴、肛门;插管过程应严格执行无菌操作,动作轻柔,避免尿道黏膜损伤。

3)插管后:悬垂集尿袋,集尿袋不应高于膀胱水平,并及时清空袋中尿液;保持尿液引流系统通畅和完整,不应轻易打开导尿管与集尿袋的接口;若采集尿标本并非用于普通细菌和真菌学检查,可从集尿袋采集;疑似导尿管阻塞应更换导尿管,不得冲洗;保持尿道口清洁,日常用肥皂和水保持清洁即可,但大便失禁患者清洁以后应消毒;患者洗澡或擦身时应注意保护导尿管,避免浸入水中;导尿管不慎脱落或密闭性被破坏时,应更换导尿管;出现可疑尿路感染而需要抗菌药物治疗前应先更换导尿管。

（3）其他预防控制措施

1）留置导尿管的替换方法：如果男性患者有留置导尿管指征且膀胱残余量极小，安全套导尿管可以替代短期和长期导尿管，以减少无认知障碍患者的导管相关性菌尿症；间歇导尿可替换长期导尿或短期导尿以减少导管相关性菌尿症和CA-UTI的发生；耻骨上方导尿可作为短期导尿的替换方式，以减少导管相关性菌尿症和CA-UTI的发生。

2）拔除导尿管时筛查和治疗导尿管伴随性无症状菌尿（catheter associated asymptomatic bacteriuria，CA-ASB）以减少CA-UTI的发生：女性短期导尿管拔除后CA-ASB持续达48小时者，进行抗菌治疗可降低发生CA-UTI的风险。然而，尚无足够数据确定是否应该对所有导尿管移除的女性患者进行筛查，也尚无足够数据确定是否应该对男性患者进行筛查或治疗持续性CA-ASB。

3）员工教育与培训：使护士掌握留置导尿管指征，并定期评估护士对相关指南的依从性。

4）医嘱提醒系统：遵医嘱使用导尿管，并定期评估。应考虑使用电子提醒系统和/或自动停止系统，以减少导尿管的不恰当使用。

（4）不推荐的预防控制措施

1）常规使用含消毒剂或抗菌药物的生理盐水进行膀胱冲洗或灌注，预防尿路感染，对于长期留置导尿管的患者，不要常规使用含消毒剂或抗菌药物的生理盐水进行膀胱冲洗或灌注。但对于部分外科手术后和短期导尿的患者可考虑应用抗菌药物进行膀胱冲洗或灌注以降低导管相关性菌尿症的发生。

2）常规更换导尿管，预防尿路感染。对于长期留置导尿管的患者，没有充分证据表明定期更换导尿管可以预防尿路感染，因此不建议频繁更换导尿管，专家建议更换频率可为：导尿管1次/2周，普通集尿袋2次/周，精密集尿袋1次/周；或根据产品说明书更换导尿管。

3）全身使用抗菌药物预防尿路感染。对于需短期或长期导尿的患者，包括进行外科手术的患者，不推荐常规全身应用抗菌药物以减少导管相关性菌尿症和CA-UTI的发生，相反可能导致选择性耐药。

4）拔除或更换导尿管时常规预防使用抗菌药物：患者拔除或更换导尿管时，不应常规预防应用抗菌药（全身使用或膀胱冲洗使用）以降低导管相关性菌尿症和CA-UTI的发生。尚无足够数据确定预防使用抗菌药物可以减少该类患者菌尿症的发生。

5）不推荐集尿袋常规放置抗菌药物：对于长期留置导尿管的患者，不要在尿袋中常规加入抗菌药物或消毒剂以减少导管相关性菌尿症和CA-UTI的发生。

4. 医院获得性肺炎的预防与控制 医院获得性肺炎（hospital acquired pneumonia，HAP）是医院感染发病率和病死率增加的重要原因，是最常见的医院感染之一，尤其是呼吸机相关性肺炎（VAP）。口咽部细菌定植和污染分泌物误吸是导致VAP发生的两个关键因素。

（1）核心预防控制措施

1）无创通气：任何时候均应尽量避免气管插管及机械通气。无创通气，不管是运用面罩或是鼻罩，均能够降低分泌物的误吸，仅是有效的短期通气措施。

2）尽早拔管：降低VAP发生风险的最简单的办法就是尽早拔管。正确把握拔管时机，循序渐进,逐步解除机械通气,使患者恢复自主呼吸,缩短住院时间。

3)每日评估:对接受机械通气且接受镇静治疗的患者须执行"每日唤醒",即每日早上暂停镇静药,试行脱机和拔管。每日评估可明显缩短患者接受机械通气的时间和ICU住院时间。

4)床头抬高:将床头抬高30°~45°,如果没有禁忌证,应持续保持半卧位。

5)口腔卫生:保持口腔清洁并处于湿润状态;保持口腔正常功能;保持口腔卫生的方法包括刷牙、冲洗、喷雾、药物涂抹等;保持口腔卫生的用物包括生理盐水、氯己定、碳酸氢钠溶液、过氧化氢溶液、呋喃西林、醋酸、甲硝唑和甘油棒等。推荐采用0.12%~2%的氯己定溶液,每4~6小时使用一次。

（2）一般预防控制措施

1)手卫生:所有医务人员接触患者前后都应进行手卫生;在接触患者呼吸设备和病房内物品,以及接触患者呼吸道分泌物后均应该进行手卫生;如果预期会接触患者呼吸道分泌物或者污染的物品,均应该戴手套,在戴手套前后均应进行适当的手卫生。

2)员工培训:对从事呼吸机诊疗的医务人员进行VAP流行病学和预防与控制计划、措施等内容的培训;增强对VAP的防控意识,提高预防控制技能,认真执行VAP控制计划。

3)减少设备污染:接触患者的诊疗用品应一人一用一消毒;使用清洗、消毒后的呼吸机管路;湿化用水应为无菌水;集水瓶始终处于呼吸机管路最低位,并及时倾倒冷凝水,防止冷凝水溢出或逆流;改变体位前应先清除冷凝水,同时保持呼吸机管路的封闭;管路有明显污染或出现功能障碍时应及时更换。

4)经口腔插管:无禁忌证时选用经口插管,维持气管导管气囊压力25~30mmHg,以降低患者发生误吸的机会。

5)限制抑酸剂使用:临床在选择应激性溃疡药物时,应权衡VAP以及应激性溃疡发生的风险,进行综合判断后作出选择。

6)避免重插管是VAP的重要危险因素。当患者具有拔管指征时应尽早拔管,但应因人而异采取预防措施,降低重插管的发生率。

7)目标性监测:对VAP实施目标性监测。

（3）其他预防控制措施

1)声门下分泌物吸引:使用声门下分泌物吸引气管导管可有效预防早发型VAP,尤其是机械通气时间预期超过48小时的患者。

2)避免胃膨胀:对存在误吸高风险或不能耐受胃内营养的重症患者,选择小肠营养可避免胃膨胀,降低误吸风险。

3)密闭式吸痰:若患者气道的分泌物对环境的污染风险较高时,如多重耐药菌感染、分泌物多等,或者有呼吸道感染性疾病,对医务人员的健康造成威胁时,可使用密闭式吸痰管。

（4）不推荐的预防控制措施

1)常规更换呼吸机管道:不要常规更换呼吸机管道,但在遇到污染或功能障碍时应及时更换吸机管道。

2)全身预防性使用抗菌药物。

3)血糖控制:对机械通气患者是否进行强化胰岛素治疗,还需要进一步论证。

4)主动加湿器与被动加湿器:主动加湿器（湿化罐）与被动加湿器（人工鼻）相比较,

对于减少 VAP 的发生无显著作用。

（5）多重耐药菌感染预防与控制：多重耐药菌（MDRO）已逐渐成为医院感染的重要病原菌，主要包括耐甲氧西林金黄色葡萄球菌（MRSA）、耐万古霉素金黄色葡萄球菌（VRSA）、耐万古霉素肠球菌（VRE）、泛耐药的鲍氏不动杆菌［MDR（PDR）-AB］、多重耐药/泛耐药铜绿假单胞菌［MDR（PDR）-PA］和其他肠杆菌科细菌等，加强对多重耐药菌的医院感染管理，能有效预防和控制多重耐药菌在医院内的传播，保障患者安全。实施的消毒隔离措施包括：

1）首选单间隔离，也可同种病原同室隔离，不可与气管插管、深静脉留置导管、有开放伤口或者免疫功能抑制患者安置同一房间。如无条件单间隔离时考虑床边隔离，当感染较多时，应保护性隔离未感染者。

2）病员一览表有接触隔离标识；设置隔离病房时，应在门上设置接触隔离标识，防止无关人员进入；进行床边隔离时，在床挡上挂接触隔离标识；当实施床边隔离时，应先诊疗、护理其他患者，MDRO 感染者应安排在最后进行诊疗、护理。

3）减少人员出入，如 VRSA 感染者应严格限制探视，医护人员相对固定，专人诊疗、护理。

4）严格遵守手卫生规范，接触患者前后及周围环境后、无菌操作前、接触患者体液、血液及分泌物后，应立即洗手和/或进行手消毒。

5）严格执行标准预防，诊疗护理患者时，有可能接触患者的伤口、溃烂面、黏膜、血液和体液、引流液、分泌物、痰液、粪便，应戴手套；可能污染工作服时穿隔离衣；进行可能产生气溶胶的操作时，应戴标准外科口罩、防护镜和防护面罩。

6）加强诊疗环境的卫生管理，使用专用物品进行清洁和消毒，患者接触的物体表面、医疗设备和设施表面，每班护士用 1 000mg/L 含氯消毒剂进行清洁和擦拭消毒，抹布、拖布专用，使用后进行消毒处理；出现或疑似有多重耐药菌医院感染暴发时应增加清洁和消毒频次；被患者血液、体液污染之处应立即消毒；不能专用的物品如轮椅、担架等，在每次使用后必须进行清洗及消毒处理。

7）标本需用防渗漏密闭容器运送。

8）加强医疗废物管理，锐器置入锐器盒，其余医疗废物均放置于双层黄色垃圾袋并置入转运箱中，规范运送至医院医疗废物暂存地。

9）患者转诊之前应通知接诊科室，以便采取相应的接触隔离预防措施。

10）连续两次细菌培养阴性（每次间隔 >24 小时）方可解除隔离，患者出院做好终末消毒处理。

如果采取以上控制措施，但传播仍然继续时，该病区应暂停收治患者，对环境进行彻底清洁、消毒与评估。

四、重症监护病房感染相关质量指标管理

（一）重症监护病房感染概述
医院获得性感染或医院感染，即在医院发生的感染或在住院期间获得的由微生物引发的感染；在医院时处于感染潜伏期，入院 48 小时后发生的医院内获得性的感染。

1. 基本概念

（1）医院感染发病率：医院感染新发病例是指观察期间发生的医院感染病例，即观察开始时没有发生医院感染，观察开始后直至结束时发生的医院感染病例，包括观察开始时已发生医院感染，在观察期间又发生新的医院感染的病例。医院感染发病率是指住院患者中发生医院感染新发病例的比例。它反映医院感染总体发病情况。

计算公式：

$$医院感染发病率 = \frac{医院感染新发病例（例次）数}{同期住院患者总数} \times 100\%$$

（2）医院感染现患率：确定时段或时点住院患者中，医院感染患者（例次）数占同期住院患者总数的比例。它反映确定时段或时点医院感染实际发生情况，为准确掌握医院感染现状，判断变化趋势，采取针对性干预措施及评价干预效果提供基础。

计算公式：

$$医院感染现患（例次）率 = \frac{确定时段或时点住院患者中医院感染患者（例次）数}{同期住院患者总数} \times 100\%$$

2. 感染因素　包括以下 4 个方面：

（1）患者内在因素：年龄 >70 岁，有基础疾病（慢性阻塞性肺疾病、糖尿病）；营养不良；肥胖；免疫抑制药应用；胃液 pH>4，不良生活方式（吸烟、酗酒）。

（2）疾病相关因素：休克、重大创伤、昏迷、误吸等；器官衰竭；皮肤及黏膜损伤；胸腹的外科手术，重症监护病房滞留时间 >3 天。

（3）环境因素：不良的手卫生；床位空间的减少；感染控制计划的依从性差；气流和水的污染；仪器和设备的污染；微生物的交叉感染。

（4）治疗相关因素：有创性治疗和诊疗的操作；抗生素的应用；机械通气和湿化；导尿管的应用；气管插管和鼻胃管的使用；气管切开术；影响免疫功能的药物（皮质类固醇、化学治疗用药物）；留置导管。

3. 感染分类及易感菌

（1）分类

1）原发性内源性感染：是患者在入住重症监护病房时，已经携带由社区获得的或医院获得的微生物所造成的感染。感染常发生在入住重症监护病房的 4 天内。

2）继发性内源性感染：微生物通常为医院类型，入住重症监护病房后获得的并且携带在喉部或胃肠道内微生物所造成的感染。咽部是获得医院来源的潜在病原微生物的第一部位，随后进入胃及消化道，院内来源的潜在病原微生物造成消化道内继发性微生物携带者和微生物过度的增生。

3）外源性感染：微生物通常为医院类型，是从重症监护病房环境直接进入患者体内，患者既往无喉部或者消化道病原菌携带。外源的感染可发生在入住重症监护病房的任何时间，并且由医院来源的潜在病原微生物引起。

（2）易感菌：许多重症监护病房患者的感染是院内感染，可由多种微生物引起，包括需氧菌、厌氧菌、真菌、病毒和寄生虫。感染的途径包括暴露于微生物、传染、获得、携带、定植、感染。

1）细菌：革兰氏阳性需氧菌；肠内革兰氏阴性需氧菌和兼性厌氧菌；非肠内革兰氏阴性需氧菌和兼性厌氧菌；厌氧菌。

2）真菌：念珠菌、光滑球拟酵母菌、曲霉菌、荚膜组织胞质菌。

3）病毒：带状疱疹病毒、单纯疱疹病毒、巨细胞病毒、EB病毒。

4）寄生虫：卡氏肺囊虫。

5）非典型病原体：嗜肺性军团菌、支原体肺炎菌、衣原体肺炎菌。

4. **重症监护病房医院感染的类型**　常见的类型包括呼吸道感染、尿路感染、伤口感染、导管相关性感染。

1）肺炎是常见的致死性感染，占院内所有感染的10%~25%，当机械通气超过2天或者药物湿化治疗时，患者发生肺炎的危险性增加。

2）伤口感染：占外科患者院内感染的40%，而重症监护病房中的伤口感染占17%。伤口感染的危险性与外科手术期间污染程度、外科技术、切口的长度、手术的时间及部位有关。

3）尿路感染：尿路感染占全院感染的40%，导管插入的频率及插入时间的延长为增加感染的危险因素。

4）导管相关性感染：在医院，导管相关性感染30%~40%的患者来自重症监护病房。急症插管、导管留置时间>72小时、输液系统开放频繁均增加感染危险性。

（二）多重耐药菌感染

1. **多重耐药细菌**　细菌对2种或2种以上的通常是敏感的不同种类的抗生素耐药。多重耐药菌医院感染发生率：住院患者发生多重耐药菌医院感染的发病频率，每种多重耐药菌分别计算。它反映医疗机构内多重耐药菌医院感染情况。

计算公式：多重耐药菌医院感染发生率 $= \dfrac{\text{住院患者中检出导致医院感染的特定多重耐药菌的人数}}{\text{同期住院患者的人数}} \times 100\%$

分子：确定时段监测目标病区住院患者中同期检出导致医院感染的特定多重耐药菌的人数。

分母：确定时段曾在监测目标病区住院的患者人数。统计时段内同一位住院患者曾N次入院均入住监测病区，统计病区住院人数时计为N；统计时段内同一位住院患者在一次住院期间曾N次入出监测目标病区，统计病区住院人数时为1。

2. **目前关注的耐药菌**

（1）耐甲氧西林的金黄色葡萄球菌（MRSA）。

（2）耐甲氧西林的表皮葡萄球菌（MRSE）。

（3）耐万古霉素的肠球菌（VRE）。

（4）耐万古霉素的金黄色葡萄球菌（VRSA）。

（5）万古霉素中度敏感的金黄色葡萄球菌（VISA）。

（6）多重耐药的结核菌，是指对利福平和异烟肼耐药。

（7）多重耐药的革兰氏阴性杆菌。

（8）肠杆菌科对氨基糖苷类、头孢菌素、甲氧苄啶耐药，具有超广谱β-内酰胺酶（ESBLs）。

（9）铜绿假单胞菌对氨基糖苷类、羧苄西林、替卡西林耐药。

3. 实施隔离消毒措施

（1）单间隔离,也可以同种病原同室隔离。

（2）病原一览表有接触隔离标识。

（3）减少人员出入。

（4）严格遵循手卫生规范。

（5）严格执行标准预防。

（6）加强诊疗环境的卫生管理。

（7）标本需要用防渗漏密闭容器运送。

（8）加强医疗废物管理。

（9）患者转诊之前应通知接诊科室,以便采取相应的接触隔离预防措施。

（10）临床症状好转或治愈,连续 2 次细菌培养阴性（每次间隔时间大于 24 小时）方可解除隔离,患者出院做好终末消毒处理。

（三）导管相关性感染

1. 导管相关性感染 发生在患者的血管内置导管,并除外由其他部位的感染所致,其导管的尖端采用半定量法在血琼脂培养基上有 >15 个菌落数,临床表现为发热、寒战、红肿,导管周围有脓性分泌物。它反映中央血管导管相关血流感染情况和医院感染防控情况。计算公式如下：

$$中央血管导管相关的血流感染发生率 = \frac{新发生中央血管相关血流感染的例次数}{同期住院患者中央血管导管使用天数} \times 1\,000‰$$

分子：确定时段监测目标病区住院患者中同期新发生中央血管导管相关血流感染的例次数。

分母：确定时段每日凌晨 0 点时监测目标病区住院患者中央血管导管使用人数之和。

2. 感染类型和常见病原菌

（1）导管病原菌定植常见类型；局部感染；导管相关性血流感染；输液相关的血液感染。

（2）血管内导管类型：外周静脉导管、外周动脉导管、中心静脉导管、中心动脉导管、经外周静脉植入的中心静脉导管（PICC）；有隧道的中心静脉导管；全置入式血管内装置。

（3）导管相关性血液感染病原菌（凝固酶阴性葡萄球菌）、金黄色葡萄球菌、肠球菌、念珠菌、大肠埃希菌、肠杆菌属细菌等。

3. 预防

（1）高危因素：年龄小于 1 岁或大于 60 岁,宿主的免疫功能下降；有基础疾病；某些特殊部位易发生感染；皮肤细菌定植；因疾病导致皮肤改变；感染的可能性随导管留置的时间延长而增加,>2~3 周时常发生感染；多腔导管较单腔导管更易发生导管相关性感染。

（2）预防措施：在插管时严格执行无菌操作技术,加强导管的护理,常规更换敷料；真菌感染在接受完全肠道营养的患者常见,应用静脉过滤器可能减少真菌感染的机会,应用涂抗生素的导管较少发生感染；监测血管导管相关性血液感染；记录插管部位、日期、时间；观察有无红、肿、热、痛等情况；严格洗手以及无菌操作；加强插管部位的护理,局部皮肤保持干燥,充分消毒,避免污染；必要时更换插管,同时进行 2 次血培养及导管尖端和皮下细菌培养。

（四）呼吸机相关性肺炎（VAP）

1. 呼吸机相关性肺炎定义　机械通气启动 >24 小时后发生感染性肺炎,包括停呼吸机和拔除气管插管后 48 小时内发生的肺炎。它反映呼吸机相关性肺炎感染情况和医院感染防控情况。计算公式:

$$呼吸机相关性肺炎发病率 = \frac{新发生呼吸机相关性肺炎的例次数}{同期住院患者呼吸机使用天数} \times 1\,000‰$$

分子:确定时段监测目标病区住院患者中新发生呼吸机相关性肺炎的例次数。

分母:确定时段每日凌晨 0 点时监测目标病区住院患者中呼吸机使用人数之和。

2. 病原体　呼吸机相关性肺炎的发生率为 10%~25%,1 000 呼吸机日呼吸机相关性肺炎发生 6~20 例,机械通气 10 天 VAP 的发生率为 6.5%,机械通气 28 天 VAP 的发生率为 28%。VAP 的病原体细菌占 90% 以上,混合性感染占 40%;革兰氏阴性杆菌为 75%,革兰氏阳性球菌为 52%;早期发生的 VAP 以肺炎链球菌、流感嗜血杆菌常见,晚期发生的 VAP 以铜绿假单胞菌、不动杆菌等耐药菌常见。

3. VAP 的预防

（1）控制环境因素、防止交叉感染,定期进行病房环境、医疗器械和装置的病原菌定植监测和消毒,医务人员严格执行手卫生及无菌操作。

（2）保持患者口腔卫生,减少口咽部细菌定植。

（3）人工气道气囊压力监测和保持,防止口鼻腔内容物和胃内容物反流和误吸。

（4）声门下吸引,减少声门下内容物误吸。

（5）加强呼吸机管路的管理。

（6）半卧位没有禁忌证的患者,应采取 30° 的半卧位,胃肠营养患者 4~6 小时检查残留胃内容物,防止胃过度充盈。

（7）避免不必要的应激性溃疡,可预防用药。

（8）每日唤醒,以避免机械通气患者持续镇静。

（9）按需吸痰,呼吸道感染患者使用密闭式吸痰管。

（五）导尿管相关性尿路感染

1. 导尿管相关性尿路感染的定义　住院患者留置导尿管后或拔除导尿管 48 小时内发生的尿路感染。它反映导尿管相关性尿路感染情况和医院感染防控情况。计算公式如下:

$$导尿管相关性尿路感染发病率 = \frac{新发生导尿管相关性尿路感染的例次数}{同期住院患者导尿管使用天数} \times 1\,000‰$$

分子:确定时段监测目标病区住院患者中同期新发生导尿管相关性尿路感染的例次数。

分母:确定时段每日凌晨 0 点时监测目标病区住院患者中导尿管使用人数之和。

2. 病原体　导尿管相关性尿路感染的病原菌以革兰氏阴性菌为主,主要致病菌为大肠埃希菌、肺炎克雷伯菌、肠球菌、白念珠菌等。

3. 导尿管相关性尿路感染的预防

（1）严格掌握留置导尿的适应证,减少不必要的导尿及不必要的导尿管留置时间的延长。

（2）留置导尿的宣教:包括对患者、家属、护工的宣教及对医务人员的相关培训。

（3）按照导尿管操作常规执行留置导尿，严格无菌操作。

（4）保持尿液引流系统通畅和完整，不轻易打开导尿管与集尿袋的接口，集尿袋不高于膀胱水平，集尿袋达 2/3 满时及时排放尿液。

（5）长期留置导尿管患者建议每 4~6 周更换导尿管，每周常规做一次尿常规检查。

（6）不推荐使用膀胱冲洗预防导尿管相关性尿路感染。

（7）做好膀胱功能的训练与评估，促进及早拔管。

（赵 晶 王守凤）

第二节 介入导管室院内感染预防与控制

学习目标

完成本内容学习后，学生将能：

1. 描述介入导管室感染监测内容及标准。
2. 列出导管室护理安全质量管理内容。
3. 复述介入导管室职业防护原则。

一、介入导管室建筑布局、必要设施及管理要求

心脏导管室内的工作操作已从单纯诊断和研究技术发展至挽救生命的介入性治疗。Werner Forssmann 于 1929 年完成了第一例人类心导管术。Andreas Gruentzig 于 1977 年完成了首例人类经皮冠状动脉球囊成形术。导管室是实施介入性诊疗的重要场所，是医务人员在 X 线引导下进行微创性操作的手术室，它兼有手术室及放射科的特点。合理的设计和科学的布局是对导管室建设的基本要求，也是开展介入手术所必需的条件。

（一）建筑布局

导管室要建立在独立的区域，应设在清洁和安静的位置，要与有关的病区和工作相关科室邻近，既方便工作又要避免 X 线机对四周环境的辐射损害，还要通过相关部门审批取得资格，故导管室应尽量设在建筑物的底层的一端，自成一区。

（二）必要设施

导管室应有良好的放射防护设施，建立导管室时，导管室四周墙面、地面及天棚需加铅板，以作为放射防护的必要设施，直射线朝向的墙壁铅板应有 2mm 的防护厚度，其他侧墙壁和天花板铅板应有 1.8mm 的防护。机房的门、窗需合理设置，同样要有适当的铅当量的防护厚度。另外，导管室的操作间应宽敞，面积不得小于 45~70m²，机房高度不得低于 3.2m。除足够容纳机器外，必须有足够的余地，以给予患者出入的方便，同时，机房面积越小，X 线的散射线对人体的损害作用会越大。

（三）管理要求

1. 洁净度标准

（1）导管室应符合手术室建设标准,洁净手术室的各类洁净用房应根据其空态或静态条件下细菌浓度和空气洁净度级别划分等级,见表6-2-1。

表 6-2-1　洁净手术室和洁净用房细菌浓度和空气洁净度分级

	等级	沉降（浮游）细菌最大平均浓度	空气洁净度级别
I	洁净手术室	手术区 0.2 个 /30min·Φ90 皿（5/m³）	手术区 100 级
		周边区 0.4 个 /30min·Φ90 皿（10/m³）	周边区 1 000 级
	洁净辅助用房	百级区 0.2 个 /30min·Φ90 皿（5/m³）	1 000 级（局部 100 级）
		周边区 0.4 个 /30min·Φ90 皿（10/m³）	
II	洁净手术室	手术区 0.75 个 /30min·Φ90 皿（25/m³）	手术区 1 000 级
		周边区 1.5 个 /30min·Φ90 皿（50/m³）	周边区 10 000 级
	洁净辅助用房	1.5 个 /30min·Φ90 皿（50/m³）	10 000 级
III	洁净手术室	手术区 2 个 /30min·Φ90 皿（75/m³）	手术区 10 000 级
		周边区 4 个 /30min·Φ90 皿（50/m³）	周边区 100 000 级
	洁净辅助用房	4 个 /30min·Φ90 皿（50/m³）	100 000 级
IV	洁净手术室	5 个 /30min·Φ90 皿（50/m³）	300 000 级
	洁净辅助用房		

（2）不同等级的洁净手术室适用的手术范围

1）I级:特别洁净手术室,适用于关节置换手术、器官移植手术及脑外科、心脏外科、妇科等科室手术中的无菌手术。

2）II级:标准洁净手术室,适用于胸外科、整形外科、泌尿外科、肝胆胰外科、骨外科和普外科中的一类无菌手术。

3）III级:一般洁净手术室,适用于普通外科（除去一类手术）、妇产科等科室的手术。

4）IV级:准清净手术室,适用于肛肠外科及污染类手术等。

（3）洁净手术室辅助用房应包括洁净辅助用房和非洁净辅助用房,适用范围如下:

1）I级洁净辅助用房:适用于生殖实验室等需要无菌操作的特殊实验室的房间。

2）II级洁净辅助用房:适用于体外循环灌注准备的房间。

3）III级洁净辅助用房:适用于刷手、手术准备间,无菌敷料与器械、一次性物品和精密设备的存放房间,护士站及洁净走廊。

4）IV级洁净辅助用房:适用于恢复室、清洁走廊等准洁净的场所。

5）非洁净辅助用房:适用于医生和护士休息室、值班室、麻醉办公室、冰冻切片室、暗室、教学用房及家属等候处、换鞋室、更衣室、浴室及工作人员专用卫生间和净化空调等设备用房。

2. **分区** 导管室内应严格分区,分为无菌区、洁净区和非洁净区。洁净区与非洁净区之间应设面积不小于 $3m^2$ 的缓冲室,其洁净度级别应与洁净度高的一侧同级,并不应高于 1 000 级。无菌区内设有造影间、控制间、刷手间、导管室二级库房等。洁净区设有办公室、医护休息室、微机室、消毒间、仪器室、药品室、库房等。非洁净区内设有男女更衣室、浴室、值班室、餐厅、接待室、卫生间、污物间等。

3. **流程** 要符合功能流程与洁污分区要求,设双走廊,洁污分流。设有患者出入口和工作人员出入口,并设有污物专用电梯、洁物专用电梯。

(四)导管室仪器设备

1. **血管造影机** 心血管系统检查的专用 X 线机能连续摄片,影像生成系统、X 线发生器和管球、C 形臂及导管检查床构成了 X 线造影机的主体部分。旋转 C 形臂可随意调换 X 线机的主体部分。一般功率为 500~1 000mA,电压为 100~150kV。目前在国际、国内使用较多的大型 X 线机为 Siemens 公司、Philips 公司、GE 公司等生产的 X 线机。

(1)影像生成系统:影像增强器 / 平板探测器安置于 C 形臂之上,心血管系统常使用的影像增强器为 $114.3mm^2$(4.5″)、$1 524mm^2$(6″)、$228mm^2$(9″)。高质量的影像增强器可减少 X 线照射量,全数字平板探测器血管造影机在图像质量上有了很大程度的提高,在保证相同的图像质量前提下,可以比传统的影像增强器系统降低一定程度的 X 线剂量。

(2)高分辨透视荧光屏显示出的图像,使术者在透视或录影时能方便而清晰地实时观察心脏结构、造影图像及导管位置等。数字减影装置(DSA)是将 X 线影像进行数字化处理获得数字化图像,消除了造影血管以外的结构,突出了被造影器官的影像,使需要的图像更清晰。

1)刻盘机是将 X 线造影资料储存于光盘上的电脑装置,光盘可作为病例资料永久保存。

2)导管检查床床面与血管造影机相连,位于 C 形臂上下两端之间。床面能垂直升降,左右平移,头脚方向平移,并能随时固定在任何位置。通过 C 形臂的旋转,拍摄或透视各种体位下的影像。

2. **多导联生理记录仪(导管工作站)** 能同时处理心电信号和血压信号,记录体表 12 导联心电图及同步心腔内多导联心电图,是一种具有实时记录、实时显示、实时打印功能的高智能计算机,可用于心电监测及心内电生理检查。

3. **高压注射器** 血管造影高压注射器是一种大推力、高速度、满足心血管介入设备(大 C 臂)技术要求的自动推注系统,能在数秒内把造影剂注入心脏或大血管内,使心血管系统显影。注射压力为 $5~20kg/m^2$,注射速度为 15~20ml/s。

4. **血管内超声显像设备(intravenous ultrasound,IVUS)** 血管内超声技术始于 20 世纪末,它利用安装在导管顶端的微型超声探头通过导管的技术送入血管腔内,实时显示血管的截面图像,能清晰显示管壁结构的厚度、管腔的大小和形状等,精确地测量血管腔径及横截面积,甚至可以辨认钙化、纤维化和脂质池等病变,发现冠状动脉造影不能显示的血管病变,以指导介入治疗。

5. **光学相干断层成像(optical coherence tomography,OCT)技术** 是一种应用光线成像的新技术,使用干涉仪记录不同深度生物组织的反射光,通过计算机构建出可简单识别的图像,由于 OCT 的分辨率相比 IVUS 更高,所以使用 OCT 可以使我们了解冠状动脉粥样硬化斑块的各个组成成分,可以进行斑块主要成分的鉴别,从而定性、定量地分析冠状动脉和动脉粥样硬化,更加清晰地显示血管腔内信息,从而更好地指导介入临床医生进行冠状动脉介入诊疗。

6. **血管内旋磨设备** 采用高速的旋磨头将动脉粥样硬化斑块磨成很多细小的碎屑而起到清除冠状动脉阻塞、扩大冠状动脉管腔的目的。旋磨装置由控制主机、导引钢丝和旋磨导管头、旋磨导管推送器组成。控制主机是由马达驱动可调控的能带动旋磨头高速旋转的装置。

7. **主动脉内球囊反搏机** 是将一个带气囊的导管置于降主动脉近端,当心室舒张时气囊快速膨胀,以增加主动脉内舒张压,从而提高冠状动脉灌注压,增加冠状动脉供血;心室收缩时,在主动脉瓣开放前,气囊快速排气,以减轻左心室后负荷,从而减少左心室做功,改善心功能。临床上主要用于急性心肌梗死并发心源性休克或急性心肌梗死相关的机械性并发症。

8. **基本抢救设备** 包括除颤器、临时起搏器、麻醉机、简易呼吸器、出凝血检测仪、氧气装置、吸引器、注射泵等。这些设备要专人保管,定时检测,并时刻保持其处于完好备用状态。

9. **数据存储系统** 医学影像信息系统是基于医学影像存储与通信系统,以高性能服务器、网络及存储设备构成硬件支持平台,以大型关系型数据库作为数据和图像的存储管理工具,以医疗影像的采集、传输、存储和诊断为核心,集影像采集传输与存储管理、影像诊断查询与报告管理、综合信息管理等于一体的综合应用系统。该系统的主要任务就是把各种医学影像以数字化的形式海量储存起来,并在需要时快速进行调用。

10. 射线防护设备

(1)DSA 机器固有防护设备:铅屏、铅帘、套管、遮光器、滤过板。

(2)屏蔽防护设备:铅衣、铅裙、铅帽、铅眼镜、铅围脖、铅手套、铅防护面罩等。

(3)操作间设置自动门,必须安装射线开关联动,并保证射线指示灯位置明显、运行正常。门外必须粘贴有明显的标识,以警示他人射线有害,以尽量避免不必要的误照射。

11. 药品 导管室常备的药品包括以下几类:

(1)麻醉、镇痛类药物:利多卡因、丙泊酚、吗啡、芬太尼、氯胺酮、哌替啶、地西泮等。

(2)抗心律失常类药物:阿托品、胺碘酮、毛花苷丙(西地兰)、普罗帕酮、异丙肾上腺素、美托洛尔(倍他乐克)、腺苷、维拉帕米等。

(3)扩张冠状动脉类药物:硝酸甘油、盐酸异山梨酯等。

(4)升压类药物:多巴胺、多巴酚丁胺、间羟胺、肾上腺素、去甲肾上腺素等。

(5)抗过敏类药物:地塞米松、异丙嗪、苯海拉明、氢化可的松、葡萄糖酸钙等。

(6)抗凝、溶栓类药物:肝素、尿激酶、替罗非班、比伐卢定等。

(7)治疗心力衰竭的药物:硝普钠、呋塞米等。

二、介入导管室人员管理与职业防护

(一)介入导管室人员组成与管理

1. 人员组成 介入导管室主要由医生、护士、放射技师、护理员和保洁员等组成。

2. 人员管理

（1）导管室护士：导管室护士主要职责是围绕导管室的诊疗工作提供术前和术后消毒隔离、材料和物品准备、术中配合等服务保障。导管室护士需经过医院相关部门的专业技能培训，护士与导管手术间之比不低于 2.5：1。导管室护士应具备丰富的临床护理工作经验，熟悉介入手术操作程序以完成术中的配合工作，熟练掌握各种抢救设备及药物的使用方法和注意事项以应对术中各种突发情况，熟练掌握各种异常心电图及动脉压力的识别以及时发现术中异常情况，熟悉各种介入手术的操作程序，熟悉各种导管器材的型号与规格。

（2）导管室影像技术人员：导管室影像技术人员要求有大型医疗设备上岗证，应受过医学影像机器操作技术专业培训，熟悉各种造影机、刻盘机、数据后处理机器的操作，熟悉高压注射器的使用，具备排除简单机器故障的能力。其工作范围主要包括：术前检查机器，确保机器的正常工作；术中配合术者调节投照体位；术后进行信息资料的处理与保管。

（二）介入导管室职业防护

随着医学的发展，介入治疗适应范围的不断扩大，护理技术支持愈加广泛，介入护理工作是特殊的工作岗位，导管室护士长期工作在对身体有害的 X 线照射环境中。导管室是患者在 X 线引导下进行造影检查和治疗的特殊场所。从事介入放射工作的护士，身体在较长时间内连续或间断地受到超剂量电离辐射，可导致对放射较敏感的组织和器官如皮肤、眼晶状体、性腺和骨髓组织受到损害，使人产生疲乏无力、头晕、头痛、记忆力减退、食欲减退、机体免疫力降低。长期小剂量的慢性辐射会引起慢性放射综合征，特别是对造血、免疫和神经方面有影响。导管室护士应充分认识到各种职业危害，提高自我保护意识，确保职业安全。

1. **放射防护的基本原则**　即辐射实践的正当化、防护水平最优化和个人剂量限制。

2. **具体防护要求**

（1）对导管机房的要求：室内使用面积不得小于 40m^2；除当天必用物品外，不得摆放其他物品；固定摆放的物品柜与 X 线检查床的直线距离不小于 200cm。

（2）对介入工作人员的要求

1）尽最大可能使用机器自身配有的防护设备。

2）除直接术者外，其他人员应远离放射源。

3）尽量使患者远离 X 线管球。

4）在不影响观察与诊断的前提下，尽可能把 X 线视野缩小，因屏幕视野每缩小 3cm 就等于视野缩小 1/2，射线量相应减少。

5）尽最大可能使用短时间透视，减少不必要的曝光。

6）对患者也应使用力所能及的防护措施。

7）工作人员进入检查室必须穿戴防护衣、铅眼镜和铅脖套。

3. **放射防护制度**

（1）导管室内、外各种放射警示标识齐全，醒目。

（2）手术间警示灯照明时，未进行放射防护的工作人员禁止进入。

（3）进入手术间操作、学习、参观的人员须做好放射防护（穿铅衣、戴铅围脖）。

（4）正确佩戴放射剂量笔,并定期监测所接受的 X 线剂量。

（5）手术间操作时,关紧射线防护门,防止 X 线外泄。

（6）学习、参观人员尽量远离 X 线管球,减少 X 线辐射。

（7）建立个人健康档案,岗前、岗中及离岗后按期进行健康体检。

（8）按规定进行放射防护知识及相关法规培训。

（9）持"放射人员工作证"上岗。

三、介入导管室感染预防与监测

近年来,随着介入诊断和介入治疗在临床上的广泛应用,导管室成为医院感染控制的主要场所,感染控制的质量直接影响到手术患者的医疗效果和预后。医院应建立医院感染管理委员会、医院感染管理办公室、科室感染管理小组三级管理机制,健全导管室感染预防管理制度,严格手术中的无菌操作技术,做好导管室环境卫生学监测。

（一）介入导管室的感染预防

1. 导管室人员管理

（1）工作人员出入导管室必须戴帽子、口罩,更换导管室手术衣裤、专用拖鞋。最大限度地减少人员流动,进修人员、参观人员必须持相关证件进入。

（2）手术过程中严格遵守无菌操作原则,熟练掌握手术操作规程,无菌台物品摆放合理,一旦污染,立即更换。

（3）加强科室保洁人员的医院感染知识培训,掌握消毒液的配制,医用垃圾的收集、处理,消毒、隔离、洗手等的意义和要求。

2. 手卫生管理　手卫生是预防和控制医院感染,保障患者和医务人员安全最重要、最简单、最有效的方法。洗手消毒是预防手术感染最重要的措施之一。为提高医务人员手卫生的依从性,定期对全员进行手卫生培训与考核。

3. 介入导管室手术间要求

（1）每日手术前进行紫外线空气消毒一小时。地面消毒使用 500~1 000mg/L 有效氯的含氯消毒液擦拭,如遇患者血液、分泌物、排泄物污染情况,则使用 1 000mg/L 有效氯的含氯消毒液擦拭,物体表面消毒方法同地面。消毒液的配制参照说明书或相关要求,并进行浓度监测。

（2）手术间物品摆放整齐,无污渍。导管手术床及转运床的床单及时更换,保证一人一单。

4. 无菌物品的灭菌管理　导管室无菌敷料、无菌器械都贴有灭菌日期及有效期,包内都放有 3M 灭菌指示卡和灭菌指示带,分类存放在固定的位置,并采取无菌物品条码追溯系统,对无菌物品进行反馈,如遇不合格、潮湿、破损等情况,均不能使用。

5. 一次性无菌医疗用品管理

（1）严格执行灭菌物品存放制度,储存产品的库房要求整洁、阴凉、干燥,物架通风良好,距地面≥30cm,距墙壁≥5cm;各类物品分类固定存放。

（2）一次性无菌物品包装不得破损,超过有效期、未注明有效期及失效的物品,一律禁用。

（3）建立导管室高值耗材毁形登记本,由敷料班护士负责监督管理。

（4）科室的医院感染监测人员负责对本科室一次性使用无菌医疗用品进行监督和指导。发现问题,及时向医院有关部门和医院感染管理办公室报告。

6. **导管室铅衣的管理要求**　由于介入手术需要在 X 线下完成,介入医生需要穿铅衣进行手术操作,加之铅衣具有不透气性,术中介入医生的衣物常常被汗液浸透,并且被患者的血液等污染,如不及时清洗消毒,也会成为感染环节重要的污染源之一。因此,我们对未污染的铅衣每天手术结束后悬挂于铅衣架上,污染的铅衣用健之素消毒液擦拭,然后用软毛刷蘸清水刷洗,最后悬挂于固定衣架上晾干。

7. **医疗废物的管理要求**

（1）一般废弃物的处理:未被体液、血液污染的生活垃圾（包括一次性无菌物品包装袋、办公垃圾）用黑色垃圾袋放置,需要终末处理的医疗废物如一次性使用导管经破坏处理后用黄色垃圾袋放置,将袋口扎紧并贴上"医疗废弃物",每日由专管保洁员统一收集,送往废物处理站统一处理。

（2）锐利废弃物的处理:导管手术间内放置利器盒,用于收集术中使用的一次性注射针头、动脉穿刺针、手术刀片等。

（二）医务人员职业暴露防护原则

由于医务人员职业的特殊性,因职业暴露而引起的医务人员感染发生率逐年增多,因此医务人员应知晓医院感染的安全防护标准预防的方法。

1. **标准预防的核心内容**　标准预防认定患者的血液、体液、分泌物、排泄物等均具有传染性,需进行隔离,无论是否有明显的血迹污染,或是否接触非完整的皮肤、黏膜,只要接触上述具传染性物质者,必须采取防护措施。

2. **标准预防的主要措施**

（1）洗手:医务人员在接触患者的血液、体液、分泌物、排泄物及其污染物时,无论是否戴手套,都应洗手;脱去手套后,在接触另外一个患者时也应洗手。

（2）戴手套:医务人员接触患者上述具有传染性物质及其污染物品时,以及接触患者黏膜和非完整皮肤前,均应戴手套;医务人员接触同一患者污染部位后,再接触清洁部位时,应更换手套。

（3）在上述具有传染性物质可能发生喷溅时,应戴眼罩、口罩,穿防护衣,以预防医务人员皮肤、黏膜和衣服的污染。

（4）被上述具有传染性物质污染的医疗用品和仪器设备应及时处理,以防止其暴露和污染其他患者、医务人员,防止微生物在其他患者、医务人员与环境间传播。

（5）医务人员在进行各项医疗操作、清洁及环境表面的消毒时应严格遵守各项操作规程。

（6）锐利仪器和针头应小心处置,以防刺伤,严禁将使用后的针头回帽。一次性使用的注射器、针头、刀片和其他锐利物品应置于适当的容器内。

（三）导管室感染监测内容及标准

监测内容包括空气、物品表面、医务人员的手,频率为每月一次,不合格的环节需经消毒后再次监测,直到达标为止。当怀疑医院感染暴发和环境有关时,随时进行监测,并进行相应致病微生物的检测。

1. 手卫生监测

（1）采样时间：在接触患者前及从事医疗活动前采样。

（2）采样面积及方法：被检人五指并拢，将浸有无菌生理盐水采样液的棉拭子一支在手指曲面从指根到指端来回涂擦各两次（一只手涂擦面积 30cm²），并随之转动采样棉拭子，剪去手接触部分，将棉拭子放入装有 10ml 采样液的试管中送检。

（3）评价标准：卫生手消毒，监测的细菌菌落总数应≤10cfu/cm²。外科手消毒，监测的细菌菌落总数应≤5cfu/cm²。

2. 空气监测

（1）采样时机：在消毒后、介入手术开始前进行。

（2）采样方法：沉降法（平皿直接暴露），房间面积≤30m² 的在对角线上 3 个点放置培养基；房间面积≥30m²，在中间、东、西、南、北 5 点放置培养基，东、西、南、北各点距墙大于1m，直径 9cm 普通营养琼脂平板，暴露 15 分钟后送培养。每一个被监测手术间填写一张化验单，化验单上注明培养基布放点位置。

（3）采样高度：与地面垂直高度为 80~150cm。

（4）评价标准：≤200cfu/m³。

3. 工作台面的监测

（1）采样时机：消毒后 4 小时之内进行。

（2）采样面积：被采表面 <100cm²，采全部表面；被采表面 >100cm²，取 100cm²。

（3）采样方法：用浸有无菌生理盐水采样液的棉拭子，涂抹 10cm × 10cm 面积，横竖往返各涂抹 5 次；并随之转动棉拭子，剪去手接触部分，将棉拭子放入装 10ml 采样液的试管中送检。

（4）评价标准：≤5cfu/cm²。

四、介入导管室相关质量指标管理

（一）导管室护理质量管理相关概念

导管室是医院对患者实施手术治疗、检查、诊断并承担抢救工作的关键场所，是一个高风险部门。源于导管室特殊的工作性质和工作环境，任何工作环节的疏忽都可能对手术患者造成严重伤害，影响手术的效果和成败，甚至危及患者的生命安全。因此，导管室的护理质量管理应遵循全面质量管理这样一种预想控制和全面控制的原则，进行持续质量改进。

（二）导管室护理质量管理的原则

1. 管理人性化　护理质量管理必须强调管理的人性化，坚持以人为本。尤其对于导管室这样高强度、高风险的工作来说，更需要护理人员的坚守和配合。因此在确定管理计划时，要听取护理人员的心声，考虑护士的实际情况和需求，借此提升护理人员对工作的热情和责任心。同时也要考虑患者和医生的不同需求，提供高水平的护理服务。

2. 管理标准化　护理质量管理的基础工作首先是要制订护理工作质量标准。导管室护理质量管理应以完善的规章制度、规范的操作流程、健全的岗位职责及完善的质量检查标准为前提，使一切管理始于标准且终于标准。这是检验护理质量管理水平的主要依据，同时可以将此作为护理工作的指导。

（三）导管室资源管理质量要求

1. 人力资源

（1）专业技能培训

1）导管室护理人员需经过医院相关部门的专业技能培训。新入职护士必须通过心内科组织的专业技能培训、考核。

2）根据工作能力、技术水平、工作年限、职称、学历等要素对护士采取分层管理,合理配置护理人员,充分发挥不同层次护士的工作能力,做到人尽其才,才尽其用,实现以人为本的管理概念。

3）随着医学水平的发展,导管室护理工作模式也随之发生变化,工作范畴不断扩展,对导管室护理人员的专业知识、业务水平和工作能力都提出了新的要求,因此要有计划地对护理人员进行专业化培训,聘请专家进行讲课,使导管室护理人员熟练掌握新知识、新技术和新产品,有利于提高导管室护士的护理质量和护理水平。

（2）人员配置

1）导管室护士与导管手术间之比不低于 2.5∶1。

2）根据导管室手术间的数量、工作任务特点、每日手术间持续使用的时间等实际情况配置护士数量,以保证医疗、护理工作的正常进行,提高工作效率。

3）导管室应配有影像技术人员并要求此类人员有大型医疗设备上岗证。

2. 仪器设备管理

（1）仪器管理

1）仪器有专人管理,有仪器操作流程及应急预案,定期培训,并有记录。

2）护理人员熟练使用并知晓导管室内常用仪器设备故障及排除方法。

3）医疗仪器、设备定期进行表面清洁和消毒。

（2）设备管理

1）导管室每个导管间需配备完善的设备架或设备带,氧气接口 2 个及以上,负压吸引接口 2 个及以上。

2）导管室或医院必须有足够的设备（如除颤仪、呼吸机、心电图机、血气分析仪、床旁超声心动仪、临时起搏器、血流动力学监测系统、主动脉内球囊反搏设备）,能随时满足导管室的治疗和抢救。

3）所有仪器处于完好备用状态,图像工作站、监护仪、除颤仪等各种仪器显示时间与实际时间相符。

（四）导管室护理管理质量要求

1. 制度管理

（1）有介入围手术期护理常规及技术规范、工作流程及应急预案,护士知晓并掌握上述内容。

（2）有导管室患者身份识别、用药、手术、转运、保护性约束、感染防控等各环节的工作制度,护士知晓并掌握上述内容。

（3）有危重患者抢救制度,护士知晓并能熟练配合抢救。

（4）有安全输血制度、输血技术操作规范及输血流程,有输血反应处理预案及流程,护士知晓并掌握上述内容。

（5）有隐私保护制度及具体落实措施,执行各项护理及操作时落实患者隐私保护。

2. 环境质量管理

（1）环境安静、整洁、安全,患者转运通道通畅。

（2）有合理的包括人员流动和物流在内的医疗流向,通过不同进出通道避免干扰和交叉感染。

（3）导管间层流标准在千级以上,温度应维持在20℃左右,湿度应维持在40%~75%。

（4）导管手术间布局及使用按功能合理安排,清洁、污染区分区明确,物品摆放整齐且标识清楚。

（5）消防通道及消防栓不得有障碍及遮挡,定期进行消防演习,有专人负责并有记录。

3. 感染防控

（1）消防隔离和感染管理制度齐全,有特殊感染防控制度,物品表面消毒及擦拭等管理制度齐全。

（2）有护理感染管理控制小组,定期进行手术间空气培养、物品表面培养、手培养等监测。相关人员有培训,有记录,有考核。

（3）洗手设施齐全（如手消毒剂、洗手液、擦手纸或干手设施、感应式/非触碰式水龙头、洗手流程图等）,治疗车配备快速手消毒液。

（4）全员掌握手卫生的时机,包括医生、护士、保洁员、护理员、学生、进修人员等,定期查看手卫生执行情况。

（5）无菌物品管理规范,标识清楚,外包装完好,无过期。

（6）一次性无菌物品一人一用,无重复使用。

（7）一次性高值耗材的采购、储存、使用、追溯,专人专库集中管理。

（8）医疗垃圾分类放置,标识清晰,垃圾桶外观清洁,垃圾无外溢,锐器盒不超过3/4满。一次性高值耗材毁形有记录。

4. 药品质量管理

（1）有药品管理制度,护士知晓并掌握。

（2）药物无过期,口服用药、静脉用药、外用药分开放置,标识醒目,按有效期先后顺序摆放,标签清晰。

（3）高危药品、高浓度电解质单独存放,标识清楚;包装相似、听似、看似、一品多规或多剂型药物有全院统一"警示标识"。

（4）抢救车用物齐全、性能良好,处于备用状态。抢救药品、物品使用后及时补充齐全。

（5）毒麻药品、一类精神药品固定放置,专人管理,专柜双锁,专用处方,专册登记,实际应用与登记相符,使用后有记录。

（6）医用冰箱整洁,药品摆放整齐,标识清晰,定期除霜,温度2~8℃,每天监测,有记录及签字。

5. 风险防范

（1）有院内紧急意外事件（停电、停水、火灾、信息系统瘫痪等）的护理工作应急预案和处理流程。

（2）实行护理安全（不良）事件主动报告制度,有院内护理安全（不良）事件统一报告网,护士知晓。

（3）对护理安全（不良）事件进行原因分析,制订改进措施并进行培训,定期对护士进行安全警示教育。

（4）对跌倒、坠床、压疮、管路滑脱、护理差错等不良事件有反馈及持续质量改进。

6. 文件书写

（1）手术患者护理记录单记录客观、真实、准确、及时、完整、规范。

（2）抢救记录动态反映患者病情变化,使用医学术语,客观,准确。

（3）护理文书书写过程中出现错字时,修改方法符合规范,签名清晰。

7. 培训考核

（1）有新入职护士培训制度和计划,有专人负责管理并有考核记录。

（2）有护士继续教育计划,有专人负责管理并有记录。

（五）临床护理管理质量要求

1. 术前护理

（1）与病房护士交接核对患者信息,交接所带药品及物品。

（2）安置好待手术患者,防止发生跌倒、坠床等。

（3）按手术要求为患者连接心电监护、压力监测、除颤电极板等。

2. 术中护理

（1）了解患者的一般情况,密切观察患者的生命体征及有无不适主诉。

（2）严格执行查对制度,遵医嘱及时、准确给予治疗和护理,并观察患者的反应。

（3）按照医嘱要求给予肝素抗凝,定期监测相关凝血指标,准确记录并做好交接。

（4）各类导管通畅、妥善固定,标识规范。

（5）高风险患者（如神志不清、躁动、麻醉未醒患者）防范措施落实到位,约束用具使用规范。

3. 术后护理

（1）与病房护士交接、核对患者腕带姓名、住院号。

（2）填写手术护理记录单,交接患者手术内容、术中病情变化、伤口情况、止血制动情况、用药及其他特殊要求。

（六）护理安全质量管理

1. 手术患者安全管理要求

（1）正确识别患者身份

1）严格执行查对制度,确定患者的身份、手术部位。

2）核对方法确保安全,对有意识障碍、精神障碍的患者和婴幼儿,除使用腕带核查外,还可以与家属或者主管医生核对确认。

3）如遇姓名不能打印时,可手工填写。如遇信息系统故障,不能及时打印腕带时,可手写腕带,故障排除后及时补打。

（2）确保用药安全

1）导管室常规药品的管理规范:①导管室设立药品柜及抢救车,专人专管,定期检查并记录。②注射药、静脉输液药、消毒液必须严格分开,分柜放置,药品标识清晰规范,按有效期先后次序摆放。使用时严格执行"三查八对"制度。执行口头医嘱时应先复述,医生确认应答后执行。③术前、术中预防性应用抗生素前,要严格查对医嘱、过敏史、批号,严格执行给药时间,确保药效和安全。④手术台上的所有药品,必须有输液标签,注明药物名称、浓度、剂量、患者姓名和配制人员的姓名或工号,配制日期和时间。⑤抢救时,建立临时用药记录单,及时、准确地记录抢救时间和所用药品的名称、剂量、用法及执行时间和执行人,事后双方签字无误后方可丢弃药瓶。⑥注射药和溶剂应标明开启时间,超过 24 小时不得使用,去除铝盖的静脉注射液超过 4 小时不得使用。

2)导管室特殊药品管理规定:①有麻醉药品、精神药品的存放区域、标识和存储方法、备用相关规定。②药品包装相似、听似、看似药品,一品多规或多剂型药品,有清晰的警示标识,并且临床人员应具备识别能力。

2. 手术患者安全核查要求

(1)手术患者安全核查制度:手术患者应佩戴腕带,腕带作为手术过程中辨识患者身份的一种手段。

(2)手术患者安全核查的执行要求

1)电子腕带的信息包括科室、病案号、患者姓名、性别、年龄。护士需要让患者自述姓名和年龄,护士查看腕带上的姓名和病案号。

2)接患者时,将"介入患者交接单"与病例核对,确认后,导管室工作人员与病房护士、患者(家属)共同核对患者信息,三方无误后签字,确认手术所需的药品及物品已备妥,方可接患者。

3)接患者时询问其有无义齿及饰品、手表和现金等贵重物品。若有,应取下交给家属保管。

4)转运患者途中,应使用平车护栏或约束带,以保证患者安全,并注意保暖。术后的患者应保持输液管路及各种引流管的通畅,防止脱落,导管室工作人员站在患者头部方向,严密观察患者的病情变化。

(七)护理不良事件管理

护理安全不良事件是指由于医疗流程或者医护措施导致的具有高风险或非预期的患者伤害,主要包括压力性损伤、管路滑脱、跌倒、坠床、用药错误和意外事件等。护理安全不良事件是评价患者安全的重要监测控制指标,也是医院综合管理和护理质量水平的体现。

1. 健全各项规章制度 制度是工作法则,是处理各项工作的准则,健全的工作制度是工作指南和管理依据,是防范导管室不良事件的重要保证。

2. 加强培训,提高护士素质 针对不同层次的护士分别定期进行培训和学习,强化规则意识和培训效果,杜绝随心所欲、任意篡改等行为。

3. 定期分析总结 定期召开讨论会,针对科内人员变动、新护士上岗、科内近阶段护理质量问题、隐患环节进行分析讨论,调整管理手段,从源头上杜绝隐患。

4. 严格科室管理 不以处罚为目的,对于主动上报的当事人免于处罚,对于瞒报的科室进行绩效考核处罚。

(付佳青 马 萍)

第三节 外科手术室院内感染预防与控制

学习目标

完成本内容学习后,学生将能:
描述外科手术感染预防与监测的措施。

手术室是用手术方法治疗患者的专用场所,随着手术这一特定的治疗方法对患者身体防御屏障的破坏和大量器械、敷料等对手术创口的接触与损伤,以及手术创伤本身对患者机体抵抗力的削弱,使手术室成为医院感染的重点关注部门。手术室是手术治疗和急危重症抢救的重要场所,护理工作具有其特殊性,管理模式也不同于其他科室。

合理的建筑环境、必要的设施是手术室感染预防与控制的必要条件。手术室在建筑设计上应成为一个独立的完整体系,以方便手术,利于清洁、消毒、灭菌为原则。不同医院的手术室需根据医院的实际情况确定手术室的位置、手术间的数量与设置。手术室的设计应符合功能流程及无菌技术要求。

一、手术室建筑布局、必要设施及管理要求

(一)手术室建筑布局

新建手术室应避开污染源,不宜设在首层和高层建筑的顶层,应独立成区,并宜与其有密切关系的外科重症护理单元邻近,宜与有关的放射科、病理科、消毒供应中心、输血科等联系便捷。

1. 平面布置应满足洁净手术室用房要求和回风夹墙布置要求,洁净手术室平面必须分为洁净区与非洁净区。洁净区与非洁净区之间的联络必须设缓冲室或传递窗。洁净区内手术室宜相对集中布置。Ⅰ、Ⅱ级洁净手术室应处于干扰最小的区域。负压手术室和感染手术室在出入口处都应设准备室作为缓冲室。负压手术室应有独立出入口。

2. 建筑装饰应遵循不产尘、不易积尘、耐腐蚀、耐碰撞、不开裂、防潮防霉、容易清洁、环保节能和符合防火要求的总原则。洁净手术室内地面选用实用经济的材料,以浅色为宜。洁净手术室内Ⅰ、Ⅱ级手术室墙面、顶棚可用工厂生产的标准化、系列化的一体化装配方式;Ⅲ、Ⅳ级手术室墙面也可用瓷砖或涂料等;应根据用房需要设置射线防护。洁净手术室内墙体转角和门的竖向侧边的阳角宜为圆角。通道两侧及转角处墙上应设防撞板。洁净手术室供手术转运车进出的门,净宽不宜小于1.4m,当采用电动悬挂式自动门时,应具有自动延时关闭和防撞击功能,并应有手动功能。除洁净区通向非洁净区的平开门和安全门为向外开之外,其他洁净区内的门均向静压高的方向开。洁净手术室和洁净辅助用房内不应有明露

管线。

3. 手术室出入路线布局 手术室出入路线布局原则应符合功能流程和洁、污分区要求,分为三区四通道。三区为洁净区、准洁净区和非洁净区,四通道包括医务人员通道、手术患者通道、无菌物品通道和污染物品通道。

4. 手术间面积及数量的设定 手术间的面积应根据手术大小和各种手术设备仪器所需空间而定。一般大手术间以每间 30~40m² 为宜,中小手术间面积为 20~30m²,用作心脏体外循环手术、器官移植手术的手术间需 60m² 左右。手术间数量应按手术科室的病床数设定,一般按 1:20~1:25 的比例计算,也可根据医院不同的情况设定。手术其他附属用房数则根据手术间的数量设定。手术间的高度应不低于 2.7m。

（二）手术室必要设施

1. 根据空态或静态条件下的细菌浓度将手术室用房分为 I~IV 级。具体分级标准见表 6-3-1。

表 6-3-1 洁净手术室用房的分级标准

洁净用房等级	沉降法（浮游法）细菌最大平均浓度		空气洁净度级别		参考手术
	手术区	周边区	手术区	周边区	
I	0.2cfu/30min·Φ90 皿（5cfu/m³）	0.4cfu/30min·Φ90 皿（10cfu/m³）	5	6	假体植入、某些大型器官移植、手术部位感染可直接危及生命及生活质量的手术
II	0.75cfu/30min·Φ90 皿（25cfu/m³）	1.5cfu/30min·Φ90 皿（50cfu/m³）	6	7	涉及深部组织及主要器官的大型手术
III	2cfu/30min·Φ90 皿（75cfu/m³）	4cfu/30min·Φ90 皿（150cfu/m³）	7	8	其他外科手术
IV	6cfu/30min·Φ90 皿		8.5		感染和重度污染手术

注:1. 浮游法的细菌最大平均浓度采用括号内数值。细菌浓度是直接所测的结果,不是沉降法和浮游法互相换算的结果;

2. 眼科专用手术室周边区比手术区可低 2 级。

手术间内的基本配备有多功能手术台、无影灯、计时器、医用气源装置、麻醉气体排放装置、医用吊塔、观片灯、药品柜、器械柜、麻醉柜、净化空调及参数显示调控面板等。有条件者可增加信息系统和对讲系统。

2. 辅助用房 根据辅助用房所在区域不同分为洁净辅助用房和非洁净辅助用房。

（1）主要洁净辅助用房

1）刷手间:每 2~4 间洁净手术室应单独设立 1 间刷手间,刷手间内设有洗手池、感应式自动出水龙头或脚踏式水龙头、皂液、外科消毒洗手液和擦手纸（巾）,并放置计时钟,便于刷手、消毒计时。

2）无菌物品间:应设在离各手术间较近的限制区内,室内安装净化空气装置系统,为各种手术无菌敷料、布类、器械包、一次性无菌物品、引流用品、手套、无菌缝针、缝线、急诊手术包以及手术中各种急需物品（包括特殊器械、敷料等物资）的存放处。室内可采用移动式物品架,以便按有效日期顺序随时调整、使用无菌物品,避免灭菌物品堆积和失效。备用的物品应标志醒目,便于检查补充。

3)麻醉准备室:应设有药品柜、冰箱、喉镜导管、插管用具、呼吸囊、急救箱等,作为麻醉前的用物准备。另外,最好有麻醉诱导间,先给患者进行麻醉诱导再进入手术间,以缩短连台手术的等待时间。

4)手术室:可设立麻醉恢复室,由麻醉医生和护理人员管理。备有必要的仪器设备和急救药品,观察护理全麻手术后患者至完全清醒后送重症监护室或回病室。

（2）主要非洁净辅助用房

1)更衣室:应分换鞋区和更衣区,更衣区合计面积按实际使用人数每人不宜小于 $1m^2$ 计算,更衣室不应小于 $6m^2$。

2)卫生通过室:设在手术室医务人员入口处。卫生通过室包括换鞋处、更衣室、淋浴室、卫生间等。其中卫生间、淋浴间应设于更衣区前半部分。医护人员应在非洁净区换鞋、更衣,戴好帽子、口罩后进入洁净区。需临时外出时要穿好专用对外衣,更换外出鞋。

3)办公用房:包括护士办公室、麻醉医生办公室,值班休息室等。

4)手术教学用房:为便于教学,减少交叉感染,在手术室教学可采用闭路电视教学,通过传输设备将手术间进行的手术在手术教学教室观看。没有闭路电视条件的,也应设置手术看台室。

（三）手术室管理

手术室的管理工作包括对人员、物品以及环境等方面的管理。

1. 人员管理 洁净手术室应规定和控制室内医护人员的设定人数,设计负荷以设定人数为基础。当不能提出设定人数时,设计负荷可参照以下数据:Ⅰ级 12~14 人,Ⅱ级 10~12 人,Ⅲ、Ⅳ级 6~10 人。医护人员应在非洁净区换鞋、更衣后进入洁净区,医护人员应在做好手卫生后进入手术室,术前穿手术衣和戴无菌手套,术毕应原路退出手术室。患者从非洁净区进入后,应在洁净区换洁车或清洁车辆,并应在洁净区进行麻醉、手术和恢复,术后退出手术室至病房或 ICU。参观人数应严格限制,一般每手术间不超过 3 人。

2. 物品管理 无菌物品在供应中心消毒后,通过密闭转运或专用洁净通道进入洁净区,并应在洁净区无菌储存,并按要求送入手术室。可复用器械应在消毒供应中心密闭式回收,并应在去污区进行清点、分类清洗、消毒、干燥、检查和包装,灭菌后的复用器械应送入无菌储存间,并按要求送入手术室。可复用的布类手术用物应在洗衣房密闭式回收,并应清洗、消毒,集中送回消毒供应中心进行检查、包装和灭菌处理,灭菌后应送入无菌储存间,并按要求送入手术室。

3. 环境管理 为保障手术室的无菌操作环境,必须建立严格的卫生、消毒隔离制度。无菌手术与有菌手术应严格分开,若二者在同一手术间内连台,应先安排无菌手术。日常的空气净化、消毒可以使用层流洁净系统,喷洒或熏蒸化学消毒剂,高强度紫外线照射,使用臭氧消毒机或空气净化装置,地面及室内物品可用消毒液擦拭后经紫外线照射消毒。

二、手术室人员管理与职业防护

手术室各级人员高效、安全的管理是保证手术顺利进行、保障患者安全的重要前提。

（一）手术室人员管理

1. 手术人员

（1）管理要求

1）应限制与手术无关的人员入室，在满足手术基本需要的情况下严格控制人数。

2）进入手术室前，应按手术室规定着装。

3）进入限制区的非手术人员应按照流动路线要求，在限制范围内活动。

4）实际参与手术者，包括医生、器械护士，必须按照标准流程执行外科手消毒。

5）手术中避免人员频繁走动、高声喧哗。

6）手术中无关人员不应随意出入手术间。

（2）手术要求

1）所有工作人员进入手术间前后、接触患者或周围环境后必须进行手卫生。

2）所有参与手术人员均需严格执行标准预防。

3）手术过程中应严格执行无菌技术原则。

4）手术时工作人员应避免不必要的走动或进出，手术用物及设备应于手术前准备妥当，手术室的门应保持关闭。

（3）人员要求

1）应关注手术室员工的健康，将感染或传播疾病的可能性降到最低。

2）在手术室工作的人员应无活动性感染。

3）在手术室工作的人员应进行免疫接种。

4）教育员工及时报告任何可疑的传染性疾病或感染的症状、体征。

5）患有感染性疾病可能引发手术部位感染（SSI）或双手和前臂皮肤破损的医务人员，应暂停手术工作。

6）不推荐对皮肤或鼻腔携带金黄色葡萄球菌、A 族链球菌等病原微生物的手术医务人员进行工作限制，除非这些人员与 SSI 暴发有流行病学相关性。

2. 麻醉人员

（1）麻醉人员操作前后均应进行手卫生。

（2）进行侵入性导管操作时，应戴无菌手套，穿刺部位铺置无菌单，执行无菌技术操作原则。

（3）气管插管、喉镜、管芯等经过口鼻的麻醉器材应高水平消毒后再使用。

（4）经鼻腔插管前应进行鼻腔消毒。

（5）禁止在手术间内更换钠石灰。

（6）麻醉机螺纹管及呼吸囊、面罩应一人一用一更换，用后清洁消毒。

3. 参观人员

（1）参观人数应严格限制，一般每个手术间不超过 3 人。

（2）应获得手术室管理者的批准。

（3）应有接待人员引导进入手术室，不应任意互串手术间。

（4）与术者距离应在 30cm 以上，参观手术脚蹬高度不应超过 50cm。

（二）手术室人员着装要求

1. 进入手术室的工作人员应穿手术室专用服装。参与手术人员更衣前应摘除耳环、戒指、手镯等饰物。

2. 进行手术时,手术人员应穿无菌手术衣。进行手术时应穿遮盖足面的专用鞋,不建议穿鞋套。

3. 穿无菌手术衣后应使用无接触法戴无菌手套。

4. 当有任何可能接触血液或体液风险时必须戴手套,有手套破损高风险以及感染会造成严重后果时,考虑戴双层手套。

5. 如果手套破损、受到针刺或其他伤害时,应及时去除手套并重新洗手,在安全允许的情况下,应及时戴新的手套。

6. 头部和面部毛发应用帽子或头套完全覆盖住。

7. 必要时戴护目镜和防护面罩,以避免液体飞溅到皮肤或黏膜。

8. 应佩戴防渗透的外科口罩,紧密覆盖鼻子和嘴,并按要求更换。

9. 手术衣、口罩、帽子如被血液或液体污染,应立即更换。

10. 参与手术的医护人员在手术衣、手套、口罩和防护面罩脱除前,不应离开手术室。手术服装不应穿出手术室。

（三）手术室职业防护

手术室护理人员常暴露于多种职业危害之中,严重威胁着护理人员的身心健康。医院手术室的设备逐渐现代化,高新技术的应用,新的化学药物的不断推新、使用,在护理操作过程中若不注意个人自我防护,容易造成身体上的伤害;工作繁重,节奏紧张,生活缺乏规律性,容易造成精神上的压力;法律知识的贫乏,缺少了自我保护的意识,不但会造成自我伤害,同时也损害了患者的利益。因此,手术室护理人员应充分认识到各种危害因素,提高自我保护意识。

1. 生物性因素对人体的危害及预防　医务人员因锐器损伤、黏膜或皮肤破损,接触患者具有传染性的血液、体液、分泌物、排泄物而可能受到感染。

（1）手的保护

1）术前做好自检:手部皮肤有破损时,暂不参加感染疾病的手术配合。

2）严格执行手卫生:操作前后要洗手;接触污染物品或可疑污染物品时,应用肥皂、流动水反复清洗手臂,然后用消毒剂擦拭。

3）接触患者的血液、分泌液、排泄物等,应戴手套,必要时应穿隔离衣、戴防护眼镜。被污染的血液或体液若不慎溅入眼睛时,立即用大量生理盐水或清水冲洗眼部。

4）严格执行手术操作规程。传递锐利器械给手术医生时,应使用弯盘,采取无接触式传递,并给予提醒,防止术中意外发生针刺伤、刀割伤。

5）不要用手直接接触锐器或按压废弃物,以免误伤。

6）使用后的针头不回套,直接放入锐器盒中。

如发生锐器伤,应由近心端向远心端及时在流动水中挤出伤口内血液,并用消毒剂消毒损伤部位的皮肤,更换双层无菌手套。必要时抽血检测,使用药物预防。

（2）医疗垃圾及感染性废物的处理:医疗垃圾及感染性废物的处理符合《医疗废物专用包装物、容器标准和警示标识规定》。感染性废物置于黄色包装袋并在包装袋外面注明"感染性废物";锐器置入锐器筒中,在盒体侧面注明"损伤性废物";隔离的传染病患者或者疑似传染病患者产生的医疗废物,应使用双层包装,并及时密封。

（3）足部保护：手术室内统一着防护鞋，避免锐器损伤。防护鞋一人一用一消毒，医护人员在更鞋区从消毒鞋柜中取用已消毒的防护鞋，使用后回收，用含氯消毒剂浸泡30分钟后刷洗擦干，放于消毒鞋柜备用。

（4）污染手术间的处理：术中手术间门口挂特殊标记牌，限制参观人员进出；术后用含氯消毒剂擦拭物品表面及地面，然后做空气消毒。

2. **化学性因素对人体的危害及预防**　手术人员在消毒、洗手、抽药（如抗肿瘤药）等操作过程中接触消毒剂、清洁剂、麻醉剂等化学物质，会导致皮肤、黏膜、气道的损伤。

（1）化学消毒剂的危害

1）戊二醛：是一种醛类强效、速效、广谱、低毒灭菌剂，对革兰氏阳性菌、革兰氏阴性菌、耐酸菌、芽孢及病毒均有杀灭作用。手直接接触到液体，易发生皮疹、红肿、瘙痒等现象。

2）氯己定（洗必泰）：是一种低效消毒剂，杀菌谱较窄，只能杀灭革兰氏阳性菌、大多数革兰氏阴性杆菌及真菌，对芽孢和病毒无杀灭作用。使用过程中，有相当一部分手术人员对其产生过敏现象，尤其是肘窝部位起皮疹，有红肿、瘙痒等症状。

3）甲醛：是醛类高效消毒剂，能使菌体蛋白变性，能溶解类脂质，故有强大的杀菌作用，对细菌的繁殖体、芽孢和病毒均有效。甲醛可引起变态反应（即哮喘），对皮肤的角质层有损坏作用，直接接触皮肤后可发生皮肤发硬、感觉差等症状。

4）过氧乙酸：是一种强氧化剂和高效、广谱灭菌剂，病原体与之接触后可因氧化作用而死亡，对细菌的繁殖体、芽孢和病毒均有迅速杀灭作用。对黏膜有刺激性，对皮肤有损坏作用，手直接接触后，局部皮肤发白、有刺痛感。

5）环氧乙烷：具有高效、广谱杀菌能力，能杀灭细菌芽孢和细菌繁殖体，对酵母菌和真菌均有作用，经常接触可以导致机体免疫力下降，损害人体肝、肾、血液等器官，还能诱发细胞突变，有致敏、致畸及致癌作用。皮肤接触过量环氧乙烷可引起灼伤和刺激。因环氧乙烷嗅阈值高，接触者缺乏防范意识。

（2）挥发性麻醉气体对空气的污染

1）氧化亚氮：氧化亚氮能氧化维生素 B_{12}，使氮氨酸合成酶失活，降低并能抑制骨髓功能。

2）恩氟烷（安氟醚）、异氟烷（异氟）：使用恩氟烷、异氟烷麻醉，若麻醉机呼吸回路漏气以及手术结束后拔除气管导管患者自然呼吸时，可将麻醉气体排放到手术间内，造成手术间空气污染。对手术工作人员的尿中进行麻醉剂采样，可作为检测空气中麻醉药污染的生物指标。

（3）预防措施

1）提高防污意识：应加强防护知识的教育，使相关人员充分认识到空气污染的危害性，提高防污的自觉性。

2）改善手术室通风换气条件：空气流动能增加化学污染的自然清除率，减少化学污染的蓄积，麻醉机应增加排污管道，管道出口应加装过滤装置，减少排出气体的毒害性，尽量使患者体内的气体麻醉剂交换完毕，再拔除气管导管，以便减少手术间的污染。

3）正确使用化学消毒剂：①掌握正确的消毒方法，化学消毒剂对宿主都有不同的毒性，甚至有的化学消毒剂产生全身性吸收毒性。消毒灭菌、清洁卫生时，能不用化学消毒剂则不用，减少污染。②配制消毒剂时，避免直接接触或粉末误吸造成皮肤、黏膜的局部毒性，应戴口罩、手套（必要时戴眼罩、穿防护服），防止发生喷溅，避免消毒剂浓度过高或滥用消毒剂。③避免环氧乙烷残留，灭菌后的物品必须待消毒剂彻底解析后才能使用。有些内置物（如起搏器）灭菌后有残留,应延长灭菌时间,灭菌环境中环氧乙烷应 <2mg/m³。④臭氧消毒机消毒室内空气时,工作人员应离开现场,并在关机 60 分钟后浓度降至正常允许范围,人员方可进入室内。

3. 物理性因素对人体的危害及预防

（1）辐射、噪声、激光等作用机体造成的损伤

1）X 线对人体的危害:X 线波长很短,具有很强的穿透力,能穿透一般可见光不能穿透的各种不同密度的物质,并在穿透过程中受到一定程度的吸收。

2）激光对人体的危害:激光对人眼损伤的机制有热效应、光化学效应、冲击波效应等。

3）噪声对人体的危害:噪声是指任何不需要、令人厌烦或有干扰作用的同时使人生理、心理上紧张的声音。当声音超过一定的分贝量,可致血中 17– 羟皮质类固醇水平增高,可使尿中肾上腺素和去甲肾上腺素排泄量增加,还影响人心血管和听觉的生理变化,使人的注意力分散。

（2）预防措施

1）X 线的防护:术中遇有摄片或透视时,必须穿戴好铅衣,尽量使用铅屏风遮挡。

2）激光的防护:不能用眼直视功率超过安全阈值的激光束,佩戴激光护目镜,定时检查维修、监测激光的防护系统。

3）噪声的防护:①正确认识噪声对人体的危害,在手术间内限制不必要的交谈,做到三轻,即说话轻、走路轻、动作轻;②及时淘汰陈旧的设备,引进性能好、声音小的仪器设备;③使用中的仪器应尽量调低音量,暂时不用的仪器应该及时关闭,减少噪声。

4. 加强法律知识的教育,提高自我保护的能力

（1）建立手术操作、基础护理操作和专科技术操作指南,定期开展防护教育及相关技能的培训,增强相关人员的防护意识。

（2）严格按照《手术部医院感染预防与控制技术规范》中医务人员在手术操作过程中应当遵循的基本要求,落实安全手术的具体措施。

（3）严格落实操作规程和防护措施。侵入性操作时要保证足够的光线,安全注射,尽量减少创口出血;传递器械应避免切割性器械的刃面、针尖朝向术者,安装、拆卸刀片禁止徒手操作,使用过的一次性注射器套不可双手复帽或折弯、折断针头,若一定要回套针帽则采用单手技术,防止针刺伤;术中使用过的敷料、引流液、冲洗液、切除的组织和脏器等应集中放置于无渗漏的袋或容器中,污染液体的抽取和放出动作均应轻柔,尽量减少对周围环境及工作人员的污染。

（4）严格执行接触隔离:根据预期可能的暴露选用手套、隔离衣、口罩、护目镜或防护面屏。手术人员皮肤破损时应戴双层手套;处理污染的物品与医疗器械时应穿戴合适的防护用品;在进行可形成气溶胶或可能发生血液、体液飞溅的护理操作过程中应佩戴手套、口罩和防护眼镜;当有可能发生血液、体液大面积飞溅,有污染操作者身体的可能时,应穿具有防渗透性能的隔离服。

（5）严格执行手卫生。

（6）建立职业暴露报告制度。一旦发生职业暴露,应立即实施局部处理,并立即报告护士长或科主任,随后报告感染控制科。同时,定时对职业暴露后的人员进行经血液传播疾病的流行病学调查。

（7）严格执行医疗废物管理规定。疑似传染病患者的医疗废物应单独放置,使用双层

垃圾袋,并做好封口标识。

（8）定期对医务人员开展感染知识培训,加强环境质量检查,及时提出改进意见和防控措施。

三、外科手术感染预防与监测

（一）感染预防措施

1. **手术室布局要求** 手术室的布局应合理,分为低度环境污染风险区域、中度环境污染风险区域和高度环境污染风险区域。低度环境污染风险区域指没有患者到达或者只短暂停留的区域,如无菌物品存储间、药品间、日用品库房、仪器设备间、办公室、生活区等。中度环境污染风险区域指有患者体液、血液、排泄物、分泌物对环境表面存在潜在污染可能性的区域,如手术患者出入门口、患者等候区、走廊、术前准备间、复苏室、病理间等。高度环境污染风险区域指手术患者长时间停留以及患者体液、血液、排泄物、分泌物随时可能对环境表面造成污染的区域,如手术间、污物间等。区域与区域之间应有明确的分隔,以减少交叉感染。

2. **手术人员着装要求** 对象包括一切进入手术区域的相关人员,如手术室护士、外科医生、麻醉医生、技术人员及护理员等。医护人员在手术区域内规范穿着手术服装,有助于降低手术部位感染（SSI）的风险,更是保护患者和医务人员的双向屏障。具体着装要求如下:

（1）工作人员由专用通道进入手术室,在指定区域内更换消毒的手术服装及拖鞋。手术室内应穿防护拖鞋,防止足部被患者体液、血液污染或被锐器损伤。帽子应当完全遮盖头发,口罩完全遮盖口鼻且与面部贴合严密。特殊手术,如关节置换等手术建议使用全围手术帽。凡上呼吸道感染、面部感染、颈部感染、手部感染者不可进入手术室。

（2）刷手服、外科口罩、手术帽一旦污染要及时更换。如手术人员身体被血液、体液大范围污染时,应淋浴或洗澡后更换清洁刷手服。外科口罩摘下后应及时丢弃,摘除口罩后应洗手。口罩如需再次使用时,应将口罩内面对折后放在相对清洁的刷手服口袋内。

（3）刷手服上衣应系入裤子内,防止皮屑脱落,同时可防止衣服下摆在活动、操作过程中触碰无菌物品或无菌区域而增加污染机会。

（4）内穿衣物不能外露于刷手服或参观衣外,如衣领、衣袖、裤腿等。

（5）不应佩戴不能被刷手服遮盖的首饰（戒指、手表、手镯、耳环、珠状项链）,不应化妆、美甲。

（6）进入手术室洁净区的非手术人员（如检查人员、医学工程师、家属）可穿着隔离衣,完全遮盖个人着装,更换手术室拖鞋并规范佩戴口罩、帽子。

（7）手术过程如果可能产生血液、体液或其他感染物飞溅、雾化、喷出等情况,应正确佩戴防护用品,如防护眼镜、防护面罩等。

（8）工作人员出手术室时（送患者回病房等）,应穿着外出衣和外出鞋。

（9）刷手服使用后应统一回收并送至医院认证的洗涤机构进行洗涤。

（10）工作人员穿着保暖夹克为患者进行操作时,应避免保暖夹克污染操作部位。使用后的保暖夹克应每天更换,并统一回收进行清洗、消毒,不应存放在个人物品柜中继续使用。

（11）防护拖鞋应"一人一用一消毒"。

（12）外出衣应保持清洁,定期更换、清洗、消毒。

3. 手术室环境、物品表面清洁与消毒要求

（1）基本要求

1）手术室环境表面清洁与消毒的管理应被纳入手术室质量管理体系中。

2）设立专人负责管理，定期进行检查与检测，及时总结、分析与反馈，发现问题应及时纠正。

3）手术人员应熟悉手术室环境表面清洁与消毒的原理和方法，有责任参与、维护和监督管理。

4）手术室护士负责使用中设备与仪器的日常清洁与消毒工作。对手术过程中发生的小面积患者体液、血液等污染时应及时清洁与消毒，并负责监督、指导保洁员对仪器设备等进行清洁与消毒。

5）接受过相关培训的保洁人员负责所有环境表面的日常清洁与消毒，并在医务人员指导下对设备与仪器等进行终末清洁与消毒，手术室护士有责任对他们的工作进行监督和指导。

（2）清洁与消毒原则

1）根据不同环境污染风险区域和卫生等级管理要求，选择清洁卫生的方式、强度、频率和制剂。

2）应采取湿式清洁方法，遵循先清洁再消毒的原则。

3）清洁时应有序进行，遵循由上而下、由周围区到中心区、由清洁区到污染区的原则。

4）对于少量（<10ml）的溅污，先清洁再消毒，或使用消毒湿巾直接擦拭，实现清洁、消毒一步法。对于大量（>10ml）的溅污，先采用吸附材料覆盖、消毒清除后，再实施清洁、消毒措施。

5）注意保护地面，避免塑胶地面破损而形成生物膜。

6）精密仪器设备表面的清洁与消毒应参考仪器设备说明书，关注清洁剂、消毒剂的兼容性，选择适合的清洁与消毒产品。

7）使用的消毒剂应现用现配。高度环境污染风险区域地面消毒采用 500~1 000mg/L 含氯消毒液擦拭，作用 10 分钟，物体表面消毒方法同地面或采用 1 000~2 000mg/L 季铵盐类消毒液擦拭。

8）使用后污染的擦拭布巾、地巾等不应重复浸泡至使用中的清水、清洁剂和消毒剂溶液中。

（3）日常清洁与消毒

1）手术间每日启用前宜用消毒湿巾进行物品表面清洁消毒。术中发生血液、体液污染手术台周边物体表面、地面及设备或疑似污染时应立即对污点实施清洁与消毒。接台手术之间应对手术台及周边至少 1~1.5m 范围的高频接触物品进行清洁、消毒。全天手术结束后应对所有物体表面进行终末清洁、消毒。每周固定时间大清洁，对手术间所有物品表面（包括高空处表面）、回风口、送风口进行清洁、消毒。

2）辅助间、走廊、生活区物体表面每天至少清洁一至两次，地面视污染程度确定拖擦频率，每天不少于两次，保持地面干净、干燥、无尘、无污垢、无碎屑、无异味等。

3）手术患者出入口应随时保持地面清洁。进入手术室的推车、医疗用品、设备等须清洁后方可进入手术室。

4）朊毒体、气性坏疽、呼吸道传染病及突发原因不明的传染性疾病患者手术结束后，应按《医疗机构消毒技术规范》（WS/T 367—2012）要求进行终末清洁、消毒。开放性肺结核患者建议在专科医院集中收治，如需手术应安排在负压手术间进行，包括手术后复苏。

（4）清洁工具的管理

1）不同区域的清洁工具应有明确标识，分区使用。

2）清洁工具的配置数量、复用处置设施应与手术室规模相匹配。

3）擦拭布巾和地巾应选择不易掉纤维的织物，宜使用脱卸式地巾。使用后及时清洗、消毒。擦拭布巾在 250mg/L 有效氯消毒剂（或其他有效消毒剂）中浸泡 30 分钟，地巾在 500mg/L 有效氯消毒剂中浸泡 30 分钟，洗净消毒液，干燥备用。有条件的医疗机构宜采用热力型清洗消毒机，将使用后的布巾、地巾等物品实施机械清洗、热力消毒、机械干燥、装箱备用。

4. 无菌物品的管理要求

（1）无菌器械和敷料的管理：接触未经消毒灭菌或消毒灭菌不彻底，以及又被污染的手术用物，均会直接导致患者的切口感染，因此手术室应将手术用物的管理和控制作为感染控制的重要环节。物品经灭菌处理后应处于无菌状态，为避免再度受到污染，无菌物品的存放环境应干净、整洁，没有灰尘、污垢，环境温度应维持在 18~22℃，相对湿度应维持在 35%~60%。不同的包装材质和灭菌方式对微生物及湿度有不同的阻隔效果，各类无菌物品有效期不同，超过有效期需要重新消毒灭菌。

（2）医用高值耗材管理：心脏外科手术中涉及多种医用高值耗材的使用，包括人工心脏瓣膜、瓣膜成形环、人工血管、心脏表面/心尖固定器、主动脉覆膜支架、射频消融笔等。术中使用的医用高值耗材应由采购中心统一采购，不得私自将外来耗材带入手术室使用或私自采购。手术室应设有高值物品二级库并严格管理。高值耗材存放环境应干净、整洁、干燥、通风良好，物品放置位置应距离地面 20cm，距离墙面 5cm。高值耗材的使用须严格执行登记制度，领取数、发放数、使用数、回收数应保持一致，并做好双人签字。使用后的高值耗材，应统一回收，集中处理、销毁，严禁重复使用或流回市场。

5. 术中操作要求

（1）手术安排遵循感染性和非感染性分开的原则，同一手术间应先进行非感染性手术，后进行感染性手术。

（2）术中保持手术间门关闭，严格限制手术间人数。手术间参观人员不超过 2 名，参观者与手术人员保持距离应 >30cm，且不可随意进入其他手术间。

（3）手术人员严格执行手卫生及外科手消毒操作，规范穿无菌手术衣，采用无接触式方法戴无菌手套。器械护士规范铺置无菌台，合理摆放无菌物品，维持台面干燥整洁，避免无菌台污染。

（4）严格进行手术区域皮肤消毒，注意消毒范围和顺序。

（5）规范铺巾，保证无菌巾层数，术中保持无菌巾干燥，一旦浸湿应及时更换，使用一次性无菌手术贴膜保护切口皮肤，提倡使用防渗透材质的无菌巾。

（6）严格执行无菌操作和手术规范，操作轻柔以减少组织损伤和手术部位死腔，尽量缩短手术时间。

（二）感染预防质量监测

环境清洁质量审核方法以目测法为主，可根据实际情况选用化学法、微生物法。

1. 目测法 目测检查环境干净、干燥、无尘、无污垢、无碎屑、无异味等。

2. 化学法

（1）荧光标记法：将荧光标记在邻近患者诊疗区域内高频接触的环境表面。在环境清洁服务人员实施清洁工作前预先标记,清洁后借助紫外线灯检查荧光标记是否被有效清除,计算有效的荧光标记清除率,考核环境清洁工作质量。

（2）荧光粉迹法：将荧光粉撒在工作区域内高频接触的环境表面。在环境清洁服务人员实施清洁工作前预先标记,清洁后借助紫外线灯检查荧光粉是否被扩散,统计荧光粉扩散的处数,考核环境清洁工作"清洁单元"的依从性。

3. 三磷酸腺苷生物发光法（ATP 法） 应按照 ATP 监测产品的使用说明书执行。记录监测表面的相对光单位值（RLU）,考核环境表面清洁工作质量。

4. 微生物法 去掉微生物考核方法参考 GB 15982 相关规定。

四、手术室感染相关质量指标管理

（一）手术部位感染监测

根据《中华人民共和国卫生行业标准 WS/T 312—2009》手术部位感染监测规定如下：

1. 监测对象 被选定监测手术的所有择期和急诊手术患者。

2. 监测内容

（1）基本资料：监测月份、住院号、科室、床号、姓名、性别、年龄、调查日期、疾病诊断、切口类型（清洁切口、清洁 – 污染切口、污染切口）。

（2）手术资料：手术日期、手术名称、手术腔镜使用情况、危险因素评分标准、手术持续时间、手术切口清洁度分类、美国麻醉协会（ASA）评分、围手术期抗菌药物使用情况、手术医生。

（3）手术部位感染资料：感染日期与诊断、病原体。

3. 监测方法 宜采用主动的监测方法,也可专职人员监测与临床医务人员报告相结合,宜住院监测与出院监测相结合。每例监测对象应填写手术部位感染监测登记表。

4. 资料分析

（1）手术部位感染发病率

$$\text{手术部位感染发病率} = \frac{\text{指定时间内某种手术患者的手术部位感染数}}{\text{指定时间内某种手术患者数}} \times 100\%$$

（2）不同危险指数手术部位感染发病率

$$\text{某危险指数手术感染发病率} = \frac{\text{指定手术该危险指数患者的手术部位感染数}}{\text{指定手术某危险指数患者的手术数}} \times 100\%$$

（3）外科医生感染发病专率

1）外科医生感染发病专率

$$\text{某外科医生感染发病专率} = \frac{\text{该医生在该时期的手术部位感染病例数}}{\text{某医生在某时期进行的手术病例数}} \times 100\%$$

2）不同危险指数等级的外科医生感染发病专率

$$某医生不同危险指\atop 数感染发病专率 = \frac{该医生不同危险指数等级\atop 患者的手术部位感染例数}{某医生不同危险指数\atop 等级患者的手术例数} \times 100\%$$

3）平均危险指数

$$平均危险指数 = \frac{\Sigma（危险指数等级 \times 手术例数）}{手术例数总和}$$

4）医生调整感染发病专率

$$医生调整感染发病专率 = \frac{某医生的感染专率}{某医生的平均危险指数等级}$$

5. **总结和反馈**　结合历史同期资料进行总结分析,提出监测中发现的问题,报告医院感染管理委员会,并向临床科室反馈监测结果和建议。

（二）环节质量监测

手术室工作中有许多环节是医院感染发生的危险因素,如医务人员手卫生、外科手消毒执行情况、手术中无菌操作、隔离防护执行情况、一次性物品使用、手术器械管理、外来器械管理、植入物管理以及医疗废物处理情况等,手术室及相关职能部门应严格监控,及时查找工作中的薄弱环节,加以整改。

1. **手卫生依从性监测**

（1）监测目的:了解手术室工作人员（含外科医生、麻醉医生、器械护士和巡回护士）手卫生执行情况,督促医务人员规范执行手卫生操作。

（2）监测内容:包括手卫生指征、手卫生方法（洗手、卫生手消毒和外科手消毒）、手卫生时间是否正确。其中手卫生指征有:①直接接触每个患者前后。②接触患者黏膜、破损皮肤或伤口前后。③接触患者血液、体液、分泌物、排泄物、伤口敷料后。④进行无菌操作、接触清洁或无菌物品前。⑤接触被传染性致病微生物污染的物品后。⑥穿脱手术衣前后,摘手套后。

（3）监测方法:随机选择医务人员观察,随机观察手卫生指征,在医务人员注意到被观察时即终止观察。监测情况反馈给相关人员,提出整改措施。

2. **清洁、消毒与灭菌效果监测**

（1）日常监测:在检查包装时进行,应目测和／或借助带光源的放大镜检查。清洗后的器械表面及其关节和齿牙应光洁,无血渍、污渍、水垢等残留物质和锈斑。

（2）定期抽查:每个月应随机至少抽查 3 个待灭菌的包内全部物品的清洗效果,检查的方法与内容同日常监测,并记录监测结果。

（3）可采用蛋白残留测定、ATP 生物荧光测定等监测清洗与清洁效果的方法,定期测定器械的蛋白残留或其清洗与清洁的效果。

3. **外科手消毒效果监测**

（1）采样时间:接触患者、进行诊疗活动前采样。

（2）采样方法:被检者五指并拢,用浸有含相应中和剂的无菌洗脱液的棉拭子在双手指曲面从指根到指端往返涂擦各两次,一只手涂擦面积约 $30cm^2$,涂擦过程中同时转动采样棉拭子,剪去操作者手接触部分,将棉拭子投入 10ml 含相应中和剂的无菌洗脱液试管内,及时送检。

（3）合格标准:①卫生手消毒监测的细菌菌落总数应 $\leqslant 10cfu/cm^2$。②外科手消毒监测的细菌菌落总数应≤5cfu/cm²。

（4）注意事项：开展卫生手消毒效果监测的同时，应关注洗手依从性的监测，每季度对手术室开展手消毒效果监测。

4. **皮肤黏膜消毒效果监测**

（1）采样时间：达到消毒效果后及时采样。

（2）采样方法：用 5cm×5cm 的标准灭菌规格板，放在被检皮肤处，用浸有含相应中和剂的无菌洗脱液的棉拭子 1 支，在规格板内横竖往返均匀涂擦各 5 次，并随之转动棉拭子，剪去手接触部位后，将棉拭子投入 10ml 含相应中和剂的无菌洗脱液的试管内，及时送检。不规则的皮肤处可用棉拭子直接涂擦采样。

（3）合格标准：遵循外科手消毒卫生标准。

（4）注意事项：采样皮肤表面不足 5cm×5cm 可用相应面积的规格板采样。

5. **物品和环境表面消毒效果监测**

（1）采样时间：在消毒处理后或怀疑与医院感染暴发有关时进行采样。

（2）采样方法：将 5cm×5cm 的灭菌规格板放在被检物体表面，用浸有含相应中和剂的无菌磷酸盐缓冲液（PBS）或生理盐水采样液的棉拭子 1 支，在规格板内横竖往返均匀各涂抹 5 次并随之转动棉拭子，连续采样 4 个规格板面积，被采表面 <100cm² 取全部表面，被采表面≥100cm² 取 10cm²。剪去手接触部分，将棉拭子放入装有 10ml 无菌检验用洗脱液的试管中送检。门把手等小型物体则采用棉拭子直接涂抹物体采样。采样物体表面有消毒剂残留时，采样液应含相应中和剂。

（3）合格标准：细菌总数≤5cfu/cm²。

（4）注意事项：每季度进行物体表面消毒效果监测，怀疑与医院感染暴发有关时，进行目标微生物的检测。

6. **空气消毒效果监测**

（1）采样时间：采用洁净技术净化空气的手术间在洁净系统自净后与手术前采样；未采用洁净技术净化空气的手术间在消毒或规定的通风换气后与手术前采样；或者怀疑与医院感染暴发有关时采样。

（2）采样方法：洁净手术室可选择沉降法或浮游菌法，参照 GB 50333 要求进行监测。浮游菌法可选择六级撞击式空气采样器或其他经验证的空气采样器。监测时将采样器置于室内中央 0.8~1.5m 高度，按采样器使用说明书操作，每次采样时间不应超过 30 分钟。手术间面积 >10m² 者，每增加 10m² 增设一个采样点。未采用洁净技术净化空气的手术间采用沉降法监测时，当面积≤30m²，设内、中、外对角线三点，内点、外点应距墙壁 1m 处；当面积 >30m²，设四角及中央五点，四角的布点位置应距墙壁 1m 处。将普通营养琼脂平皿（Φ90mm）放置于各采样点，采样高度为距地面 0.8~1.5m；采样时将平皿盖打开，扣放于平皿旁，暴露规定时间后盖上平皿盖及时送检。

（3）合格标准

1）洁净手术室空气中的细菌菌落总数符合 GB 5033 的要求。

2）非洁净手术室细菌总数≤4cfu/15min 平皿。

3）注意事项：①采样前关闭门、窗，在无人走动的情况下，静止 10 分钟进行采样。②平板摆放如取一条对角线，避免离门近的一条。③工作人员不要靠近自动门，以免影响监测结果。④每季度进行空气消毒效果监测,若怀疑手术室与医院感染暴发有关时,进行目标微生物的检测。

7. 消毒液监测

(1)使用中消毒液有效浓度监测:使用中消毒液的有效浓度可使用经国家卫生行政部门批准的消毒剂浓度试纸(卡)进行监测。

(2)使用中消毒液染菌量监测

1)采样方法:用无菌吸管按无菌操作方法吸取 1ml 被检消毒液,加入 9ml 中和剂中混匀。醇类与酚类消毒剂用普通营养肉汤中和,含氯消毒剂、含碘消毒剂和过氧化物消毒剂用含 0.1% 硫代硫酸钠中和剂,氯己定、季铵盐类消毒剂用含 0.3% 聚山梨酯 -80 和 0.3% 卵磷脂中和剂,醛类消毒剂用含 0.3% 甘氨酸中和剂,含有表面活性剂的各种复方消毒剂可在中和剂中加入聚山梨酯 -80 至 3%,也可使用该消毒剂消毒效果检测的中和剂鉴定试验确定的中和剂。

2)合格标准:①灭菌用消毒液,无细菌生长。②皮肤黏膜消毒液的菌落总数应符合相应标准要求。③使用中的消毒液的菌落总数应≤100cfu/ml,不得检出致病性微生物。

3)注意事项:①采样后 4 小时内检测。②使用中消毒剂应每季度进行监测,灭菌剂应每个月进行监测。③对未使用的低效消毒剂和皮肤黏膜用消毒剂,使用前应按照使用中消毒液染菌量的方法进行细菌检测,未检出细菌为合格。

8. 灭菌医疗器材的监测

(1)采样时间:在消毒或灭菌处理后,存放有效期内采样。

(2)采样方法

1)敷料类:纱布、棉球、无菌包内物品,于无菌条件下剪取面积约 1cm×3cm 的样品,全部置于培养试管中,然后放(36±1)℃恒温箱培养 48 小时,观察结果。

2)导管类:无菌条件下,用无菌剪刀取被检导管 1~3cm,置肉汤培养试管内送检。

3)医用缝线:用无菌剪刀剪取中间层缝线,或将线圈直接置入肉汤管中送检。

4)缝合针、针头、手术刀片等小件:各取 5 枚,分别投入肉汤管中送检。

5)一般器械(持物钳、手术剪、镊子等):无菌条件下,用浸有含中和剂的肉汤棉拭子涂抹持物钳、镊子内外侧尖端,将棉拭子放入肉汤试管内送检。

6)引流条:遵循无菌操作原则剪取 1~3cm,放入肉汤试管中送检。

(3)合格标准:无细菌生长。

(4)注意事项:①无菌条件是指操作空间采用空气消毒或净化,并在酒精灯下操作,操作时戴帽子、口罩、手套,穿工作服。②每个月进行无菌物品监测。

9. 灭菌内镜及附件监测

(1)采样时间:在消毒灭菌后、使用前进行采样。

(2)采样部位:内镜的内腔面。

(3)采样方法:无菌注射器抽取 10ml 含相应中和剂的缓冲液,从待检内镜活检口注入,用 15ml 无菌试管从活检孔出口收集,及时送检,2 小时内检测。

(4)合格标准:无细菌生长。

(5)注意事项:①灭菌后的内镜及附件应每个月进行生物学监测并做好监测记录。②采样部位为内镜的内腔面。

(许斌 侯琳)

第七章　护理安全评估及管理

第一节　日常生活活动能力评估及管理

学习目标

完成本内容学习后,学生将能:

1. 复述日常生活活动定义。
2. 列出日常生活活动能力评估包含的内容。
3. 描述日常生活活动能力评估结果及护理措施。
4. 应用日常生活活动能力量表对患者进行评估。

日常生活活动(activities of daily living, ADL)是指人们在每日生活中,为了照料自己的衣食住行,保持个人卫生整洁和进行独立的社区活动所必需的一系列基本活动,是人们为了维持生存及适应生存环境而每天反复进行的、最基本的、最具有共性的活动。

【评估目的】

1. 确定日常生活活动独立程度及需要帮助的内容,为制订可行性活动计划提供依据。

2. 为评估疾病治疗效果,制订康复目标和康复治疗方案提供依据。

【评估内容】

评估内容主要为基础性日常生活活动和工具性日常生活活动。

1. **基础性日常生活活动**　是指每日生活中与穿衣、进食、保持个人卫生等自理活动和坐、站、行走等身体活动有关的基本活动。

2. **工具性日常生活活动**　是指人们在社区独立生活所需的关键的较高级的技能,包括使用电话购物、做饭、家事处理、洗衣、服药、理财、使用交通工具、处理突发事件以及在社区内的休闲活动等。

【评估工具】

1. **基础性日常生活活动评估工具(表7-1-1)**　Barthel指数评定量表可以用来评定治疗前后的功能状况,而且可以预测治疗效果、住院时间。Barthel指数评定量表共包括10项内容,根据是否需要帮助及帮助程度分为0、5、10、15四个功能等级,总分为100分,得分越高,独立性越强,依赖性越小。总分≤40分提示患者日常活动全部需要他人照护,总分为41~60分提示患者日常活动大部分需要他人照护,总分为61~99分提示患者日常活动少部分需他人照护,总分为100分提示患者日常生活无须他人照护(表7-1-2)。

表 7-1-1　Barthel 指数评定量表

序号	项目	完全独立	需部分帮助	需极大帮助	完全依赖
1	进食	10	5	0	—
2	洗澡	5	0	—	—
3	修饰	5	0	—	—
4	穿衣	10	5	0	—
5	控制大便	10	5	0	—
6	控制小便	10	5	0	—
7	如厕	10	5	0	—
8	床椅转移	15	10	5	0
9	平地行走	15	10	5	0
10	上下楼梯	10	5	0	—

表 7-1-2　自理能力分级

自理能力等级	等级划分标准	需要照护程度
重度依赖	总分≤40 分	全部需要他人照护
中度依赖	总分 41~60 分	大部分需要他人照护
轻度依赖	总分 61~99 分	少部分需要他人照护
无需依赖	总分 100 分	不需要他人照护

Barthel 指数评定量表评分细则：

（1）进食：用合适餐具将食物由容器送到口中，包括用筷子（勺子或叉子）取食物、对碗（碟）把持、咀嚼、吞咽等过程。10 分：可独立进食；5 分：需部分帮助；0 分：需极大帮助，或完全依赖他人，或留置胃管。

（2）洗澡。5 分：准备好洗澡水，可自己独立完成洗澡过程；0 分：在洗澡过程中需他人帮助。

（3）修饰：包括洗脸、刷牙、梳头、刮脸等情况。5 分：可自己独立完成；0 分：需他人帮助。

（4）穿衣：包括穿（脱）衣服、系扣子、拉拉链、穿（脱）鞋袜、系鞋带等情况。10 分：可独立完成；5 分：需部分帮助；0 分：需极大帮助或完全依赖他人。

（5）控制大便。10 分：可控制大便；5 分：偶尔失控，或需要他人提醒；0 分：完全失控。

（6）控制小便。10 分：可控制小便；5 分：偶尔失控，或需要他人提醒；0 分：完全失控或留置导尿管。

（7）如厕：包括去厕所、解开衣裤、擦净、整理衣裤、冲水等过程。10 分：可独立完成；5 分：需部分帮助；0 分：需极大帮助或完全依赖他人。

（8）床-椅转移。15 分：可独立完成；10 分：需部分帮助；5 分：需极大帮助；0 分：完全依赖他人。

（9）平地行走。15 分：可独立在平地上行走 45m；10 分：需部分帮助；5 分：需极大帮助；0 分：完全依赖他人。

（10）上下楼梯。10分：可独立上下楼梯；5分：需部分帮助；0分：需极大帮助或完全依赖他人。

2. 工具性日常生活活动评估工具（表7-1-3，表7-1-4）

表7-1-3 工具性日常生活活动评估工具

项目	问题	完成情况			
1	自己搭乘公共汽车	1	2	3	4
2	到家（病区）附近地方走走	1	2	3	4
3	自己做饭（打饭）	1	2	3	4
4	做家务（收拾东西）	1	2	3	4
5	吃药	1	2	3	4
6	吃饭	1	2	3	4
7	穿、脱衣服	1	2	3	4
8	梳头、刷牙	1	2	3	4
9	洗自己的衣服	1	2	3	4
10	在平坦室内走动	1	2	3	4
11	上下楼梯	1	2	3	4
12	上下床、坐下或站起	1	2	3	4
13	提水煮饭或洗澡	1	2	3	4
14	洗澡（洗澡水由别人放好）	1	2	3	4
15	剪脚趾甲	1	2	3	4
16	逛街、购物	1	2	3	4
17	定时去厕所	1	2	3	4
18	打电话	1	2	3	4
19	处理自己的钱财	1	2	3	4
20	独自在家	1	2	3	4

注：1为自己完全可以做；2为可以做但有些困难；3为有较大困难，需要帮助；4为完全需要帮助。

表7-1-4 工具性日常生活活动评估结果及护理措施

自理能力等级	自理能力分数	护理措施程度
完全自理	51~80分	指导完成
部分依赖	21~50分	部分协助
完全依赖	0~20分	完全提供

【评估量表使用方法及注意事项】

使用日常生活活动能力评估工具，我们应该从科学的观点向家属和患者进行健康教育。

1. 评估前应与患者交谈，讲明评估目的，以取得患者的理解与合作；同时，还应了解患者基本情况,如肌力、肌张力、关节活动范围、平衡性、协调性、感觉等,以确定患者残存的功能和缺陷。

2. 评估中注重观察患者的实际操作能力,而不能仅依赖患者口述,同时给予患者的指令应详细、具体,不要让患者感觉到无所适从。

3. 当患者在家属帮助下才可完成某种活动时,要对家属给予帮助的方法与帮助程度予以详细记录,同时予以鼓励。

4. 评估应在适宜的时间和地点进行。常规在患者入院时、晨间护理时,责任护士对患者实施穿衣、洗漱、刮脸或化妆等各种自理活动进行评估,以求真实。

5. 再次评定 ADL 的目的是观察康复疗效,检验治疗方法,为及时调整治疗方案提供依据,判断治疗效果。

6. 再次评估时机应安排在一个治疗过程结束时及出院前。

7. 当出现新的功能障碍时,应进行新一轮评估,重新记录时间。

(李海燕)

第二节　跌倒危险因素评估及管理

学习目标

完成本内容学习后,学生将能:
1. 复述跌倒评估目的。
2. 列出跌倒评估包含的内容。
3. 描述跌倒预防措施。
4. 应用跌倒评估工具对患者跌倒危险因素进行评估。

跌倒是指突发的、不自主的、非故意的体位改变,倒在地上或更低平面上。防范住院患者跌倒是医院护理质量中的一个重要方面,同时也是评价医院护理质量一个指标,据报道 65 岁以上老年人每年约有三分之一的人跌倒过 1 次以上,而且比例随着年龄增长而增长,80 岁以上的老年人跌倒发生率可高达 50%,跌倒不仅使患者感到恐惧和焦虑,而且跌倒后 5%~15% 的老年人会出现脑部损伤、软组织损伤、骨折、脱臼等并发症,甚至死亡。

【评估目的】

1. 通过跌倒评估工具了解患者危险因素及程度,制订相应的护理措施,预防住院患者跌倒与坠床等意外情况发生,保障患者住院和诊疗过程安全。

2. 减少医患纠纷发生,提高患者满意度。

【评估内容】

1. 患者在入院之前或入院后曾经跌倒、有晕厥病史或是有视觉障碍评分为 25 分,如果没有则为 0 分。

2. 如果患者有两个或两个以上医学诊断评分为 15 分,没有为 0 分。

3. 患者使用丁字形拐杖 / 手杖 / 学步车评分为 15 分,行走时需要辅助物;如果患者行走不需要任何物品辅助且步态自然,或使用轮椅,或患者卧床休息不能起床活动,或由护士协助活动而不需要辅助,评分为 0 分。

4. 患者正在进行静脉内治疗(留有静脉内针管)或是使用药物治疗(麻醉药、抗组胺药、降压药、镇静催眠药、抗癫痫药、轻泻药、利尿药、降糖药、抗抑郁药、抗焦虑药、抗精神病药)评分为 20 分,没有则为 0 分。

5. 患者正常步态,自然挺胸,肢体协调,或卧床休息:评分为 0 分;患者年龄超过 65 岁或存在直立性低血压,评分为 10 分;患者有乏力,评分为 10 分,表现为可自行站立,但迈步时感觉下肢乏力或无力,需要辅助物品支撑;患者有损伤步态,评分为 20 分,表现为患者从椅子上坐起变为站立困难,站立后低头,眼睛看地板,患者平衡差,下肢颤抖,当护士协助患者行走时发现患者关节强直,小步态,或患者不抬腿、拖着脚走。

6. **精神状况**　患者表现为意识障碍、躁动不安、沟通障碍、睡眠障碍,或是患者非常自信,对护士的提醒漠视均为 15 分,正常为 0 分。

【评估工具】

1. Morse 跌倒危险因素评估量表(表 7-2-1)

表 7-2-1　Morse 跌倒危险因素评估量表

项目	评分标准		Morse 跌倒评分
近 3 个月有无跌倒	无:0	有:25 分	
超过一个疾病诊断	无:0	有:15 分	
步行需要帮助	否:0	拐杖、助步器、手杖:15 分	
		轮椅、平车:0 分	
接受药物治疗	否:0	是:20 分	
步态 / 移动	正常、卧床不能移动:0 分		
	虚弱:10 分	严重虚弱:20 分	
精神状态	自主行为能力:0 分		
	无控制能力:15 分		

总得分:

2. Morse 跌倒风险等级(表 7-2-2)

表 7-2-2　Morse 跌倒风险等级

危险程度	分值	措施
零度危险	0~24 分	一般措施
低度危险	25~45 分	标准防止跌倒措施
高度危险	≥45 分	高危险防止跌倒措施

【评估量表使用方法及注意事项】

1. 使用 Morse 跌倒危险因素评估量表，对新入院患者进行跌倒风险评估。

（1）跌倒评估内容：跌倒病史、病情诊断、步行是否需要帮助、使用药物、步态/移动、精神状况、环境因素、教育评估。

（2）有跌倒风险患者执行相关防护措施：要有跌倒警示标识，告知患者和家属并在告知书上签字，需要做好定期评估。

2. 评估时机

（1）初始评估：责任护士对新入院患者/转入患者均需根据 Morse 跌倒危险因素评估量表进行风险等级评估，当班完成评估，总分记录在护理单上。

（2）过程评估

1）零度危险：0~24 分。

环境布局合理、安全，加强防跌倒宣教，提高防范意识教育，加强患者及家属安全教育并做好相应的防护措施来保证患者安全。

2）低度危险：25~45 分。

评估结果显示有潜在危险因素，与疾病相关风险要有预警措施；观察药物副作用；悬挂防跌倒警示标识；对 >65 岁、活动能力较差的患者，应使用双床挡保护，协助如厕、穿衣、进食等生活护理，患者起床活动时护理员应在床边指导、协助，以免发生意外。

创造安全环境，床头安置呼叫装置，并教会患者正确的使用方法，将生活日用品放在患者触手可及的地方，加床挡并固定，保持地面清洁、干燥，穿稳定性好的防滑鞋。夜间保证照明，使患者起床时能看清病室环境，提示患者注意地面障碍物及地面情况，防止发生意外。

3）高度危险：≥45 分。

评估结果提示患者处于易受伤的危险中，应采取积极的防护措施。除一般及标准措施外，还应包括以下措施：尽量将患者安置在距离护士站较近的病房；告知家属应有专人陪护患者；对高危情况进行有针对性的处理；加强巡视；将两侧四个床挡抬起；必要时限制患者活动，适当约束。

（3）跟踪评估：对发生了病情变化的患者、有跌倒史的患者，要及时评估，将评估结果记录在护理单中，防止重复发生跌倒事件。

3. 报告制度及处理。

（1）立即妥善安置跌倒患者，并通知医生，评估生命体征、意识、瞳孔及受伤部位，观察有无颅内出血、骨折、内脏破裂等，伤情严重的患者立即给予紧急处理，如止血、包扎、吸氧、建立静脉输液通路，急诊行 CT、MRI、X 线检查等。

（2）当患者发生跌倒而导致身体功能损害、非预期永久性功能丧失，应立即上报。

（3）将患者跌倒/坠床经过、受伤部位及伴随症状与体征、相应的处理情况等准确、及时记录在护理单上，做好连续性病情观察，做好交接班工作。

（4）安抚患者和家属情绪，做好安抚、解释工作，避免医患纠纷。

（5）评估与分析患者跌倒/坠床新发危险因素，建立警告标识，提高护理人员、患者及陪伴人员警惕性，加强防范。

（6）在发生跌倒意外事件后，医护人员要逐级上报不良事件，填写不良事件报告表，分析原因并提出整改措施。

【对患者和家属宣教的注意事项】

1. 使用跌倒/坠床危险因素评估量表是准确判别高危患者、记录评估结果的重要手段，护理人员要熟悉量表内容、要求，在临床工作中准确应用量表。

2. 在进行评估时，要向患者和家属讲清楚使用评估跌倒/坠床量表的必要性和重要性，使其明白一旦发生跌倒/坠床，不仅会延长住院时间、增加经济负担，严重时还会危及患者生命安全，对身体康复造成不可挽回的影响，以取得患者和家属的理解和配合。

3. 要全过程做好患者住院期间安全护理，有效避免患者发生跌倒事件。

4. 护士应与患者家属或陪护人员重点强调各项防跌倒措施和要求，防止防护措施落实不到位。

5. 护士长定期检查责任护士对住院患者跌倒评估及预防措施落实情况，排查病区安全隐患，并监督各班护士、保洁人员做好环境安全措施。

（李海燕）

第三节　压力性损伤评估及管理

学习目标

完成本内容学习后，学生将能：

1. 复述压力性损伤评估目的。
2. 列出压力性损伤评估主要内容。
3. 描述压力性损伤评估工具使用方法。
4. 应用压力性损伤评估工具对患者进行评估。

压力性损伤（pressure injury）是位于骨隆突处、医疗或其他器械下皮肤和/或软组织的局部损伤，是由于强烈和/或长期存在的压力或压力联合剪切力导致的。此损伤病灶可表现为完整皮肤受损或开放性溃疡，伴疼痛感。软组织对压力和剪切力的耐受性受到微环境、营养、血液灌注、合并症和软组织条件的影响。

【评估目的】

筛选出高危患者，采取预防措施，防止压力性损伤的发生。

【评估内容】

压力性损伤评估内容应包含以下几方面：

1. **临床病史**　结合病史及伴随的全身症状如心、肾功能不全，糖尿病，皮肤病，肿瘤晚期化疗、恶病质，皮肤过敏，严重营养不良等情况进行评估。

2. **皮肤评估**　皮肤的改变主要包括红斑、局限热感、水肿、受压部位相对于周围组织硬度改变、皮肤破损等情况。

3. 全身状况评估　包括营养状况、意识情况、活动能力、行走能力、大小便排泄功能。

4. 移动度和活动度评估　评估患者能否配合翻身、移动,四肢活动能力如何。

5. 营养评估

（1）身高、体重、体重指数。

（2）无明显原因的体重增加或减低:便秘、腹泻等情况。

（3）食物摄入情况,每日摄入食物量及品种、数量。

（4）牙齿和口腔情况,如牙龈有无出血,牙齿有无松动、酸痛、咬合痛,有无牙齿缺失、口腔溃疡等情况。

（5）有无吞咽困难,相关因素有胃癌切除术后、食管恶性肿瘤等。

（6）获得及准备食物的能力。

（7）文化的影响,如受教育程度不同。

（8）营养不良或有营养不良风险患者进行生化检查。

6. 失禁评估　询问患者是否有尿失禁病史及既往史,体格检查结果、一般状况、全身体检及专科检查结果,辅助检查(如尿常规、血常规、B 超、尿量、尿动力学检查)。

7. 认知评估　包括感知觉评估、注意力评估、记忆力评估、思维评估、语言能力评估、定向力评估、智能评估。

8. 外在风险因素评估　是否有外部环境和事物导致的其他损伤。

【评估量表使用方法及注意事项】

1. 对于存在压力性损伤风险的患者,要进行全身皮肤评估。

2. 对于全身营养状况不良、循环衰竭、恶病质患者,应增加评估皮肤的频次。

3. 进行从头部到双足的评估,特别关注骨隆突处的皮肤,如脊柱、骶部、坐骨结节、大转子和足跟处的皮肤。

4. 患者变换体位时要进行简单的皮肤评估,一旦发生皮肤压红,要及时采取保护措施。

5. 评估显示有压力性损伤风险的患者,检查其皮肤有无红斑,鉴别红斑区域产生的原因与范围。

6. 对于医疗器械下方皮肤和周围受压皮肤进行检查,至少每小时查看 1 次,查看周围组织有无压力相关损伤。

【评估工具】

Norton 评分表见表 7-3-1。

表 7-3-1　Norton 评分表

评估项目	4分	3分	2分	1分
营养状况	良好	一般	差	非常差
意识	清醒	嗜睡	模糊	浅昏迷
活动	自如	协助行走	卧床可活动	卧床不可活动
行走	完全	少许限制	非常限制	不能行走
大小便失禁	无	有时失禁	经常失禁	失禁

注:评分≤14 分,为易发生压力性损伤危险人群,须采取预防压力性损伤护理措施。

【评估量表使用方法及注意事项】

评估压力性损伤并记录评估结果是压力性损伤管理重要组成部分。对于住院患者发生压力性损伤,护士应将评估结果、处理方法及治疗效果记录在护理单上。记录内容包括受压部位皮肤颜色、面积、深度、有无渗液和感染。

1. 对于存在压力性损伤风险的患者,进行全面皮肤评估。

（1）入院后在本班内完成评估。

（2）患者评分≤14分,存在压力性损伤风险的患者,进行连续性评估。

（3）当患者全身状况恶化时,应增加评估频次。按照从头部到双足评估的顺序,尤其要关注骨隆突处皮肤,如骶部、坐骨结节、股关节和足跟处的皮肤。

2. 经评估显示有压力性损伤风险的患者,检查其受压皮肤有无红斑,要对受压部位皮肤红斑实施连续性观察,直到红斑消失,记录红斑消失时间,切忌红斑处皮肤再次受压。

3. 评估皮肤时观察的内容包括皮温、皮色、肿胀程度、受压组织与周围组织硬度对比情况。

（1）对肤色较深患者进行皮肤评估时,要优先评估皮温、肿胀程度、受压组织与周围组织硬度对比。由于并非总能在颜色较深皮肤上发现红斑,所以对肤色较深者来说,局限性热感、肿胀、受压组织相对周围组织硬度改变是早期压力性损伤的重要指标。

（2）评估皮肤时都要进行局部疼痛评估。

4. 对医疗器械下方皮肤和周围受压皮肤进行检查,至少每天2次,查看周围组织有无压力相关性损伤。

（1）对易发生体液移动和/或局部（或全身）水肿患者,在皮肤和器械接触区域进行更为频繁的皮肤评估。

（2）体液容量状况变化或低蛋白血症,可导致局部或全身水肿,导致原本贴合良好的医疗器械对皮肤施加压力,导致压力性损伤,形成皮肤破溃。

5. 患者发生难免性压力损伤时,当班护士及时上报病区护士长,填写不良事件报告表,积极采取有效措施并重点交接。

【对患者和家属宣教的注意事项】

1. 在评估时使用通俗易懂的语言,向患者及家属讲解评估压力性损伤的必要性,并进行压力性损伤防护措施培训。

2. 向患者及家属示范保护患者皮肤完整性的护理措施,提供保护皮肤必备的生活物品,取得患者和家属的理解与配合。

3. 做好尿液、粪便失禁管理,遵医嘱留置导尿管,保持会阴部皮肤干燥;及时清理粪便,保持肛周皮肤清洁、干燥,必要时使用皮肤保护膜。

4. 向患者和家属说明翻身的必要性,取得患者和家属的理解与配合。

5. 做好健康宣教,指导患者进食富含营养的饮食,促进患者身体的康复。

（李海燕）

第四节 营养状况评估及管理

学习目标

完成本内容学习后,学生将能:

1. 复述营养评估定义。
2. 列出营养评估包含的内容。
3. 描述 NRS2002 营养风险筛查表的主要内容。
4. 应用 NRS2002 营养风险筛查表对患者进行评估。

营养评估是通过膳食调查、人体测量、临床检查、实验室检查及多项综合营养评价方法等手段,判定人体营养状况,通过营养评估,可以判定机体营养状况,确定营养不良的类型和程度;评估营养不良所致危险性,并监测营养支持疗效。

【评估目的】

1. 通过对患者进行营养调查,初步判断患者营养状况,从而为临床医生和营养科医生制订营养治疗方案提供重要依据,防止因营养不良导致并发症。

2. 为临床营养支持提供依据,评估营养治疗效果。

【评估内容】

1. **病史采集** 包括膳食调查、病史、精神史、用药史及生活功能史。

2. **膳食调查** 记录一段时期(24 小时)内每日、每餐摄入食物和饮料的重量。

3. **体格检查** 检查患者是否存在肌肉萎缩、毛发脱落、皮肤损害、皮肤水肿、维生素及微量元素缺乏体征、必需氨基酸缺乏体征。

4. **人体成分测量** 测量身高、体重、肱三头肌皮褶厚度、上臂肌围,计算体重指数。

5. **血液生化检查及实验室检查** 患者血浆蛋白测定、氮平衡情况、肌酐升高指数、3-甲基组氨酸情况、免疫功能等项目。

【评估工具】

1. 新入院患者营养风险筛查工具。

(1)营养风险筛查 2002(nutrition risk screening 2002,NRS-2002):由责任护士对新入院患者进行营养风险筛查。

(2)NRS-2002(表 7-4-1)的计算方法:评分由三部分组成,包括营养状况评分、疾病严重程度评分和年龄调整评分(若患者≥70 岁,加 1 分),三部分之和为其总分,总评分为 0~7 分。

(3)营养风险筛查评分结果的意义:当患者 NRS-2002 评分≥3 分时,患者存在营养不良风险,责任护士与主管医生沟通,主管医生申请营养科医生会诊,制订营养支持治疗方案;当 NRS-2002 评分 <3 分时,若患者将接受重大手术,则每周重新评估其营养状况。

表 7-4-1 NRS-2002

营养状态评分：

无（0分）	正常营养状态
轻度（1分）	a. 3个月内体重丢失>5%。b. 最近1个星期内食物摄入为正常需要量的50%~75%
中度（2分）	a. 2个月内体重丢失>5%。b. 最近1个星期内食物摄入为正常需要量的25%~50%。c. BMI为18.5~20.5kg/m²
重度（3分）	a. 1个月内体重丢失>5%。b. 最近1个星期食物摄入为正常需要量25%以下。c. BMI<18.5kg/m²。d. 血清白蛋白<35g/L

疾病严重程度评分：

无（0分）	正常营养需要量
轻度（1分）	a. 髋骨骨折。b. 慢性疾病有并发症。c. COPD。d. 长期血液透析。e. 肝硬化。f. 糖尿病。g. 肿瘤。h. 其他
中度（2分）	a. 腹部大手术。b. 脑卒中。c. 重度肺炎。d. 血液系统肿瘤
重度（3分）	a. 颅脑损伤。b. 骨髓抑制。c. APACHE>10分ICU患者

年龄评分：

0分	年龄<70岁
1分	年龄≥70岁

注：BMI为体重指数，COPD为慢性阻塞性肺疾病，APACHE为急性生理和慢性健康评分系统。

2. **膳食调查方法** 主要包括饮食习惯（地域特点、餐次、饮食禁忌、食物软烂程度、口味、烹饪方法），饮食结构，膳食摄入量（每日三餐及加餐食物品种和摄入量），计算出每天能量和所需要各种营养素摄入量。

3. **人体成分测量指标** 身高、体重、肱三头肌皮褶厚度、上臂肌围，计算体重指数。

（1）实际体重占理想体重百分比（表7-4-2）

理想体重计算方法：

$$理想体重（kg）= 身高（cm）-105$$
$$理想体重（kg）=[身高（cm）-100]×0.9$$

表 7-4-2 体重评价标准

百分比	体重评价	百分比	体重评价
≤60%	重度营养不良	110%~119%	超重
60%~80%	中度营养不良	120%~129%	轻度肥胖
80%~90%	轻度营养不良	130%~149%	中度肥胖
90%~110%	正常	≥150%	重度肥胖

（2）体重指数（body mass index, BMI）（表7-4-3）

$$BMI= 体重（kg）/ 身高^2（m^2）$$

（3）肱三头肌皮褶厚度（triceps skinfold thickness, TSFT）（表7-4-4）

测量方法:被测者自然站立,被测部位充分裸露,上臂自然下垂,测量者在其肩峰至尺骨鹰嘴突之间中点上 2cm 做标记,以左手拇指、示指、中指将该点皮肤连同皮下组织捏提,在拇指下方用压力 $10g/mm^2$ 皮褶厚度计,连续测量 3 次,取平均值。参考值:男性均值为 12.5mm,女性均值为 16.5mm。

表 7-4-3 体重指数评价标准

等级	BMI 值 /（kg/m²）	等级	BMI 值 /（kg/m²）
正常	18.5~23.9	轻度营养不良	17.5~18.4
超重	24~27.9	中度营养不良	16~17.4
肥胖	≥28	重度营养不良	<16

表 7-4-4 肱三头肌皮褶厚度评价标准

体脂重度减少	体脂中度减少	体脂轻度减少	正常	肥胖
<60%	60%~80%	80%~90%	90%~110%	>120%

（4）上臂围（mid-upper arm circumference, MAC）（表 7-4-5）

测量方法:上臂自然下垂时其中点处周长。

参考值:男性均值为 27.5cm,女性均值为 25.8cm。

表 7-4-5 上臂围评价标准（测量值 / 参考值）

营养正常	轻度营养不良	中度营养不良	重度营养不良
>90%	80%~90%	60%~80%	<60%

（5）血液化验指标（表 7-4-6）:血清白蛋白正常值为 35~55g/L。

表 7-4-6 血清白蛋白化验指标评价标准　　　　　　单位:g/L

轻度营养不良	中度营养不良	重度营养不良
28~35	21~27	<20

4. 综合营养评估 主要包括预后营养指数、营养危险指数、营养评定指数、住院患者预后指数、主观全面评估、微型营养评估。采用综合营养评定方法可以提高营养评价的灵敏性和特异性。

（1）主观全面营养评估（subjective global assessment, SGA）:是美国肠外肠内营养学会推荐的临床营养状况评估工具,是一种以详细病史和临床检查为基础,省略人体测量和生化检查的综合营养评估方法。

1）评估内容:近 2 周体重变化、饮食改变、胃肠道症状、活动能力改变、患者疾病状态下代谢需求。身体评估主要包括肌肉消耗、肱三头肌皮褶厚度、踝部水肿、骶部水肿、腹腔积液。

2）评估结果:按严重程度分为 A、B、C 三个等级,其中 A 最轻,C 最严重。在主观全面营养评估 8 项内容中,至少 5 项属于 C 或 B 级者,可分别定为重度或中度营养不良（表 7-4-7）。

表 7-4-7　主观全面营养评估主要内容及评估标准

指标	A级	B级	C级
近期（2周）体重改变	无/升高	减少 <5%	减少 >5%
饮食改变	无	减少	不进食/低热量流食
胃肠道症状（持续2周）	无/食欲缺乏	轻微恶心、呕吐、腹胀或大便 2~3 次/d	严重恶心、呕吐、腹胀或大便 >3 次/d
活动能力改变	无/减退	能下床活动	卧床
应激反应	无/低度	中度	高度
肌肉消耗	无	轻度	重度
肱三头肌皮褶厚度	正常	轻度减少	重度减少
踝部水肿	无	轻度	重度

（2）水肿情况：见表 7-4-8。

表 7-4-8　水肿情况评分

水肿	检测要点	0分	1分	2分	3分
踝水肿	患者仰卧，按压 5s	无凹陷	轻微凹陷	介于轻微凹陷与凹陷不明显之间	凹陷非常明显，不能回弹
骶部水肿	患者仰卧，按压 5s	无凹陷	轻微凹陷	介于轻微凹陷与凹陷不明显之间	凹陷非常明显，不能回弹
腹腔积液	有无移动性浊音、振水音，腹围是否增大	无移动性浊音，无振水音，腹围无增大	左右侧卧时有移动性浊音	患者平卧时有振水音	患者感到腹胀明显，腹围增大

【评估量表使用方法及注意事项】

为进一步规范住院患者营养评估与营养治疗护理管理，为患者提供合理的营养治疗，根据《三级综合医院等级评审标准》有关规定，可结合医院实际情况，制订相关管理规定。营养评估包括营养风险筛查和营养状况评估。新入院患者入院后责任护士在本班次内完成对患者营养风险筛查。

1. 营养风险筛查总分 <3 分　患者无营养不良风险，责任护士应采取下列方式改善患者营养状况，降低营养风险。

（1）鼓励患者多食入有利于病情恢复的食物，并改善不良饮食习惯。

（2）责任护士鼓励并协助生活不能自理患者多进食，加强营养支持。

（3）必要时请营养科医生会诊。

2. 营养风险筛查总分 ≥3 分　患者有营养不良风险，需要营养支持治疗。责任护士应及时上报经治医生，经治医生应在 24 小时内向营养科发出会诊申请，营养科医生在接到会诊申请后，24~48 小时内到病区进行会诊；针对危重症患者可打电话通知营养科，营养科医生在接到会诊申请后，30 分钟内会诊，对患者进行营养状况评估。

3. 记录营养风险筛查结果　为临床营养支持提供重要依据,对于住院患者进行营养评估,护士需将评估结果、处理方法及预后,详细记录在护理单上。

【对患者和家属宣教的注意事项】

1. 为避免患者住院期间发生营养失调、营养不足,在评估前需使用通俗易懂的语言,向患者及家属讲解营养状况评估的必要性,营养不良所致后果的危险性,制订营养支持计划,并观察营养支持疗效。

2. 需要把膳食调查、人体测量、临床检查和实验室检查结果相结合,进行营养状况综合评价,以确定营养不良类型及程度。

3. 对患者进行营养状态评估的结果不应用作营养状况的唯一指标,应综合判断。

(李海燕)

第五节　血栓与出血的评估及管理

学习目标

完成本内容学习后,学生将能:
1. 复述血栓与出血的概念;抗栓治疗合并出血评估的目的和意义。
2. 列出血栓、缺血评估、出血评估包含的内容。
3. 描述血栓与出血风险评估工具的主要内容。
4. 应用血栓与出血风险评估工具对患者进行评估。

一、非瓣膜性房颤应用抗凝治疗血栓与出血风险评估

血栓是指在心脏和血管内,血液中某些有形成分凝集形成固体质块,称为血栓。出血是指血液自心、血管腔外流,流出的血液逸入体腔或者组织内,称为内出血,血液流出体外称为外出血。

心房颤动是最常见的心律失常之一,随着年龄增长,房颤发病率不断增加。房颤常见类型有首诊房颤、阵发性房颤、持续性房颤、长期持续性房颤及永久性房颤。

房颤并发血栓栓塞危险性甚大,尤以脑栓塞危害最大,常可危及生命并严重影响患者生存质量。血栓风险随着房颤患者合并疾病及年龄增长而发生变化,因此对于房颤患者应定期评估其血栓栓塞风险。

房颤患者栓塞发生率较高,抗凝治疗是房颤治疗的重要内容,房颤管理指南推荐在房颤患者中使用 CHA_2DS_2-VASc 评分评估血栓栓塞危险分层(表 7-5-1)。CHA_2DS_2-VASc 评分≥2 分者,需抗凝治疗;房颤患者抗凝治疗前需同时进行出血风险评估,临床上常用 HAS-BLED 评分系统(表 7-5-2),评估出血风险。应对房颤患者抗凝治疗进行血栓栓塞

及出血风险评估,才能保证患者安全。

【评估目的】

1. 评估患者血栓和出血危险因素,为医护人员制订抗凝策略,为预防出血提供临床依据。

2. 动态监测抗凝抗栓治疗效果。

【评估内容】

1. 详细采集患者一般资料,如年龄、性别。

2. 仔细询问患者既往史,如高血压、心脏功能、糖尿病、脑卒中、出血或血栓史等。

3. 评估患者用药史。

【房颤血栓与出血风险评估工具】(表 7-5-1,表 7-5-2)

表 7-5-1 非瓣膜病性心房颤动脑卒中危险 CHA$_2$DS$_2$-VASc 评分

危险因素	分值 / 分	危险因素	分值 / 分
心力衰竭 / 左心室功能障碍(C)	1	脑卒中 / 短暂性脑缺血发作 / 血栓栓塞病史(S)	2
高血压(H)	1	血管疾病(V)	1
年龄≥75 岁(A)	2	年龄(65~74 岁)(A)	1
糖尿病(D)	1	性别(女性,Sc)	1

注:心房颤动患者血栓风险分值≥2 分,提示血栓发生风险较高,需行抗凝治疗;评分为 1 分,根据获益与风险权衡,优选抗凝治疗;评分为 0 分,无须抗凝治疗。

表 7-5-2 出血风险评估(HAS-BLED)评分

临床特点	计分 / 分	临床特点	计分 / 分
高血压(H)	1	INR 易波动(L)	1
肾、肝功能异常(各 1 分,A)	1 或 2	高龄(>65 岁,E)	1
脑卒中(S)	1	药物或嗜酒(各 1 分,D)	1 或 2
出血(B)	1	最高值	9

注:高血压定义为收缩压 >160mmHg;肝功能异常定义为慢性肝病(如肝纤维化)或胆红素≥2 倍正常值上限,丙氨酸氨基转移酶 >3 倍正常值上限;肾功能异常定义为慢性透析或肾移植或血清肌酐≥200μmol/L;出血指既往有出血史和 / 或出血倾向;国际标准化比值(INR)易波动指 INR 不稳定,在治疗窗内的时间 <60%;药物指合并应用抗血小板药物或非甾体类抗炎药物。评分≥3 分,提示服用抗凝血药需警惕高出血风险。

【评估量表使用方法及注意事项】

1. 对于非瓣膜性房颤患者,评估血栓栓塞及出血风险时,要做到客观、真实、准确、及时,完整记录评估结果是护理工作的重要组成部分。

2. 及时地评估和记录,可快速发现患者存在血栓栓塞和出血风险。HAS-BLED 出血风险评估中收缩压 >160mmHg,肝肾功能异常,合并使用药物(抗血小板药物或非甾体抗炎药物),酒精依赖等均是可纠正出血风险因素。如果患者血压升高,收缩压 >160mmHg,出血风险将增加,一旦将血压降低至 160mmHg 以下,出血风险将回落。因此,及时发现可纠正出血危险因素,并予以干预,将有效控制抗凝治疗出血风险。

3. 住院期间发生血栓栓塞与出血事件,责任护士需详细记录发生时间、临床表现、检查和化验指标、治疗措施、观察内容、病情转归。

【对患者和家属宣教的注意事项】

1. 住院期间,对于房颤患者使用量表进行评估是护理工作重要组成部分。

2. 为确保患者在住院期间安全用药,责任护士在评估前需使用通俗易懂的语言,向患者及家属讲明评估血栓栓塞风险和出血风险的重要性,取得患者及家属的理解和配合。

3. 做好患者服用抗凝药华法林的用药宣教与指导,确保患者服药期间用药安全。

(1)口服华法林要定期监测国际标准化比值(INR),使其保持在 2.0~3.0,能安全而有效地预防脑卒中发生。

(2)告知患者如果需要服用抗生素及进行介入或手术治疗时,应主动向医生提供正在服用华法林的信息。

(3)特别强调按时、按剂量服用抗凝药物,不要自行增加和减少剂量,以免增加出血和血栓栓塞的风险。

(4)观察服用抗凝药物出血副作用,如皮肤出血点、瘀斑、牙龈出血、鼻出血等表现。

(5)保持饮食种类及数量相对固定,避免突然大量摄入富含维生素 K 的蔬菜,如绿苋菜、香菜、菠菜、芹菜、甘蓝、西蓝花等蔬菜,上述蔬菜会减弱华法林的抗凝效果;常见增强华法林抗凝效果的食物包括大蒜、芒果、柚子、鱼肝油等。

(6)指导患者养成良好的起居习惯,使用软毛牙刷刷牙,避免牙龈出血;日常活动避免擦伤、划伤、割伤、碰伤,避免引起伤口部位出血不止。

二、急性冠脉综合征抗栓治疗合并出血评估与管理

抗栓治疗已成为急性冠状动脉综合征(ACS)药物治疗的基石,对于 ACS 接受经皮冠状动脉介入治疗(PCI)患者,双联抗血小板治疗(dual antiplatelet therapy,DAPT),阿司匹林联合 P_2Y_{12} 受体抑制剂,能够显著降低早期和长期不良心血管事件发生率。同时,ACS 急性期和 PCI 术中应用抗栓药物能进一步减少血栓性事件的发生。然而,与抗栓治疗相关的各种出血并发症也日渐增加,非穿刺部位和穿刺部位出血分别使围手术期死亡风险增加 4.0 倍和 1.7 倍。其中,胃肠道出血、腹膜后出血和颅内出血分别使死亡风险增加 3 倍、6 倍和 23 倍。抗栓治疗合并出血增加了死亡等不良事件的风险,因此对于 ACS 患者应用抗栓治疗应定期评估其出血风险。

【评估目的】

1. 评估患者血栓和出血危险因素,识别出高危人群。

2. 制订高危人群最佳治疗策略,防止血栓性事件和出血并发症发生。

3. 动态监测抗栓治疗效果。

【出血评估内容】

抗栓治疗后出血预测因素包括:

1. **患者因素**　包括高龄、女性、低体重、慢性肾脏病、贫血、心力衰竭、高血压、糖尿病、原有血管疾病、血小板减少症、既往出血病史、抗血小板药物高反应性等因素。

(1)高龄:≥75 岁的患者由于全身器官退化、并发症多、药代动力学改变、对药物敏感性增加,常同时存在缺血和出血双重高危因素,药物治疗剂量与时间窗口均较窄。

高龄患者使用阿司匹林和 P_2Y_{12} 抑制剂维持治疗剂量,无须调整。

接受静脉溶栓 ST 段抬高型心肌梗死高龄患者,P_2Y_{12} 抑制剂建议选择氯吡格雷,且不使用负荷量,高龄患者应根据肾功能调整依诺肝素剂量和皮下注射间隔时间,或用出血风险较低的磺达肝癸钠替代。

(2)高出血风险高龄患者:术中抗凝可采用比伐卢定。需长期口服抗凝药物的高龄患者,为降低出血风险,华法林治疗目标国际标准比值(INR)应在 1.8~2.5。调整维持剂量时,应加大 INR 检测频率,INR 范围应随年龄增加而适当降低。

(3)低体重:体重 <60kg 患者往往与高龄、女性、肾功能不全等因素并存。根据体重调整 UFH 剂量,其抗凝效果明显优于使用固定剂量。低体重是应用依诺肝素抗凝出血的独立危险因素,即使是根据体重调整依诺肝素用量,低体重患者出血发生率依然较高。

(4)肾功能不全:是 ACS 患者出血事件独立危险因素。建议术前常规应用估算肾小球滤过率(eGFR)评价肾功能,尤其高龄、女性、低体重或血清肌酐升高患者是出血高风险人群。

肾功能不全患者华法林在肝脏代谢延迟,需要密切监测 INR,酌情调整剂量。对于正在接受血液透析患者应用华法林要谨慎,以维持 INR 于 1.5~2.5 为宜。对于维持性血液透析患者,需要权衡使用抗栓药物利弊,必要时使用单一抗栓药物。但在血液净化时需要根据活化部分凝血活酶时间(APTT)、ACT 或抗 Xa 因子活性来调整抗凝药物剂量。

2. 药物因素　要了解抗栓药物种类、剂量、时程、联合用药数量以及交叉重叠使用情况等。

(1)阿司匹林:所有无禁忌证 ACS 患者发病后,应立即口服水溶性阿司匹林或嚼服阿司匹林肠溶片 300mg,之后以 100mg/d 长期维持。长期服用宜选择肠溶制剂,不宜掰开或嚼碎服用,不建议餐后服用(多建议临睡前服用),以降低胃肠道损伤风险。阿司匹林可通过全身作用和局部作用引起胃肠道黏膜损伤,氯吡格雷虽不直接损伤胃肠道黏膜,但可影响胃肠道黏膜损伤愈合,两者导致出血机制分别见图 7-5-1,图 7-5-2。

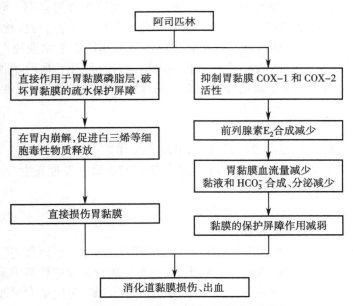

图 7-5-1　阿司匹林致消化道损伤机制

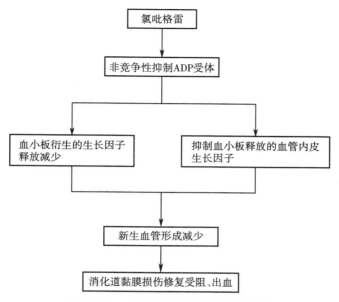

图 7-5-2 氯吡格雷致消化道损伤机制

知识拓展

抗 栓 药 物

抗栓药物包括抗血小板药物和抗凝药物。

1. 抗血小板药物 阿司匹林、西洛他唑、氯吡格雷、替格瑞洛、普拉格雷、替罗非班、依替巴肽等。

2. 抗凝药物 普通肝素(UFH)、低分子量肝素(LMWH)、磺达肝癸钠、比伐卢定、达比加群、华法林等。

(2)P_2Y_{12} 受体抑制剂：所有 ACS 患者建议在使用阿司匹林基础上联合使用一种 P_2Y_{12} 受体抑制剂。所有无禁忌证的非 ST 段抬高急性冠状动脉综合征(NSTE-ACS)患者，无论接受早期侵入策略还是药物保守治疗策略,均应给予 P_2Y_{12} 受体抑制剂治疗至少 12 个月。

若出血风险不高[如出血风险评分(CRUSADE)≤30 分],建议优先选择替格瑞洛负荷量 180mg,维持量 90mg, 2 次 /d; 也可选择氯吡格雷负荷量 300~600mg,维持量 75mg/d。

接受直接 PCI 的 ST 段抬高型心肌梗死患者,建议优先选择负荷量替格瑞洛 180mg,其后给予维持量 90mg, 2 次 /d; 或氯吡格雷负荷量 300~600mg,维持量 75mg, 1 次 /d。

PCI 术后 P_2Y_{12} 受体抑制剂一般建议维持 12 个月。接受溶栓治疗 ST 段抬高型心肌梗死患者,如年龄≤75 岁,给予 300mg 负荷量氯吡格雷,随后为 75mg/d,维持至少 14 天 ~12 个月; 如年龄 >75 岁,则不给负荷量,直接给予氯吡格雷 75mg/d,维持 14 天 ~12 个月。

(3)非口服抗凝药物：对于 NSTE-ACS 患者,若出血风险较高(如 CRUSADE 评分≥31

分），PCI 术前建议选用磺达肝癸钠（2.5mg 皮下注射，1 次 /d）。

对于拟行 PCI 且出血风险为中危、高危的患者（如 CRUSADE 评分≥31 分），PCI 术中抗凝建议选用比伐卢定，静脉推注 0.75mg/kg，继而以 1.75mg/（kg·h）静脉滴注，并以此剂量维持至 PCI 术后 3~4 小时。

对于拟行 PCI 患者，若存在肝素诱导血小板减少症（heparin-induced thrombocytopenia，HIT），PCI 术中推荐使用比伐卢定，且术后强调高剂量维持应用；若存在高出血风险（如 CRUSADE 评分≥41 分），PCI 术中亦推荐使用比伐卢定，但术后不强调高剂量维持应用。

出血风险低（如 CRUSADE 评分≤30 分）且无 HIT 患者，可使用 UFH（70~100U/kg），尽量不与糖蛋白 IIb/IIIa 抑制剂（GPI）联合使用，以降低出血发生风险。无论选择 UFH 还是比伐卢定抗凝，建议检测凝血酶原激活时间（ACT），其有效安全范围为 225~350 秒。应用比伐卢定患者如术中 ACT 高于 350 秒，应停止或减量泵入，5~10 分钟后再次测定 ACT，待ACT 恢复至正常范围后可继续使用。

（4）DAPT（双联抗血小板治疗）时程：对长期使用 DAPT 患者进行 DAPT 风险评分，以评估 1 年后继续使用风险与获益（表 7-5-3）。

表 7-5-3 双联抗血小板治疗时程评分

项目	分数	项目	分数
年龄≥75 岁	-2	既往心肌梗死史或 PCI	1
65~74 岁	-1	支架直径≤3mm	1
吸烟	1	紫杉醇药物洗脱支架	1
糖尿病	1	充血性心力衰竭或 LVEF<30%	2
心肌梗死（就诊时）	1	大隐静脉移植桥血管行 PCI	2

注：DAPT 评分≥2 分患者长期使用获益更大，而 DAPT 评分 <2 分患者延长使用非但不减少缺血事件，还可增加出血风险。

增高 DAPT 评分因素包括糖尿病、当前吸烟、PCI 或心肌梗死病史、充血性心力衰竭或左心室射血分数 <30%、心肌梗死入院、静脉血管 PCI 和支架直径 <3mm，降低 DAPT 评分因素为高龄。

3. 介入操作与器械因素

（1）血管径路、血管鞘外径、血管鞘置入时间以及是否应用血管缝合器等。

（2）在介入过程中，应强调规范操作，尽量避免发生与穿刺、推送导管或导丝等相关出血。

（3）建议优先选择桡动脉路径，以减少穿刺部位出血。

【出血评估工具】

1. 双联抗血小板治疗时程评分见表 7-5-3。

2. BARC 标准对 ACS 抗栓治疗后出血分型见表 7-5-4。

3. 应用出血风险评分（CRUSADE）预测出血风险见表 7-5-5。

4. 依据估算肾小球滤过率（eGFR）调整抗栓药物用法有关建议见表 7-5-6。

表 7-5-4 BARC 标准对 ACS 抗栓治疗后出血分型

出血类型		临床指征
0 型		无出血
1 型		不需要立即干预的出血,患者无须因此就医或住院,包括出血后未经咨询医生而自行停药等情况
2 型		任何明显、有立即干预征象的出血(如出血量多于根据临床情况估算出的血量,包括仅在影像学中发现的出血),尚达不到以下 3~5 型标准,但符合以下至少 1 项:①需要内科、非手术干预。②需要住院或需要提升治疗级别。③需要进行评估
3 型	3a 型	明显出血且血红蛋白下降 30~50g/L;需输血的明显出血
	3b 型	明显出血且血红蛋白下降≥50g/L;心脏压塞;需外科手术干预或控制的出血(除外牙齿、鼻部、皮肤和痔疮出血);需静脉应用血管活性药物的出血
	3c 型	颅内出血(除外微量脑出血、脑梗死后出血性转化,包括椎管内出血);经尸检、影像学检查、腰椎穿刺证实亚型;损害视力的出血
4 型		冠状动脉旁路移植术(CABG)相关出血:①围手术期 48h 内颅内出血。②胸骨切开术关胸后为控制出血而再次手术。③48h 内输入≥1 000ml 全血或浓缩红细胞。④24h 内胸管引流≥2L
5 型		致死性出血
	5a 型	未经尸检或影像学检查证实的临床可疑致死性出血
	5b 型	经尸检或影像学检查证实的确切致死性出血

注:出血学术研究会(Bleeding Academic Research Consortium, BARC)。

表 7-5-5 CRUSADE 出血风险评分

危险因素	数值	评分 / 分
基线血细胞比容 /%	<31.0	9
	31.0~33.9	7
	34.0~36.9	3
	37.0~39.9	2
	≥40.0	0
肌酐清除率 /(ml·min^{-1})	≤15	39
	16~30	35
	31~60	28
	61~90	17
	91~120	7
	>120	0

续表

危险因素	数值	评分 / 分
心率 /(次·min⁻¹)	≤70	0
	71~80	1
	81~90	3
	91~100	6
	101~110	8
	111~120	10
	≥121	11
收缩压 /mmHg	≤90	10
	91~100	8
	101~120	5
	121~180	1
	181~200	3
	≥200	5
性别	男	0
	女	8
症状中有充血性心力衰竭征象	否	0
	是	7
糖尿病	否	0
	是	6
既往外周血管疾病史或脑卒中史	否	0
	是	6

注：根据评分将出血风险分为很低危（≤20分）、低危（21~30分）、中危（31~40分）、高危（41~50分）和很高危（>50分），其相应的院内出血风险分别为3.1%、4.5%、8.6%、11.9%和19.5%。

表 7-5-6 依据估算肾小球滤过率调整抗栓药物用法有关建议

药物	调整建议
阿司匹林	无须调整
氯吡格雷	eGFR≥15ml/（min·1.73m²）患者可正常应用
	eGFR<15ml/（min·1.73m²）或接受血液透析且存在某些选择性指征（如预防支架内血栓）患者可以应用

续表

药物	调整建议
替格瑞洛	eGFR≥15ml/（min·1.73m²）患者可正常应用
	eGFR<15ml/（min·1.73m²）或接受血液透析患者,因目前缺乏证据,不建议应用
普通肝素	无须调整
依诺肝素	eGFR≥30ml/（min·1.73m²）患者无须调整剂量
	eGFR15~29ml/（min·1.73m²）患者,建议改为1mg/kg,24h/次应用
	eGFR<15ml/（min·1.73m²）患者不建议应用
磺达肝癸钠	eGFR<20ml/（min·1.73m²）患者不建议应用
比伐卢定	eGFR≥30ml/（min·1.73m²）患者无须调整剂量
	eGFR15~29ml/（min·1.73m²）患者,静脉推注0.75mg/kg,继而1.0mg/（kg·h）
	eGFR<15ml/（min·1.73m²）合并血液透析患者,静脉推注0.75mg/kg,继而0.25mg/（kg·h）

5. 依据出血程度（BARC出血分型）、部位、原因及止血方法对出血患者进行评估并采取不同的干预措施（表7-5-7）。

表7-5-7　出血相关评估主要内容和意义

要素	内容	意义
出血程度	BARC出血分型 血流动力学状态、是否需要输血、血红蛋白下降程度等	小出血（如BARC出血分型<3型）或经局部处理能完全控制的出血,在严密监测的基础上无须中断抗血小板治疗
出血部位	穿刺部位、皮肤黏膜等 消化道、颅内、腹膜后等	穿刺部位和皮下出血一般无须中断抗血小板治疗
出血原因	穿刺、插管或压迫止血相关 外伤或创伤（如拔牙、内镜检查、非心脏手术等） 溃疡或胃黏膜损伤（如药物、Hp感染等）,脑血管畸形、脑淀粉样血管病等 血液系统疾病（如凝血因子病,HIT等）	明确原因对于选择止血方法、预估止血效果具有重要意义
止血方法	存在有效止血方法,经局部处理能完全控制; 无有效止血方法或采用特定方法仍无法控制	对于无效止血方法大出血应早期中断抗血小板治疗

注:Hp为幽门螺杆菌;HIT为肝素诱导的血小板减少症。

【缺血评估内容】
与缺血事件相关因素较多,决策者需结合临床特征、介入操作器械特征、术中并发症、PCI时间及血小板功能等综合评估。

【缺血评估工具】
缺血评估工具见表7-5-8。

表 7-5-8　缺血相关评估主要内容与意义

要素	内容	意义
冠心病诊断	SIHD、NSTE-ACS、STEMI	按发生血栓事件的风险依次为 SIHD<NSTE-ACS<STEMI；ACS 患者无论是否置入支架，或无论置入何种 DES，DAPT 应维持使用 12 个月
临床合并症	高龄、糖尿病、恶性肿瘤、高脂血症、妊娠、创伤、应激反应等	应结合临床、病变和介入情况综合评估缺血事件风险
靶血管病变	左主干病变、主动脉 – 冠状动脉开口病变、分叉病变、小血管病变、严重钙化病变、冠状动脉瘤样扩张等	左主干病变 PCI 术后应警惕血栓风险；严重钙化病变预处理不充分，易出现支架贴壁不全并增加血栓事件风险
PCI 复杂程度	分叉病变双支架术，弥漫长支架、重叠支架等	分叉双支架术、重叠长支架等术后亚急性血栓风险增高
支架性能	支架类型：BMS、DES、BVS 等 DES 分代；第一代 DES、新一代 DES 涂层类型；无涂层、可降解涂层、永久聚合物涂层	第一代 DES（如 Cyper 系列、Taxus 系列）采用永久聚合物涂层，可增高晚期支架血栓风险。采用氟聚合物涂层或 BioLink 涂层新一代 DES（如 Xience 系列、Resolute 系列等），以及采用完全可降解涂层或无涂层 DES，术后晚期血栓发生率较低，必要时可考虑 PCI 后 6 个月早期停用 P_2Y_{12} 受体抑制剂
术中合并症	高血栓负荷、无复流、夹层、急性闭塞、贴壁不全、支架脱载等	术者判断血栓闭塞等风险
距 PCI 时间	1 周内，1 个月内，3~6 个月，≥12 个月	支架后 1 周内亚急性支架血栓风险较高，1 个月内停用 DAPT 血栓风险也较高；部分新一代 DES（如 Resolute，Xience 等）必要时可考虑早期（1~3 个月）停用

注：PCI 是经皮冠状动脉介入治疗，SIHD 为稳定性缺血性心脏病，NSTE-ACS 为非 ST 段抬高型急性冠脉综合征，STEMI 为 ST 段抬高型心肌梗死，BMS 为裸金属支架，DES 为药物洗脱支架，BVS 为生物可降解支架，ACS 为急性冠脉综合征，DAPT 为双联抗血小板治疗。

【出血和缺血相关评估内容和意义】

对于 ACS 抗栓治疗合并出血患者，应尽快完成出血与缺血评估，在选择合理止血方案的基础上，决定后续抗栓治疗策略。

在出血评估与处理、缺血风险评估和抗栓策略调整等过程中，心血管内科必须与相关学科密切协作，在整合多学科意见的基础上做出最佳临床决策见图 7-5-3。

【消化道出血评估内容和意义】

成人上消化道出血病死率为 2.5%~10.0%，尽管内镜和抗酸药物已得到广泛应用，成人上消化道再出血率仍高达 13%；结肠镜是目前明确急性下消化道出血病因的主要治疗方法，早期检查能提高出血部位检出率，但应注意掌握检查时机。

（一）上消化道出血

1. 风险评估　主要依据临床症状、实验室检查及内镜检查行风险评估，内容包括：

（1）临床评估：结合症状与体征评估血流动力学是否稳定，是否需要给予液体复苏治疗。

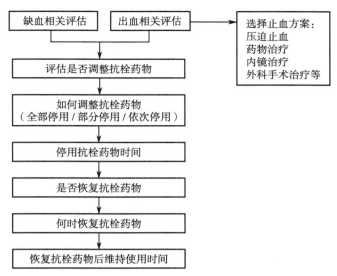

图 7-5-3 急性冠脉综合征患者抗栓治疗合并出血临床决策路径

（2）实验室评估：红细胞比容 <25% 或者血红蛋白 <80g/L 伴心率加快、鼻胃管抽出红色液体提示为严重上消化道出血；对于血尿素氮（BUN）<6.5mmol/L（18.2mg/dl），血红蛋白 ≥130g/L（男性）或 ≥120g/L（女性），收缩压 ≥110mmHg，脉搏 <100 次 /min，且无黑便、心功能不全、晕厥和肝脏疾病者为低危患者，可暂不进行干预。

（3）危险评分：建议对所有急性上消化道出血患者进行 Blatchford 评分，以便在内镜检查前预判患者是否需要接受输血、内镜检查或手术等干预措施，其取值范围为 0~23 分。

内镜检查后还可以结合患者年龄、休克状况、伴发病等进行 Rockall 评分，以评估患者死亡风险，其取值范围为 0~11 分，0~2 分提示再出血和死亡风险均较低。

对消化性溃疡出血患者，还应结合内镜下检查进行 Forrest 分级，有助于优化止血治疗方案。

2. **抗栓治疗策略调整**　ACS 抗栓治疗过程中一旦发生上消化道出血，应综合评估缺血与出血风险；小出血（如 BARC 出血分型 <3 型）患者，可在充分止血及监测下继续服用抗栓药物；严重出血（如 BARC 出血分型 ≥3 型）患者，应考虑减少药物种类及剂量。

当出血无法控制或可能威胁生命时，应立即停药，并予新鲜血小板输注等治疗；对于血栓事件高风险患者（如 BMS 植入 ≤1 个月或 DES 植入 ≤3 个月），应积极采用内镜下止血治疗，并尽可能保留 DAPT；对于复发溃疡性出血危险较高的患者，不建议使用氯吡格雷替代阿司匹林，而应该给予阿司匹林联合质子泵抑制剂（PPI）治疗。

满足以下条件考虑出血已经得到控制，5 天后可恢复使用抗血小板药物：

（1）血流动力学稳定。

（2）不输血情况下，血红蛋白稳定。

（3）BUN 不继续升高。

（4）肠鸣音不活跃。

（5）大便潜血转阴（非必需条件）。

3. **药物治疗**　质子泵抑制剂（PPI）是预防和治疗抗血小板药物致消化道损伤的首选药物。对于无法或需延迟进行内镜检查患者，建议立即给予静脉输注 PPI，必要时可联合胃黏膜保护剂治疗。禁用静脉止血剂、抗纤溶剂（如酚磺乙胺、氨甲苯酸等）。应用质子泵抑制剂（PPI）预防消化道出血，使用 PPI 可减轻消化道损伤并预防出血。下列胃肠出血风险较高者应使用 PPI。

（1）有胃肠道溃疡或出血病史。

（2）长期使用非甾体抗炎药（NSAIDs）或泼尼松。

（3）具有下列两项或更多危险因素：年龄≥65 岁、消化不良、胃食管反流病、幽门螺杆菌（Hp）感染或长期饮酒。

建议在 DAPT 基础上合用 PPI（3~6 个月），6 个月后可考虑继续或间断服用。服用氯吡格雷患者，仍建议尽可能选择泮托拉唑、雷贝拉唑等影响较小的药物。Hp 感染是消化道出血独立危险因素，建议在长期抗血小板治疗前检测 Hp，必要时给予 Hp 根治治疗。

4. 再出血预防与处理 再出血本身也可导致病死率增高。内镜止血后再发出血预测因素包括血流动力学不稳定、内镜下活动性出血、溃疡大于 2cm、溃疡位于胃小弯上部或十二指肠后部、血红蛋白低于 100g/L 和需要输血。

再出血治疗措施包括再行内镜止血、经导管动脉栓塞和外科手术，往往需要多学科联合决策。对于无法控制的出血应考虑靶向或经验性经导管动脉栓塞治疗。内镜治疗和放射介入治疗无效需行手术治疗。

对于长期应用 NSAIDs 导致的溃疡性出血，应重新评估是否应该继续服用 NSAIDs。必须服用时，应尽量服用选择性环氧化酶 -2（COX-2）的 NSAIDs，尽可能使用最低有效剂量并联用 PPI。

需长期服用抗栓药物且有消化性溃疡病史者，应注意监测并根除 Hp。定期复查便潜血及血常规，及早发现出血并发症。

（二）下消化道出血

1. 影像学检查评估 结肠镜是目前明确急性下消化道出血病因的主要方法，早期检查能提高出血部位检出率，但应注意掌握检查时机。

在常规内镜检查未明确病因时，可以采用胶囊内镜及小肠镜检查。CT 血管成像（CTA）和放射性核素检查有助于明确出血原因和定位。钡剂灌肠及结肠双重对比造影应在出血停止后进行。

2. 抗栓药物调整 下消化道出血基础病因包括小肠血管发育异常、肠道缺血性疾病、炎症性肠病、肠道肿瘤、憩室出血和痔等情况。对于临床表现隐匿，无特殊不适，BARC 出血分型 <3 型的患者，在严密监测治疗效果的情况下无须停用抗栓药物。

对于 BARC 出血分型≥3 型的患者，应考虑减少抗栓药物种类及剂量甚至暂时停药。对于有血栓高风险患者，待出血停止后应尽早恢复抗栓治疗，并优先考虑恢复使用 P_2Y_{12} 受体抑制剂。

3. 止血治疗方案 下消化道出血止血治疗方法包括内镜止血治疗、介入栓塞治疗及外科手术治疗。如果无法经内镜明确出血位置并止血，可进行经导管选择性动脉栓塞治疗，在出血灶注射栓塞剂。

外科手术治疗适用于内镜未发现出血部位或无法进行介入栓塞的活动性出血且血流动力学不稳定患者。术中同时做内镜检查，能够找到小而隐蔽的出血灶，提高检出率。

【注意事项】

1. 应用 CRUSADE 评分预测出血风险，对于高风险患者采取预见性护理。遵医嘱预防性使用 PPI 和胃黏膜保护剂。

2. 对于出血风险高危患者,术后加强观察,一旦出现呕血、黑便,及时对症处理。

3. 对于发生消化道出血患者,遵医嘱停用抗血栓药物,密切观察患者生命体征,评估出血量及出血部位。

4. 对于停用抗血栓药物的 PCI 术后患者,密切观察有无胸痛、胸闷、心电图变化等。

5. 消化道大出血患者应采取急救措施,保持呼吸道通畅,取平卧位,头偏向一侧。

6. 迅速建立 2 条以上的静脉通道,其中一路为中心静脉,便于更好地补充血容量,液体选用晶体液与右旋糖酐。

7. 止血药物应用以局部用药为主,如凝血酶粉、云南白药,尽量避免静脉用药。

8. 积极联系相关科室进行会诊,待患者生命体征平稳后,行急诊胃肠镜镜下止血。

9. 针对 PCI 围手术期服用双联或三联抗血小板聚集药物患者,用药期间做到以下五点。一看:观察患者面色、甲床、眼睑是否有贫血貌。二问:仔细询问患者排便性质,有无腹胀、胃部不适、饱胀等症状。三查:观察患者意识,查看患者血红蛋白、凝血指标、血栓弹力图、粪便隐血试验。四加药:高危人群加用质子泵抑制剂药和胃黏膜保护剂。五指导:告知患者服用抗凝药物期间进食清淡、易消化饮食。

【出血评估的注意事项】

1. 进行评估前向患者及家属说明评估的重要性,取得患者及家属理解、配合。

2. 出血风险评估可以及时发现病情变化,为治疗和护理提供可靠的依据。

3. 出血评估可以评估患者治疗效果及病情进展。

4. 当评估患者有缺血和出血变化,必要时与患者家属沟通。

(杨丽娜)

第六节 意识评估及管理

学习目标

完成本内容学习后,学生将能:

1. 复述意识评估的目的。

2. 列出意识评估的常用方法。

3. 描述意识评估工具的主要内容。

4. 应用意识评估工具对患者意识状态进行评估。

意识是指大脑觉醒程度,即机体对自身和环境的感知和理解,并通过语言和行为表达出来,也可将它认为是中枢神经系统对内、外环境刺激所作出反应的能力,包括定向力、感知力、注意力、记忆力、思维、情感和行为。意识状态分为清醒状态、意识障碍。

【评估目的】

1. 评估患者意识状态,判断是否存在意识障碍。
2. 评估患者意识状态,判断病情轻重。
3. 及时发现病情变化,为治疗和护理提供可靠的依据。
4. 在治疗过程中,通过对患者意识状态改变进行评估,评价治疗效果。
5. 根据意识状态变化,评估病情进展。

【评估内容】

1. 评估患者意识状态,确定是否有意识障碍。
（1）意识障碍按觉醒度改变分为嗜睡、意识模糊、昏睡、昏迷（浅、深）。
（2）意识障碍按意识内容改变分为意识模糊、谵妄状态、朦胧状态。
（3）还有一些特殊类型的意识障碍,去皮质综合征、醒状昏迷、植物状态。

知识拓展

意识障碍的临床表现

1. **嗜睡**　是最轻的意识障碍,患者处于病理性的睡眠状态,但可经轻微刺激或语言唤醒,醒后能正确回答问题,但反应迟钝,答话简单而缓慢,停止刺激后又再入睡。

2. **意识模糊**　意识障碍的程度较嗜睡深,患者可保持简单的精神活动,但思维和语言不连贯,对时间、地点、人物的定向力发生障碍,还可出现错觉、幻觉、躁动不安、谵语等。

3. **昏睡**　是病理性的沉睡状态,需用强刺激（如压眶上神经、用力摇动身体）才能唤醒,答话含糊不清或所答非所问,停止刺激后很快又入睡。

4. **昏迷**　是最严重的意识障碍,按其程度可分为:

（1）浅昏迷:意识大部丧失,无自主运动,对周围事物及声、光等刺激全无反应,但对强烈的疼痛刺激尚可出现痛苦表情、呻吟和肢体的防御性躲避动作。生理反射（如吞咽反射、咳嗽反射、角膜反射及瞳孔对光反射等）存在。血压、脉搏、呼吸等一般无明显变化,但大小便可有潴留或失禁。

（2）深昏迷:意识完全丧失,无自主运动,全身肌肉松弛,对各种刺激甚至是强刺激均无反应。深、浅反射均消失。呼吸不规则,血压也可下降,大小便失禁或潴留,机体仅能维持呼吸及循环最基本的功能活动。

另外,临床上还有一种以兴奋性增高为主的高级神经中枢功能活动失调状态,称为谵妄。表现为意识模糊、定向力丧失、躁动不安、语言杂乱、出现错觉或幻觉。常见于急性感染性疾病的发热期、药物中毒（颠茄类中毒、酒精中毒）、代谢障碍（如肝性脑病）、中枢神经系统疾患等。

2. **常用评估方法**

（1）临床分类法:主要是给予言语刺激和其他各种刺激,检查患者瞳孔反射,观察患者反应情况并加以判断,如呼叫姓名、推摇肩膀、压迫眶上切迹或捏挤上臂或大腿内侧,与之对话和嘱其执行有目的的动作等方法。

（2）格拉斯哥昏迷量表（Glasgow coma scale, GCS）法：主要是通过评定睁眼、言语及运动反应，对意识障碍的程度进行评估。

3. 评估意识障碍的病因，详细了解患者发病方式和过程，既往健康状况，确定病因，如颅脑外伤、感染、电解质紊乱、药物作用。

【评估工具】

采用格拉斯哥昏迷量表（表7-6-1）能准确地对患者的意识状态进行判断。它是根据患者对睁眼、语言及运动刺激的不同反应给予计分，按得分多少，可对意识障碍程度进行评估。15分表示意识清醒，13~14分为轻度意识障碍，9~12分为中度意识障碍，3~8分为重度意识障碍。近年来研究结果发现GCS评分与患者预后密切相关。

表7-6-1　Glasgow昏迷量表

睁眼反应 计分/分		言语反应 计分/分		运动反应 计分/分	
自动睁眼	4	回答正确	5	按吩咐运动	6
呼唤睁眼	3	回答错误	4	刺痛定位	5
刺激睁眼	2	语无伦次	3	躲避刺痛	4
不能睁眼	1	只能发声	2	刺痛肢曲	3
		不能发声	1	刺痛肢伸	2
				不能活动	1

（一）GCS评估流程

1. 查看病历，了解患者的诊断、病程、肌力、是否使用镇静剂等。

2. 护士洗手、戴好口罩，携带GCS到床旁；向患者及家属做好解释工作，取得配合。

3. 判断睁眼反应。

（1）一看，患者有无自动睁眼（4分）。

（2）二叫，用言语呼唤患者，观察有无睁眼（3分）。

（3）三刺激，按压耳垂或按压指尖，观察患者有无刺痛睁眼（2分）。

（4）如患者仍不睁眼，计1分。

4. 判断言语反应　提问患者关于人物、时间、地点三个问题，如"您叫什么名字？""您知道今年是哪一年吗？""您现在在家里还是医院？"根据患者回答情况进行判断并计分。

（1）完全正确，计5分。

（2）回答错误但是与问题相关，计4分。

（3）回答与问题完全不相关，但可以分辨字义，计3分。

（4）只能发出声音，言语模糊不清，字义难辨，计2分。

（5）无任何反应，计1分。

5. 判断运动反应

（1）吩咐患者进行肢体运动，按指令做出动作，计6分。

（2）压迫患者眶上神经或按压胸骨等给予患者疼痛刺激，如患者手臂移向刺激部位且能定位，计5分。

（3）按压指尖或笔尖刺痛手指，患者肢体回缩躲避，计4分。

（4）压迫眶上神经刺激患者，患者双前臂屈曲和内收，腕及手指屈曲，双下肢伸直，足跖屈，计3分（图7-6-1）。

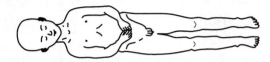

图7-6-1 去大脑皮质状

（5）压迫眶上神经刺激患者，上肢伸直，内收内旋，腕指屈曲，下肢伸直，内收内旋，踝跖屈，计2分（图7-6-2）。

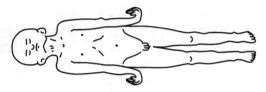

图7-6-2 去大脑状态

（6）疼痛刺激无任何反应，计1分。

6. 记录得分，洗手。

（二）GCS评估注意事项

1. 眼睑水肿或面部骨折无法睁眼患者，睁眼反应得分以C（close）表示。

2. 插管或气管切开无法发声的患者，言语反应得分以T（tracheotomy/tracheal intubation）表示。

3. 失语患者，言语反应得分以A（aphasia）表示。

4. 偏瘫患者评估运动反应应选择健侧肢体。

5. 患者四肢瘫痪时可指令患者做面部动作，如闭眼、伸舌、露齿等。

6. 疼痛刺激要由轻到重，避免不必要的痛苦。

7. 进行疼痛刺激可以重复，但不可以一次刺激持续时间太长（<10秒），重复刺激时注意更换部位，防止皮肤淤青。

【评估量表的使用方法及注意事项】

患者入院后需进行意识状态评估，并记录在首次入院评估单中；为观察患者病情进展和治疗效果，应随时进行意识状态评估，并记录在护理单中。

1. **意识评估时机** 以下情况应随时进行意识评估：新入院患者、颅脑损伤患者、脑血管疾病患者、心肺复苏前后的患者、中毒患者、术后患者、有病情变化的患者。

2. **意识评估的注意事项**

（1）意识状态并非"全"或"无"。

（2）意识状态并非一成不变。

（3）指令应简单明了。

（4）进行意识评估时，应记录患者最佳状态。

【注意事项】

1. 评估前向患者及家属说明评估过程中可能会采取疼痛刺激，取得患者及家属的理解和配合。

2. 当评估意识结果有变化时,必要时与患者家属沟通。

(杨丽娜)

第七节　镇静评估及管理

学习目标

完成本内容学习后,学生将能:

1. 复述镇静评估的定义。
2. 列出镇静评估包含的内容。
3. 描述镇静评估结果及护理措施。
4. 应用镇静评估表对患者进行评估。

镇静是使用药物手段,消除和减轻患者疼痛、焦虑和躁动,催眠并诱导顺行性遗忘的治疗。镇静治疗是救治危重症患者的重要组成部分,对于危重症患者进行"适度"的镇静治疗,可以控制机械通气时人机对抗,降低患者的应激反应,降低患者的氧耗,增加患者的舒适感,消除患者的焦虑,促进患者的睡眠。

对于 ICU 患者镇静治疗更加强调"适度"的概念。为此,需要医护人员对重症患者意识状态及镇静疗效进行准确评估,如何有效实施镇静评估可以直接影响患者的病情转归和预后。

【评估目的】

1. 判断重症患者意识状态,评估镇静疗效,为调整镇静药物提供可靠依据。
2. 促进患者病情转归和预后,缩短拔管时间,延长患者存活时间,提高患者存活率。

【评估内容】

1. **镇静对象**　术后需镇静的患者或者急性恢复期患者,行有创机械通气、无创机械通气的患者。
2. 高流量呼吸湿化治疗仪治疗、自控镇痛镇静、脑外伤患者。
3. **镇静时间**　根据患者病情,遵医嘱对患者进行镇静治疗。
4. **镇静状态**　根据患者临床表现,评估患者镇静状态。
5. **镇静药物**　根据病情,遵医嘱选择镇静药物,并观察患者镇静效果。镇静药物是指能对中枢神经系统进行广泛抑制的药物,主要有以下几类:苯二氮䓬类药物、异丙酚、肾上腺素能 α_2 受体激动剂、氯胺酮、依托咪酯、精神安定类药物。

【评估工具】

目前常用镇静评分,分为主观评分和客观评分。理想的主观评分方法容易计算和记录,并能准确描述患者镇静状态,目前有多种评分,无"金标准";客观评分主要在深度镇静和使用神经肌肉阻滞剂时判断镇静程度。

1. Ramsay 镇静评分　提出最早,应用广泛,分级明确,易于掌握(表 7-7-1)。

表 7-7-1　Ramsay 镇静评分标准

分数	临床表现	分数	临床表现
1	患者焦虑、躁动不安	4	嗜睡,对轻叩眉间或大声听觉刺激反应敏捷
2	患者配合,有定向力,安静	5	嗜睡,对轻叩眉间或大声听觉刺激反应迟钝
3	患者对指令有反应	6	嗜睡,无任何反应

2. 镇静-躁动评分(sedation-agitation scale)　分级细致,尤其适用于机械通气患者(表 7-7-2)。

表 7-7-2　镇静-躁动评分(sedation-agitation scale)标准

评分	描述	临床特点
7	危险躁动	牵拉气管插管,企图拔尿管,翻越床挡;攻击医护人员,在床上翻滚
6	非常躁动	虽经频繁口头提醒,要求患者克制,但患者不能平静,需束缚其身体,常需要气管插管
5	躁动	焦虑或轻度躁动,企图坐起,经医护人员解释可安静
4	安静合作	安静、易唤醒,听从医护人员指令
3	镇静	不易唤醒,声音刺激和轻摇患者身体可唤醒,但是很快又恢复到原来状态,可听从简单指令
2	深度镇静	可被物理刺激唤醒,但不能交流,亦不听从指令,可有自发运动
1	不能被唤醒	对有害刺激只有轻微反应或无反应,不能交流和听从指令

3. Brussels 评分　简单易记,各级之间差异显著(表 7-7-3)。

表 7-7-3　Brussels 评分

评分	临床特点	评分	临床特点
1	不能被唤醒	4	清醒且平静
2	对疼痛刺激有反应,但对声音刺激无反应	5	躁动
3	对声音刺激有反应		

4. 躁动-镇静评分(Richmond agitation-sedation scale,RAAS)　见表 7-7-4。

【评估量表的使用方法及注意事项】

1. 尽量采取轻度镇静策略,对 RASS 评分 <-4 分,无颅内高压患者实施每日唤醒计划,加强患者监测和评估,降低患者拔管概率。

表 7-7-4　RASS

评分	描述	临床特点
+4	有攻击性	有暴力行为
+3	非常躁动	试着拔除呼吸管路、胃管或静脉通路
+2	躁动焦虑	身体激烈移动,无法配合机械通气治疗
+1	不安焦虑	焦虑紧张,但身体只有轻微移动
0	清醒平静	清醒,自然状态
−1	昏昏欲睡	没有完全清醒,但可保持清醒超过 10s
−2	轻度镇静	无法维持清醒超过 10s
−3	中度镇静	对声音有反应
−4	重度镇静	对身体刺激有反应
−5	昏迷	对声音及身体刺激都无反应

2. 使用镇静药物时,注意监测患者生命体征,注意循环、呼吸等情况,对老年患者、无人工气道患者、休克患者尤需注意。

3. 医护人员每小时进行一次镇静评分并记录,记录镇静效果及有无不良反应发生。

4. 保持病室安静,对镇静患者减少声音刺激、光刺激、不必要的护理操作,预防谵妄发生。对躁动型谵妄患者可采用氟哌啶醇肌内注射治疗。

5. 使用镇静药物过程中,注意药物的作用与副作用,对使用镇静药物 1 周以上患者注意缓慢停药,警惕谵妄发生。

【对患者和家属宣教的注意事项】

镇静治疗过程中,患者可能产生各种不适,护士在患者镇静治疗过程中应做到以下几点:

1. 评估患者焦虑、抑郁、恐惧、谵妄程度,关心并询问患者自觉症状,鼓励患者说出自身感受,必要时请心理专科医生协助诊治。

2. 告知患者各种治疗可能出现的不适感,消除患者的恐惧心理。

3. 各项护理操作集中实施,做到动作轻柔,操作正确、敏捷,避免各种诱发患者焦虑、抑郁、恐惧、谵妄的因素。

4. 通过眼神、抚摸、语言交流等使患者心情放松,树立战胜疾病的信心。

5. 在治疗与日常生活交流中,注意观察患者眉间、眼角、鼻腔、嘴角、四肢所表现出来的内心语言(微表情与行为背后的心理密码)。

6. 若评估患者有自杀倾向,应立即通知患者单位、医院相关部门和科室医护人员,时刻准备抢救,家属 24 小时陪护,医生、护士、家属三方共同分析查找患者自杀的原因,积极面对。

（杨丽娜）

第八节 误吸评估及管理

学习目标

完成本内容学习后,学生将能:
1. 复述显性误吸和隐匿性误吸的定义。
2. 列出误吸评估包含的内容。
3. 描述误吸评估结果及护理措施。
4. 应用误吸评估表对患者进行评估。

误吸是指进食或非进食时,食物、口咽部分泌物、胃食管反流物及其他异物误入气管、支气管及肺内,引起呛咳、气喘甚至窒息。误吸临床上分为显性误吸和隐匿性误吸两种类型。隐匿性误吸发生率高于显性误吸,高达 40%~70%。

显性误吸是指即刻出现刺激性呛咳、气急甚至发绀、窒息等表现,继而发生急性支气管炎、支气管哮喘、吸入性肺炎等并发症,已行气管切开术患者从气管切开处咳出胃内容物及食物也属显性误吸。

隐匿性误吸是由于疾病、年老或睡眠等原因,导致咳嗽反射通路受损或迟钝,在发生少量或微量误吸时,患者当时没有刺激性呛咳、气急等症状。

【评估目的】
1. 利用误吸评估工具筛选出高危患者,对于存在误吸高风险患者采取有效的防护措施。
2. 做好误吸高危患者风险管理,为患者创造安全的治疗环境。一旦发生误吸,启用急救措施。

【评估内容】
对于存在误吸风险患者需进行以下方面的评估:
1. **患者意识状态** 患者意识是否清楚。
2. **吞咽功能** 患者有无吞咽障碍。
3. **是否留置胃管** 是经口进食,还是通过留置胃管进食。
4. **有无机械通气** 患者是否有经口或经鼻气管插管。
5. **食物形态** 进食的食物是固体还是液体,食物大小、形状和体积。
6. **进食体位** 坐位、平卧位、半坐卧位。
7. **年龄因素** 患者是否为高龄老人。

【评估工具】
标准吞咽功能评价量表(the standardized swallowing assessment,SSA),可有效对患者是

否存在误吸风险进行评估,SSA 量表的实施可完善护理安全预警系统,增强护士和家属误吸防范意识,还可以快速筛查出误吸(包括无症状性误吸)患者,有效预测误吸风险。

1. **误吸评估方法** SSA 分为 3 个部分,按照以下步骤进行:

第一步:初步评估(表 7-8-1)。

临床检查:包括意识水平、头和躯干控制、呼吸模式、口唇闭合情况、软腭运动、喉功能、咽反射和自主咳嗽。评分 8~23 分,如评分为 8 分,上述指标无异常,可进行下一步。

表 7-8-1　标准吞咽功能评价量表(SSA)(1)

评估项目	评分细则
意识水平	清楚(1分);嗜睡(2分);呼唤有反应,无睁眼和言语(3分);仅对疼痛有反应 4 分
头和躯干	正常坐稳(1分);不能持续久坐(2分) 不能坐稳,能维持头部平衡(3分);不能控制头平衡(4分)
呼吸模式	正常(1分);异常(2分)
唇的闭合	正常(1分);异常(2分)
软腭运动	对称(1分);不对称(2分);减弱或消失(3分)
喉功能	正常(1分);减弱(2分);缺乏(3分)
咽反射	存在(1分);缺乏(2分)
自主咳嗽	正常(1分);减弱(2分);缺乏(3分)
合计	总分

第二步:让患者吞咽一匙水,重复 3 次,观察患者有无口角流水,以及有效喉运动、重复吞咽,吞咽时喘鸣及吞咽后喉功能等情况。评分 5~11 分,评分 5 分,且完成 2 次以上可进行下一步(表 7-8-2)。

第三步:让患者吞咽 60ml 水,观察所需时间、有无咳嗽等,评分 5~12 分(表 7-8-3)。

表 7-8-2　标准吞咽功能评价量表(SSA)(2)

评估项目	评分细则
口角流水	无或 1 次(1分);大于 1 次(2分)
有效喉运动	有(1分);无(2分)
重复吞咽	无或 1 次(1分);大于 1 次(2分)
吞咽时喘鸣	有(1分);无(2分)
吞咽后功能	正常(1分);减弱或声音嘶哑(2分);不能发声(3分)
合计	总分

表 7-8-3　标准吞咽功能评价量表（SSA）（3）

评估项目	评分细则
能否全部饮完	能（1分）；否（2分）
吞咽中或后咳嗽	无（1分）；有（2分）
吞咽中或后喘鸣	无（1分）；有（2分）
吞咽后喉功能	正常（1分）；减弱或声音嘶哑（2分）；不能发声（3分）
误咽是否存在	无（1分）；可能（2分）；有（3分）
合计	总分

2. 误吸风险分级　患者得分越高，误吸风险等级越高，发生误吸危险性越大。

（1）误吸风险Ⅰ级：≤18分，吞咽功能基本正常，适时监督进食，讲解误吸严重性及危险因素。

（2）误吸风险Ⅱ级：19~25分，吞咽功能轻度受损，加强进食体位、食物种类、进食量及速度等相关性指导。

（3）误吸风险Ⅲ级：26~31分，吞咽障碍加重，严密监督进食，在Ⅱ级风险护理基础上，指导患者学习吞咽技巧。

（4）误吸风险Ⅳ级：32~46分，患者有吞咽功能障碍，误吸风险严重，评估患者能否经口进食，如不能，应给予鼻饲饮食，床头备吸引装置。

【评估量表的使用方法及注意事项】

1. 成立误吸管理质控小组　负责建立误吸安全制度，规范护士操作行为，实施控制督查操作行为，评价分析并修正防误吸操作标准，制订误吸急救流程和误吸预警流程。

2. 建立误吸不良事件上报制度，定期召开质量分析会。

3. 制订防误吸操作流程。

（1）进食前评估

1）进食前一般评估：评估患者基础疾病、意识状态、语言功能、认知、行为、注意力、记忆力、情感及智力水平；评估患者有无发热、脱水、低营养状态，以及呼吸状态、疾病稳定性等方面问题。

2）口腔吞咽功能评估：观察患者口部开合、口唇闭锁、舌部运动，观察患者有无流涎、软腭上抬、吞咽反射、呕吐反射，评估患者牙齿状态、口腔卫生、构音、发声、口腔内知觉、味觉、随意性咳嗽情况。

（2）不同患者进食护理干预措施

1）自主进食患者护理干预：①床头悬挂"防误吸"警示标识牌。②进餐环境要安静，禁止看电视、听收音机。③使用浅的小勺子进餐，禁止用力吸食汤或粥。④选择患者喜欢的易消化的饮食，禁用干硬食物。⑤采取端坐位或头颈部向前屈曲体位进餐，禁止头向后仰。

2）经口进食患者的护理干预：①患者无力坐起，取半坐卧位抬高床头60°，进食时头颈尽量前屈。②面瘫患者使用健侧咀嚼食物。③吞咽缓慢患者采用低头吞咽法。④进食残渣较多的食物后，及时漱口。⑤咳嗽、咳痰频繁患者进食前有效清理呼吸道痰液。⑥床旁备吸引器、吸痰管、给氧装置。

3）鼻饲患者反流误吸护理干预：①食物反流者选用胃肠硅胶导管。②鼻饲管路置入长度为55~65cm，延长10cm可使鼻饲管3个侧孔全部进入胃内。③鼻饲前回抽胃内残留量>100ml，暂不喂食，查明原因。④鼻饲液温度应为38~42℃，使用恒温器减少温度不适对胃部刺激。⑤体位，床头抬高50°~60°，直至餐后40分钟。⑥鼻饲前准确判断胃管位置。⑦鼻饲过程中出现呛咳，迅速判断并吸引反流物，通知医生妥善处置。

【误吸急救护理措施】

1. 咳嗽，意识清楚患者　鼓励患者咳嗽、咳痰，并协助拍背，尽快将异物排出。

2. 取出异物

（1）咽喉壁异物应迅速撑开口腔，用手掏出或使用食物钳取出异物最为有效。

（2）患者出现窒息或意识障碍，不能自行咳出异物，应立即使用负压吸引器吸出患者口鼻腔及气道内分泌物、食物碎屑。

（3）必要时采用纤维支气管镜吸出异物。

3. 拍背、引流、抽吸

（1）拍背：在进行体位引流时，自下而上轻拍双侧肩胛间区，促使气管内异物排出。

（2）引流：将患者置于头低45°~90°体位，使误吸的食物顺体位引流出。

（3）抽吸：用粗导管插入咽喉部吸引气管内吸入物，同时刺激咽喉部引出咳嗽反射，有利于异物清除。

4. 冲击

（1）患者呈仰卧位时，用双手在剑突下向上用力加压。

（2）若患者为坐位或立位，施救者在患者身后用双手或其他硬物顶于剑突下，向上猛烈冲击，这种方法利用胸腔里气流压力，把堵在咽喉和气管的食物冲出来。

5. 氧气吸入　抢救时应当给予高浓度氧气吸入，直至缺氧状态缓解，然后调节适当氧浓度持续给氧。

6. 气管插管或切开　必要时行气管插管或气管切开，持续负压吸引，使呼吸道堵塞物得到迅速、彻底清除，建立起通畅有效的呼吸道。

7. 负压吸引　当患者发生误吸、呛咳时，协助患者取侧卧位，头偏向一侧，立即使用吸痰管，经口、鼻吸引误吸物质。

8. 密切观察患者意识、体温、血常规、胸部X线、咳嗽以及排痰情况，一旦确诊误吸，停止经口进食水，实施鼻饲饮食。

【对患者和家属宣教的注意事项】

为了确保患者住院期间安全，避免患者住院期间发生误吸事件，责任护士需对患者进行及时而准确的误吸风险评估。

1. 评估前，需使用通俗易懂的语言向患者及家属讲明进行误吸风险评估的原因以及误吸危害。

2. 指导患者选择正确的进食方式、进食体位，在严密观察下喂食或指导患者自主进食。

3. 指导患者和家属在进食、饮水过程中，速度不可过快，切忌进食、饮水时说话，以免引起呛咳、窒息。

（李美华）

第九节　非计划拔管评估及管理

学习目标

完成本内容学习后,学生将能:

1. 复述非计划拔管的概念。
2. 列出非计划拔管评估包括的内容。
3. 描述非计划拔管评估结果及护理措施。
4. 应用非计划拔管评估管理对患者进行评估。

非计划拔管,是指为患者治疗需要而留置在体内的各种导管,未经医护人员同意,患者将导管自行拔除,或者其他原因(包括医护人员操作不当)造成导管脱落,又称意外拔管。相应管道包括气管插管、中心静脉导管、尿管、胃管、各种引流导管。非计划拔管后重新插管的患者住院时间延长,死亡率和感染率也高于未发生非计划拔管的患者。因此,在护理工作中应采取有效的干预措施,将非计划拔管发生率降至最低,确保患者安全,减少医疗护理纠纷,提高护理质量。

【评估目的】

1. 及时发现非计划拔管危险因素,防止不良事件发生。
2. 通过对护理人员非计划拔管风险进行评估,提高护理人员风险防范意识。

【评估内容】

护理人员需从以下四个方面对非计划拔管风险进行评估。

1. 医护人员的要求

(1)责任护士是否具备对管路进行评估的能力,观察巡视是否及时到位。

(2)是否对患者采取有效的镇静方式。

(3)是否满足患者舒适的需求。

(4)对不合作患者是否采取有效的肢体约束:医护人员在使用约束之前应慎重评估,根据病情、约束指征、约束效果及时调整约束方案。

(5)对于患者和陪护人员的宣教是否到位。

(6)医护人员是否存在操作不当,如翻身或搬动幅度过大等情况。

2. 患者和陪护人员的要求

(1)评估患者能否耐受舒适度改变,有机械通气的患者观察有无人机对抗。

(2)患者对置管目的和重要性是否理解,是否能有效配合。

(3)患者是否缺乏管路自我护理知识。

(4)患者是否存在意识障碍、烦躁不安、躯干或四肢屈曲活动,如存在躁动,使用 RASS

进行评估（表 7-7-4），评分 >2 分需给予镇静剂。

（5）评估患者年龄：患者年龄≥65 岁，拔管风险上升。高龄患者对异物刺激敏感性高，易产生一过性认知混乱；另外，高龄患者存在听力、视力、认知能力下降等现象，导致护患沟通受限，影响非计划拔管危险性认知。

（6）陪护人员对于非计划拔管可能造成的危害性有一定的认知。

3. 针对导管评估

（1）评估导管种类

1）供给性导管：人工气道、静脉通路、胃肠营养管等。

2）排出性导管：心包引流管、尿管、胸腔闭式引流管、腹腔引流管等。

3）监测性导管：动脉置管，CVP 置管，心电、血压监测管道等。

4）诊疗性导管：造影用导管、化疗用导管、IABP 导管、ECMO 置管等。

（2）评估导管理化特征：导管材质、管径、软硬度及导热性对组织化学刺激不同，会引起患者不同程度的不适感。

（3）评估导管置入位置：经鼻气管插管比经口气管插管发生非计划拔管的概率低。

（4）评估管道固定是否牢固，衔接处是否紧密。

4. 高危时段

（1）夜间时段：夜间迷走神经兴奋性增高，心率、呼吸频率下降，肺泡通气不足，二氧化碳潴留，患者易出现头痛、烦躁、幻觉等。

（2）交接班时段：交接班时查看皮肤、管路等易引起管路意外脱出。

【评估工具】

评估内容见表 7-9-1。

表 7-9-1 导管滑脱评估表

项目		危险 / 分
年龄	7 岁以下	2
	70 岁以上	2
意识	嗜睡	2
	朦胧	2
	躁动	3
活动	可自主活动	2
	不能自主活动	1
	术后 3d 内	3
沟通	一般,能理解	1
	差,不配合	3
疼痛	可耐受	1
	难以耐受	3

续表

项目		危险 / 分
管道种类	气管插管	3
	胃管	2
管道种类	鼻饲管	2
	中心静脉导管	2
	外周中心静脉导管	2
	外周静脉输液管	1
	尿管	1
	*专科导管	
合计评分		

注：* 由各专科根据患者留置专科导管性质进行评分，按照导管重要性以及脱出后危险性分为 3 分、2 分、1 分。

【评估量表使用方法及注意事项】

1. 专科导管　由各专科根据患者留置专科导管性质进行评分，按照导管重要性以及脱出后危险性分为 3 分、2 分、1 分（分值越大，风险度越大），同时留置多个专科导管，按照各导管总评分填写（表 7-9-1）。

2. 评估范围　留置导管者均需进行评估，初次评估结果记入护理单，有变化时再评估。

3. 风险判断　Ⅰ度：合计评分 <8 分；Ⅱ度：合计评分 8~12 分；Ⅲ度：合计评分 >12 分。

4. 风险防范　根据评估结果采取相应的预防措施。

【非计划拔管评估护理措施】

1. 充分评估　评估患者疾病种类、合作程度及意识状态，合理运用约束措施，如防拔管手套、胸部固定带等；充分评估管道固定情况。

2. 及时记录评估结果，采取有效的预防措施并告知患者和家属。

3. 对管道进行有效的固定。

4. 合理使用镇静、镇痛药物，达到理想镇静、镇痛效果。

5. 加强管道护理，规范操作，提高患者舒适度。

6. 加强患者心理护理和健康宣教。

7. 加强技术培训和管理，提高防范能力。

8. 加强高危时段防护，重点患者重点交班。

9. 注重对置管患者进行巡视，完善意外事故报告处理流程，分析讨论，提出有效的整改措施。

【对患者和家属宣教的注意事项】

1. 置管前，应与患者和家属交谈，说明留置导管的目的，以取得患者和家属的理解与配合，同时签署知情同意书。

2. 采取有效固定措施前，再次说明留置导管的重要性，以及有可能增加患者的不适感。

3. 在留置固定导管后，向患者和家属说明固定方法以及采取有效固定措施的目的。

4. 告知陪护人员,如患者要求陪护人员去除约束手段时,要及时告知医护人员,不能自行处理,以免发生拔管事件。

（李美华）

第十节　疼痛评估及管理

学习目标

完成本内容学习后,学生将能:
1. 复述疼痛评估主要内容。
2. 列出疼痛评估工具的种类。
3. 描述疼痛评估工具的使用方法。
4. 应用疼痛评估工具对患者进行评估。

【疼痛评估内容】

1. **疼痛特点**　疼痛的部位、性质、程度、发作及持续时间、伴随症状、诱发因素、影响因素、加重及缓解因素。

2. 目前疼痛治疗对疼痛缓解的程度。

3. 目前疼痛引起的心理、情绪变化。

4. 评估患者对疼痛的认识和对疼痛治疗的态度。

5. 评估社会、家庭支持系统在疼痛治疗中的支持作用,提供相应的信息和护理技术指导。

【疼痛主观评估工具】

1. **视觉模拟评分法(visual analogue scale, VAS)**　是一种简单有效的测量方法,广泛应用于临床,可获得疼痛的快速指标,并设计了数量值。VAS 采用 10cm 长直线,两端分别标有"无疼痛"(0)和"最严重的疼痛"(10),患者根据自己所感受到的疼痛程度,在直线上某一点做一记号,以表示疼痛强度及心理上冲击。从起点至记号处距离长度也就是疼痛的量(图 7-10-1)。

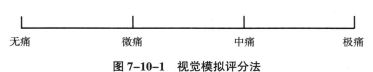

无痛　　　　　微痛　　　　　中痛　　　　　极痛

图 7-10-1　视觉模拟评分法

2. **语言描绘评分法(verbal rating scales, VRS)**　一种用形容词来描述疼痛强度的方法。这些形容词按从最轻到最强的顺序排列,最轻程度疼痛描述被评估为 0 分,以后每级增加 1 分,因此每个形容疼痛的形容词都有相应的评分,以便于定量分析疼痛。这样,患者总疼痛程度评分就是最适合其疼痛水平有关形容词所代表的数字(表 7-10-1)。

表 7–10–1 语言描绘评分表（VRS）

分级	疼痛程度	临床表现
0 级	无痛	
1 级	轻度	虽有疼痛但可以忍受,能正常生活,睡眠不受干扰
2 级	中度	疼痛明显,不能忍受,入眠浅,易疼醒,要求服用止痛药
3 级	重度	疼痛剧烈,不能忍受,需要服用止痛药,睡眠严重受干扰,可伴有自主神经紊乱或被动体位

3. 数字评分法 是目前临床广泛应用的疼痛评分法,常用于测定疼痛强度,常用的是数字评分法(图 7–10–2)和面部表情量表(图 7–10–3)。

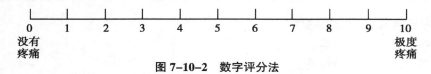

图 7–10–2 数字评分法

用 0~10 的数字代表不同程度的疼痛,患者根据自身感受圈出最能代表其疼痛的数字。应用说明:0 为无痛;1~3 为轻度疼痛;4~6 为中度疼痛;7~10 为重度疼痛。

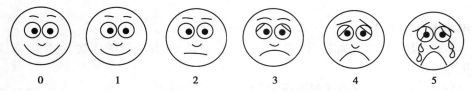

图 7–10–3 面部表情量表

【疼痛客观评估工具】
1. 痛阈测定法 包括热辐射法、电刺激法、机械刺激法、药物刺激法。
2. 生理、生化指标 如潮气量、心率、血压、心电图、血糖、神经功能测定、诱发电位等。

【疼痛处理原则】
1. 轻度疼痛 不给予药物处理,给予心理疏导、环境干预、转移注意力等方法。
2. 中到重度疼痛 每班至少评估 1 次,给予药物处理后需要再次评估疼痛程度。
3. 口服药物 1 小时后、皮下和肌内注射药物 30 分钟后、静脉注射药物 15 分钟后,根据用药后疼痛缓解情况再次评估。

【评估量表使用方法及注意事项】
评估患者疼痛程度并做到准确记录是临床护理工作中进行疼痛管理的重要组成部分。临床工作中,护士需要熟练掌握疼痛评估方法,并教会患者正确进行疼痛评估。护士将采集到的疼痛信息简明准确地记录到护理单及体温单上,密切观察用药的效果及不良反应,对患者疼痛进行动态评估及描述。

记录疼痛的方法有 2 种形式:第一种形式是护士将采集到的患者疼痛信息简明精确地记录在护理单上,记录内容包括疼痛时间、部位、强度、性质、持续时间,疼痛加剧或缓解的原因,疼痛的影响,现在使用镇痛药物的名称、剂量、给药方式等;另外一种形式是将每日常规评估情况绘画在体温记录单上（14:00）。

1. 入科/转科患者 2 小时内评估,目的是筛选疼痛人群。

2. 所有住院患者疼痛评分≤3 分,每日常规评估 1 次并记录在体温单上（14:00）。

3. 疼痛评分≥4 分,每班评估 1 次,3 次/d,评估时间为 6:00、14:00、22:00,直到评分 <4 分,且评估满 24 小时后,每日常规评估 1 次,并将疼痛评分结果记录在体温单上。

4. 当疼痛评分 >4 分时,遵医嘱予以止痛药物。

5. 对患者评估的注意事项

（1）当镇痛方法、止痛药物种类、止痛药物剂量、止痛途径更改后需再次评估（非消化道途径给予镇痛药物后 30 分钟、口服途径给予镇痛药物后 1 小时）。

（2）当患者告知医护人员有疼痛或出现新的疼痛时必须评估。

（3）昏迷、年龄 <7 岁和患者正常入睡时,不需要进行疼痛评估。

6. 长期使用止痛药或止痛泵患者,疼痛评分应 <4 分,每日在体温单上记录 1 次。

（韦妍妍）

第十一节　急危重患者的接诊及转运安全

学习目标

完成本内容学习后,学生将能:

1. 复述急危重患者安全转运的目的和意义。

2. 列出急危重患者安全转运细则。

3. 描述急危重患者接诊流程。

4. 应用急危重患者接诊及转运原则安全转诊急危重患者。

为确保急危重患者在转运过程中的安全,降低由于环境变化、仪器设备、人员因素改变带来的转运风险,在接诊和转运急危重患者过程中要严格进行风险评估,按照救治流程,认真做好各项交接工作,确保患者得到及时有效的救治。

【评估目的】

1. 转运前对患者病情进行评估,拟定转诊中的救治方案,保证运转途中患者生命体征平稳。

2. 转运中患者发生病情变化,应实施救治方案,提高救治成功率。

3. 转运后全面交接患者,确保治疗、护理的连续性,保证患者安全。

【评估的内容】

1. 接诊急危重患者的准备

（1）危重症病房床单位的准备　见表 7-11-1。

表 7-11-1 危重症病房床单位的准备

物品	物品
清洁、消毒后的备用床单位 处于开机状态的多功能重症监护仪 + 电极片 处于备用状态的机械通气设备（模式及参数根据病情进行设置） 处于备用状态的除颤仪	处于备用状态的负压吸引装置 + 无菌吸痰管 备用的各种管道 备用的氧气源 备用的多功能插线板 必要时准备气垫床

（2）药品准备（急救药箱） 见表 7-11-2。

表 7-11-2 急救药品准备

药物种类	药物名称	药物种类	药物名称
血管活性药物	多巴胺、肾上腺素、异丙肾上腺素、硝普钠、硝酸甘油	麻醉剂、肌松剂、镇静止痛药物	地西泮、咪达唑仑、吗啡、哌替啶
抗心律失常药	利多卡因、胺碘酮、维拉帕米、毛花苷丙	止血药物	氨甲苯酸、酚磺乙胺、纤维蛋白原
呼吸中枢兴奋剂	尼可刹米、洛贝林	晶体液	生理盐水、5% 葡萄糖注射液、10% 葡萄糖注射液
抑酸药物	奥美拉唑、雷尼替丁	胶体液	低分子右旋糖酐、706 代血浆、人血白蛋白
解痉药物	阿托品、消旋山莨菪碱		
激素类药物	地塞米松、氢化可的松、甲强龙等		

（3）其他物品：急救车、约束带、基础治疗盘、无菌注射器、备用生理盐水。

2. 急危重患者转运前准备

（1）评估病情

1）在危重症患者转运前，完善病历资料，转出科室尊重患者知情同意权，向患者及家属说明转运的目的及必要性，建立医患互动、风险共担的医患关系；向患者及家属介绍病情与转运途中的风险，并签署知情同意书，履行签字协议；转诊护士与医生一起评估患者转运的可行性。通知相关部门，做好电梯、救护车的准备。

2）评估内容

A. 循环系统：有无低血压、高血压、心律失常等。

B. 呼吸系统：有无低氧血症、气道梗阻、气道痉挛等。

C. 神经系统：有无烦躁、意识障碍、颅内压增高等。

D. 其他：有无低血糖、酮症酸中毒，有无继发出血、凝血异常、高热、颈椎损伤未处理等；对颈椎损伤未处理患者搬运可导致病情加重或意外损伤。

（2）物品准备

1）通气设备：简易呼吸器、机械通气管路、氧源、机械电量。

2）输注设备：微量泵管路长度、是否通畅、电量、药量。

3）监护设备：屏幕清晰，电量充足，导线无干扰。

4）负压系统：负压吸力正常。

5）其他仪器设备准备（除颤仪、IABP、ECMO 等）。

（3）医护准备

1）急危重患者经会诊需要转科/转诊治疗时，科室提出申请，通知转入科室。

2）转科时，转出科室与患者家属充分沟通，告知转运途中有可能发生的危险，签署知情同意书。

3）转运前综合评估患者病情，包括生命体征、意识状态，保持用药不中断，必要时持续心脏按压，持续心电、血压监测，适时清理呼吸道，保持静脉管路、导管有效固定，引流袋夹闭，并给予适当约束。

【急危重患者接诊和转运管理】

1. 急危重患者接诊流程管理

（1）确认接收患者信息，通知责任护士、管床医生做好接诊患者的准备。

（2）接诊前确保各仪器处于备用状态。

（3）移动搬运患者至 ICU 床单位。

（4）安装监护装置，连接机械通气管路及其他各种管路。

（5）接诊医生快速、全面地为患者检查并了解前期处理。

（6）迅速、准确地连接各种管道并管理好各输液装置和微量泵装置。

（7）交接患者皮肤。

（8）全面了解与病情有关的情况。

（9）填写危重患者转运交接单并签字。

2. 急危重患者转运途中的管理

（1）转运途中的监护要求等同于 ICU 的监护水平，监测项目有心电图、血压、呼吸、血氧饱和度；机械通气治疗参数有呼吸频率、潮气量、气道压、吸呼比、吸氧浓度；特殊治疗管路有 IABP 导管、ECMO 置管、血滤管等；转运途中的医疗行为要全程记录。转运途中设立一名组长，负责整个转运过程的协调和指挥，保证患者转运途中的安全。一旦患者发生病情变化，组长负责指挥抢救患者。

（2）转运途中需准备的医疗设备：见表 7-11-3。

表 7-11-3 医疗设备

物品名称	数量	物品名称	数量
监护仪器设备（储备电量充足）	1 套	转运呼吸机（电量充足）	1 台
多通道微量泵（电量充足）	1 套	氧气瓶（压力充足）	1 个
除颤仪（良好备用状态）	1 台	简易呼吸器	1 个
IABP	1 台	口咽通气道	1 个
ECMO	1 台	转运担架及救护车	1 套

（3）转运途中的职责分工

1）医生：接受过基础生命支持、高级生命支持、人工气道建立、机械通气、休克救治等危重病患者治疗培训，熟练掌握急救设备的使用。

2）护士：经过基础和专科专项技术培训。

3）推送员：熟悉医院环境。

4）救护车司机：熟练使用车载急救物品。

（4）转运途中病情观察做到"一问""二摸""三听""四看"。

1）了解患者姓名、发病时间和地点。

2）触摸患者皮肤温湿度。

3）听设备运转声和报警声，听患者有无痛苦呻吟，听气道有无异常呼吸音。

4）看监护仪屏幕波形与屏幕参数，看静脉管路及输液速度，看患者体位是否合适、搬运是否正确。

3. 急危重患者转运后交接管理　转出和转入科室医护人员交接患者，做到"四个清楚"，即床旁交接患者清楚，病情交接清楚，病历资料交接清楚、医疗护理文书交接清楚。

（1）转运后床旁交班：转诊护士与接诊护士同时对患者进行一对一床旁交班，内容包括患者一般情况、诊断、病情（病因、病程、初步诊断、前期处理、意识状态、生命体征、瞳孔大小和对光反射）、前期化验和辅助检查结果、静脉通路、用药情况、气道情况（气管插管、机械通气参数）、其他引流管情况（胃管、尿管、胸腔引流管及其他引流管）、皮肤、衣物及贵重物品。

（2）接诊管床医生：第一时间对患者做快速全面检查，全面了解与病情相关的情况。

（3）转运后治疗和护理清单

1）酌情连接心电和血压监测仪器、呼吸机、急救仪器、保温毯、冰帽、气垫床。

2）连接氧气气源。

3）连接有创监测管路。

4）连接输液管路与床旁多通道微量泵。

5）固定引流管。

6）准备负压吸引装置。

7）安置患者，使患者体位舒适。

（4）做好入院评估和护理记录。

4. 急危重患者安全转运细则

（1）建立危重患者转运指南：2010年中华医学会重症医学分会发布《中国重症患者转运指南2010（草案）》，其宗旨是提供危重症患者转运的基本原则，以便医护人员根据自身条件制订转运计划；明确转运目的是为寻求或给予更好的诊疗措施，以期待改善患者预后；强调转运决策应充分权衡获益与风险是转运原则。

（2）落实转运前病情评估：坚持预防为主，进行综合评估，评估内容包括意识状况、生命体征、用药情况、气道保护、所有管路固定情况、潜在风险。根据风险评估结果，完成相关准备，填写危重患者转运交接单。

（3）制订详细的转运方案：首先确定转运目的地，依据病情选择转运道路、运输方式、运输工具；选择监护设备和监护方法；预测并发症和医疗风险；携带必要的药品和备用设备；确定转运组成员。

（4）告知家属转运中的风险：尊重患者知情同意权，说明转运目的和必要性，全面介绍病情与危险，说明转运方案，签署知情同意书。

（5）与相关科室有效沟通：做好医护交接，落实治疗、护理的连续性；转运前，通知接收科室做好相关准备并完善病历资料。

（6）明确转运人员资质：接受过危重病治疗培训的医生，经过基础和专项技术培训或具备危重症护理资质的护士，熟悉医院环境的推送员和熟练使用车载急救设施的救护车司机。

（7）备齐转运中的医疗设备：包括监护仪、除颤仪、口咽通气道、简易呼吸器、转运呼吸机及抢救用药。

（8）转运前患者准备：包括评估气道安全，评估静脉通道情况，进行原发疾病预处理等，确保转运期间治疗不中断。适当对患者进行约束，防止意外脱管及坠床。

（9）转运途中密切监护：观察患者意识、心电、血压、呼吸、血脉氧饱和度、机械通气治疗各项参数。

（10）详细交接患者救治项目：交接双方护士通过腕带、病历等信息共同确认患者身份，交方护士明确交代患者目前存在的主要问题、用药情况及生活用品，接方护士测量生命体征并认真检查管路、皮肤、液体等情况。

（11）重症传染性疾病转运要求：对于疑似传染性疾病的重症患者在转运时除一般原则外，还应遵守以下三点。明确传染性疾病防护等级和防护原则；掌握涉及传染性疾病的种类；正确使用各类防护用具。

【急危重患者接诊及转运过程中的注意事项】

在转运过程中需要注意四个关键环节：

1. 掌握转运患者地点、时间和病情，准确选派出转运医护人员。

2. 对高风险患者实施转运前和转运途中的预处理，最大程度降低风险，保障安全。

3. 熟练掌握急救复苏等相关技术，如气道开放技术、心肺复苏技术。

4. 转运组成员需相互配合和默契协作。

（李美华）

第八章 心血管病二级预防

第一节 心脏康复和二级预防概述

学习目标

完成本内容学习后,学生将能:

1. 复述心脏康复和二级预防的定义及具体内容。
2. 列出心脏康复的分期。
3. 描述心脏康复和二级预防的意义。
4. 应用所学知识为患者进行心脏康复和二级预防的健康教育管理。

《中国居民营养与慢性病状况报告(2015年)》显示,2012年中国居民慢性病死亡占总死亡人数的86.6%,其中心血管病死亡占40%。2010年国家疾病监测系统数据显示,心血管病死亡导致我国人群平均寿命缩短近5年,随着死亡率、发病率及患病率持续增长,心血管病已经给我国带来了沉重的社会及经济负担,加强对心血管病的防控是改善我国慢性病流行病学现状的重要突破口。虽然心脏急性事件的治疗技术飞速发展,但心脏康复是治疗稳定期心血管病及预防再发心血管事件的重要手段。心脏康复在发达国家已经开展多年,其疗效已得到大量临床研究的验证,欧洲心脏病学会、美国心脏协会和美国心脏病学会均将心脏康复列为心血管病防治的I级推荐。日本、美国、欧洲国家、部分亚洲国家认识到心脏康复对冠心病患者治疗的重要价值,均将心脏康复纳入医疗保险。我国从2013年中华医学会心血管病分会等发表了《冠心病康复与二级预防中国专家共识》以来,心脏康复治疗得到迅猛发展,2015年《中国心血管病康复/二级预防指南(2015版)》出版,在2015年版本基础上,结合近年发表的相关国际指南,补充而成《中国心脏康复与二级预防指南2018精要》。

一、心脏康复和二级预防的定义及具体内容

(一)心脏康复和二级预防的定义

心脏康复与二级预防(cardiac rehabilitation/secondary prevention, CR/SP)密不可分。心脏康复和二级预防是一门融合生物医学、运动医学、营养医学、心理医学和行为医学的专业防治体系,是指以医学整体评估为基础,将心血管病预防管理措施系统化、结构化、数字化和个体化,通过五大核心处方——药物处方、运动处方、营养处方、心理处方(含睡眠管理)和戒烟

限酒处方的综合模型干预危险因素,为心血管病患者在急性期、恢复期、维持期以及整个生命过程提供生理、心理和社会的全面和全程的管理服务和关爱。

（二）心脏康复和二级预防的具体内容

1. 系统评估 初始评估、阶段评估和结局评估是实施心脏康复的前提和基础。

2. 循证用药 控制心血管危险因素。

3. 改变不健康生活方式 主要包括戒烟、合理饮食和科学运动。

4. 情绪和睡眠管理 关注精神心理状态、睡眠质量对生活质量和心血管预后的不良影响。

5. 健康教育行为改变 指导患者学会自我管理是心脏康复的终极目标。

6. 提高患者生活质量,使患者回归社会、回归职业。

二、心脏康复和二级预防的发展简史

（一）欧美的心脏康复医学史

最早的心脏康复主要针对急性心肌梗死的治疗。1912年,美国Herrick医生描述了急性心肌梗死的临床特征,并制订医嘱要求心肌梗死患者绝对卧床2个月,理由是避免体力活动导致心肌梗死后室壁瘤、心力衰竭、心脏破裂和心脏性猝死。1939年Mallory等认为心肌梗死坏死组织转化为纤维化瘢痕至少需要6周时间,因而医生普遍担心患者早期活动会引起心力衰竭、心脏破裂等严重并发症,实行长时间（6~8周）的严格卧床休息,然后一般卧床休息3~4个月。事实上Mallory等的心肌梗死病例病变严重,即使在今天,似乎也不能存活,不能代表通常的心肌梗死病变。1944年Dock证明坐位比卧位心排血量少,心脏负担减轻;强调长期卧床休息可引起胃肠道问题、血管舒缩功能不稳定等合并症。同年,Samuel Levine主张对心肌梗死患者解除严格卧床休息,开始实行椅子疗法,即在心肌梗死后的第一天,让患者坐椅子1~2小时。结果是81例患者没有出现与坐椅子相关的合并症。同年,Stead等的心导管检查证明恐惧和焦虑明显增加心排血量和心脏负荷,长期卧床休息会使患者忧虑、恐惧,增加心脏负担和心肌氧耗量。1952年Levine和Lown用右心导管证明在坐位和低水平运动时心血管反应正常,可能还有改善。1956年Brummer等让急性心肌梗死患者在2周内活动。1963年世界卫生组织（WHO）成立了心血管病康复专家委员会,肯定了急性心肌梗死康复疗法,建议无并发症的急性心肌梗死患者可以住院3周。1973年Wenger等首先发表的以运动疗法为基础的急性心肌梗死康复程序疗法,得到美国心脏协会的肯定。从此急性心肌梗死康复疗法开始程序化,为更多的人所接受。1983年Aleshin开展了急性心肌梗死合并心功能不全患者的康复疗法。1993年WHO专家委员会发表的《心血管病康复（重点在发展中国家）报告》指出:开始康复主要是针对无并发症的急性心肌梗死患者,目的是使患者依靠自己的力量恢复和维持在社区中尽可能正常的地位。

20世纪80年代以前,心脏康复的核心以运动训练为主,其目的主要在于恢复及提高患者的功能能力,减少卧床并发症和长期体力活动不足导致的体能下降,减少残疾,促使患者重返社会。20世纪80年代以后,随着研究进展和新技术发展,建立了标准的心脏康复模式,学者们认为康复是所有心脏病患者治疗中的一个重要组成部分。心脏康复通过五大核心处方的综合模型干预危险因素,为心血管病患者的生命过程提供服务和关爱。

(二)我国的心脏康复医学史

我国心脏康复源远流长,经典著作《黄帝内经》载有"导引""静止性练功"等多种康复治疗方法。从隋、唐至清朝更有明确针对心病的康复治疗论述,如《诸病源候论》列举了心病的养生导引法。对于祖国康复医学的重要手段气功、太极拳等,有学者应用心肺运动仪研究了太极拳练习对于有关指标的影响,取得了可喜的成果,使得这些传统方法在现代康复医学中能发挥独特的作用,显示了我国康复医学的特色。

随着欧美现代心脏康复医学的发展,我国现代心脏康复医学也有相应的发展。曲镭等于 1985 年首先发表了《无并发症急性心肌梗塞 25 例康复医疗报告》,孙雨明等 1986 年报道了心脏手术后的康复。1991 年中国康复医学会心血管病专业委员会成立,从此心脏康复进入有组织发展时期,制订了《中国心肌梗死康复程序参考方案》心脏分级运动试验结果判定标准,出版了《康复心脏病学》,创办了《心血管康复医学杂志》,开展急性心肌梗死康复医疗的单位自过去个别医院扩展至 20 个省、市的许多医院。刘江生等首先开展了老年急性心肌梗死合并心力衰竭的康复医疗,张宝慧等用冠脉造影评价康复运动疗效,并进行了有关的动物试验,从而初步形成我国的心血管康复医学体系,受到国际的关注。1997 年刘江生被选为世界心肺康复委员会委员,实现了我国与国际康复医学组织的接轨。随着我国经济的发展、科技的进步,我国心脏康复有了更大的发展。近年来,我国心脏康复和二级预防快速发展,2016 年中国康复医学会心血管病专业委员会统计的数字显示,短短 5 年,心脏康复机构从 2012 年的 30 余家增长为 200 余家。

三、心脏康复和二级预防的获益证据

目前已有大量临床研究证据支持心脏康复和二级预防获益。20 世纪 80 年代的随机对照试验证明,心脏康复能降低心肌梗死后患者全因死亡率 8%~37% 和心血管病死率 7%~38%。另有大量研究证实,稳定型心绞痛、冠状动脉旁路移植术、经皮冠状动脉介入治疗、各种原因导致的慢性心力衰竭、心脏瓣膜置换或修复术后以及心脏移植术后患者可从心脏康复项目中获益。大量研究还显示,心脏康复能够延缓动脉粥样硬化发展进程,降低急性缺血性冠状动脉事件的发生率和住院率,接受心脏康复治疗的急性心肌梗死患者 1 年内猝死风险降低 45%。美国一项对 60 万例住院冠心病老年患者(急性冠状动脉综合征、经皮冠状动脉介入治疗或冠状动脉旁路移植术)5 年(1997—2002 年)随访研究发现,心脏康复组患者 5 年死亡率较非心脏康复组患者减少 21%~34%,其中高康复次数组(25 次以上)优于低康复次数组(1~24 次)(34% 比 21%,$P<0.05$)。家庭心脏康复与传统心脏康复具有同等效果的获益,并且能够提高治疗依从性,可以作为传统心脏康复中心模式的替代模式。

四、心脏康复分期

1. **I 期心脏康复**　也叫院内康复期,为住院的心血管病患者提供心脏康复和预防服务。本期康复目标为:缩短住院时间,促进日常生活能力及运动能力的恢复,增加患者自信心,减轻精神心理症状。避免不必要卧床带来的不利影响(如运动耐量减退、低血容量、血栓栓塞等并发症),指导戒烟、健康教育,为 II 期康复提供全面、完整的病情信息和准备。

2. **II 期心脏康复**　也叫院外早期康复或门诊康复期,门诊早期心脏康复采用个体化病例管理模式,通过每位患者的综合评估结果,为患者制订个性化的康复目标。危险因素干预、症状缓解、生活质量改善,均充分考虑患者的意愿和接受能力,坚持危险因素的总体干预原则同时兼顾个体化原则,因而实施起来更为有效。

3. **III 期心脏康复**　也叫院外长期康复,为心血管事件一年后的院外患者提供稳定期预防、治疗和康复服务。此期的关键是维持已经形成的健康生活方式和运动习惯,继续防控心血管危险因素和加强心理社会支持,并保持规范的循证药物治疗。

五、心脏康复质量控制

心脏康复的效果与康复质量密切相关,操作的任一环节不能很好地执行,心脏康复的获益都会明显降低。康复质量取决于医生的诊疗能力和诊疗行为以及患者的自我管理能力。

（一）心脏康复质量控制核心要素

1. **系统质量控制**　包括心脏康复工作人员的能力建设,心脏康复各环节标准化流程文件,心脏康复纳入和完成比例及流程文件。

2. **过程质量控制**　包括对评估内容、时间和频率要求的流程文件,个体化心脏康复处方制订标准,患者自我管理能力评价和心脏康复执行情况评价。

3. **结局质量控制**　包括对患者临床指标、健康指标、行为指标和服务指标的评价。

4. **风险质量控制**　强调风险评估、风险监测、危险分层和标准化抢救流程。

（二）质量控制具体要求

1. **所有从事心脏康复工作的医务人员**　需接受正规的心脏康复培训和实习,完成心肺复苏培训。

2. **建立心脏康复数据库**　包括病史收集、代谢指标、心肺功能、运动能力、处方药物、心理评估、营养饮食、生活方式等内容。

3. **心脏康复过程中需注意**　在基线、干预 1 个月、干预 2 个月和干预 3 个月时分别接受系统评估,将检测数据保存在数据库中,为治疗效果评价提供依据,并向患者提供结局评估报告。

4. **根据评估结果制订个体化心脏康复处方,并每个月更新处方**　包括运动处方、药物处方、戒烟处方、营养处方和心理处方,每一个处方包含处方目标、干预类型、剂量、频率和持续时间、达标要求、再评估时间。

5. **首次评估并制订处方**　首次制订处方后医生须与患者面对面讲解评估结果和处方

内容 1 次,时间为 30 分钟,向患者介绍心脏康复的获益和风险,心脏康复处方的内容,执行运动处方的方法和必要性,同时评估患者的理解程度并记录。

6. 选择家庭心脏康复患者　医生应完成院内示范指导 1 次,时间为 60 分钟,目的是让患者掌握运动技巧和风险把控。要求患者准备家庭运动康复治疗监测设备,如心率表或便携式心电监护仪,鼓励患者使用远程心脏康复管理软件进行心率管理和心脏康复五大处方管理。

7. 设置随访系统及随访时间　随访时间为每个月 1 次,随访模式以门诊随访和互联网随访相结合,随访内容包括用药情况、症状和体征、运动和生活方式改善情况、血生化检测结果和有无不良心血管事件。建立随访档案,根据随访结果对患者进行再评估,适时调整康复处方,提高患者家庭自我管理能力。

六、心脏康复科室建设

（一）功能测评和风险评估工具

1. 基础设备　体重计、握力计、量尺、秒表、心电图机、日常生活能力测评量表、生活方式评估问卷、生活质量和心理评估量表、运动试验（平板或踏车）或 6 分钟步行试验所用设备。

2. 高标准设备　心肺运动试验设备（平板或踏车）、肌力平衡测评器械、运动康复院外心电监测设备、体脂测定仪和身体成分分析仪等。

（二）心脏康复急救设备

1. 基础设备　心脏电除颤仪、血压计、急救药品（肾上腺素、硝酸甘油、多巴胺和阿托品等）、供氧设施、心电图机和心率表等。

2. 高标准设备　运动心电监护仪和 / 或便携式监测设备。

（三）运动疗法常用设备

1. 基础设备　训练用瑜伽垫、脚踏板、哑铃、沙袋、弹力带、训练用平衡球、训练用功率自行车和跑步机等。

2. 高标准设备　院内运动软件管理系统、上肢和下肢肌力训练设备、平衡训练仪、模拟运动训练仪和水疗设备等。

（四）人员基本要求

1. 心脏康复专业医生　应满足以下几个条件:

（1）至少 1 名,负责风险评估、运动处方制订、管理患者和紧急事件急救,并负责康复团队管理。

（2）心脏康复医生资格:具有医生资格证书及中级以上职称,有心脏和大血管康复经验至少 1 年,或参加由中国康复医学会心血管病专业委员会认证的心脏康复培训并获得培训证书,具有一定的组织协调能力和科研能力。

2. 心脏康复专科护士　应满足以下几个条件:

（1）至少 1 名,负责接待患者、健康教育、康复随访和医疗急救措施的执行。

（2）心脏康复护士资格:护士工作经历 5 年及以上,有心血管急症救治经验,具有心血管专业的基本理论知识（心血管病学基础知识、人体解剖学知识、运动生理学以及人类生长与发育等知识），有较好的沟通能力。

3. **心脏康复运动治疗师**　应满足以下几个条件：

（1）至少 1 名，负责制订运动方案，指导患者具体运动。

（2）心脏康复运动治疗师资格：大学康复治疗或体育医学专业专科以上（含大专）毕业，取得相应的高等教育毕业文凭，护士应有专科以上学历，参加由中国康复学会心血管病专业委员会认证的心脏康复培训并获得培训证书。

七、心脏康复和二级预防的意义

（一）对患者的意义

心脏康复和二级预防是一个全面的和全程的团队医疗作业过程，通过五大处方的联合作用，可以校正患者生理及精神上的失调状况，帮助患者尽早回归社会；可以减少死亡率、发病率及患病率，改善心肺功能，控制危险因素，抑制或逆转动脉粥样硬化过程；可以提高患者生活质量，改善心理社会及职业的状况，通过预防、康复实现生命预后的全面改善。

（二）对医生的意义

目前，传统意义上的医疗分为预防、治疗和康复，而狭义上的医疗主要指的是住院和门诊的治疗，其目的主要着眼于生命的延长。心脏康复和二级预防的目的主要着眼于生命预后的改善，将从根本上扭转单纯生物医学的模式，弥合公共卫生、预防医学、临床医学之间的裂痕，实现生命的长度和质量双重改善的目标，使得医生更加全面地参与整个医疗工作的始终，完成对患者从生理到心理、从生物医学到社会医学的多方面全程化和综合性的服务和关爱；使医疗行为的主体——医生和患者共同主导和参与整个医疗过程，双方主动、有效互动，更好地诠释对生命意义的尊重。

（三）对社会的意义

1. **人口老龄化的需求**　中国正快速进入老龄化社会。据 2021 年全国第七次人口普查显示据 2010 年全国第六次人口普查显示：60 岁及以上人口为 26 402 万人，占 18.70%（其中，65 岁及以上人口为 19 064 万人，占 13.50%），预计到 2050 年，将超过 4 亿人（>30%）。由于老年人群是心血管病的主体人群，随着人口老龄化的加剧，预计到 2030 年，心血管衰老的相关疾病的比重将超过 50%。使心脏康复及心血管病预防的需求日益加大。

2. **心血管病患病率现状的需求**　随着中国经济的高速发展，人们的生活方式发生了巨大变化。高脂、高热量的欧美化饮食结构，快节奏、高强度的生存竞争压力，久坐上网、以车代步、缺少运动的生活方式，使中国心血管病的患病率持续上升。全国心血管病患者约 2.3 亿，每 5 个成年人中就有 1 人患心血管病。庞大和持续上升的患病数量，使心血管病预防和心血管病康复的需求更加紧迫。

3. **心血管病治疗现状的需求**　目前我国心血管病的治疗技术已达到国际先进水平。经皮冠状动脉介入治疗、埋藏式心律转复除颤器、心脏再同步化治疗等并未使心血管病的死亡率下降，也没有降低心血管病的复发率和急性心血管事件。例如，冠心病患者经过手术治疗和药物治疗,出院 6 个月内的死亡和再住院率达 25%,4 年累计死亡率高达 22.6%。心脏康复及预防,将从根本上扭转单纯生物医学模式的不足,从心理、生物和社会多方面为患者提供长期综合的管理服务和关爱。

（四）对医疗保险的意义

1. 新医改政策的需求　在美国等发达国家支架置入数量逐年递减 11% 的状况下,我国每年的支架数量却逐年快速递增 30%。有限的医疗卫生资源主要用于心脏事件后的急诊救治与手术,反复入院,反复介入治疗,导致医疗资源的巨大浪费及患者对医疗结果的困惑与不满。鉴于此,新医改要求:加快发展社会办医,促进健康服务产业的发展;鼓励外资和社会资本直接投向康复医院、老年病医院等资源稀缺和满足多元需求的服务领域。这使得心脏康复及预防领域成为资本投资的热点、解决医疗资源过度浪费的热点和建立良好医患沟通关系的热点。

2. 减少医疗保险负担　德国和日本的经验告诉我们,心脏康复及预防大大提高了心血管病患者的复职回归率,再就业的医疗保险费用支付和新的社会产值的创造,不仅减少了政府因失业带来的财政支出,还可通过再就业续接上医保费用,减少医疗保险负担。虽然短期内由于心脏康复和预防费用的支出,提高了费用投入,但从长期来看,随着疾病复发率下降,急性事件减少、再入院率下降、反复介入或手术费用的减少,使费用 / 效用比显著改善,医疗经济效果极大提高。

八、心脏康复和二级预防的展望

未来,心脏康复将成为医疗服务新的增长点,各级医疗机构、专科医院（心血管专科医院、康复医院）、中医院、民营医院、民营心脏康复机构、健康社区站等都可以开展不同规模和技术的心脏康复服务。

随着中国心脏康复和二级预防的不断发展,心脏康复人才的培养会有据可依,更加正规化、系统化,逐渐形成短期集中培训、培训基地实践教学、学科专业课程开设、海外联合培养以及心脏康复学校教学等一系列多层面、立体化、网络式和全面的人才培养模式,并通过国家专业机构的认证考核,获取专业的执业许可。

目前在公立医院还没有完善和统一的关于医保支付的心脏康复收费体系和临床路径。心脏康复的收费还停留在分解收取检查费和处置费阶段。民营医疗机构主要以套餐打包形式一次性收取自定标准的费用,仍然缺少统一规范的收费标准。未来,随着全国范围心脏康复的广泛开展,去除药物和检查费用后,可根据不同心血管病类型,按照不同阶段的五大处方的具体实施要求,分项目、分条款制订以时间为单位的单位化、标准化收费体系。公立医院和民营医院可根据自身实际情况,制订各自相应每个单位的收费标准,这有利于政府及保险机构以后按实际实施的单位数给予补贴。

在大数据、“互联网 +”的时代,心脏康复将逐渐实现移动化、智能化、远程化和个体化。与互联网结合的心脏康复和二级预防可以减少医疗费用,提高患者的生存年限和生活质量,增加了患者回归社会再生产的比例,增加了社会经济效能的功能。

（朱艳楠　郑一梅）

第二节　合 理 运 动

学习目标

完成本内容学习后,学生将能:

1. 复述运动处方的定义及组成。
2. 列出运动疗法的作用及主要运动方式;运动评估的类别及主要评估方法;运动强度评估类别及主要评估方法。
3. 描述运动疗法的绝对禁忌证和相对禁忌证。
4. 应用心血管患者危险分层,确定患者的人员监测和心电监护强度;应用不同康复时期运动处方制订原则,为患者提供正确的运动处方建议。

【概述】

运动疗法是二级预防的重要组成部分之一,也是心脏康复五大处方之一。目前,运动疗法在降低心血管病风险、改善心血管病预后方面的积极作用已经在世界范围内得到普遍共识,多个国家在心血管病二级预防指南中强调了运动疗法的价值。运动疗法能够改善血管内皮功能、促进机体抗氧化能力、延缓动脉硬化、减少心肌重塑,长期规律的运动还能够有效降低冠状动脉斑块脱落形成血栓栓塞的风险,并通过提高体能,降低心肌耗氧量、提高冠状动脉血流量,从而改善心肌缺血,降低猝死风险。

运动疗法主要采用的方式包括有氧运动和抗阻运动,不同的方式能够带来不同的获益。规律的有氧运动能够有效地增加心肺运动耐量,提高心肌对缺氧的耐受力,降低心肌损害和心律失常风险,能够降低体重、血脂、血压,改善胰岛素敏感性,还能够有效降低冠状动脉事件的发生率,改善心血管病预后。抗阻运动主要通过增强肌肉力量和耐力,改善老年体弱患者身体功能,降低跌倒风险,提高独立生活能力。规律的运动还能够改善中枢神经系统功能,缓解焦虑、抑郁,从而促进人的心理健康。

【评估】

(一)生物学病史评估

生物学病史评估是心脏康复评估的基础内容,主要包括了解患者心血管病的状态、心血管系统的结构和功能、全身各脏器功能状态以及其他影响运动的各种因素,是患者能否接受心脏康复的前提。

生物学病史评估主要采用的方式或工具包括:问诊(了解患者的病史、药物使用情况、药物依从性、日常运动习惯、饮食和睡眠习惯、其他限制运动的因素等)、体格检查(了解患者与心血管病相关的阳性体征)、生化检验(了解患者的血糖、血脂、肝功能、肾功能、心功能、电解质等检验指标)、心血管影像学检查(包括超声心动图、外周血管超声、冠脉CT、冠脉造影、心脏核磁、核素心肌显像等）、动态心电图及动态血压监测、身体各部位超声检查及量表评估（了解患者的日常生活能力和生活质量）等。

（二）体适能评估

体适能评估是心脏康复评估的重要组成部分，其侧重于评估患者的身体功能，反映总体身体状况，有助于进一步明确是否存在运动禁忌证，对患者进行危险分层，帮助制订个体化的运动方案，评估运动效果等，是患者接受安全、有效的心脏康复的保障。体适能评估的内容包括身体成分、心肺适能、肌肉适能、柔韧性适能和平衡适能等。

1. 身体成分评估　常用的指标包括身高、体重、体重指数（BMI）、腰围、臀围、腰臀比等。BMI= 体重（kg）/ 身高（m）^{2}，可以比体重更准确地反映患者的营养状况。腰围、臀围、腰臀比主要反映身体脂肪分布，腰围主要反映腹部内脏脂肪含量，臀围主要反映身体皮下脂肪含量，腰臀比主要反映中心性肥胖的程度，中心性肥胖的标准是男性 >0.9，女性 >0.8。

知识拓展

人体成分分析设备

目前人体成分分析设备利用的主要方法包括：生物电阻抗法（bioelectrical impedance analysis，BIA）、双能 X 线吸收法（dual energy X-ray absorptiometry，DEXA）、磁共振成像（MRI）、电子计算机断层扫描（CT）等。BIA 是通过电阻抗的方式，利用人体不同成分含水量不同、导电性能也不同的特点，估算人体肌肉、脂肪等不同成分的比例；DEXA 利用 X 线直接测定人体骨骼、肌肉、脂肪组织的含量；MRI、CT 利用影像技术获取人体断层图像，再利用软件计算身体成分比例。其中 DEXA、MRI、CT 设备通常较为昂贵，BIA 法较前两种方法准确性稍欠缺。

2. 心肺适能评估　通过心肺适能评估可以了解患者的心血管系统和呼吸系统功能储备以及有氧运动能力。

（1）心肺适能器械评估法：包括心肺运动负荷试验、运动负荷心电图、运动心脏超声、运动心脏核素扫描等，其中最为常见的是心肺运动负荷试验，主要包括心肺运动试验（cardio pulmonary exercise test，CPET）和运动平板试验。

1）运动平板试验和心肺运动试验的绝对禁忌证包括：①急性心肌梗死（2 天内）。②高危的不稳定型心绞痛。③有症状的未控制的心律失常，或引发血流动力学不稳定的心律失常。④有症状的严重主动脉狭窄。⑤失代偿的、有症状的心力衰竭。⑥急性肺栓塞或肺梗死。⑦急性心肌炎或心包炎。⑧急性主动脉夹层。⑨残疾人，有安全隐患或不能全力完成运动试验。

2）运动平板试验和心肺运动试验的相对禁忌证包括：①已知左冠状动脉主干狭窄。②中度狭窄的心脏瓣膜病。③电解质紊乱。④严重的高血压。⑤心动过速或心动过缓。⑥肥厚型心肌病和其他形式的流出道梗阻。⑦智力障碍或肢体障碍不能配合运动者。⑧高度房室传导阻滞。

3）运动平板试验和心肺运动试验的绝对终止指征包括：①心电图示 ST 段抬高 >1.0mm，

但是无由于既往心肌梗死产生的病理性 Q 波（aVR、aVL 和 V_1 导联除外）。②血压下降 >10mmHg，同时伴有其他缺血证据。③中等程度到严重的心绞痛发作。④中枢神经系统症状（如共济失调、眩晕、晕厥先兆）。⑤低灌注表现（发绀或苍白）。⑥持续室性心动过速或其他可能导致运动时心排血量异常的心律失常，如二度房室传导阻滞至三度房室传导阻滞。⑦存在心电图和血压监测困难。⑧运动试验者要求停止运动。

4）运动平板试验和心肺运动试验的相对终止指征包括：①可疑心肌缺血患者心电图示 J 点后 60~80ms ST 段水平压低或下斜型压低 >2mm。②随功率递增，血压下降 >10mmHg，但无其他缺血证据。③进行性胸痛。④出现严重疲乏、气促、喘鸣音，有下肢痉挛或间歇跛行。⑤非持续性室性心动过速的心律失常（可能演变为复杂的且影响血流动力学的心律失常），如多源室性期前收缩、室性期前收缩三联律、室上性心动过速。⑥运动中血压过度升高，收缩压 >250mmHg、舒张压 >115mmHg。⑦运动诱发束支传导阻滞未能与室性心动过速鉴别。

5）运动平板试验和心肺运动试验阳性标准包括：① ST 段水平或下斜型压低 ≥0.1mV，持续 >2 分钟或者 ST 段上斜型下降 >0.2mV 伴 aVR 导联 ST 段抬高 0.1mV。②中重度心绞痛。③基础血压降低 >10mmHg 伴心肌缺血症状。④运动期间心率突然下降，较基础心率下降 >25%。⑤出现严重心律失常，如致命性室速、室颤等。

6）心肺运动负荷试验的主要结果指标包括：①峰值氧耗量（peak oxygen uptake，peakVO₂；maximal oxygen uptake，VO₂max）：peakVO₂ 是指在运动试验中，受试者不能维持功率继续增加而达到最大运动状态的氧耗量。VO₂max 是指人体在极量运动时最大耗氧能力，实际中通常以 peakVO₂ 代替 VO₂max，单位为 ml/（kg·min）。根据 Fick 公式：peakVO₂= 峰值运动时心排血量 × 动静脉氧差。②无氧代谢阈值（anaerobic threshold，AT）：AT 是指机体随着运动负荷的增加，有氧代谢不能满足全身组织的能量需求，组织必须通过无氧代谢提供更多能量，这时血乳酸开始升高，血 pH 开始下降，此时的临界点称为 AT。AT 正常值 >40% peakVO₂，一般相当于 50%~65% peakVO₂，60%~70% peak 心率。强度相当于轻中度与中高强度之间的亚极量运动强度。③氧脉搏（oxygen pulse）：氧脉搏由 VO₂ 除以同时间的心率得出，是一次心脏搏动摄入肺血液的氧，等于每搏输出量与动脉 - 混合静脉血氧含量差［$C_{(a-v)}O_2$］的乘积，单位为 ml/beat。反映每搏输出量随运动负荷增加氧的时相性反应，对可疑心肌缺血患者具有诊断价值。④峰值呼吸交换率（peak RER）即二氧化碳排出量（VCO₂）/氧气消耗量（VO₂）的比值，随运动负荷逐渐增加，当 VCO₂ 超过 VO₂ 时，呼吸交换率（RER）增加，当 peak RER 大于 1.1 提示运动量已经达到相当程度，但不是停止运动负荷试验的指征。如今，peak RER 是判断运动用力程度的最佳无创指标。⑤氧摄取效率斜率（oxygen uptake efficiency slope，OUES）：由运动中 VO₂ 除以同时间的肺通气，反映运动中氧的摄取及运送至机体的效率。OUES 主要受乳酸产生的影响，OUES 降低提示疾病严重，对预后有预测价值。

（2）心肺适能徒手评估法：以步行测试为主，可作为基层机构的常规评估手段，或作为不能耐受器械评估的必要补充。常用方法包括 6 分钟步行试验、2 分钟踏步试验和 200 米快速步行试验等。

1）6 分钟步行试验（6-minute walk test，6MWT）：6MWT 通过测量受试者徒步 6 分钟可达到的最远距离来评估心肺功能，单位为"米"。试验时，于直线长度 25m、标准 30m 长的水平封闭走廊,让受试者按试验要求,在 6 分钟内走尽可能多的距离,测试期间可以休息 1 次或多次。心功能不全患者 6MWT 的结果划为 3 个等级:<150m 为重度心衰,150~450m 为中度心衰,>450m 为轻度心衰。也可以通过预测公式来预测测试的最佳结果,公式为预测距离 =218+(5.14×身高 cm-5.32×年龄)-1.80×体重(kg)+51.31×性别(男 =1,女 =0)。有研究显示,6 分钟步行试验距离与 $peakVO_2$ 有良好的关系,6 分钟步行试验距离越长,氧摄取量越大。测试前,受试者应穿着舒适的衣服、鞋子,测试前至少 2 小时不能进食并至少休息 15 分钟。测试过程中,临床医生可以走在受试者身后以便于观察临床问题,如心绞痛、跛行、呼吸困难、心悸、乏力和平衡障碍等。该测试每天可测试 2 次,2 次之间休息 30 分钟。

2)2 分钟踏步试验(2-minute step test,2MST):2MST 是通过计数受试者 2 分钟内单侧膝盖能达到指定高度(通常为髌骨与髂前上棘连线中点高度)的次数,评估心肺功能。进行 2MST 仅需要一面墙(用于贴高度标志物,亦可供体弱者扶墙进行测试),受试者可以根据自身情况调整步速甚至中途停止,休息后继续试验,但试验中不停止计时。

3)200 米快速步行试验(200mFWT):200mFWT 是测量受试者快速步行 200m 所需的时间。200mFWT 对患者的体能要求高于 6MWT,可用于运动耐力更高的受试者。该试验与 CPET 结果具有良好的相关性,可评估患者的心肺适能。研究显示,200mFWT 试验结束时测得的心率与 CPET 测得的最大心率呈正相关:最大心率 =130-0.6×年龄 +0.3×心率$_{200mFWT}$(r^2 =0.24),从而为制订心脏康复运动处方提供了另一种途径。

3. 肌肉适能评估 包括肌力与肌耐力评估,有助于制订个体化的抗阻训练方案、评估训练风险、评价治疗效果。肌肉适能评估方法可分为器械评估法和徒手评估法两大类。

(1)肌肉适能器械评估法:等速肌力测试仪是目前公认最准确的肌力评估设备。通过等速肌力测试,可获取较全面的反映肌力和肌耐力的肌肉生物力学指标。可调阻力的抗阻训练器械也可进行肌肉适能评估。

最大肌力(one repetition maximum,1-RM)表示在动作标准的情况下,人体尽最大努力仅能完成一次的负荷重量,不同的肌群有其各自的最大肌力。1-RM 测试是一种重要的肌肉适能评估方法,能够反映全身各肌群的肌力,但需针对不同肌群分别进行,通常用于健康人或低危心血管病患者的肌力评估。进行测试时,受试者在初始重量负荷下完成 1 次标准动作后,令其休息 1~5 分钟,然后酌情增加重量负荷(每次增加 1~5kg),令受试者再做 1 次同样的标准动作,如此循环进行此过程,直至受试者无法再克服阻力完成一次标准动作为止。1-RM 测试的负荷较大,通常用于健康人或低危患者。

对于危险分层为中高危的心血管病患者以及老年人群,可用 X-RM 测试法间接估算其最大肌力。X-RM 表示人体尽最大努力,在动作标准的情况下仅能完成 X 次的负荷重量。X 数值越大,测试时的重量负荷越小。X-RM 的测试结果可根据对应的换算表计算成 1-RM。

(2)徒手肌肉适能评估法:利用自身重量或简单工具进行,简便易行,虽然不够精确,但能够反映人体肌肉的综合功能状态。常用的徒手肌肉适能评估方法有坐立试验(评估下肢肌力)、爬楼梯试验(评估下肢肌力)、30 秒椅子站立试验(评估下肢肌群及核心肌群)、握力测试(评估上肢肌力)、30 秒手臂屈曲试验(评估上肢肌力)、俯卧撑(评估上肢、肩背部及核心肌群)、1 分钟仰卧起坐试验(评估躯干肌群)等。

4. 柔韧性适能评估 主要采用徒手评估法,评估患者的关节活动度,进而给予个体针对性的柔韧性训练,防止患者因为关节活动度降低而影响正常的生活能力和运动功能。柔韧性适能徒手评估的方法主要包括抓背试验、坐椅前伸试验等。

5. 平衡适能评估　主要针对人体的平衡功能进行定量或定性描述,对患者进行平衡适能评估,有助于为患者提供个体化的平衡训练建议,帮助患者尤其是老年患者有效预防跌倒,保持身体稳定。目前平衡适能评估包括器械评估法和徒手评估法。器械评估法以平衡测试仪为主,该种仪器可以描计受试者在动静状态下的重心移动轨迹,并能够进行量化分析,结果相对准确。徒手评估法包括平衡量表（Berg 平衡量表、Tinetti 平衡与步态量表等）和平衡测试（如单腿站立试验、起立行走试验、功能性前伸试验等）。

6. 运动测试的注意事项

（1）运动测试的准备:建议受试者测试前 2 小时不要吃喝,穿着舒适的衣服和鞋子（橡胶鞋底）,临床医生在测试前应评估受试者的心电图（有无新出现的心房扑动或心房颤动、左束支传导阻滞、二度及以上房室传导阻滞、新出现的 Q 波等）,以及受试者的用药情况,并解释测试的目的和安全性。

（2）用药注意事项:运动测试不需要受试者停用或减用 β 受体阻滞剂,但测试 12 小时内不应舌下含服硝酸甘油（可以服用长效硝酸盐）。

（3）运动测试过程中的监测:运动测试过程中应监测症状和体征,如疲劳［可使用 Borg 评分表（表 8-2-4）进行测量］、呼吸困难和心绞痛等。血压应在每个测试阶段末进行测量,如果出现了血压下降,那么每分钟进行测量。心电图的 $V_4 \sim V_6$ 导联最能反映心肌缺血情况,应在运动的每分钟末记录,12 导联的心电图可以在每个测试阶段末进行记录。

（4）运动测试的终点:出现限制性症状,比如心绞痛、疲劳或呼吸困难;收缩压在基线或运动前一阶段的基础上下降 >10mmHg;出现用力过度的体征,包括低血压、不能说话或做出反应、出冷汗、心率 >150 次 /min 等;心电图上出现明显的心肌缺血,如 ST 段压低 2~3mm,出现明显的心律失常,如室性心动过速等。

（三）危险分层

美国心血管和肺康复协会（American Association for Cardiovascular and Pulmonary Rehabilitation, AACVPR）制订的相关指南规定所有心血管病患者在进行运动治疗之前,都应该进行危险分层,从而评估运动中发生心血管事件的风险,确定运动监护等级,帮助患者制订个体化运动方案,使患者最大受益。运动中发生心血管事件的危险分层见表 8-2-1。

表 8-2-1　运动中发生心血管事件的危险分层

项　　目		危险分层		
		低危	中危	高危
运动试验指标	• 心绞痛无症状	无	可有	有
	• 无症状,但有心肌缺血心电图改变	无	可有,但心电图 ST 段下移 <2mm	有,心电图 ST 段下移 ≥2mm
	• 其他明显不适症状,如气促、头晕等	无	可有	有
	• 复杂室性心律失常	无	无	有
	• 血流动力学反应	正常	正常	异常
	• 功能储备	≥7METs	5~7METs	≤5METs

续表

项 目		危险分层		
		低危	中危	高危
非运动试验指标	• 左心室射血分数	≥50%	40%~50%	<40%
	• 猝死史或猝死	无	无	有
	• 静息时,有复杂室性心律失常	无	无	有
	• 心肌梗死或再血管化并发症	无	无	有
	• 心肌梗死或再血管化心肌缺血	无	无	有
	• 充血性心力衰竭	无	无	有
	• 临床抑郁	无	无	有

注: METs 为代谢当量。

AACVPR 指南中推荐的不同危险分层患者运动过程中的人员监测及心电监护强度见表 8-2-2。

表 8-2-2　不同危险分层患者运动过程中的人员监测及心电监护强度

推荐		危险分层		
		低危	中危	高危
人员监测	次数或持续时间	最初 6~18 次,或事件后,或再血管化后 30d	最初 12~24 次,或事件后,或再血管化后 60d	最初 18~36 次,或事件后,或再血管化后 90d
心电监护	次数及类型	最初 6~12 次连续监测;之后酌情脱离监护	最初 12~18 次连续监护;之后酌情间断监护或脱离监护	连续监护;酌情改为间断监护

虽然运动可能触发心血管病风险,但良好的运动习惯能够降低运动风险,并使患者最终从运动中获益,由于心血管病事件更容易发生在运动治疗的早期,因此专业监测人员的水平和心电监护的强度对于保证运动安全至关重要。

【运动处方】

运动处方是指由医生、康复治疗师、体育指导者等给患者、运动员、健身者按年龄、性别、心肺功能状态、运动器官的功能水平以及身体健康状况、锻炼经历等,以处方的形式制订的系统化、个体化的运动方案。遵循科学的运动处方是患者康复安全有效的保障。

(一)运动处方的组成

一个完整的运动处方包括有氧运动、肌力及肌耐力训练、柔韧性训练及平衡功能训练四个部分,每个部分互相关联,能达到提高心肺功能、减轻体重、控制血糖、降低血脂等作用,从而提高患者生活质量。各部分具体内容包括运动方式,运动强度、运动时间、运动频率和注意事项等。

1. 有氧运动处方

(1)有氧运动:指由全身大肌群参与的周期性、动力性活动。有氧运动能够改善血管内皮功能、增加冠脉及全身血液循环、稳定粥样硬化斑块、增加心脏容量负荷,从而改善心脏功能,提高运动耐量。

（2）运动方式:常用的有氧运动方式有行走、慢跑、骑自行车、游泳等。

（3）运动时间及频率:每次运动 20~40 分钟,运动频率为每周 3~7 次,建议运动时间初始从 20 分钟开始,根据患者运动能力逐步增加运动时间。

（4）运动强度:应根据患者危险分层结果选择适宜的强度。运动强度可设定为最大运动能力的 40%~80%,中高危患者初始强度选择最大运动能力的 40%~50%,低危患者初始强度可选择最大运动能力的 60%,随着体能、病情改善,应逐步增加运动强度。临床常用的确定运动强度的方法有无氧阈法、心率储备法（或耗氧量储备法、峰值摄氧量法）、代谢当量法、目标心率法、自感劳累程度分级法等。其中前三种方法需通过运动负荷试验（运动负荷心电图、心肺运动试验）获得相关参数。应结合多种方法,综合对运动强度进行判定。

1）无氧阈法:无氧阈水平一般相当于最大摄氧量的 40%~60%,此水平的运动能够产生较好的训练效果,同时不会导致血液中乳酸大量堆积。无氧阈水平可以通过运动心肺试验获得。

2）心率储备法:此法临床使用最广泛,目标心率 =（最大心率 – 静息心率）× 运动强度 + 静息心率。

3）耗氧量储备法:类似于心率储备法,耗氧量储备法计算公式为:目标运动强度耗氧量 =（最大耗氧量 – 静息耗氧量）× 运动强度 + 静息耗氧量。

4）峰值摄氧量法:通过心肺运动试验测得峰值摄氧量,取 40%~80% 的摄氧量对应的心率、功率或代谢当量。

5）代谢当量法:通常以安静、坐位时的能量消耗为基础,表达各种活动时相对能量代谢水平,1MET 相当于 3.5ml/（kg·min）,因此目标代谢当量 = 摄氧量 /3.5。常见日常活动的 MET 值见表 8-2-3。

表 8-2-3 常见日常活动的代谢当量

活动	METs	活动	METs
修面	1.0	下楼	5.2
自己进食	1.4	上楼	9.0
如厕	3.6	骑车（慢速）	3.5
穿衣	2.0	骑车（中速）	5.7
站立	1.0	慢跑 1.6km/10min	10.2
洗手	2.0	备饭	3.0
淋浴	3.5	铺床	3.9
坐椅	1.2	扫地	4.5
穿脱衣	2.5~3.5	擦地（跪姿）	5.3
上下床	1.65	擦窗	3.4
步行 1.6km/h	1.5~2.0	拖地	7.7
步行 4.0km/h	3.0	园艺工作	5.6
步行 8.0km/h	6.7	写作	2.0

6）目标心率法：以静息心率为基础，目标心率在基础上增加 20~30 次 /min（低危患者增加 30 次 /min，中高危患者增加 20 次 /min）。

7）自感劳累程度分级法：根据 Borg 评分表（表 8-2-4），评估患者自我理解的用力程度从而判断运动处方是否合适。

表 8-2-4　Borg 评分表

Borg 评分 / 分	自我理解的用力程度	Borg 评分 / 分	自我理解的用力程度
6~8	用力非常非常轻	15~16	用力
9~10	用力很轻	17~18	很用力
11~12	用力轻	19~20	非常非常用力
13~14	有点用力		

当患者完成现有运动处方感觉较前明显轻松，心率和血压反应也较前减低，可酌情调整运动量。建议先增加运动时间（初始 6 周内，每 1~2 周酌情增加 5~10 分钟），再增加训练的频率，最后增加运动强度。如果评分为 15~17 分，表示患者不能耐受，应及时调整运动量。

2. 抗阻运动处方　抗阻运动增加心脏的压力负荷，有利于增加心肌血流灌注，还能够提高基础代谢率、改善运动耐力等。抗阻运动的形式多为循环抗阻力量训练，即一系列中等负荷、持续、缓慢、大肌群、多次重复的抗阻力量训练。常常利用自身重量或杠铃、弹力带、其他运动器械等进行抗阻训练。

每次抗阻训练一般训练 8~16 组肌群，躯体上部和下部肌群可交替训练，建议隔天一次，每周训练 2~3 次。初始推荐强度为：上肢为最大肌力（1-RM）的 30%~40%，下肢为最大肌力的 50%~60%，或重复 10~15 次的负荷重量（10~15RM），每组肌群训练 8~12 次。一般建议 Borg 评分 11~13 分，并且训练前必须有 5~10min 的有氧运动热身，最大运动强度不超过 50%~60%，运动过程中不能憋气。

当患者能够轻松完成 12~15 次动作时，可上调 5% 的负荷重量。抗阻运动应该在 PCI 后至少 3 周，且应在连续 2 周有医学监护的有氧训练之后进行；心肌梗死或冠状动脉旁路移植术（CABG）后至少 5 周，且应在连续 4 周有医学监护的有氧训练之后进行。

3. 柔韧性训练处方　柔韧性训练能够帮助保持关节在应有范围内从而使骨骼肌维持最佳功能，降低慢性颈肩腰背痛的风险，还有助于改善体型、减轻肌肉僵硬、降低受伤风险等，对于改善老年人身体柔韧性、提高老年人的日常生活能力至关重要。

柔韧性训练宜每天进行，训练前应以不少于 5 分钟的有氧训练作为热身运动以避免损伤。训练原则应以缓慢、可控制的方式进行，并逐渐加大活动范围，一般每次训练 8~10 个主要肌群，以缓慢、可控制的方式进行，再逐渐加大关节活动范围。训练方法：每一部位拉伸时间 6~15 秒，逐渐增加到 30 秒，如可耐受，可增加到 90 秒，其间正常呼吸，强度为有牵拉感觉同时不感觉疼痛，每个动作重复 2~3 次，总时间 10 分钟左右，每周 3~7 次。

4. 平衡功能训练处方　平衡能力指在不同的环境和情况下维持身体姿势的能力。平衡功能的训练可以提高和恢复平衡功能，减少跌倒风险及减轻跌倒的后果，并提高日常生活能力及生活质量。平衡功能受患者的性别、年龄、肌肉功能、前庭觉、视觉、本体感觉等影响，应根据患者情况制订个体化的平衡功能训练处方,其基本训练原则为双足至单足、睁眼至闭眼、静态至动态,强度由易至难,运动时间及频率为 5~10min/ 次、2~5 组 /d、2~3d/ 周。

（二）运动疗法的适应证与禁忌证

1. 运动疗法的适应证　主要包括但不限于以下情况：①病情稳定的各型冠状动脉粥样硬化性心脏病：无症状性心肌缺血、稳定型心绞痛、急性冠脉综合征和 / 或急性心肌梗死恢复期、冠状动脉血运重建术（PCI 或 CABG）后、陈旧心肌梗死。②风湿性心脏病、心脏瓣膜置换术后。③病情稳定的慢性心力衰竭。④外周血管疾病,如间歇性跛行。⑤存在冠心病危险因素者,如高血压、血脂异常、糖尿病、肥胖等。

2. 运动疗法的绝对禁忌证　存在以下情况时禁止运动疗法：①生命体征不平稳、病情危重需要抢救。②不稳定型心绞痛、近期心肌梗死或者急性心血管事件病情未稳定者。③血压反应异常,直立引起血压明显变化并伴有症状、运动中收缩压不升反降 >10mmHg 或血压过高（收缩压 >220mmHg）。④存在严重的血流动力学障碍,如重度或有症状的主动脉瓣狭窄或其他瓣膜疾病、严重主动脉弓狭窄、肥厚型梗阻性心肌病（左心室流出道压力阶差 >50mmHg）等。⑤未控制的心律失常（心房颤动伴快速心室率,阵发性室上性心动过速,多源、频发性室性期前收缩）。⑥三度房室传导阻滞。⑦急性心力衰竭或慢性失代偿性心力衰竭。⑧夹层动脉瘤。⑨急性心肌炎或心包炎。⑩其他可能疾病（如感染、血栓性疾病等）。

3. 运动疗法的相对禁忌证　对存在以下情况的患者,给予运动治疗时应慎重考虑：①电解质紊乱。②心动过速、严重的心动过缓或静息心电图显示明显的心肌缺血。③二度房室传导阻滞。④未控制的高血压（静息收缩压 >160mmHg 或舒张压 >100mmHg）。⑤低血压（舒张压 <60mmHg 或收缩压 <90mmHg）。⑥血流动力学障碍,如肥厚型梗阻性心肌病、中度主动脉弓狭窄（压力阶差 25~50mmHg）。⑦未控制的代谢性疾病如糖尿病、甲状腺功能亢进症（甲亢）、黏液水肿。⑧室壁瘤或主动脉瘤。⑨有症状的贫血等。

（三）不同康复时期运动处方的制订原则

1. I期（住院期）康复的运动处方　心血管病患者I期的运动治疗目标主要是促进患者功能恢复,改善患者心理状态,帮助患者恢复体力及日常生活能力,出院时达到生活基本自理,避免卧床带来的不利影响。一般来说,患者一旦脱离急性危险期,病情处于稳定状态,运动治疗即可开始,但应视患者的具体情况而定。开始运动治疗的参考标准如下：①过去 8 小时内无新发或再发胸痛。②心肌损伤标志物水平（肌酸激酶同工酶和肌钙蛋白）没有进一步升高。③无明显心力衰竭失代偿征兆（静息时呼吸困难伴肺部湿啰音）。④过去 8 小时内无新发严重心律失常或心电图改变。

运动方案需循序渐进：从被动运动开始,逐步过渡到床上坐位、坐位双脚悬吊在床边、床旁站立、床旁行走、病室内步行,上 1 层楼梯或固定踏车训练。这个时期患者运动康复和恢复日常活动的指导必须在心电和血压监护下进行,运动量宜控制在较静息心率增加 20 次 /min 以内,同时患者感觉不大费力（Borg 评分 <12 分）。如果运动或日常活动后心率增加大于 20 次 /min,患者感觉费力,宜减少运动量或日常活动。

出院计划：如果病情允许,建议出院前行运动负荷试验,客观评价患者的运动能力,据此指导患者出院后的日常生活及运动康复,并告知患者复诊时间,重点推荐患者参加院外早期心脏康复计划（II期康复）。

2. **Ⅱ期（门诊）康复的运动处方** 一般在出院后 2 周至 6 个月开始Ⅱ期康复,若病情允许可于出院后 1 周进行。Ⅱ期康复中运动治疗的目标是在Ⅰ期康复的基础上进一步改善患者的身心状况,全面提高患者的体适能。一般的Ⅱ期康复训练内容是每周 3~5 次心电血压监护下的中等强度运动,包括有氧运动、抗阻运动及柔韧性训练等,每次持续 30~90 分钟,共 3 个月左右,推荐运动康复次数为 36 次(不少于 25 次)。经典的Ⅱ期康复运动程序包括三个步骤,具体如下:

第一步:准备活动,即热身运动。多采用低水平有氧运动或低强度的拉伸运动,持续 5~15 分钟。一般来说,病情越重或心肺功能越差,热身时间宜越长。

第二步:训练阶段,包含有氧运动、抗阻运动、柔韧性运动、平衡功能训练等各种运动方式训练。其中有氧运动是基础,抗阻运动、柔韧性运动是补充。

第三步:放松运动,有利于运动系统的血液缓慢回到心脏,避免心脏负荷突然增加诱发心脏事件。放松方式可以是慢节奏有氧运动的延续或是柔韧性练习,根据患者病情轻重可持续 5~10 分钟,病情越重,放松运动的持续时间宜越长。

3. **Ⅲ期（社区及家庭）康复的运动处方** Ⅲ期康复运动处方的内容主要是Ⅱ期运动处方的延续,应告知患者定期复诊、积极参与随访计划,以便于及时更新运动处方。一般来说,达到Ⅱ期康复目标、能够脱离监护并掌握运动方法的患者才适合回到社区和家庭继续康复。同时,Ⅱ期康复医生及治疗师应指导患者因地制宜,采取一些运动强度适宜且容易开展的运动形式,如太极拳、八段锦、健身操等。

【健康指导】

1. **充分热身和放松** 运动前热身运动要充分,运动后要有放松期,此为保障运动安全性的重要因素。热身期常采用低水平的有氧运动或柔韧性训练,时间为 5~15 分钟,主要作用是放松和伸展肌肉,提高血管和关节适应性,避免心血管意外及运动器官损伤。放松期常采用慢节奏有氧运动或柔韧性训练,时间为 5~10 分钟,主要作用是让集中在运动系统的血液再分布,恢复至静息水平,避免增加心血管事件的发生风险,特别是老年患者及病情较重者,热身和放松时间需相对延长。

2. **保证运动环境及着装安全** 运动的环境应安全、舒适,嘱患者着运动装、运动鞋,必要时使用护具,重视热身和放松运动,指导患者规范地使用运动器材,避免运动造成的运动系统损伤。选择相对安全的运动器材及运动方式,如弹力带抗阻运动、徒手健身操等,可以降低运动损伤的风险。

3. **循序渐进,逐渐增量** 指导患者运动过程应以循序渐进、逐渐增量为原则,并持之以恒、维持终身。要定期或根据患者运动时的反馈,适时地对患者进行再评估,并修正运动处方。避免过度训练造成不良后果或半途而废,同时避免训练强度不够达不到治疗效果。

4. **合理运动量的主要标志** 如何判断运动量的适宜性是保证运动训练安全的重要指标,合理运动量的主要标志包括以下几种:①运动后稍出汗,轻度呼吸加快,但不影响对话,全天感觉舒适,无持续的疲劳感。②无症状或原症状未加重,饮食、睡眠良好。③运动后脉搏、血压不能在 6~8 分钟内恢复者,说明运动量过大,应及时调整。④若脉搏次数不增加或增加较小,说明运动量不足,不能达到治疗目的,应加以调整。

5. **运动时具有警告性的症状和体征** 及时识别运动过量的警告性体征对于保证运

动的安全进行至关重要,警告性症状和体征主要包括:①胸痛、胸闷,且休息或舌下含服硝酸甘油 0.5mg 后仍不缓解。②头晕、气短、极度疲乏、明显心悸。③心率过快或过慢,特别是在休息一段时间后仍不能恢复正常心率等,出现以上症状时应立即停止运动,及时就医。

6. 运动时间的选择及运动前后的注意事项　一般运动时间应选在下午、餐前或餐后 2 小时为宜。运动前后不宜大量饮水,以免增加心脏和胃的负担。运动后不宜立即洗热水澡,以防血管扩张,出现头晕、恶心等,可先用湿毛巾擦干汗水,再用温水擦身,休息 15 分钟后再洗澡,水温以 40℃左右为宜。

（童素梅）

第三节　合 理 膳 食

学习目标

完成本内容学习后,学生将能:
1. 复述膳食对心血管病的影响、我国目前的膳食结构及膳食提倡内容、用餐时间及频率对心脏健康的影响。
2. 列出不同心血管病营养处方特点、医学营养治疗的目标、营养处方的"4A"原则以及如何制订营养处方。
3. 描述营养因素的评估内容、心脏健康的最佳膳食模式评估。
4. 应用所学知识制订一份针对心血管病患者的健康膳食指导计划。

【概述】

心血管病已成为我国居民的第一位死亡原因,预防心血管病的发生发展越来越具有重要意义。美国心脏病学会（ACC）联合美国心脏协会（AHA）发布的《2019 ACC/AHA 心血管病一级预防指南》中指出,终生的健康生活方式是预防和治疗心血管病最重要的方法之一,其中包括合理的膳食与营养。

人类膳食是一个复杂的体系,对于人体健康的影响不仅涉及膳食成分与机体之间、食物各成分之间的相互作用,还与食物中营养物质的生物利用度有关。虽然大多数研究发现,单个营养素或食物对慢性病的干预效果并不明显,但大量循证医学证据显示,在多种膳食因素及模式的长期影响下,膳食营养与心血管病有着密切的联系。

从膳食中摄入的能量、饱和脂肪酸和胆固醇过多以及蔬菜、水果摄入不足等可增加心血管病的发生风险,而合理膳食不仅可降低该风险,且经济、简单、有效、无副作用,被国家专业学会或协会纳入心血管病一级、二级预防和康复内容之一。

近 30 年来,我国居民膳食结构发生了巨大变化,以植物性食物为主的传统膳食模式正在向以动物性食物为主的膳食模式转变。肉、蛋等动物性食物和含糖饮料摄入量增加,而谷类等植物性食物摄入减少,导致能量、脂肪摄入增加,肥胖增加,同时心血管病发生率也增加。鉴于此,《中国居民膳食指南》(2016)提出食物多样,谷类为主;吃动平衡,健康体重;多吃蔬果、奶类、大豆;适量吃鱼、禽、蛋、瘦肉;少盐少油,控糖限酒;杜绝浪费,兴"新食尚",倡导以植物性食物为主的健康膳食模式,随时修正不良的饮食行为。

【评估】

(一)营养因素评估

营养因素是指食物中可以给人体提供能量、机体构成成分和组织修复以及生理调节功能的成分。流行病学研究、实验研究及临床研究表明,心血管病与许多膳食因素及生活方式密切相关。

鱼和鱼油[富含二十碳五烯酸(eicosapentaenoic acid, EPA)和二十二碳六烯酸(docosa-hexaenoic acid, DHA)]、蔬菜和水果(包括浆果)、富含亚油酸和钾的食物、植物甾醇,以及规律的身体活动与减少心血管病密切相关;饱和脂肪酸(豆蔻酸和棕榈酸)、反式脂肪酸、高钠摄入、大量饮酒、超重和肥胖显著增加心血管病发生风险;维生素 E 补充剂与心血管病无关联。α- 亚麻酸、油酸、膳食纤维(非淀粉多糖)、全粒类谷物、无盐坚果及叶酸很可能减少心血管病风险;膳食胆固醇和未过滤的熟咖啡很可能增加心血管病风险;硬脂酸与心血管病没有关系。摄入类黄酮和大豆制品可能减少心血管病风险,而富含月桂酸的脂肪、β- 胡萝卜素补充剂可能增加心血管病风险。

1. 食物

(1)蔬菜水果:冠心病与蔬菜、水果摄入负相关。每天多食用 1 份蔬菜或水果(约 100g)可减少 4% 冠心病的风险。控制高血压的膳食法(dietary approaches to stop hypertension, DASH)研究证明,混合膳食及蔬菜、水果膳食均有益于降压。

(2)鱼:吃鱼可以降低各种死亡危险以及心血管病病死率。每周至少吃鱼 1 次可减少冠心病风险 15%。据估计,高危人群每天摄入 40~60g 脂肪含量高的海鱼可以使冠心病病死率减少约 50%。

(3)坚果:经常吃富含不饱和脂肪酸的坚果与冠心病低风险相关。平均每天食用 67g 坚果,可降低血清甘油三酯(triglyceride, TG)0.28mmol/L(约降低 5.1%)和降低低密度脂蛋白胆固醇(low density lipoprotein-cholesterol, LDL-C)0.27mmol/L(约降低 7.4%)。但坚果的能量密度较高,需要注意膳食能量的平衡,以防摄入能量过高。

(4)大豆:大豆含有丰富的优质蛋白、不饱和脂肪酸、B 族维生素以及异黄酮、植物甾醇及大豆低聚糖等,是我国居民膳食中优质蛋白质的重要来源。摄入大豆异黄酮可以预防冠心病。美国食品与药品监督管理局声称"每日摄入 25g 的大豆蛋白,并且保持低饱和脂肪酸和低胆固醇饮食,可以降低心脏病发生的危险"。

(5)酒和酒精:适量饮酒可以降低冠心病风险。无论是啤酒、葡萄酒还是白酒,所有酒精饮品都只与冠心病低风险有关,并不适用于其他心血管病,也不提倡已经罹患心血管病的患者饮酒。

(6)咖啡:由饮用未过滤的咖啡改为饮用过滤的咖啡可大幅度降低血总胆固醇(TC)。因为咖啡豆含有一种咖啡雌醇的类萜酯,咖啡里的咖啡雌醇量取决于冲咖啡的方法,经过滤纸过滤的咖啡其含量为零,而未过滤的咖啡含量高。

（7）茶：茶中的茶多酚及茶色素类物质可调节血脂、血压并预防动脉粥样硬化和保护心肌，从而降低心血管病发生的危险。

2. 膳食脂肪酸和胆固醇

（1）饱和脂肪酸：大量关于膳食脂肪与心血管病尤其是与冠心病之间的试验研究均证明，脂肪酸和膳食胆固醇与心血管病强相关。脂肪摄入量过高，尤其是饱和脂肪酸摄入增多可升高血中 TG、TC 和 LDL-C 水平。这些饱和脂肪酸主要是存在于畜肉（尤其是肥肉）、禽肉、棕榈油和奶制品中的豆蔻酸、棕榈酸和月桂酸。硬脂酸对血 TC 没有显著影响，即不升高也不降低血 TC 水平，且在机体内很快转变成油酸。

（2）反式脂肪酸：反式脂肪酸摄入过多不仅升高 LDL-C，而且还降低高密度脂蛋白胆固醇（high density lipoprotein-cholesterol, HDL-C），易诱发动脉粥样硬化，增加冠心病风险。因此，推荐尽可能减少氢化植物油及其制品的摄入，特别是心血管病患者及其高危人群。反式脂肪酸主要存在于氢化植物油（如起酥油、人造奶油）及其制品（如酥皮糕点、人造奶油蛋糕、植脂末）、各类油炸和油煎食品、高温精炼的植物油和反复煎炸的植物油。

（3）不饱和脂肪酸：不饱和脂肪酸替代饱和脂肪酸可降低血中 TC 与 LDL-C，其中多不饱和脂肪酸比单不饱和脂肪酸降脂效果更好。油酸是唯一的单不饱和脂肪酸，主要存在于茶油、橄榄油、菜籽油和坚果。多不饱和脂肪酸包括 n-6 和 n-3 多不饱和脂肪酸。n-6 多不饱和脂肪酸主要是在亚油酸、葵花子油、玉米油和豆油中含量丰富。n-3 多不饱和脂肪酸来自植物油的亚麻酸和鱼及鱼油中的 EPA 和 DHA。n-3 多不饱和脂肪酸具有广泛的生物学作用，对血脂和脂蛋白、血压、心脏功能、动脉顺应性、内分泌功能、血管反应性和心脏电生理均具有良好的作用，并有抗血小板聚集和抗炎作用。EPA 和 DHA 有较强的降血 TG、升高高密度脂蛋白胆固醇（HDL-C）效果，对预防冠心病有一定的作用。

（4）胆固醇：血 TC 主要来自膳食胆固醇和内源性合成的胆固醇。动物食品如肉、内脏、皮、脑、奶油和蛋黄是胆固醇主要的膳食来源。尽管胆固醇摄入量与心血管病关系的研究证据尚不完全一致，但是膳食胆固醇摄入过多升高血 TC 水平，因此应尽可能减少膳食胆固醇的摄入。值得一提的是，蛋黄富含胆固醇，但蛋黄不含饱和脂肪酸。如果能很好控制肉类食物的摄入量，就不需要非常严格地限制蛋黄的摄入。研究显示，每天不超过 1 个蛋黄，对健康有益，但冠心病患者应适量减少蛋黄的摄入量。

3. 植物甾醇　植物甾醇通过抑制胆固醇的吸收可降低血 TC，每日摄入 1.5~2.4g 的植物甾醇可减少膳食中胆固醇吸收 30%~60%，平均降低血液 LDL-C 水平 10%~11%。植物甾醇广泛存在于植物油脂和植物性食物中，例如米糠油、玉米油、芝麻油、蔬菜、水果、豆类、坚果及谷物。2009 年美国食品药品监督管理局声称，每日最少摄入 1.3g 的植物甾醇酯（或 0.8g 游离甾醇）作为低饱和脂肪和胆固醇膳食的一部分，可以降低心脏病发生的危险。

国家卫生健康委员会已经批准植物甾醇为新资源食品：植物甾烷醇酯，摄入量 <5g/d（孕妇和 <5 岁儿童不适宜食用）；植物甾醇摄入量为 ≤2.4g/d（不包括婴幼儿食品）；植物甾醇酯，摄入量 ≤3.9g/d（不包括婴幼儿食品）。现有的证据支持推荐成人摄入植物甾醇降低 LDL-C。

4. 膳食纤维　绝大多数膳食纤维可降低血 TC 和 LDL-C，高膳食纤维以及富含全谷粒的食物、豆类、蔬菜、水果的膳食可降低冠心病风险。

5. **抗氧化营养素(剂)、叶酸和类黄酮**　膳食维生素 A 和维生素 E 与心血管病风险呈负相关。单纯补充维生素 E 对男女心肌梗死、卒中或因心血管原因而引起的死亡无影响,但增加维生素 C 摄入似乎对冠心病有一定作用。目前证据显示,只有通过天然食物摄入的抗氧化营养素才有益于健康。

通过膳食和补充剂补充叶酸和维生素 B_6 可以预防冠心病。通过饮食摄入较高的叶酸可以使患缺血性心脏病及卒中的风险下降。

6. **钠和钾**　钠摄入量与血压直接相关。每天的钠摄入量减少 50mmol/L 可以使需要降压治疗的人数减少 50%,减少卒中死亡 22%,减少冠心病死亡 16%。

钾补充剂对血压和心血管病有保护作用,但没有迹象显示必须长期使用钾补充剂才能减少心血管病风险。建议多摄入蔬菜和水果,保障足够钾的摄入。

(二)用餐时间及频率评估

由于食物越来越多样化以及生活节奏的加速,如今的膳食习惯已产生很大的变化。不规律的饮食模式不利于实现健康的心脏代谢曲线,而有意识地进食、注意进食的时间和频率,可以促进更健康的生活方式以及加强心脏代谢危险因素的管理。规律的早餐摄入、增加饮食频率可以降低患心血管病的风险,总胆固醇和低密度脂蛋白胆固醇的平均浓度也越低,而吃饭过晚可能对心脏代谢健康有潜在的有害影响。

(三)心脏健康的最佳膳食模式评估

我们摄入的膳食是多种食物、营养物质的混合体,其不同组成体现了不同的膳食结构,称为膳食模式。最有益于心脏健康的膳食模式不仅可以降低总胆固醇、甘油三酯和血压水平,也可以降低发生心血管病的风险。

1. **地中海膳食模式**　地中海膳食模式是 20 世纪 60 年代早期基于地中海周边国家和地区的膳食特点提出来的。其主要特点为:高摄入水果、蔬菜、坚果、橄榄油、鱼、复杂的碳水化合物和单不饱和脂肪酸;适量摄入乳制品和红酒;低摄入动物脂肪和单糖。

2. **DASH 膳食模式**　血压升高是心血管病的重要病因之一。这种膳食模式的食物组成特点是:选择低脂肪的乳制品、鱼、鸡、瘦肉;高摄入天然水果、蔬菜、全谷类、坚果和豆类。其营养成分的特点是低饱和脂肪酸和丰富的钾、镁、维生素及膳食纤维等。这样的饮食模式可有效降低血压。因此,现在常以 DASH 饮食来作为预防及控制高血压的饮食模式。

目前西方发达国家根据自己国家的膳食特点提出的膳食模式的评分体系已有几十种,常见的有美国的健康饮食指数(healthy eating index,HEI)和后来修改的替代健康饮食指数(alternate healthy eating index,AHEI),膳食质量指数(dietary quality index,DQI),修订的膳食质量指数(dietary quality index revised,DQI-R),膳食质量分数(diet quality score,DQS),推荐的食物分数(recommended foods score,RFS),国际膳食质量指数(diet quality index International,DQI-I),健康食物指数(healthy food index,HFI),健康膳食提示值(healthy diet indicator,HDI),以及基于食物的质量指数(food-based quality index,FBQI)等。由于膳食质量指数的广泛使用,地中海膳食模式也建立了可量化评分的地中海膳食分数(mediterranean diet score,MDS),以及替代地中海膳食分数(alternate mediterranean diet score,AMDS),同时也建立了 DASH 相应的质量评分体系。在上述多种膳食模式中,HEI 在膳食模式与健康或疾病关系的研究中应用最为广泛。

我国也初步开展了基于膳食质量评分的膳食模式研究。这些研究主要以中国营养学会提出的膳食指南为标准,建立了"中国膳食质量指数"(chinese diet quality index,CDQI)和"中国膳食平衡指数"(chinese diet balance index,CDBI)。基于《中国居民膳食指南》(2016年版)的膳食质量评分方法(chinese healthy eating index,CHEI)能较好地反映中国居民膳食质量的差异。

【处方】

医学营养治疗(medical nutrition therapy,MNT)是心血管病综合防治的重要措施之一。营养治疗的目标是控制血脂、血压、血糖和体重,降低心血管病危险因素的同时,增加保护因素。对于心血管病患者,提供医学营养治疗对患者的预后有着积极的影响,对减少再入院和住院天数、提高对限制钠及液体摄入的依从性以及对患者的生活质量、治疗目标的提高等具有重要作用。

营养处方帮助患者改变膳食习惯意味着改变生活方式和行为,由于实施和维持障碍,通常较难持续进行下去。由于患者对膳食干预反应不一,找出影响动机和可行性的因素,有针对性的改变就显得尤其重要。

(一)"4A"原则

1. 评价(assessment) 对患者日常的饮食方式和食物摄入情况进行评价。

2. 询问(ask) 通过询问进一步了解患者的想法和理念,了解改变不良生活方式存在的障碍。

3. 劝告(advice) 对患者进行指导,鼓励患者从现在做起,循序渐进,逐渐改变不良生活方式。

4. 随访(arrangement) 为了加强依从性,要定期随访,巩固已获得的成果,并设定一个目标。

(二)膳食营养处方制订

1. 评估 包括存在的膳食营养问题和诊断,通过膳食回顾法或食物日记,了解、评估每日膳食摄入的总能量、总脂肪、饱和脂肪、胆固醇、钠盐和其他营养素摄入水平;使用世界卫生组织 STEPS 核心膳食条目或食物频率问卷,评估果蔬摄入量,全谷类和鱼的摄入量,饮料和加工食品摄入量,餐次和零食情况;外出就餐的频率和酒精摄入量;身体活动水平和运动功能状态,以及体格测量和适当的生化指标;是否伴有肥胖、高血压、糖尿病、心力衰竭、肾疾病和其他并发症。评估应尽可能准确。

2. 制订个体化膳食营养处方 根据评估结果,针对膳食和行为习惯存在的问题,制订个体化膳食营养处方。

3. 膳食指导 根据营养处方和个人饮食习惯制订食谱,选择健康膳食,指导患者改变不良行为,纠正不良饮食习惯。

极低脂肪膳食有助于达到降脂目标。在二级预防中,这类膳食也可以辅助药物治疗。这类饮食含有最低限度的动物食品,饱和脂肪酸(<3%)、胆固醇(<5mg/d)以及总脂肪(<10%)的摄入量均非常低,该类膳食主要食用低脂肪的谷物、豆类、蔬菜、水果、蛋清和脱脂乳制品,通常称之为奶蛋素食疗法。对于有他汀类药物禁忌证的患者可以选择极低脂肪膳食进行治疗,或由临床医生根据病情选择。

4. **营养教育**　对患者及其家庭成员,使其关注自己的膳食目标,并知道如何完成。了解常见食物中盐、脂肪、胆固醇、能量含量和各类食物营养价值及其特点,了解《中国居民膳食指南》的主要内容、食品营养标签应用等,并科学运动。

5. **注意事项**　将行为改变模式与贯彻既定膳食方案结合起来。膳食指导和生活方式调整应根据个体的实际情况考虑可行性,针对不同危险因素进行排序,循序渐进,逐步改善。

（三）不同心血管病营养处方特点

对于不同疾病,其营养处方有各自的特点。

1. **高血压患者**　应注意增加身体活动,每周运动 5 天,中等强度有氧运动每天≥30 分钟;严格控制钠盐:推荐每天食盐用量控制在 5g 以下,并注意酱油、味精、榨菜、腐乳等含钠高的食物;适当增加钾摄入量:每天 3.5~4.7g,尽量从自然食物如紫菜、香菇、土豆、毛豆、莲子、香蕉、橙子等蔬菜水果中摄取;保证足量的钙和镁:推荐饮用牛奶,适量食用大豆、坚果;限制饮酒。

2. **高脂血症、动脉粥样硬化和冠心病患者**　应注意适当减少碳水化合物的摄入,控制甜点、饮料及精制糖果的摄入;多吃深色蔬菜和水果,蔬菜水果中富含的膳食纤维、维生素 C,有助于降低 TG,促进胆固醇的代谢;少量多餐,避免过饱。忌烟和浓茶,最好不饮酒。

3. **急性心肌梗死患者**　应了解用药情况,包括利尿药、降压药及血钠和血钾水平、肾功能及补液量,注意维持水电解质平衡;进食种类及量应遵循循序渐进原则,可以从清流质饮食向浓流质饮食、低盐低脂半流质饮食、低盐低脂软食、低盐低脂普食逐步过渡;避免过冷或过热的食物,浓茶和咖啡也不适宜;保证丰富膳食纤维的摄入,尤其是水果中的可溶性膳食纤维可以防止便秘,使大便通畅。

4. **慢性心衰患者**　营养处方中应保证优质蛋白质占到总蛋白的 1/2~2/3;每日液体量为 1 000~1 500ml,尽量选择高能量、高密度的食物;钠盐的摄入最好每日 <3g;保证充足的无机盐和维生素,如钙、镁、维生素 C、维生素 B 族等;注意电解质平衡;少食多餐,每天以进餐 5~6 次为宜;戒烟戒酒。

【随访与健康指导】

推荐首次门诊的时间为 45~90 分钟,第 2~6 次的随访时间为 30~60 分钟,建议每次都有临床营养师参与。从药物治疗开始前,就应进行饮食营养干预措施,并在整个药物治疗期间均持续进行膳食营养干预,以便提高疗效。

医学营养治疗计划需要 3~6 个月的时间:

1. 首先是行为干预,主要是降低饱和脂肪酸和反式脂肪酸的摄入量,即减少肉类食品、油炸油煎食品和糕点摄入;减少膳食钠的摄入量,清淡饮食,增加蔬菜和水果摄入量。

2. 其次是给予个体化的营养治疗膳食 6 周。

3. 在第 2 次随访时,需要对血脂、血压和血糖的变化进行评估,如有必要,可加强治疗。第 2 次随访时可指导患者学习有关辅助降脂膳食成分（如植物甾醇和膳食纤维）知识,增加膳食中的钾、镁、钙的摄入量,此阶段需对患者的饮食依从性进行监控。

4. 在第 3 次随访时,如果血脂或血压没有达到目标水平,则开始代谢综合征的治疗。

5. 当血脂已经大幅度下降时,应对代谢综合征或多种心血管病危险因素进行干预和管理。校正多种危险因素的关键是增加运动,减少能量摄入和减轻体重。通过健康教育和营养咨询,帮助患者学会按膳食营养处方合理饮食、阅读食品营养标签、修改食谱、准备或采购健康的食物,以及外出就餐时合理饮食。

健康膳食推荐应当包括保护心脏的膳食模式即大量的植物性食物(蔬菜、水果、豆类、杂豆、全谷类、坚果和种子),不饱和脂肪,降低饱和脂肪和反式脂肪(加工食品和精制食物),鼓励多摄入鱼和禽肉代替红肉。膳食建议应当针对患者危险因素进行个性化设计,具体建议如下:

1. 蔬菜和水果　足量摄入,至少 400g/d,最好 800g/d。蔬菜应多于水果,蔬菜 500~600g/d,水果 200~300g/d。每天选择不同颜色的蔬菜和水果,保障微量营养素平衡。如果喝果汁,每天不超过 1 杯(150ml)。

2. 全谷类和膳食纤维　通过食物摄入,限制精制淀粉和糖的摄入,尤其是含糖饮料。建议膳食纤维摄入量为 10~25g/d。

3. 膳食脂肪　用不饱和脂肪(花生油、豆油、油、籽油等植物油)代替饱和脂肪(猪油、黄油等动物油),尽量减少摄入肥肉、肉类食品和奶油,增加鱼类摄入;避免反式脂肪酸(氢化植物油),少吃含有人造黄油的糕点、含有起酥油的饼干和油炸油煎的食品。总脂肪摄入量每天不超过总能量的 25%,饱和脂肪不超过 7%,单不饱和脂肪不少于 13%,胆固醇不超过 200mg/d。

4. 盐　每天不超过 5g 盐(即 2 000mg 钠),包括味精、防腐剂、酱菜、调味品中的食盐。减少加工食品、烟熏食品、面包等的摄入。

5. 蛋白质　用鱼、禽肉、坚果和大豆类代替畜肉或加工肉类。

6. 乳制品　无特殊要求,多摄入无益,每天 300g。

7. 酒　饮酒应适量,男性酒精摄入量为 20~30g/d,相当于 50 度白酒 50ml,或 38 度白酒 75ml,或葡萄酒 250ml,或啤酒 750ml。女性酒精摄入量为 10~20g/d,隔两天喝 1 次。不饮酒者,不建议适量饮酒。

8. 维生素和矿物质补充剂　平衡膳食者不需要补充,除非有缺乏者。

9. 血 LDL-C 高的患者　鼓励使用适量植物甾醇和甾醇酯(2g/d)。

【案例】

以心功能不全患者为例。

由于入量受限,会出现体重下降、低蛋白血症等营养不良的表现,营养不良在心脏重症患者中非常常见,其发生率可高 40%,且与发病率和死亡率的增加密切相关。医学营养治疗有提高免疫力、减轻氧化应激、维护胃肠功能与结构、降低炎症反应、改善患者生存率等作用,因此心功能不全的患者需要医学营养治疗。

建议如下:

1. 适当的能量　既要控制体重增长,又要防止心脏疾病相关营养不良的发生。心力衰竭患者的能量需求取决于目前的干重(无水肿情况下的体重)、活动受限程度以及心力衰竭的程度,一般给予 25~30kcal/kg(1kcal=4.18kJ)理想体重。活动受限的超重和肥胖患者,必须减重以达到一个适当体重,以免增加心肌负荷。因此,对于肥胖患者,低能量平衡膳食(1 000~1 200kcal/d)可以减轻心脏负荷,有利于体重减轻,并确保患者没有营养不良。严重的心力衰竭患者,应按照实际临床情况需要进行相应的营养治疗。

2. 防止心脏疾病恶病质发生　由于心力衰竭患者能量消耗增加 10%~20%,且面临疾病原因导致的进食受限,约 40% 的患者面临营养不良的风险。应根据营养风险评估评分,决定是否进行积极的肠内肠外营养支持。

3. **注意水、电解质平衡**　根据水钠潴留和血钠水平,适当限钠,给予不超过 3g 盐的限钠膳食。若使用利尿剂者,则适当放宽。由于钾摄入不足、丢失增加或利尿剂治疗等可出现低钾血症,应摄入含钾高的食物。同时应监测使用利尿剂者是否有镁缺乏,若有,应给予治疗。如因肾功能减退,出现高钾、高镁血症,则应选择含钾、镁低的食物。另外,给予适量的钙补充剂在心力衰竭的治疗中有积极的意义。

心力衰竭时水潴留继发于钠潴留,在限钠的同时多数无须严格限制液体量。但考虑过多液体量可加重循环负担,故主张成人液体量为 1 000~1 500ml/d,包括饮食摄入量和输液量。

4. **低脂膳食**　给予 n-3 多不饱和脂肪酸,优化脂肪酸构成。食用富含 n-3 脂肪酸的鱼类和鱼油可以降低甘油三酯水平,预防心房颤动,甚至有可能降低心力衰竭死亡率。每天从海鱼或者鱼油补充剂中摄取 1g n-3 多不饱和脂肪酸是安全的。

5. **充足的优质蛋白**　充足的优质蛋白应占总蛋白的 2/3 以上。对于合并慢性病的心力衰竭患者,可以选择低脂高蛋白膳食,即以瘦肉、低脂或脱脂奶制品提供高动物蛋白,或含大豆蛋白 25g/d 的高植物蛋白膳食。

6. **适当补充 B 族维生素**　由于饮食摄入受限、使用强效利尿剂以及年龄增长,心力衰竭患者存在维生素 B_1 缺乏的风险。摄入较多的膳食叶酸和维生素 B_6 与心力衰竭及脑卒中死亡风险降低有关。

7. **少食多餐**　食物应以软、烂、细为主,易于消化。

8. 戒烟戒酒。

(童素梅)

第四节　积极控制体重

学习目标

完成本内容学习后,学生将能:
1. 列出肥胖评估指标与诊断标准。
2. 列出减重方案。
3. 描述减重方案具体措施。
4. 应用所学知识制订一份针对肥胖患者的减重计划。

【概述】

肥胖对血流动力学和心血管结构和功能均有负面作用,可使总血容量、充盈压和心脏输出量增加,进而导致心脏工作量增大,超重和肥胖可导致患者的左心室和左心房扩大。排除血压和年龄的影响,肥胖增加了患者左心室向心性肥厚、心脏重构及心房颤动的风险,同时肥胖也会导致心脏舒缩功能异常。现已明确,肥胖是一个独立的心血管病危险因子,其导致的心血管损害可大致分为三类:①肥胖性心脏病,如冠心病、心力衰竭、心肌病和心律失常;②肥胖性血管病,如高血压、内皮功能紊乱、静脉血栓和功能不全,外周血管病和脑卒中;③肥胖相关性代谢性心血管病,如代谢综合征、2型糖尿病、血脂紊乱和痛风等。因此,积极控制体重成为心血管病二级预防康复项目的主要目标之一。

尽管超重与肥胖发生率高,且与其他危险因素高度相关,但并没有成为许多心脏康复干预项目的一级重点内容。相反,医生在对超重的心血管病患者进行代谢相关的药物治疗时并没有重点改变其生活方式。不到一半的心脏康复项目报告中提到有关体重控制的方案。相关资料中缺乏体重管理方面的数据也证明对肥胖缺乏重点关注。虽然减轻体重不能显著减少冠心病风险,但参与康复项目的患者代谢综合征患病率显著降低,已经证明减轻体重能减少已有冠心病高危因素的健康个体新发冠心病的发病率,且能减少心脏病事件。总之,心血管病患者减轻体重需要全面的减重行为干预,减轻体重能显著改善腹型肥胖、胰岛素抵抗、血脂、血压、内皮细胞功能、血小板聚集和自我报告的生活质量。因为康复项目的总体目标是积极改变导致冠心病的生活方式,所以应对超重患者进行仔细的评价与治疗,最终使患者持续地减重并因此获益。

【肥胖导致心血管疾病的机制】

肥胖致心血管病的机制有其特殊性,体内过多脂肪可导致:①交感神经激活。②压力反射障碍。③下丘脑-垂体轴紊乱。④高瘦素血症和低脂联素血症。⑤肾素-血管紧张素系统(renin-angiotensin-system,RAS)激活。⑥脂肪压迫肾脏。⑦阻塞性睡眠呼吸暂停综合征等。上述因素可致心排血量增加、心肌肥厚和功能损害,血管内皮功能受损和动脉顺应性改变等。

在肥胖介导的心血管损害中有两个病理生理过程起重要作用:①胰岛素抵抗(IR)。腹型肥胖易导致内脏脂肪分解,产生的游离脂肪酸易在肝脏和肌肉酯化,形成脂质异位沉积,产生IR。Reaven(美国著名内分泌专家)报道非糖尿病患者群IR越重,心血管病发病率越高。其他许多研究也显示IR与高血压、冠心病、糖脂代谢紊乱有关联。因此IR被认为是上述疾病的共同病理生理基础,但目前也有不少研究证实肥胖可不伴IR,IR与心血管病之间的因果关系并不明确。②脂肪病变。许多研究证实除贮脂外,脂肪也是一个重要的内分泌器官,能分泌瘦素、脂联素、抵抗素、内脏素等多种脂肪因子,以及白细胞介素-6(interleukin-6,IL-6)、肿瘤坏死因子α(tumor necrosis factor-α,TNF-α)、血清C反应蛋白(c-reactive protein,CRP)等多种炎症因子和血管紧张素Ⅱ(angiotensin Ⅱ,AT Ⅱ)、一氧化氮(NO)、内皮素-1(endothelin-1,ET-1)、纤溶酶原激活物抑制因子-1(plasminogen activator inhibitor-1,PAI-1)等多种血管活性物质。这些因子或物质通过旁分泌或自分泌作用于心血管系统,其中有些脂肪因子对心血管有保护作用,如脂联素。相关研究表明瘦素抵抗或缺乏时可导致心肌肥厚,而外源性瘦素可逆转心肌肥厚。当脂联素缺乏时,予压力负荷可致小鼠的心肌肥厚,其机制与细胞外调节蛋白激酶(extracellular regulated protein kinases,ERK)激活和单磷酸腺苷活化蛋白激酶(AMP-activated protein kinase,AMPK)抑制有关,予脂联素可逆转心肌肥厚。脂肪分泌的各种炎症因子和血管活性物质在损害血管内皮和启动血管粥样病变中起着重要作用。在众多脂肪分泌的因子中,脂肪的RAS发挥着特殊的作用,脂肪组织中存在完整的RAS,脂肪细胞产生的血管紧张素原和AT Ⅱ又可作用于脂肪细胞,进一步影响其分泌功能。

【评估】

衡量超重和肥胖最简便和常用的测量指标是腰围、体重指数（BMI）及腰臀比（waist/hip ratio，WHR）。BMI 增加与心血管病的风险高度相关。BMI 可反映全身肥胖程度，腰围主要反映腹部脂肪蓄积（中心性肥胖）的程度，WHR 是判定中心性肥胖的重要指标。这些指标都可以较好地预测心血管病的危险。虽然近些年的一些研究提示腰围在预测心血管病危险方面要优于 BMI，但前者的测量误差大于后者。因此，BMI 仍是简便、实用、更为精确的测量指标，同时应用两个指标预测价值更高。建议超重和肥胖人群达到健康体重（或争取减重）来降低高血压、血脂异常和 2 型糖尿病风险，这样便可以改善整个心血管病风险谱。

（一）体重指数

1. 诊断标准　我国成年人正常 BMI 为 18.5~23.9kg/m²。BMI 在 24.0~27.9kg/m² 为超重，提示需要控制体重，BMI ≥28.0kg/m² 为肥胖，应开始减重。

$$BMI= 体重（kg）/ 身高（m）^2$$

2. 控制目标　减重速度因人而异，通常以每周减重 0.5~1.0kg 为宜；降低 BMI，6~12 个月内减少 5%~10%，使 BMI 维持在 18.5~23.9kg/m²。

（二）腰围

1. 诊断标准　我国成年人正常腰围：<90cm（男），<85cm（女）。如腰围 >90/85cm（男 / 女），提示需控制体重；如腰围 ≥95/90cm（男 / 女），也应开始减重。减重可明显降低超重和肥胖患者心血管病危险因素水平，使罹患心血管病的危险降低。

2. 控制目标　腰围控制在男性 ≤90cm，女性 ≤85cm。

（三）腰臀比

1. 诊断标准　腰臀比 = 腰围 / 臀围。男性：低危 ≤0.95，中危 0.96~1.0，高危 ≥1.0；女性：低危 ≤0.80，中危 0.81~0.85，高危 ≥0.85。

2. 控制目标　亚洲男性平均为 0.81，亚洲女性平均为 0.73。腰围尺寸大，表明脂肪存在于腹部，是危险较大的信号；而臀围较大，表明其下身肌肉发达，对人的健康有益。

【处方】

（一）能量平衡——减重方程

超重和肥胖是与遗传、生物和行为因素等有关的多因素疾病，会影响能量摄入（食物中的热量含量）与消耗之间的平衡。总能量消耗包括三个部分：①静息代谢率（占总数的60%~75%）。②食物的热效应（约占总数的 10%）。③体力活动，其中生活方式的改变可主动调整总消耗的一部分（占 15%~30%）。为达到减重目标，就应当消耗更多的热量和 / 或进行饮食控制，保持能量负平衡。3 500kcal 的能量负平衡相当于减重 0.45kg。

（二）减重方案

有效的行为改变是任何减重方案不可或缺的条件，必须通过减少能量摄入并增加体力活动和能量消耗来实现。护理人员首先应评估患者改变行为方式的动机和意愿，以确保患者至少是想去改变的。行为干预体重控制的三个标准组成应包括行为疗法、饮食模式、运动和体力活动。

1. 行为疗法　原则是改变控制行为的影响因素，注意识别促成行为的环境因素和导致复发的强化刺激。减重的一般方案组成部分见表 8-4-1。

表 8-4-1　行为疗法

自我检测	饮食行为的系统观察与记录
刺激控制	改变有关饮食与运动的环境
问题解决	提出策略以控制热量过多摄入的因素
自信心训练	传授社交场合的自信,包括饮食和运动
目标设定	建立短期和长期的减重和运动训练目标
预防复发	发展应对复发及体重增加相关行为的策略
正性强化	强调正性行为,避免负性思想

　　行为疗法一般设置为 60 分钟小组形式的训练课程,由训练有素的指导老师(注册营养师、行为心理学家、护士、运动治疗师或相关医疗专业人员)所提供。有证据表明,小组治疗效果比个别治疗更佳。就诊治疗时使用系统性训练课程。小组会议则回顾患者的病情进展和解决如何矫正行为障碍的问题。

　　行为干预减重的终极目标是终生的饮食和运动行为的改变,维持长久的减重效果。经过 4~6 个月的综合行为干预后,患者可减去 10kg 体重,或减去初始体重的 11%。对患者来说,实施行为干预所面临的最大挑战是减重项目一般需要 16~24 周,而早期心脏康复持续时间为 12 周或更少。个体化的方案应大力创新,使得在有限资源的限制下,在患者中更好地实施这项重点的长期持续方案。合理的可选方案包括开发或转诊某些患者,使其参与针对普通人群的医疗减重项目,患者适应课程从而使其在短时间内获取所需的知识,允许未参与心脏康复的患者参与课程,应用有关减重方案的网络信息,将患者转诊至社区减重项目。

　　2. 饮食模式　长期减重应由营养师来指导。一般来说,能量摄入目标定为比其每天能量需求少 500~1 000kcal,每天能量需求可用 12 乘以基线体重来进行估算。如患者体重 200Ib(1Ib ≈ 0.45kg),其目前能量需求大约为 2 400kcal,每天能量摄入目标应在 1 400~1 900kcal。可考虑将减重的初始目标设定为减少基础体重的 10%,但是达标时间应因人而异。制订膳食调整的个体化建议时应考虑目标的合理性和依从性。由于患者对膳食干预反应不一,找出影响动机和可行性的因素,有针对性的改变就显得尤其重要,指导患者改变膳食习惯和生活方式的"4A"原则如下:

　　(1)评价(assessment):对患者日常的饮食方式和食物摄入情况进行评价。

　　(2)询问(ask):通过询问进一步了解患者的想法和理念,了解改变不良生活方式存在的障碍。

　　(3)劝告(advice):对患者进行指导,鼓励患者从现在做起,循序渐进,逐渐改变不良生活方式。

　　(4)随访(arrangement):为了加强依从性,要定期随访,巩固已获得的成果,并设定下一目标。

　　膳食营养处方制订详见本章第三节"合理膳食"。含各种充足营养成分的食物被证明可有效减重和降低冠心病风险。为保持减重,食物摄取应遵循长期选择各种食物的原则,以确保获取充足的营养与必要的维生素。小组讨论和个性化咨询应该由营养师来主持。

　　3. 运动和体力活动　理想的减重方案中主要目标是以运动和体力活动来增加能量消

耗。我们必须认识到,采用单一的标准心脏康复运动手段在达到显著减重的 3~4 个月阶段里作用是非常有限的。已证明,通过运动结合行为干预的减重策略来增加能量消耗,比单一心脏康复标准运动效果更为显著。此外,高能量消耗的运动耐受性好,与标准心脏康复运动一样能被患者欣然接受,适合支持长期的减重计划。正规的运动应该集中锻炼大肌群,以持续方式进行,最大限度地提高能量消耗,除了正规的运动之外,患者还应增加日常体力活动。

(1)强度:运动强度指单位时间内的运动量,是运动处方的关键因素,是处方定量化与科学性的核心问题,直接关系到运动的疗效和安全。可根据不同的训练目的选择运动强度,其评估的方法有心率预测法、代谢当量值、最大摄氧量的百分数、主观疲劳程度分级法。安全的运动强度患者耐受性好,是提高心肺功能的适宜刺激,通常以连续的方式进行长期持续运动。对于运动的进一步发展,首先应考虑运动时间的增加,其次考虑运动强度的增大。

1)心率预测法:是制订运动强度较常用的方法。患者的最大心率 =220− 年龄,最大心率的 60%~80% 为运动适宜的心率。还可以根据患者的年龄层次来确定,最大心率随年龄的增加而下降,运动适宜心率 =170− 年龄,约等于 70% 的最大心率。患者运动时,心率增快应控制在 10~20 次 /min。心率增快少于 10 次 /min,可以增加运动强度;大于 20 次 /min 或心率不随强度增加而增快时,甚至减慢时,应停止当前运动。心脏病患者开始运动时,靶心率范围降至最大心率的 50%。心率储备法:是用靶心率作为指数,靶心率 =[(最大心率 − 静息心率)× 运动强度]+ 静息心率。

2)代谢当量(MET_s):患者运动中实际测得的 MET_s 值,不仅可以评估患者的运动耐力,而且还可以指导患者的日常生活、工作和体育活动,一般 $5MET_s$ 以上就可以满足日常生活的需要。

3)最大摄氧量(VO_{2max}):通过心肺运动试验测试患者的最大摄氧量,取其 50%~70% 作为运动处方适宜的运动强度。运动强度 <70% 最大摄氧量的运动,血乳酸不增高,运动强度 >80% 最大摄氧量的运动为大强度运动,对于心脏病患者、老年人有一定的危险性,<50% 最大摄氧量常达不到训练的效果。通过心肺运动试验可测定患者的无氧阈(AT,即 anaerobic threshold,是指运动中从有氧代谢进入无氧代谢时的摄氧量),一般把 VO_{2max} 的 60% 定为无氧阈的基准值,是心血管患者常用的运动强度。

4)主观疲劳程度分级法(RPE):运动中随着心率、呼吸等生理指标的改变,还会出现自主身体感觉的变化,根据患者运动时的主观感受疲劳程度,判定其运动强度是否适宜。大多数心脏病患者,推荐 RPE 运动强度为 11~15 级(稍微疲劳至累)。

(2)频率:推荐初始训练计划隔日进行,数周之后,再将运动频率增加至每周 5~7 次。运动疗法作为一类药物,应该每天给药。每天进行运动,可最大限度地消耗能量,并使运动成为日常生活中的一部分。此外,需强调提高日常活动总量的重要性。

(3)模式:除肌肉骨骼的局限性,尽可能推荐负重运动来最大限度地消耗能量。通过散步、跑步机、椭圆机进行运动所消耗的能量超过上下肢功率车。如果难以完成负重运动,应选择使用大肌群运动的形式,如使用直立或斜躺式功率车同时训练上下肢。值得注意的是,超重患者应谨慎使用有关生物力学的方式,如椭圆机或其他方式会增加失衡或坠落的风险。

1)持续时间:对超重患者来说,持续时间推荐从 30 分钟逐渐增加到 45~60 分钟。间歇运动适用于对运动持续时间和强度有限制的患者,应密切监测患者并防止运动过度。

2）运动的生活方式：除正规运动处方之外，提高日常体力活动水平也有助于消耗更多的能量。需要减重或保持减重的体力活动总是通常超过普通人群推荐值。因此，超重或肥胖的患者应逐渐将每周推荐的 150 分钟活动时间增加到每周 250~300 分钟。其他有效建议：减少久坐时间；走楼梯不用电梯；停车时停在较远的停车场；步行或骑自行车。许多家务活动，包括草坪修剪、整理花园和家务劳动均能提高总能量消耗。为了减重和保持体重，必须建议并指导患者每天进行更多的日常体力活动和减少久坐时间以消耗更多能量。

【健康教育】

（一）肥胖的预防

1. 普遍性预防　通过改善膳食结构、提倡适当体力活动及减少吸烟和饮酒等，改变生活方式，最终减少肥胖相关疾病的产生。

2. 选择性治疗　对肥胖高危人群进行教育，使其了解高危因素，并主动尽可能减少高危因素的影响，以阻止其发展为肥胖。

（二）体力活动指南

肥胖的预防和治疗需要饮食控制、适量运动、纠正不良生活方式的综合措施，饮食控制结合运动是公认的最佳治疗方式。

1. 运动类型　有氧运动即有节奏的低阻力动力型运动，如步行、慢跑、骑自行车及各类球类活动等。

2. 运动强度　中低强度，自觉疲劳程度为有一点累或稍累。

3. 运动时间和频率　时间为每天 30~60 分钟，初始训练计划隔日进行，数周之后，再将运动频率增加至每周 5~7 次。

（童素梅）

第五节　戒　　烟

学习目标

完成本内容学习后，学生将能：

1. 复述烟草依赖及戒断症状的临床表现。
2. 列出增强戒烟动机的 5R 法及 5A 法。
3. 描述常见戒烟药物及非药物处方。
4. 应用健康指导帮患者预防复吸并给予随访建议。

【概述】

自 1984 年以来，中国男性一直是世界上吸烟率最高的人群之一。男性吸烟率 1984 年为 63%；1996—2010 年均超过 50%。1996 年以后，≥15 岁男性现在吸烟率呈下降趋势。

2002~2010 年标化现在吸烟率年均下降幅度为 0.08%。2015 年中国成人烟草调查显示,中国男性吸烟率仍处于高水平,≥15 岁人群的标化现在吸烟率为 27.7%(男性为 52.1%,女性为 2.7%),与 2010 年比较,2015 年吸烟者人数增加了 1 500 万,已高达 3.16 亿;吸烟者日平均吸烟 15.2 支,较 2010 年增加了 1 支。1996 年以来,中国 ≥15 岁人群的戒烟率略有上升,从 1996 年的 9.42% 上升至 2010 年的 16.9%。2015 年时,在所有曾经和现在吸烟者中,18.7% 的吸烟者处于不吸烟状态。此外,全球因吸烟致死的人数,预计将由 1990 年的 300 万攀升至 2025 年的 1 000 万。

吸烟令心肌梗死再发、猝死、PCI 术后再狭窄患者发生心血管事件的风险增加。戒烟能使冠心病患者个体全因病死率降低 36%,使得戒烟成为一项重要的二级预防干预措施。即使吸烟数周、数月甚至数年,复吸率还是很高。2008 年更新的美国公共卫生部制定的《烟草使用和依赖临床治疗指南》建议,必须将烟草依赖作为一种慢性病对待,并要反复进行干预。

吸烟能引起多种心血管系统疾病,并与包括冠心病、外周动脉疾病、腹主动脉瘤和卒中在内的血管疾病风险增加有关。尼古丁作为吸烟最重要的副产物可促进儿茶酚胺释放,提高心率和血压,进而增加心肌的需氧量。此外,尼古丁能使外周血管收缩,影响组织的血流供应;降低高密度脂蛋白胆固醇,增加低密度脂蛋白胆固醇氧合,并促进动脉粥样硬化形成。一氧化碳作为吸烟的另一副产物,可损伤血管内皮细胞并影响红细胞的携氧能力,从而减少心肌供氧量。烟草烟雾的许多其他的成分能增加血小板聚集,促使血小板黏附到受损上皮。

【评估】

卫生专业人员应利用每一个机会识别和记录所有医疗环境中的烟草使用情况。对初次接诊的患者,详细询问患者的吸烟状况和其他烟草制品的使用情况。按以下内容进行记录:从不吸烟、曾经吸烟、目前吸烟(包括由于复吸风险高在前 12 个月戒烟的患者),确定吸烟量(支/d)和吸烟持续时间(年数)。量化其他烟草制品的使用程度和类型,询问家庭和工作场所被动吸二手烟的情况。

(一)烟草依赖的评估

1. 烟草依赖的表现　烟草依赖表现在躯体依赖和心理依赖两方面。躯体依赖表现为吸烟者在停止吸烟或减少吸烟量后,出现一系列难以忍受的戒断症状(表 8-5-1,表 8-5-2),包括吸烟渴求、焦虑、抑郁、不安、头痛、唾液腺分泌增加、注意力不集中、睡眠障碍等。心理依赖又称精神依赖,俗称"心瘾",表现为主观上强烈渴求吸烟。烟草依赖者出现戒断症状后若再吸烟,会减轻或消除戒断症状,破坏戒烟进程。

表 8-5-1　烟草戒断症状

症状	持续时间	症状	持续时间
易激惹	<4 周	食欲增加	>10 周
抑郁	<4 周	睡眠障碍	<1 周
不安	<4 周	吸烟渴求	<2 周
注意力不集中	<2 周		

注:①烟草依赖者会出现戒断症状,但并非每个人都会出现所有症状;
②戒断症状不是长期持续存在的,大部分症状在戒烟后 4 周内消失;
③患者可通过使用戒烟药物及改变认知与行为等方法缓解戒断症状。

表 8-5-2 烟草戒断症状量表

项目	评分
吸烟的冲动	
易激惹、受挫感或生气	
难以集中注意力	
食欲增加	
情绪低落	
焦虑	
坐立不安	
入睡困难	
睡眠易醒	

注：以上各项为戒烟者在过去一天中的感受，以 0~4 分计分。完全没有：0 分；轻微：1 分；中度：2 分；严重：3 分；非常严重：4 分。

2. 烟草依赖的诊断标准 1998 年世界卫生组织（WHO）正式将吸烟作为一种慢性高复发性疾病列入《国际疾病分类》（第 10 版）（international classification of diseases，10th edition；ICD-10），按照 WHO ICD-10 诊断标准，确诊烟草依赖综合征通常需要在过去 1 年内体验过或表现出下列六条中的至少三条：

（1）对吸烟的强烈渴望或冲动感。

（2）吸烟行为的开始、结束及剂量难以控制。

（3）当吸烟被终止或减少时出现生理戒断状态，表现为戒烟后出现烦躁不安、易怒、焦虑、情绪低落、注意力不集中、失眠、心率降低、食欲增加、体重增加、口腔溃疡、咳嗽和流涕等。

（4）耐受性增加，必须使用较高剂量的烟草才能获得过去较低剂量的效应。

（5）因吸烟逐渐忽视其他的快乐或乐趣，在获取、使用烟草或从其作用中恢复过来所花费的时间逐渐增加。

（6）固执地吸烟，不顾其明显的危害性后果，如过度吸烟引起相关疾病后仍然继续吸烟，核心特征是患者明确知道自己的行为有害却无法自控。

对于存在烟草依赖的患者，可根据以下两个量表（表 8-5-3，表 8-5-4）评估其严重程度。

表 8-5-3 烟草依赖评估量表

评估内容	0 分	1 分	2 分	3 分
您早晨醒来后多长时间吸第一支烟？	>60min	31~60min	6~30min	≤5min
您是否在许多禁烟场所很难控制吸烟？	否	是		
您认为哪一支烟最不愿意放弃？	其他时间	晨起第 1 支		
您每天吸多少支烟？	≤10 支	11~20 支	21~30 支	>30 支
您早晨醒来后第一个小时是否比其他时间吸烟多？	否	是		
您患病在床时仍旧吸烟吗？	否	是		

表 8-5-4 吸烟严重度指数量表

评估内容	0分	1分	2分	3分
您早晨醒来后多长时间吸第一支烟	>60min	31~60min	6~30min	≤5min
您每天吸多少支卷烟	≤10支	11~20支	21~30支	>30支

存在戒断症状复吸的患者或已经患有心血管疾病的患者,经过吸烟危害教育,仍然吸烟,提示患者存在烟草依赖。尼古丁依赖程度可根据国际通用的尼古丁依赖表得分来确定。该量表分值范围为0~10分,不同分值代表的依赖程度分别是:0~3分为轻度依赖;4~6分为中度依赖;≥7分为高度依赖。累计分值越高,说明吸烟者的烟草依赖程度越严重,该吸烟者从强化戒烟干预,特别是戒烟药物治疗中获益的可能性越大。其中"晨起后5分钟内吸第一支烟"是烟草依赖最有效的判断方法。当 FTND ≥4 分时,提示戒烟过程中容易出现戒断症状,并且容易复吸,强烈提示需要戒烟药物辅助治疗及持续心理支持治疗。

（二）戒烟意愿的评估

一旦完成患者吸烟状况筛查后,干预的下一个步骤就是确定患者的戒烟意愿。工作人员可简单询问"你是否愿意现在戒烟"或"你现在是否打算尝试戒烟"。了解戒烟者的通常模式见表 8-5-5。Prochaska 和 Diclemente 采用该模式描述了戒烟的一系列阶段,在不同阶段吸烟者对问题的看法和认识不同。对尚未准备戒烟者和准备戒烟者需要不同的戒烟指导。

表 8-5-5 戒烟者戒烟的通常模式

尚未准备戒烟期	未来 6 个月内尚未打算戒烟
戒烟思考期	打算在未来 6 个月内开始戒烟
戒烟准备期	打算在未来 1 个月内开始戒烟
戒烟行动期	已经戒烟,但时间少于 6 个月
戒断维持期	保持无烟状态达 6 个月以上
复吸期	保持无烟状态一段时间后重新再吸

《中国临床戒烟指南》指出,对愿意戒烟者用 5A 法帮助其戒烟,对无戒烟意愿者用 5R 法帮助其增强戒烟动机。

1. 强化戒烟动机的方式

（1）促使患者明确戒烟是与个人密切相关的事,越具体越好。

（2）帮助患者认识继续吸烟的短期、长期不利影响,以及被动吸烟的危害。

（3）通过选择个人收益的方法帮助患者判定戒烟的可能获益。

（4）确定戒烟的壁垒或障碍。

（5）对于无意愿戒烟患者,每次就诊时应反复干预（动机干预）。

为便于记忆,将动机干预的要点总结为"5R":

Relevance（相关）:将戒烟的理由个性化（例如:自身健康状况、影响疾病预后等）,使吸烟者明白戒烟是与个人和家人的健康密切相关的事。

Risk（风险）:与吸烟者分析吸烟的短期、长期危害及被动吸烟的危害,强调与其个人关系最大的危险；所谓的"淡烟""低焦油烟"并不能避免吸烟的危害。

Rewards（获益）：帮助吸烟者充分认识戒烟能带来的切身益处。

Roadblocks（障碍）：引导吸烟者了解戒烟过程中可能遇到的各种障碍，并教授处理技巧，例如：信心不足、缺乏支持、体重增加、出现戒断症状等。

Repetition（重复）：在每次接触中反复重申建议，不断鼓励吸烟者积极尝试戒烟。促使患者进入戒烟思考期和准备期，开始给予患者戒烟行为指导。

知识拓展

以明确、强烈以及个体化的话语建议所有吸烟者戒烟

1. 明确指出　吸烟可导致多种疾病；吸低焦油卷烟、中草药卷烟同样有害健康，偶尔吸烟也有害健康；任何年龄戒烟均可获益；戒烟越早越好。

2. 强烈建议　现在必须戒烟；戒烟是为健康所做的最重要的事情之一。

3. 个体化劝诫　将吸烟与就医者最关心的问题联系起来，如目前的症状、对健康的忧虑、经济花费、二手烟暴露对家庭成员及他人的不良影响等。

2. 对于愿意戒烟的吸烟者采取"5A"法

（1）Ask（询问）：记录所有就医者的吸烟情况。

（2）Advise（建议）：所有吸烟者必须戒烟。

（3）Assess（评估）：评估吸烟者的戒烟意愿（图8-5-1）。

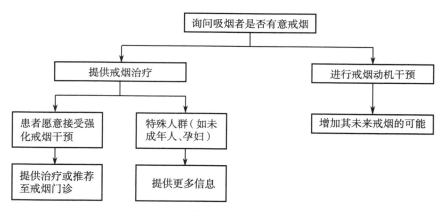

图8-5-1　评估吸烟者戒烟意愿流程图

（4）Assist（提供戒烟帮助）

1）向吸烟者提供实用的戒烟咨询

①戒烟应彻底：不要在戒烟后尝试吸烟，即使是一口烟。

②戒烟经验：帮助吸烟者回忆、总结之前戒烟尝试中的成功经验与失败原因，在过去戒烟经验的基础上进行本次戒烟。

③帮助吸烟者制订戒烟计划：设定戒烟日，应在2周之内开始戒烟；告诉家人、朋友、同事自己已决定戒烟，取得他们的理解和支持；预见在戒烟中可能出现的问题，特别是在戒烟

最初的几周内可能出现的问题或困难,如尼古丁戒断症状等;处理掉身边与吸烟有关的全部物品,在完全戒烟前使家中与办公室(桌)无烟。

④控制吸烟欲望:改变与吸烟密切相关的生活行为习惯,如改变清晨的行为顺序,先洗漱、吃饭,再去卫生间等;建立一些补偿行为,可借用一些替代物,如饮水、咀嚼无糖口香糖等。

⑤分析戒烟中可能遇到的问题:如应对戒断症状、避免吸烟诱惑、改变生活习惯等。

⑥处理戒断症状:针对吸烟者的主诉可以采取相应措施,如:

"我感觉紧张、烦躁"——深呼吸,散步;

"我不能集中精力"——减少工作负担;

"我感觉身体疲乏,总想睡觉"——保证充足睡眠;

"我总想吃东西"——多吃一些蔬菜、水果进行替代,不要吃高热量的零食。

⑦限酒:在戒烟期间饮酒会降低戒烟成功率。

2)向吸烟者提供戒烟资料:介绍戒烟热线(全国戒烟热线 400-889-5531、400-809-5531,卫生热线 12320)。

3)推荐有戒烟意愿的吸烟者使用戒烟药物。

(5)Arrange(安排随访):吸烟者开始戒烟后,应安排随访至少 6 个月,6 个月内随访次数不宜少于 6 次。随访的形式可以是要求戒烟者到戒烟门诊复诊或通过电话了解其戒烟情况。

对于打算尝试戒烟者:收集更多关于患者吸烟状况的信息非常有用,且有利于提供个体化的指导。然而,临床指南也特别指出,戒烟干预不应该只依赖问卷调查、临床问诊、生理测量(如一氧化碳或肺功能测试)获得的评估进行指导。这些评估并不比非特制的相等强度的干预产生更高的长期戒烟率。

3. 吸烟史　可为个体化的吸烟咨询者提供更多的有用信息。了解其他家庭成员是否吸烟,有助于确定患者的支持度及家人是否亦能从咨询中获益。确定患者既往认真戒烟的经历、维持不吸烟状态的时间、以往戒烟干预成功之处,以及药物治疗情况,这些都有助于制订合适的戒烟干预计划。有抑郁症病史者戒烟难度更大。因此,作为社会心理状态评价的一部分内容,应用标准化工具来评估患者的抑郁情况,或者在咨询过程中加入一些与其他抑郁评价工具有良好相关性的"精神状态的单项评估的实例"有助于咨询指导。此外,抑郁症患者可选用安非他酮缓释片辅助戒烟治疗。尼古丁依赖监测量表见书后附录二。

4. 个体化指导戒烟　应询问患者的饮酒状态,这是另一个需要强调的重要问题。大量饮酒或酗酒的吸烟者戒烟难度更大。饮酒人群戒烟成功率极低,而且到目前为止,很少有研究报道在饮酒人群中开展戒烟干预的效果。在干预时,应尽量阻止患者的不当饮酒。了解饮酒频率、每周饮酒量并筛查酗酒,为戒烟指导提供重要的信息。

(三)戒断症状的识别和相关处理

1. 戒断症状的表现　戒断症状是烟草依赖的主要表现,表现为戒烟后出现烦躁不安、易怒、焦虑、情绪低落、注意力不集中、失眠、心率降低、食欲增加、体重增加、口腔溃疡、咳嗽和流涕等。一般停止吸烟后一天内出现戒断症状,在戒烟后的前 14 天最为强烈,并在戒烟大约 1 个月后减弱,可能持续长达 6 个月。

不同国家对戒烟症状发生率的文献报道显示,大约 50% 的戒烟者会出现戒断症状。一项研究评价戒断症状的危害,结果表明有戒断症状的患者心境状态量表(production and operations management society, POMS)评分近似精神科门诊患者的水平,并与戒烟后患者体内激素分泌异常相关,促肾上腺皮质激素、皮质醇及催乳素水平升高。精神应激和激素分泌异常是急性心血管事件发生的重要危险因子,强烈建议接受冠状动脉介入治疗、冠状动脉旁路移植术以及发生心肌梗死的吸烟患者使用戒烟药物戒烟,以减弱神经内分泌紊乱导致的心血管系统损害。

2. 戒断症状的识别建议

(1)门诊患者:注意询问是否有戒烟史,筛选出来曾经戒烟但是复吸的患者。"曾干预戒断失败"这一特征提示该患者具备戒烟意愿,但存在生理依赖或心理依赖,需要接受戒烟药物治疗。

(2)住院患者:应注意观察患者住院期间是否仍在吸烟、是否因不能吸烟而发生烦躁/抑郁情绪、失眠、易激惹、挫败感、愤怒、焦虑、难于集中注意力、坐立不安等不良反应,以筛选出有潜在戒断症状的患者,及时予以戒烟药物治疗。

3. 戒断症状的处理建议

(1)戒烟前应该给吸烟者的一些忠告:不要存留卷烟、打火机和其他吸烟用具;在过去总是吸烟的地方和场合放置一些警示牌,例如"起床时不要吸烟""饭后不要吸烟"等,增加不能吸烟的时间和场所;当特别想吸时,试着忍耐几分钟不吸烟。

(2)对那些迫不及待想吸烟的人可以试试想象训练,做一些事情分散注意力:刷牙、织毛衣、运动、种花、嘴里嚼些东西等;用烟草替代物来释放压力,因为以往吸烟者的手和嘴,每天都会有很多次重复吸烟的动作,戒烟之后一般不会立即改掉这个习惯性动作,所以可以选择一些替代品来帮助克服,如口香糖、牙签等可针对嘴上的习惯,铅笔、勺子、咖啡搅拌棒等可针对手上的习惯。

(3)建立一整套的健康生活方式:饮食清淡,多吃水果蔬菜,保证睡眠,增加体育锻炼等;戒烟期应避免酒、浓茶等刺激性饮料与食物。使用辅助戒烟药物,有助于缓解戒断症状。

4. 戒烟后体重增加的处理建议 戒烟后体重增加是导致戒烟失败的重要原因。其机制包括心理因素和生物学因素。一般戒烟过程中体重会增加 3~4kg。在患者开始戒烟时,要提醒患者注意控制饮食,增加运动量,尽可能避免用食物取代对烟草的渴望。戒烟药物的使用有助于延缓体重增加。

【处方】

(一)药物处方

戒烟可降低心血管疾病发病率和死亡风险。戒烟的长期获益至少等同于目前常用的冠心病二级预防药物如阿司匹林和他汀类药物,戒烟也是挽救生命最经济有效的干预手段。作为冠心病一级预防和二级预防的最重要措施之一,戒烟具有优良的成本 - 效益比。

临床实践指南表明,除存在禁忌证或缺乏有效性充分证据的某些人群[如妊娠女性、无烟烟草使用者、轻度吸烟者(每日吸烟量少于 10 支)、青少年]以外,临床医生应鼓励所有尝试戒烟的患者使用戒烟药物。大量研究指出,尼古丁替代产品的使用和急性心血管事件的发生之间无必然联系。对于心肌梗死 2 周内、严重心律失常、严重或恶化性心绞痛患者,使用尼古丁替代品应慎重。但是,对于一些患者应权衡继续吸烟的危害,香烟中的尼古丁含量远高于尼古丁替代产品。

目前,许多国家(如澳大利亚、爱尔兰、英国、日本、比利时、西班牙、加拿大、美国、韩国、法国等)都将烟草依赖作为一个独立的疾病,并将戒烟药物纳入医保报销目录。这些国家的实践表明:将戒烟服务作为公共补偿的一部分,对降低与烟草有关的疾病负担能起到积极和促进的作用。

一线戒烟药物包括伐尼克兰、尼古丁替代治疗(nicotine replacement therapy, NRT)相关制剂、安非他酮。具体使用方法如下:

1. **伐尼克兰**　是非尼古丁类药物,也是一种高选择性 $\alpha_4\beta_2$ 乙酰胆碱受体部分激动剂,对该受体有独特的双向调节作用。其激动剂作用可缓解吸烟者对尼古丁的渴求和戒断症状,而同时其拮抗剂作用又能阻止尼古丁与大脑内受体的结合,从而减少吸烟的快感,降低对吸烟的期待,减少复吸的可能性。其在合并心血管疾病吸烟者中的疗效和安全性已经得到证实。与安慰剂相比,其 6 个月持续戒烟率为 33.2%(95%CI 28.9~37.8),随机对照研究显示,伐尼克兰治疗 1 年持续戒烟率分别为尼古丁替代治疗和安非他酮的 1.31 倍和 1.52 倍。

2. **尼古丁替代治疗(NRT)**　有 5 种尼古丁替代疗法,分别为尼古丁口香糖、尼古丁吸入剂、尼古丁咀嚼胶、尼古丁鼻喷剂和尼古丁贴片。

制剂中的尼古丁递送至大脑的速度比吸烟时慢且剂量小,从而使吸烟者大脑中烟碱乙酰胆碱受体产生"脱敏作用",使用一段时间后,戒烟者对尼古丁摄取量逐渐降低,进而戒除烟瘾。多项临床试验证实,与安慰剂相比,尼古丁吸入剂、贴剂和口香糖持续 6 个月或更长时间的戒断率分别为 24.8%(95%CI 19.1~31.6)、23.4%(95%CI 21.3~25.8)和 19%(95%CI 16.5~21.9)。目前有关 NRT 对心血管疾病患者安全性研究数据,包括随机对照研究、实效研究和观察性研究均一致证实 NRT 无安全性问题。即使使用高剂量 NRT 药物的患者,短期也未发现心血管系统不良反应。

3. **安非他酮**　是一种氨基酮,增加伏隔核和蓝斑部位的神经突触间隙去甲肾上腺素(noradrenaline, NE)、5- 羟色胺(5-hydroxytryptamine, 5-HT)及多巴胺(dopamine, DA)的浓度,降低吸烟者对尼古丁的渴求,同时不引起戒断症状。与安慰剂相比,使用安非他酮 6 个月的持续戒断率为 24.2%(95%CI 22.2~26.4)。到目前为止,没有研究显示安非他酮在用于戒烟治疗时增加心血管事件的发生率。

4. **联合治疗**　单用一种戒烟药物疗效不佳时,长效制剂和短效制剂可以联合应用,包括:①长程尼古丁贴片(>14 周)+ 其他尼古丁替代疗法(nicotine replacement therapy, NRT)类药物(如咀嚼胶和鼻喷剂);②尼古丁贴片 + 尼古丁吸入剂;③尼古丁贴片 + 盐酸安非他酮。NRT 类药物和伐尼克兰是否能够联用存有争议,主要是疗效不明确,但安全性已得到证实。

以下是关于使用这些药物制剂的重要事实:①对高度依赖者而言,尼古丁口香糖 4mg 剂型比 2mg 剂型更有效。②安非他酮缓释片,尤其适用于有抑郁症病史者。③药物疗法(尼古丁贴片或尼古丁口香糖及安非他酮)并不能阻止体重增加,仅仅是延缓体重增长。大多数患者使用一种药剂在 8~12 周内受益,而少数人需要治疗 24 周。另外,最近的证据表明组合药物疗法有好处,如伐尼克兰、尼古丁贴片和安非他酮联合使用会出现协同效应,增强戒烟效果。

（二）非药物处方

临床实践指南重视随机对照试验的证据，这些关键性的结论在干预吸烟者时非常重要。

1. 以下建议都可用于帮助心脏病患者戒烟

（1）治疗力度越大，戒烟率越高。强化干预更有效，应尽可能使用。

（2）个体化治疗的时间最长可超过 10 分钟，治疗次数≥4 次（沟通时间 >30 分钟）。

（3）各专业的医务人员（如医生、护士、药剂师等）参与，能提高戒烟率。

（4）主动电话联系、个人或团体咨询的方式均有效。

（5）实践性咨询（解决问题、技能培训）及利用社会支持能显著提高戒烟效果。

（6）药物治疗提高戒烟率，应鼓励所有戒烟者使用，除非存在禁忌。某些情况下，联合用药比单一用药更有效。

（7）咨询和药物的联合治疗比单用任何一个疗法都更有效。

总体而言，单纯运动训练康复尚未被证实可提高这一人群的戒烟率，然而，个体化的强化干预已被证明能提高冠心病患者的戒烟率。尽管心血管病复发率持续大于 50%，但戒烟仍是最重要的一项干预措施，已证明其能降低这些个体的心血管病发病率和病死率，应得到所有临床医生的高度重视。

由于吸烟者要经历考虑戒烟 – 准备戒烟 – 实施戒烟的连续过程，因此卫生专业人员大力强化戒烟的必要性有助于患者采取戒烟行动。医生的戒烟劝告非常有影响力，医护人员不仅要鼓励患者戒烟，同时还应提醒有关的医生提出同样有力的戒烟建议。将吸烟危害与疾病相关的知识个体化，可使患者更好地理解继续吸烟的危险。

2. 所有参与二级预防的医护人员可以利用以下措施帮助人们戒烟

（1）每次见面时识别吸烟者。

（2）询问吸烟者是否想尝试戒烟。

（3）提供强有力的需要戒烟的建议，向想戒烟者提供录像带、宣传册等自助材料，向尚不想戒烟者提供社区资源信息等干预措施帮助吸烟者。

（4）安排随访，面对面交谈或通过电话交谈均可。

此外，医护人员还应提供行为指导，并监测有意戒烟者使用药物治疗的效果。对于二级预防项目中的吸烟患者，由于再发心血管事件的风险很高，因此对所有不想戒烟的患者也应随访。通过建议这些患者减少每天吸烟的支数、积极改变其他心血管疾病危险因素，并确保患者从其他已被证实的影响预后的干预措施（如血管紧张素转换酶抑制药、抗血小板药物、β 受体阻滞剂、他汀类药物、降压药）中获益，可以改善总体生存率，及时转变吸烟者戒烟观念。

对戒烟感兴趣但尚未采取戒烟行动的人需要帮助。应该为他们设定一个戒烟日，可在就诊后的 1~2 周，以防止他们取消戒烟的承诺。同时，他们必须决定是采取"突然停止法"或是其他方法戒烟（比如，改变烟的品牌、逐渐减量法）。药物治疗有帮助。医护人员可以利用这一机会回顾吸烟者的吸烟史，重点关注最相关的问题（如以前的成功经验）、可利用的社会资源、饮酒及妨碍过去戒烟成功的可能问题等。另外，医护人员应设计个体化的"戒烟日"方案，包括告诉吸烟者拿走所有的烟具和烟草制品，告知家人他们的戒烟意向，并建议尚未用药者使用戒烟药物等。

【健康指导】

（一）预防复吸

研究显示,我国急性冠脉综合征患者 6 个月持续戒烟率为 64.6%,复吸率为 38.1%,与国外相关研究结果相似。复吸的主要原因:渴求,占 90.32%;其他原因,占 9.68%。烟草依赖评估量表得分在 4 分以上是预测患者复吸的独立危险因素。

对于住院期间已经戒烟的患者,医生可通过预防复吸的咨询和其他行为干预措施(如签合约)来帮助他们。预防复吸的培训已被有效用于那些有赌博、肥胖、酗酒、吸烟等成瘾性行为者。戒烟期间,复吸或小的退步十分常见,这些行为往往与挫败感、烦闷、抑郁等情绪状态有关,与家人、朋友或同事间的人际冲突或者社会压力有关。

1. 预防复吸的干预

（1）可能引起复吸的高危境况。

（2）通过角色扮演学习行为认知技能。

（3）通过生活方式的改变如放松及运动来辅助戒烟。

（4）戒烟者一旦退步,知道该如何应对。

2. 对以下方面的内容应提出建议

（1）可能发生的体重增加。

（2）可能需要药物治疗的常见戒断症状。

（3）饮酒给戒烟造成的困难。

（4）综合利用社会支持和帮助戒烟,如家庭成员和朋友的支持。

（5）戒烟期间的相关心理需求。

（6）戒烟后的心理失落感。

心脏康复项目中的运动项目也可通过改善心理状态、减少体重增加和减轻戒断症状来帮助个体戒烟。因此,项目专业人员应鼓励戒烟者积极参加运动康复。相关专业协会编制的宣传小册子、录像带和录音带等自助性材料可用来补充咨询,同时强化项目专业人员提供的知识。大量有信誉的网站也提供了一些资源,也可通过在戒烟的初级阶段提供面对面的咨询服务来帮助吸烟者戒烟。吸烟者也可以使自己投身于国家资助的戒烟热线或国家戒烟热线服务中去,使用戒烟热线的优势之一就是减少与这种类型相关联的花费并且有望成为训练有素的戒烟咨询师。遗憾的是只有 1% 的吸烟者投身于这些服务当中。

（二）随访建议

出院后 2 个月内是患者复吸的高发时间。因此,随访是戒烟干预的重要内容。

1. 随访建议

（1）随访时间:至少 6 个月。

（2）随访频率:在戒烟日之后的第 1 周、第 2 周和第 1 个月、第 3 个月和第 6 个月,总共随访次数不少于 6 次。

（3）随访形式:戒烟者到戒烟门诊复诊,或采用电话、短信或邮件形式。

（4）随访内容:了解戒烟情况,就以下问题进行讨论。

1）戒烟者是否从戒烟中获得了益处,获得了什么益处,如咳嗽症状减轻、形象改善、自信心增强等。

2）在戒烟方面取得了哪些成绩,如从戒烟当天起完全没有吸烟、戒断症状明显减轻、自己总结的一些戒烟经验等。

3）在戒烟过程中遇到了哪些困难,如烦躁、精神不集中、体重增加等,如何解决这些困难。

4）戒烟药物的效果和存在的问题。

5）在今后可能遇到的困难,如不可避免的吸烟诱惑、戒烟意识的松懈等。

2. 吸烟患者分层管理建议 见表8-5-6。

表8-5-6 吸烟患者分层管理建议

合并的危险因素 戒烟史	不曾戒过	无任何帮助手段的戒烟(有干预戒断)干预戒断史复吸状态
合并1个心血管危险因素	健康教育 行为指导	戒烟药物治疗 行为指导
合并2个以上心血管危险因素,或合并冠心病、冠心病等	戒烟药物治疗 行为指导	戒烟药物治疗 行为指导 密切观察

注:心血管危险因素包括高脂血症、高血压、糖尿病、肥胖、代谢综合征、冠心病等危症(如卒中、糖尿病、腹主动脉瘤、下肢动脉狭窄、颈动脉狭窄、肾动脉狭窄等)。

(童素梅 刘 洋)

第六节 血脂监测与控制

学习目标

完成本内容学习后,学生将能:

1. 列出血脂异常的危险因素。

2. 复述控制血脂的药物分类。

3. 描述血脂异常患者的血脂控制目标。

4. 应用所学知识给予血脂异常患者准确、及时的护理。

【概述】

血脂异常的主要危害是增加动脉粥样硬化性心血管疾病(atherosclerotic cardiovascular disease, ASCVD)的发病危险,血脂异常包括高胆固醇血症、高甘油三酯血症、低密度脂蛋白血症和混合型高脂血症4种类型,其中以低密度脂蛋白胆固醇(LDL-C)增高为主要表现的高胆固醇血症是ASCVD最重要的危险因素。

【评估】

对于血脂异常患者进行临床评估时，应详细地采集病史，以寻找可能导致血脂升高的原因，如有无其他疾病、不合理饮食、药物原因等。引起继发性血脂升高的疾病有糖尿病、甲状腺功能减退、肾病综合征、肝脏病变等。可能引起血脂异常的药物有孕酮、利尿剂、类固醇、β 受体阻滞剂或 α 受体阻滞剂等，使用这些药物时应该权衡利弊，合理进行选择。

高脂血症患者进行的具体实验评估应包括空腹血糖、糖化血红蛋白、促甲状腺激素、血清肌酐以及肝功能相关项目。

研究发现，LDL-C 水平与心血管疾病的发病风险密切相关。LDL-C 每降低 1% 则心血管疾病事件减少 1%，而高密度脂蛋白胆固醇（HDL-C）每升高 1% 则未来心血管疾病风险降低 2%~4%。大量随机化临床研究也证实降低 LDL-C 可显著减少心血管疾病事件风险，因此应将 LDL-C 作为临床降脂治疗主要干预靶点。另外，近年来研究证据显示极低密度脂蛋白胆固醇（very low-density lipoprotein cholesterol，VLDL-C）也与心血管疾病的发病风险密切相关，因而 VLDL-C 应成为降胆固醇治疗的另一个可能目标。LDL-C 与 VLDL-C 统称为非 HDL-C（非 HDL-C=LDL-C 值 +0.8mmol/L），二者包括所有致动脉粥样硬化性脂蛋白中的胆固醇，可作为预防心血管疾病的一个二级治疗靶点。

2014 年英国学会联合会《心血管疾病预防推荐意见》（JBS3）推荐所有心血管疾病患者应该在确诊后立即或短期内进行脂蛋白检测。建议心脏事件后或术后 24 小时内或 4~6 周内测定胆固醇，为治疗决策提供可靠的基线参考值。所有 20 岁以上的成年人，应每隔 5 年做一次空腹血脂检测；建议 40 岁以上男性和绝经后女性每年检测血脂；ASCVD 患者及其高危人群，应每 3~6 个月测定一次血脂。因 ASCVD 住院患者，应在入院时或入院 24 小时内检测血脂。

临床常规检验提供的血脂参数包括总胆固醇（TC），高密度脂蛋白胆固醇（HDL-C）、低密度脂蛋白胆固醇（LDL-C）、极低密度脂蛋白胆固醇（VLDL-C）与甘油三酯（TG）。

（一）诊断标准

见表 8-6-1。

表 8-6-1　ASCVD 一级预防人群血脂合适水平和异常标准

分层	理想水平 / [mmol/L（mg/dl）]	合适水平 / [mmol/L（mg/dl）]	边缘升高 / [mmol/L（mg/dl）]	升高 / [mmol/L（mg/dl）]	降低 / [mmol/L（mg/dl）]
TC		<5.2（200）	≥5.2（200）且 <6.2（240）	≥6.2（240）	
LDL-C	<2.6（100）	<3.4（130）	≥3.4（130）且 <4.1（160）	≥4.1（160）	
HDL-C					<1.0（40）
非 HDL-C	<3.4（130）	<4.1（160）	≥4.1（160）且 <4.9（190）	≥4.9（190）	
TG		<1.7（150）	≥1.7（150）且 <2.3（200）	≥2.3（200）	

注：ASCVD 为动脉粥样硬化性心血管疾病；TC 为总胆固醇；LDL-C 为低密度脂蛋白胆固醇；HDL-C 为高密度脂蛋白胆固醇；非 HDL-C 为非高密度脂蛋白胆固醇；TG 为甘油三酯。

（二）危险因素

按照 LDL-C 或 TC 水平、有无高血压及其他 ASCVD 危险因素个数分成 21 种组合，并按照不同组合的 ASCVD 10 年发病平均危险按 <5%、5%~9% 和 ≥10% 分别定义为低危、中危和高危。定量的 ASCVD 发病危险分层见表 8-6-2。

表 8-6-2　定量的 ASCVD 发病危险分层

符合下列任意条件者，可直接列为高危或极高危人群

极高危：ASCVD 患者

高危：①LDL-C ≥4.9mmol/L 或 TC ≥7.2mmol/L

　　　②糖尿病患者 1.8mmol/L ≤LDL-C<4.9mmol/L 或 3.1mmol/L ≤TC<7.2mmol/L 且年龄≥40 岁

不符合者，评估 10 年 ASCVD 发病危险

危险因素个数 * 包括 1. 吸烟 2. 低 HDL-C 3. 男性≥45 岁或女性≥55 岁		血清胆固醇水平分层（mmol/L）		
		3.1 ≤TC<4.1 或 1.8 ≤LDL-C<2.6	4.1 ≤TC<5.2 或 2.6 ≤LDL-C<3.4	5.2 ≤TC<7.2 或 3.4 ≤LDL-C<4.9
无高血压	0~1 个	低危（<5%）	低危（<5%）	低危（<5%）
	2 个	低危（<5%）	低危（<5%）	中危（5%~9%）
	3 个	低危（<5%）	中危（5%~9%）	中危（5%~9%）
有高血压	0 个	低危（<5%）	低危（<5%）	低危（<5%）
	1 个	低危（<5%）	中危（5%~9%）	中危（5%~9%）
	2 个	中危（5%~9%）	高危（≥10%）	高危（≥10%）
	3 个	高危（≥10%）	高危（≥10%）	高危（≥10%）

ASCVD10 年发病危险为中危且年龄小于 55 岁者，评估余生危险

具有以下任意 2 项及以上危险因素者定义为高危

收缩压≥160mmHg 或舒张压≥100mmHg

非 HDL-C ≥5.2mmol/L（200mg/dl）

HDL-C<1.0mmol/L（40mg/dl）

BMI ≥28kg/m^2

吸烟

注：* 包括吸烟、低 HDL-C 及男性≥45 岁或女性≥55 岁。慢性肾病患者的危险评估及治疗请参见特殊人群血脂异常的治疗。ASCVD 为动脉粥样硬化性心血管疾病；TC 为总胆固醇；LDL-C 为低密度脂蛋白胆固醇；HDL-C 为高密度脂蛋白胆固醇；非 HDL-C 为非高密度脂蛋白胆固醇；BMI 为体重指数。

对年龄低于 55 岁的人群，建议进行 ASCVD 余生危险的评估，以便识别出中青年 ASCVD 余生危险为高危的个体。

（三）控制目标

心血管疾病风险计算器中血脂评估采用非空腹血样本的总胆固醇和 HDL-C 进行计算。非空腹血样本的非 HDL-C 作为降脂治疗目标优先于 LDL-C。在一定范围内继续降低

LDL-C 或非 HDL-C 水平,可能有助于进一步降低患者心血管风险,凡临床上诊断为急性冠脉综合征(ACS)、稳定性冠心病、血运重建术后、缺血性心肌病、缺血性卒中、短暂性脑缺血发作、外周动脉粥样硬化疾病等的患者均属于极高危人群。而在非 ASCVD 人群中,则需根据胆固醇水平和危险因素的严重程度及其数目多少进行危险评估,分为高危、中危或低危,由个体心血管疾病发病危险程度决定需要降低 LDL-C 的目标值。不同危险人群需要达到的 LDL-C/ 非 HDL-C 目标值有很大不同(表 8-6-3)。

表 8-6-3　不同 ASCVD 危险人群需要达到的 LDL-C/ 非 HDL-C 目标值

危险等级	LDL-C	非 HDL-C
低危、中危	<3.4mmol/L(130mg/dl)	<4.1mmol/L(160mg/dl)
高危	<2.6mmol/L(100mg/dl)	<3.4mmol/L(130mg/dl)
极高危	<1.8mmol/L(70mg/dl)	<2.6mmol/L(100mg/dl)

注:ASCVD 为动脉粥样硬化性心血管疾病;LDL-C 为低密度脂蛋白胆固醇;非 HDL-C 为非高密度脂蛋白胆固醇。

建议应用他汀类药物将心血管疾病患者的 LDL-C 控制于 <1.8mmol/L(非 HDL-C<2.6mmol/L)。若经他汀类药物治疗后,患者 LDL-C 不能达到此目标值,可将基线 LDL-C 水平降低 50% 作为替代目标。临床上也有部分极高危患者 LDL-C 基线值已在基本目标值以内,这时可将 LDL-C 从基线值降低 30% 左右。

对于 HDL-C<1.0mmol/L(40mg/dL)者,主张控制饮食和改变生活方式,目前无药物干预的足够证据。因为缺乏临床终点获益证据,目前不建议应用他汀类药物升高 HDL-C。

ACS 患者除了全面控制心血管疾病危险因素之外,无论患者的基线 LDL-C 水平如何,都需早期、在住院后 1~4 天内常规启动高强度他汀治疗,目标是使 LDL-C 降到 <1.8mmol/L 或使 LDL-C 至少降低 50%(基线 LDL-C 为 1.8~3.5mmol/L)。LDL-C 达标后,需要长期维持治疗并使 LDL-C 维持于目标值以下。

【处方】

(一)非药物治疗

生活方式治疗应作为血脂异常管理及预防心血管疾病的核心策略

(1)饮食方面:建议每日摄入的碳水化合物占总能量的 50%~65%。饱和脂肪酸小于总热量的 7%,胆固醇摄入小于 200mg/d,考虑增加可溶性纤维 10~25g/d,植物类固醇 2g/d。

(2)增加体力活动:每日坚持 30~60 分钟中等强度的有氧运动,每周至少 5 天,需要减重者还应继续增加每周运动时间。

(3)控制体重:通过控制饮食总热量摄入及增加运动量,维持理想体重。

(4)戒烟:完全戒烟和有效避免吸入二手烟,有利于预防 ASCVD 并升高 HDL-C 水平。可以选择戒烟门诊、戒烟热线咨询以及药物来协助戒烟。

(5)限制饮酒:中等量饮酒(男性每天 20~30g 酒精,女性每天 10~20g 酒精)能升高 HDL-C 水平。但即使少量饮酒也可使高甘油三酯患者 TG 水平进一步升高。饮酒对于心血管事件的影响尚无确切证据,提倡限制饮酒。

(二)药物治疗

1. 他汀类　如无禁忌证,即使入院时患者血脂无明显升高,也应启动并坚持使用他汀类药物。他汀可在任何时间段每天服用 1 次，但在晚上服用时 LDL-C 降低幅度可稍有增多。推荐：将中小剂量的他汀类药物（瑞舒伐他汀 5~10mg/d，阿托伐他汀 10~20mg/d，辛伐他汀 20mg/d，普伐他汀 40mg/d）作为中国血脂异常人群的常用药物；不同种类与剂量的他汀类药物降胆固醇幅度差别也较大，但任何一种特定剂量倍增时，LDL-C 进一步降低幅度仅约 6%，即所谓"他汀疗效 6% 效应"。他汀类可使 TG 水平降低 7%~30%，HDL-C 水平升高 5%~15%。如果应用他汀类药物后发生不良反应，可换用另一种他汀类药物、减少剂量、隔日服用或换用非他汀类调脂药物等方法处理。

2. **依折麦布**　对于中小剂量他汀类药物治疗胆固醇水平不达标或不耐受者，可考虑与依折麦布（5~10mg）联合治疗。依折麦布能有效抑制肠道内胆固醇的吸收。IMPROVEIT 研究表明 ACS 患者在辛伐他汀基础上加用依折麦布能够进一步减少心血管事件。SHARP 研究显示依折麦布和辛伐他汀联合治疗对改善慢性肾脏疾病（CKD）患者的心血管疾病预后具有良好作用。CKD 患者是他汀类药物引起肌病的高危人群，尤其是在肾功能进行性减退或肾小球滤过率（GFR）<30ml/（min·1.73m²）时，发病风险与他汀类药物剂量密切相关，故应避免大剂量应用。依折麦布的安全性和耐受性良好，不良反应轻微且多为一过性，主要表现为头痛和消化道症状，与他汀联用也可发生转氨酶增高和肌痛等副作用，禁用于妊娠期和哺乳期。

3. **烟酸**　烟酸能减少 VLDL-C 和 LDL-C 合成，升高 HDL-C。此外，评价烟酸降低血脂异常患者 LP（a）效力的研究仍在进行中，纤维酸衍生物、运动和乙醇提取大豆蛋白显示可以有效降低 LP（a）。不良反应有颜面潮红，消化道不适，以及尿酸、葡萄糖、肝酶升高。每天服用一片阿司匹林能最大限度地减少颜面潮红，可于开始调脂治疗时使用。烟酸的禁忌证为肝病、消化性溃疡、糖尿病。虽然烟酸是非处方药，但患者应在医生的指导下服用。

4. **贝特类药物**　这类药物是通过减少 TG 生成和促进 TG 分解来有效降低 TG 和 VLDL-C 的。适量的贝特类药物通常可以降低 LDL-C，同时升高 HDL-C。此药耐受性良好，但可能出现肌肉痉挛和间歇性消化不良、胆固醇结石形成与肌病。该药可使香豆素的作用加强。肾功能不全的患者应慎用，应根据慢性肾脏疾病的严重程度，减少或停用贝特类药物，当联合使用他汀类药物治疗时，会明显增加肝功能异常和肌病的风险。

5. **胆固醇吸收抑制剂**　这类药物作用于小肠刷状缘，选择性地抑制食物和胆汁胆固醇的吸收，不影响 TG 或脂溶性维生素的吸收；可以降低 LDL-C 水平，在与他汀类药物合用时，效果更好，可以额外降低 LDL-C 17%~18%；还有轻度降低 TG 和升高 HDL-C 的作用。不良反应包括胃肠道不适、肌肉疼痛。当联合他汀类药物治疗时，可使肝酶轻度增加。

【健康指导】

1. **饮食**　应遵循低热量、低胆固醇、低脂肪、低糖、高纤维饮食 5 个原则。建议每日进食新鲜蔬菜 400~500g，水果 100g，肉类 50~100g，鱼虾类 50g，奶类 250g，食油 20~25g，主食 200~300g，蛋类每周 3~4 个。

2. **运动**　运动可使总胆固醇、甘油三酯、低密度脂蛋白胆固醇降低，高密度脂蛋白胆固醇增高，是非药物治疗措施之一。每日应坚持跑步、慢跑、游泳等有氧运动 30 分钟。

3. **控制体重**　BMI ≥23kg/m² 的高脂血症患者，根据个人不同身体情况制订相关措施。

4. 用药指导 定期监测脂质和肝功能,以确保患者实现和保持血脂达标,且不出现药物相关的副作用。血脂异常者,控制饮食及体重,仍不能降到理想目标者,先选他汀类药物,因他汀类药物副作用较少。

5. 戒烟 指导吸烟者逐步戒烟,从减少吸烟量过渡到戒烟,对血脂异常的吸烟者进行针对性健康指导,告知吸烟的危害性。烟草中大量尼古丁可刺激交感神经释放儿茶酚胺,使血浆游离脂肪酸增加,最终导致 TG 水平升高。吸烟引起小血管痉挛,损伤血管内皮,使管腔变窄、血流变缓,导致血压升高、血液黏稠、血脂异常,进而发生心血管疾病。

6. 限制饮酒 酒精除了给身体提供热量外,还可以刺激甘油三酯合成,使血中甘油三酯升高。限制饮酒是控制高 TG 的重要措施之一。对于一时难以戒除酒瘾者,提出小量饮酒建议,女性每天饮酒酒精量少于 10~15g,男性每天饮酒酒精量少于 20~30g,并监测血脂变化。

7. 长期随访

(1)教育患者遵守治疗方案。

(2)帮助患者记住药物剂量。

(3)教育患者识别和处理常见的药物副作用。

(4)提供治疗效果的最新信息。

(5)使患者与指导其控制血脂的专业人员保持联系。

(6)随访中血脂监测时间点如下:

1)若未达标:4~6 周后再测量,3 个月后复测。

2)达标后:1 年内每 8~12 周随访一次。

3)维持目标血脂水平:1 年后每 4~6 个月随访一次。

（王　润）

第七节　血压监测与控制

学习目标

完成本内容学习后,学生将能:

1. 列出影响血压的危险因素。

2. 复述血压水平定义和分类及控制药物。

3. 描述高血压患者的血压控制目标。

4. 应用所学知识给予高血压患者准确、及时的护理。

【概述】

高血压是患病率较高的慢性病之一,也是心血管疾病最重要的危险因素。在高血压患者中,原因不明的高血压约占99%,继发性者占1%,原发性高血压的病因和发病机制十分复杂,目前认为是一种由遗传因素和环境因素共同作用引起的疾病。

【评估】

对参加二级预防与康复的患者,评估中应该进行血压的监测,以发现和诊断高血压并给予相应的治疗和管理。对于高血压患者应详细进行相关项目的评估,包括膳食钠的摄入,有无过量饮酒、能量摄入过多和体力活动过少等。

（一）诊断标准

参考《中国高血压防治指南》(2018年)(表8-7-1)。

表8-7-1　血压水平的定义和分类(18岁以上)

类别	收缩压/mmHg		舒张压/mmHg
正常血压	<120	和	<80
正常高值	120~139	和/或	80~90
高血压	≥140	和/或	≥90
1级(轻度)	140~159	和/或	90~99
2级(中度)	160~179	和/或	100~109
3级(重度)	≥180	和/或	≥110
单纯收缩期高血压	≥140	和	<90

注:18岁以上成人,未服抗高血压药物的情况下,收缩压≥140mmHg和/或舒张压≥90mmHg为高血压,患者收缩压与舒张压属不同级别时,应按两者中较高的级别分类。

高血压的诊断不应仅根据一次血压的测量;首次测量血压发现血压升高后,应在随后1周或几周内在连续测量最少2次予以证实(首次测量SBP>180mmHg或DBP>110mmHg时不用);如平均SBP≥140mmHg和/或舒张压≥90mmHg,则可以确诊为高血压。

（二）检查及危险因素

1. **血压监测要求**　让患者休息5分钟后测量;取坐位,双腿无交叉;至少测量2次,间隔2分钟。其后测量对侧手臂血压(若双臂血压不同,应选择较高血压值)。

2. **体格检查**　高血压评估需要确定血压水平及其他心血管疾病危险因素(表8-7-2,表8-7-3),判断高血压的病因,明确有无继发性高血压;寻找靶器官损害以及相关临床情况,以评估患者预后。具体内容应包括以下方面:

表8-7-2　高血压患者心血管水平分层

危险因素和病史	1级	2级	3级
无其他危险因素	低危	中危	高危
1~2个危险因素	中危	中危	很高危
≥3个危险因素或靶器官损害或糖尿病	高危	高危	很高危
并存临床疾病	很高危	很高危	很高危

表 8-7-3 影响高血压患者心血管预后的重要因素

危险因素	靶器官损害	并存的临床疾病
• 高血压（1~3 级）	• 左心室肥厚	• 脑血管病
• 年龄 >55 岁（男），>65 岁（女）	心电图：Sokolow（SV_1+RV_5）>38mm	脑出血,缺血性脑卒中,短暂性脑缺血发作
• 吸烟	或 Cornell（$RaVL+SV_3$）> 2 440mm·ms	• 心脏疾病
• 糖耐量受损和 / 或空腹血糖受损	超声心动 LVMI 男性≥ 125g/m², 女性≥120g/m²	心绞痛,心肌梗死,冠状动脉血运重建,慢性心力衰竭
• 血脂异常 TC ≥5.7mmol/L（220mg/dl）或 LDL-C>3.3mmol/L（130mg/dl）或 HDL-C<1.0mmol/L（40mg/dl）	• 颈动脉超声 IMT ≥0.9mm 或动脉粥样斑块 • 颈股动脉 PWV ≥12m/s • ABI<0.9	• 肾脏疾病 糖尿病肾病、肾功能受损、肌酐≥133μmol/L（1.5mg/dl,男性）, ≥ 124μmol/L（1.4mg/dl, 女性）尿蛋白≥300mg/24h
• 早发心血管疾病家族史（一级亲属发病年龄男 <55 岁,女 <65 岁） • 腹型肥胖（腰围：男≥90cm,女 ≥85cm）或肥胖（BMI ≥28kg/m²）	• eGFR<60ml/（min·1.73m²）或血肌酐轻度升高 115~133μmol/L（1.31~1.5mg/dl,男性）;107~124μmol/L（1.2~1.4mg/dl,女性）	• 周围血管病 • 视网膜病变 • 出血或渗出,视盘水肿 • 糖尿病
• 血同型半胱氨酸升高（≥10μmol/L）	• 尿微量白蛋白 30~300mg/24h 或白蛋白 / 肌酐≥30mg/g	

注：TC 为总胆固醇；LDL-C 为低密度脂蛋白胆固醇；HDL-C 为高密度脂蛋白胆固醇；BMI 为体重指数；LVMI 为左心室质量指数；IMT 为内膜中层厚度；ABI 为踝臂指数；PWV 为脉搏波传导速度；eGFR 为估测的肾小球滤过率

（1）眼部检查：是否存在视网膜病变或出血。

（2）颈部检查：听诊颈动脉有无杂音,观察有无静脉扩张或甲状腺肿大。

（3）心脏检查：观察心率有无增快、心脏有无扩大和心前区有无抬举样搏动,听诊是否有喀喇音、心脏杂音、心律失常、第 3 心音（S_3）和第 4 心音（S_4）。

（4）腹部检查：听诊有无杂音,触诊有无肾脏扩大、肿块,有无腹主动脉异常搏动。

（5）四肢检查：观察外周动脉搏动是否减弱或消失、有无杂音,四肢是否水肿。

（6）神经系统检查。

（三）控制目标

在患者能耐受的情况下,逐步降压并达标。一般高血压患者,应将血压降至 140/90mmHg 以下；65 岁及以上老年人的收缩压应控制在 150mmHg 以下,如能耐受还可进一步降低；伴有肾脏疾病、糖尿病和稳定性冠心病的高血压患者的治疗宜个体化,一般可以将血压降至 130/80mmHg 以下,脑卒中后的高血压患者一般血压目标为 <140/90mmHg。舒张压低于 60mmHg 的冠心病患者,应在密切监测血压的前提下,逐渐实现收缩压达标。

（四）辅助检查

开始降压治疗前需要做一些常规的实验室检查,包括尿液分析,全血细胞计数检查,空腹血糖检查,血清钾、钙、肌酐的检查,尿酸检查,血脂检查。12 导联心电图用于发现左心室肥厚。

【处方】

专家建议将运动和教育作为高血压多因素干预的重要内容,同时还应包括咨询、行为干预、药物治疗等方法。

(一)非药物治疗

所有高血压患者及血压正常高值者均应采取干预生活方式的措施,生活方式调整是高血压治疗的基础。其中合理膳食、保持正常体重、增加体力活动、戒烟可以作为高血压可靠的辅助治疗(表 8-7-4)。

表 8-7-4　防治高血压的非药物措施

调整措施	目标	SBP 下降的大致范围
减重	保持正常体重(BMI=18.5~24.9kg/m²)	5~20mmHg/ 减重 10kg
DASH 饮食	多吃蔬菜水果、饱和脂肪酸和总脂肪	8~14mmHg
方案	含量低的低脂乳制品	
膳食限盐	每人平均每天膳食钠摄入量降至 2.4g 钠或 8g 氯化钠盐	2~8mmHg
增加体力活动	参加规律的有氧运动(如快走),每天至少 30min 以上,每周大多数日子	4~9mmHg
适量饮酒	男性每天饮酒量少于 30ml 酒精;女性和体重轻者每天不超过 15ml	2~4mmHg

注:为了减少总体心血管危险,应戒烟。非药物措施的效果是剂量和时间依赖性的,在某些个体效果更好。SBP:收缩压;BMI:身体质量指数,计算方法为体重除以身高的平方米;DASH:控制高血压的膳食建议。

(二)药物治疗

有心血管疾病风险的 1 级 /2 级高血压患者及所有 3 级高血压患者推荐药物治疗。但对于合并多项代谢危险因素的患者不建议使用 β 受体阻滞剂或噻嗪类利尿剂。根据患者的个体风险制订治疗方案。对于 1 期高血压患者起始单药治疗通常很有效。超过达标血压值 20/10mmHg 的患者(2 期高血压)单药治疗往往无效,推荐联合用药治疗。大多数高血压患者起始治疗可使用氢氯噻嗪类利尿剂,单药治疗或与其他一种或多种药物,包括血管紧张素转换酶抑制剂(ACEI)、血管紧张素受体阻滞剂(ARB)、β 受体阻滞剂、钙通道阻滞剂联合使用都能有效降低血压。对于合并糖尿病或肾病的高血压患者,血压目标是降至 130/80mmHg 以下,为了达到此目标,通常需要多种降压药物联合使用。在出现蛋白尿或微量白蛋白尿时,建议使用首选 ACEI,ARB 适用于不能耐受 ACEI 的患者。

高血压是 CHD 最常见的主要危险因素,高血压合并冠心病患者使用 β 受体阻滞剂不仅能降压,还能减少复发性缺血事件。ACEI 也常用于高血压合并冠心病患者,帮助心肌梗死患者进行左心室重构,推荐 CHD 患者联合应用 ACEI 和 β 受体阻滞剂进行治疗。

老年患者药物治疗起始剂量应小于年轻患者,但经常有老年患者在生活方式调整的同时使用了一个或多个抗高血压药物,这些药物可能明显增加老年患者直立性低血压的发生而导致其跌倒,所以,建议在站立和坐位时分别测量血压。

开始药物治疗时应考虑以下因素：

1. 血压升高的严重程度。

2. 存在的主要危险因素（吸烟、血脂异常、糖尿病、年龄 >60 岁、男性、绝经后女性、早发心血管病家族史），靶器官损害的证据（心脏、肾脏、脑血管系统疾病，外周血管疾病，视网膜病变），临床确诊的心血管疾病。

3. 药物的副作用及费用，以及药物间相互作用。

【健康指导】

1. 合理膳食 可降低人群高血压、心血管疾病的发病危险。

2. 减少钠盐摄入，增加钾摄入 钠盐可显著升高血压以及高血压的发病风险，减少钠盐摄入，可有效降低血压。增加膳食中钾摄入量，可降低血压。主要措施为增加富钾食物（新鲜蔬菜、水果和豆类）的摄入量；肾功能良好者可选择富钾替代盐，不建议服用钾补充剂来降低血压，肾功能不全患者应咨询医生。

3. 增加运动 运动可以改善血压水平，高血压患者定期锻炼可降低心血管死亡和全因死亡风险。因此，建议非高血压人群或高血压患者除日常生活活动外，每周有 4~7 天、每天累计 30~60 分钟的中等强度运动，如步行、慢跑、骑自行车、游泳等，运动形式可采取有氧、抗阻和伸展等。

4. 控制体重 推荐将体重维持在健康范围：BMI18.5~23.9kg/m^2。建议所有肥胖和超重患者减重，包括控制能量摄入，增加体力活动和行为干预。减重计划应长期坚持，速度因人而异，不可急于求成，建议将目标定位于一年内体重减少初始体重的 5%~10%。

5. 家庭血压监测 建议每天早晨及晚上测量血压，每次 2~3 次并取平均值，建议连续监测 7 天取后 6 天平均值。血压控制平稳且达标者每周自测 1~2 次血压，早晚各一次，最好在早晨起床后，服用降压药和早餐前，排尿后，固定时间自测坐位血压。

6. 戒烟 吸烟是心血管病和癌症的主要危险因素之一，被动吸烟显著增加心血管疾病风险，戒烟可降低心血管疾病风险。

7. 限制饮酒 过量饮酒增加高血压的发病风险，且风险随着饮酒量的增加而增加。限制饮酒可使血压降低，建议高血压患者不饮酒。如饮酒，每日酒精摄入量男性不超过 25g，女性不超过 15g。

8. 减轻精神压力，保持心理平衡 精神紧张可激活交感神经，从而使血压升高。精神压力增加的主要原因包括过度的工作和生活压力以及病态心理，包括抑郁症、焦虑症、A 型人格、社会孤立和缺乏社会支持等。对高血压患者进行压力管理，指导患者进行个体化认知行为干预，必要情况下采取心理治疗联合药物治疗缓解焦虑和精神压力。

知识拓展

新发的危险因素——同型半胱氨酸

同型半胱氨酸代谢异常会导致血浆中同型半胱氨酸水平升高。同型半胱氨酸升高可引起内皮细胞损伤、内皮功能障碍、血管平滑肌细胞增殖、氧化应激增加等，进而导致动脉粥样硬化和血栓形成。血浆同型半胱氨酸≥15μmol/L 与冠心病、外周血管疾病、卒中和静脉血栓形成的危险性增加有关。

对于同型半胱氨酸水平 >10μmol/L 的患者,可以建议增加富含维生素食品(蔬菜、水果、豆类、强化谷物类食品)的摄入,并推荐服用维生素补充剂(叶酸、维生素 B_6、维生素 B_{12})。

新发的危险因素——C 反应蛋白

血浆炎症标志物 C 反应蛋白(C-Reactive protein,CRP)的测定被用来预测冠状动脉事件的发生,最新 meta 分析结果显示,超敏 C 反应蛋白(hypersensitive c-reactive protein,hs-CRP)水平升高与支架内再狭窄及心血管相关事件的绝对风险增加有关;降低 hs-CRP 后可使心血管事件减少。这样一个易获取的标志物,有望在未来应用于临床指导预防和治疗。

在心血管疾病的康复过程中,应及时地识别、评价并向患者宣传每种危险因素的重要性,结合患者的个体情况给予合理干预措施是促进心脏康复、减少不良事件的关键。

(王 润)

第八节 血糖监测与控制

学习目标

完成本内容学习后,学生将能:

1. 列出影响糖代谢的危险因素。
2. 复述糖尿病的诊断标准及控制药物。
3. 描述血糖的控制目标。
4. 应用所学知识给予糖代谢异常患者准确、及时的护理。

【概述】

糖代谢异常包括糖尿病前期和糖尿病。研究结果显示,冠心病住院患者中糖尿病患病率为 52.9%,糖耐量受损患病率为 24%,糖代谢异常总患病率为 76.9%。通过空腹血糖和负荷后 2 小时血糖检测中国门诊高血压患者的糖尿病患病率为 24.3%,其中有 34.7% 为新诊断病例。高血压患者行口服葡萄糖耐量试验(oral glucose tolerance test,OGTT)筛查,发现 53.4% 的患者为糖尿病前期,13.6% 的患者合并糖尿病,且糖代谢异常患者 ASCVD 风险高于血糖正常者。

糖化血红蛋白是人体血液中红细胞内的血红蛋白与血糖结合的产物。血糖和血红蛋白的结合生成糖化血红蛋白(HbA1c)是不可逆反应,并与血糖浓度成正比,且保持 120 天左右,所以检测 HbA1c 可以反映患者近 8~12 周的血糖控制情况,正常值为 4%~6%。

【评估】

（一）诊断标准

1. 糖代谢分类标准参考美国糖尿病协会（ADA）糖代谢分类标准（表 8-8-1）。

表 8-8-1　美国糖尿病协会（ADA）糖代谢分类标准

糖代谢分类	静脉血浆葡萄糖 /（mmol·L⁻¹）	
	空腹血糖	糖负荷后 2h 血糖
正常血糖（NGR）	<6.1	<7.8
空腹血糖受损（IFG）	6.1~7.0	<7.8
糖耐量减低（IGT）	<7.0	7.8~11.1
糖尿病（DM）	≥7.0	≥11.1

2. 糖尿病的诊断标准

（1）典型糖尿病症状（烦渴多饮、多尿、多食、不明原因的体重下降）加上随机血糖或静脉血浆葡萄糖≥11.1mmol/L。

（2）空腹血糖或加上静脉血浆葡萄糖≥7.0mmol/L。

（3）葡萄糖负荷后 2 小时血糖无典型糖尿病症状者，需改日复查确认静脉血浆葡萄糖≥11.1mmol/L。

（注：空腹状态指至少 8 小时没有进食热量；随机血糖指不考虑上次用餐时间，一天中任意时间的血糖，不能用来诊断空腹血糖异常或糖耐量异常。）

对于所有 ASCVD 患者不需进行糖尿病风险评分直接进入流程（图 8-8-1），进行血糖异常的筛查，结合 OGTT、空腹血糖（fasting plasma glucose，FPG）和 / 或 HbA1c 检出糖代谢异常，研究发现，对心血管疾病患者行 OGTT 可提高糖代谢异常诊断率。建议心内科患者如无特殊情况，均建议直接行 OGTT 筛查，如因条件所限，也可初筛后再行 OGTT。

空腹血浆葡萄糖或 75g OGTT 后的 2 小时血浆葡萄糖值可单独用于流行病学调查或人群筛查。如 OGTT 目的是用于明确糖代谢状态时，仅需检测空腹和糖负荷后 2 小时血糖。我国资料显示仅查空腹血糖则糖尿病的漏诊率较高，理想的调查是同时检查空腹血糖及 OGTT 后 2 小时血糖值。OGTT 其他时间点血糖不作为诊断标准。建议已达到糖调节受损的人群行 OGTT 检查，以提高糖尿病的诊断率。

（二）危险因素

1. 年龄≥40 岁。

2. 有糖尿病前期（IGT、IFG 或两者同时存在）史。

3. 超重（BMI ≥24kg/m²）或 肥胖（BMI ≥28kg/m²），和 / 或中心型肥胖（男性腰围≥90cm，女性腰围≥85cm）。

4. 静坐生活方式。

5. 一级亲属中有 2 型糖尿病家族史。

6. 有妊娠期糖尿病史的妇女。

7. 高血压［收缩压≥140mmHg 和 / 或舒张压≥90mmHg］，或正在接受降压治疗。

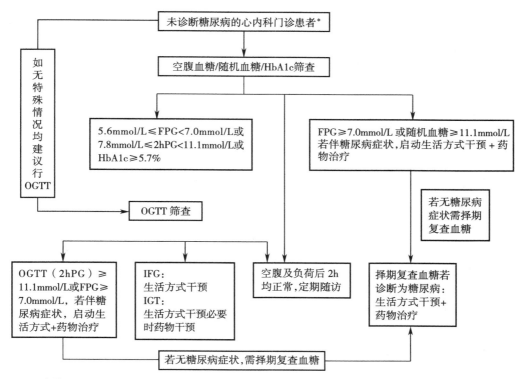

注：* 除外严重心力衰竭、心肌梗死等急性期；IFG：空腹血糖受损，6.1mmol/L≤FPG<7.0mmol/L 且 2h≤7.8mmol/L；IGT：糖耐量受损，FGP<7.0mmol/L 且 7.8mmol/L≤2hPG<11.1mmol/L

图 8-8-1 心内科患者血糖代谢异常的筛查流程

8. 血脂异常［高密度脂蛋白胆固醇（HDL-C）≤0.91mmol/L 和 / 或甘油三酯（TG）≥2.22mmol/L］，或正在接受调脂治疗。

9. 动脉粥样硬化性心血管病（ASCVD）患者。

10. 有一过性类固醇糖尿病病史者。

11. 多囊卵巢综合征（PCOS）患者或伴有胰岛素抵抗相关临床状态（如黑棘皮征等）的患者。

12. 长期接受抗精神病药物和 / 或抗抑郁药物治疗和他汀类药物治疗的患者。

【处方】

（一）非药物治疗

糖尿病治疗的近期目标是通过控制高血糖和代谢紊乱来消除糖尿病症状和防止出现急性代谢并发症，糖尿病治疗的远期目标是通过良好的代谢控制达到预防慢性并发症、提高患者生活质量和延长寿命的目的。为了达到这一目标，应建立完善的糖尿病教育和管理体系，主要推荐如下：

1. 糖尿病患者在诊断后，应接受糖尿病自我管理教育，掌握相关知识和技能，并且不断学习。

2. 糖尿病自我管理教育和支持应以患者为中心，尊重和响应患者的个人爱好、需求和价值观，以此指导临床决策。

3. 糖尿病自我管理教育是患者的必修教育课,该课程应包含延迟和预防 2 型糖尿病的内容,并注重个体化。当提供糖尿病自我管理教育和支持时,健康教育提供者应该考虑治疗负担和患者自我管理的自我效能及社会与家庭支持的程度。医护工作者应在最佳时机为糖尿病患者提供尽可能全面的糖尿病自我管理教育。

（二）药物治疗

1. 口服降糖药物　高血糖的药物治疗多基于纠正导致人类血糖升高的两个主要病理生理改变:胰岛素抵抗和胰岛素分泌受损。根据作用效果的不同,口服降糖药可分为以促进胰岛素分泌为主要作用的药物〔磺脲类、格列奈类、二肽基肽酶 –4（DPP–4）抑制剂〕和通过其他机制降低血糖的药物〔双胍类、噻唑烷二酮类（thiazolidinediones TZDs）、α– 糖苷酶抑制剂、钠 – 葡萄糖协同转运蛋白 2（sodium–dependent glucose transporters 2,SGLT–2）抑制剂〕。

磺脲类和格列奈类直接刺激胰岛 β 细胞分泌胰岛素;DPP–4 抑制剂通过减少体内胰高血糖素样肽 –1（glucagon–like peptide–1,GLP–1）的分解、增加 GLP–1 浓度,从而促进胰岛 β 细胞分泌胰岛素;双胍类的主要药理作用是减少肝脏葡萄糖的输出;TZDs 的主要药理作用为改善胰岛素抵抗;α– 糖苷酶抑制剂的主要药理作用为延缓碳水化合物在肠道内的消化吸收。SGLT–2 抑制剂的主要药理作用为通过减少肾小管对葡萄糖的重吸收来增加肾脏葡萄糖的排出。

在糖尿病前期人群中进行药物干预的临床试验显示,降糖药物二甲双胍、α– 糖苷酶抑制剂、噻唑烷二酮类药物、GLP–1 受体激动剂以及减肥药奥利司他等药物可以降低糖尿病前期人群发生糖尿病的风险。其中,二甲双胍和阿卡波糖在糖尿病前期人群中长期应用的安全性证据较为充分,而其他药物长期应用时则需要全面考虑费用、不良反应、耐受性等因素。然而,由于目前尚无充分的证据表明药物干预具有长期疗效和卫生经济学益处,故国内外相关指南尚未广泛推荐药物干预作为预防糖尿病的主要手段。对于糖尿病前期个体,只有在强化生活方式干预 6 个月效果不佳,且合并有其他危险因素者,方可考虑药物干预,但必须充分评估效益 / 风险比和效益 / 费用比,并且做好充分的医患沟通和随访。需要指出的是,目前已经完成的药物预防糖尿病的临床研究并未采用生活方式干预失败的患者作为研究对象,因此对生活方式干预无效的糖尿病前期患者是否对药物干预敏感尚无临床证据。

2. 胰岛素治疗　胰岛素治疗是控制高血糖的重要手段。1 型糖尿病患者需依赖胰岛素维持生命,也必须使用胰岛素控制高血糖,并降低糖尿病并发症的发生风险。2 型糖尿病患者虽不需要胰岛素来维持生命,但当口服降糖药效果不佳或存在口服药使用禁忌时,仍需使用胰岛素,以控制高血糖,并减少糖尿病并发症的发生危险。在某些时候,尤其是病程较长时,胰岛素治疗可能是最主要的甚至是必需的控制血糖的措施。

（1）胰岛素的起始治疗

1）1 型糖尿病患者在发病时就需要胰岛素治疗,且需终身胰岛素替代治疗。新发病 2 型糖尿病患者如有明显的高血糖症状、发生酮症或酮症酸中毒,可首选胰岛素治疗。新诊断糖尿病患者分型困难,与 1 型糖尿病难以鉴别时,可首选胰岛素治疗。待血糖得到良好控制、症状得到显著缓解、确定分型后再根据分型和具体病情制订后续的治疗方案。2 型糖尿病患者在生活方式和口服降糖药治疗的基础上,若血糖仍未达到控制目标,即可开始口服降糖药和起始胰岛素的联合治疗。在糖尿病病程中（包括新诊断的 2 型糖尿病），出现无明显诱因的体重显著下降时，应该尽早使用胰岛素治疗。根据患者具体情况，可选用基础胰岛素或预混胰岛素起始胰岛素治疗。

2）胰岛素的起始治疗中基础胰岛素的使用：①基础胰岛素包括中效人胰岛素和长效胰岛素类似物：当仅使用基础胰岛素治疗时，保留原有各种口服降糖药物，不必停用胰岛素促泌剂。②使用方法：继续口服降糖药治疗，联合中效人胰岛素或长效胰岛素类似物睡前注射。起始剂量为 0.1~0.3U/（kg·d）。根据患者空腹血糖水平调整胰岛素用量，通常每 3~5 天调整 1 次，根据血糖水平每次调整 1~4U 直至空腹血糖达标。③如 3 个月后空腹血糖控制理想但 HbA1c 不达标，应考虑调整胰岛素治疗方案。

3）预混胰岛素的使用：①预混胰岛素包括预混人胰岛素和预混胰岛素类似物。根据患者的血糖水平，可选择每日 1~2 次的注射方案。当 HbA1c 比较高时，使用每日 2 次注射方案。②每日 1 次预混胰岛素：起始的胰岛素剂量一般为 0.2U/（kg·d），晚餐前注射。根据患者空腹血糖水平调整胰岛素用量，通常每 3~5 天调整 1 次，根据血糖水平每次调整 1~4U 直至空腹血糖达标。③每日 2 次预混胰岛素：起始的胰岛素剂量一般为 0.2~0.4U/（kg·d），按 1:1 的比例分配到早餐前和晚餐前。根据空腹血糖和晚餐前血糖分别调整早餐前和晚餐前的胰岛素用量，每 3~5 天调整 1 次，根据血糖水平每次调整的剂量为 1~4U，直到血糖达标。④1 型糖尿病在蜜月期阶段，可短期使用预混胰岛素每日 2~3 次注射。预混胰岛素不宜用于 1 型糖尿病的长期血糖控制。

（2）胰岛素的多次治疗：多次皮下注射胰岛素在胰岛素起始治疗的基础上，经过充分的剂量调整，如患者的血糖水平仍未达标或出现反复的低血糖，需进一步优化治疗方案。可以采用餐时 + 基础胰岛素 2~4 次 /d 或 2~3 次 /d 预混胰岛素进行胰岛素强化治疗。使用方法如下：

1）餐时 + 基础胰岛素：根据睡前和餐前血糖的水平分别调整睡前和餐前胰岛素用量，每 3~5 天调整 1 次，根据血糖水平每次调整的剂量为 1~4U，直至血糖达标。开始使用餐时 + 基础胰岛素方案时，可在基础胰岛素的基础上采用仅在一餐前（如主餐）加用餐时胰岛素的方案。之后根据血糖的控制情况决定是否在其他餐前加用餐时胰岛素。

2）每日 2~3 次预混胰岛素（预混人胰岛素每日 2 次，预混胰岛素类似物每日 2~3 次）：根据睡前和三餐前血糖水平进行胰岛素剂量调整，每 3~5 天调整 1 次，直到血糖达标。研究证明在 2 型糖尿病患者采用餐时 + 基础胰岛素（4 次 / 天）与每日 3 次预混胰岛素类似物进行治疗时，降低 HbA1c 的效能、低血糖发生率、胰岛素总剂量和对体重的影响在两组间无明显差别。

（三）控制目标

2 型糖尿病理想的综合控制目标视患者的年龄、合并症、并发症等不同而异。治疗未能达标不应视为治疗失败，控制指标的任何改善对患者都将有益，将会降低相关危险因素引发并发症的风险，如 HbA1c 水平的降低与糖尿病患者微血管并发症及神经病变的减少密切相关（HbA1c 从 10% 降至 9% 对降低并发症发生风险的影响要大于其从 7% 降至 6%）（表 8-8-2）。

表 8-8-2 中国 2 型糖尿病综合控制目标

血糖 /（mmol·L^{-1}）	目标值	血糖 /（mmol·L^{-1}）	目标值
空腹	4.4~7.0	总胆固醇（mmol/L）	<4.5
非空腹	<10.0	甘油三酯（mmol/L）	<1.7
糖化血红蛋白（%）	<7.0	体重指数（kg/m^2）	<24.0
血压（mmHg）	<130/80		

HbA1c 是反映长期血糖控制水平的主要指标之一。对大多数非妊娠成年 2 型糖尿病患者而言，合理的 HbA1c 控制目标为 <7%。更严格的 HbA1c 控制目标（如 <6.5%，或尽可能接近正常）适合于病程较短、预期寿命较长、无并发症、未合并心血管病的 2 型糖尿病患者，其前提是无低血糖或其他不良反应。相对宽松的 HbA1c 目标（如 <8.0%）可能更适合于有严重低血糖史、预期寿命较短、显著的微血管或大血管并发症，或有严重合并症、糖尿病病程很长，尽管进行了糖尿病自我管理教育、适当的血糖监测、接受有效剂量的多种降糖药物包括胰岛素治疗，仍很难达到常规治疗目标的患者。应该避免因过度放宽控制标准而出现急性高血糖症状或与其相关的并发症。

【健康指导】

1. **饮食** 供给营养均衡的膳食，满足患者对微量营养元素的需求。每日饮食总热量至少减少 400~500kcal；饱和脂肪酸摄入占总脂肪酸摄入的 30% 以下；功能正常的糖尿病患者，蛋白质的摄入量可占供能比的 15%~20%，保证优质蛋白质比例超过三分之一；食盐摄入量限制在每天 6g 以内，合并高血压患者更应严格限制摄入量。

2. **运动** 运动在 2 型糖尿病患者的综合管理中占重要地位。规律运动有助于控制血糖，减少心血管危险因素，减轻体重，提升幸福感，而且对糖尿病高危人群一级预防效果显著。流行病学研究结果显示：规律运动 8 周以上可将 2 型糖尿病患者 HbA1c 降低 0.66%；坚持规律运动 12~14 年的糖尿病患者病死率显著降低。中等强度体育运动至少保持在每周 150 分钟。中等强度的体育运动包括：快走、打太极拳、骑车、乒乓球、羽毛球和高尔夫球。

3. **加强患者自我管理** 定期监测血糖，包括空腹及餐后 2 小时血糖，详细记录后咨询医生，制订个体化计划。

4. **维持健康体重** 超重 / 肥胖患者减重的目标是 3~6 个月减轻体重的 5%~10%，超重或肥胖者 BMI 达到或接近 24kg/m^2，体重至少下降 7%；消瘦者应通过合理的营养计划达到并长期维持理想体重。

5. **戒烟** 吸烟与肿瘤、糖尿病、糖尿病大血管病变、糖尿病微血管病过早死亡的风险增加相关。研究表明 2 型糖尿病患者戒烟有助于改善代谢指标、降低血压和白蛋白尿。应劝告每一位吸烟的糖尿病患者停止吸烟或停用烟草类制品，减少被动吸烟，对患者吸烟状况以及尼古丁依赖程度进行评估。

6. **限制饮酒** 糖尿病患者不饮酒。若饮酒，应计算酒精中所含的总能量，女性一天摄入酒精量不超过 15g，男性一天摄入酒精量不超过 25g，每周不超过两次，还应警惕酒精可能诱发的低血糖，避免空腹饮酒。

7. **养成健康的生活习惯** 培养活跃的生活方式,如增加日常身体活动,减少静坐时间,将有益的体育运动融入日常生活中。

（王 润）

第九节 药 物 治 疗

学习目标

完成本内容学习后,学生将能:

1. 复述心脏病二级预防中药物分类。
2. 列出心血管康复药物处方应遵守的原则。
3. 描述冠心病二级预防药物常见副作用和处理方案。
4. 应用所学知识为一例心脏病患者制订药物处方。

【概述】

药物治疗是心血管病治疗的基石,与运动、营养、心理和戒烟干预等生活方式治疗相辅相成,起到协同作用,在上述单一治疗的基础上进一步改善患者的临床预后。心血管康复体现了治疗的整合,上述几种治疗手段不应分割开来,治疗中需要考虑到他们相互之间的影响,尤其是药物治疗和生活方式治疗之间的影响。心血管康复中如何指导患者规范使用药物,药物对运动耐量和运动风险的影响,药物对心理状态的影响,心血管康复的医护人员如何利用与患者的频繁接触,如何发现患者服药过程中存在的问题,如服药是否合理、是否达标、是否出现副作用和服药是否依从等,并给予针对处理,是心脏康复药物处方中需要重点关注的问题。

以心血管病中常见的冠心病为例,其致病机制有多因素、多靶点参与,目前公认的致病机制主要包括内皮功能损伤、炎症激活、血小板聚集、交感肾上腺素系统激活等。近 30 年来大量临床研究证实,改善血管内皮功能、抗血小板、抑制交感肾素 – 血管紧张素系统(RAS)激活、降脂、降压、降糖等药物可降低心血管事件发生率和死亡率。因此,我国和欧美国家的稳定性冠心病诊断和治疗指南均遵循循证医学证据,明确建议使用有效的二级预防药物,避免心血管事件再发,降低死亡风险,减少症状,提高健康寿命年。

药物有效的前提是使用有效药物、有效剂量、治疗达标、最小副作用和治疗依从。给患者处方药物的心血管医生和心血管康复医生除需要掌握药物的使用方法外,还需要针对不同患者给予个体化治疗,患者临床特点不同,所采用的药物治疗策略应有所不同。心血管康复医生专注于患者的二级预防,同时有心血管康复团队的协同工作,非常有利于实现个体化治疗。

【评估】

遵循指南使用治疗药物。国内外指南一致建议冠心病治疗药物分为改善预后的药物和改善心绞痛的药物两类。改善预后的药物包括阿司匹林（如不能耐受，选择氯吡格雷）、他汀类、血管紧张素转化酶抑制剂（ACEI）、血管紧张素受体拮抗剂（ARB）、β受体阻滞剂。改善心绞痛的药物包括β受体阻滞剂、钙通道阻滞剂（CCB）、硝酸酯类、尼可地尔、伊伐布雷定和心肌代谢药物曲美他嗪等，药物的具体使用请见我国和欧美国家稳定性冠心病诊断和治疗指南，本节不再详述。

心血管康复药物处方应遵守如下原则：①个体化的药物和剂量选择。根据患者的病情、合并症和生命体征等具体情况选择合适的药物；根据年龄、性别、体重、既往用药史等调整药物剂量。②关注药物安全性。心血管康复医护人员应熟悉各种药物的常见和少见副作用，掌握致命性副作用的临床表现及应对措施，对常见的副作用应提醒患者自我观察并及时报告医生，对少见的副作用应利用与患者接触频繁的运动康复时段密切观察，通过及时调整剂量，减少或消除不良反应。③提高患者的依从性。利用心血管康复中与患者频繁接触的优势，不断向患者介绍坚持药物治疗的必要性，停用药物治疗的风险，规律随访，观察药物副作用，了解患者对药物的认同感及患者的经济状态，根据患者存在的问题调整药物，提高治疗依从性。

【处方】

（一）个体化用药方案

个体化用药方案应考虑患者需要使用的药物类别、剂量大小、应达到的靶目标和是否能够达到靶目标。根据指南建议结合患者的病情、合并症和生命体征等选择药物；根据治疗靶目标结合年龄、性别、体重、既往用药史等调整药物剂量。

1. β受体阻滞剂控制心率达标　美国心脏协会（AHA）二级预防指南推荐，左心室射血分数（LVEF）正常的心肌梗死或ACS患者持续使用β受体阻滞剂3年（推荐类别I，证据等级B），LVEF<40%的冠心病患者应长期应用（推荐类别I，证据等级A）。指南推荐选择的药物为美托洛尔、比索洛尔和卡维地洛。强调个体化调整剂量，将患者清醒时静息心率控制在55~60次/min。欧洲稳定性冠心病诊断和治疗指南中建议，如未达到靶目标或不能耐受β受体阻滞剂，伊伐布雷定适用于窦性心律且心率≥70次/min的慢性稳定型心绞痛患者，可单独或与β受体阻滞剂联合应用。

患者如为老年人（>75岁）、身材矮小、体重低、血压或心率偏低，应从小剂量开始，如年轻、肥胖、血压偏高、心率偏快，可从常规剂量开始，还应结合既往用药时患者对药物的反应，进行综合判断。

2. 他汀类药物控制血LDC-C达标　若无禁忌，无论入院时患者TC和LDL-C是否升高，应启动并长期使用他汀类药物。如使用他汀类药物LDL-C没有达到目标值，或不能耐受他汀类药物，可联合使用依折麦布5~10mg/d。他汀类药物剂量倍增，降低LDL-C的效果仅增加6%，随着剂量增加他汀类药物的副作用增加，他汀类药物联合依折麦布，降低LDL-C的效果增加20%，安全性良好。

目标：根据《中国成人血脂异常防治指南》（2016年修订版），急性冠脉综合征、稳定性冠心病、血运重建术后、缺血性心肌病、缺血性卒中、短暂性脑缺血、外周动脉粥样硬化疾病等动脉粥样硬化性心血管病患者属于极高危人群，其LDL-C目标值应<1.8mmol/L（70mg/dl）。

3. 控制血压、血糖达标　血压控制目标：≤130/80mmHg；血糖控制目标：糖化血红蛋白≤7%。

（二）关注药物安全性和药物相互作用

心脏康复医护人员应关注药物的不良反应，及早发现不良反应，避免药源性不良后果；充分了解患者的合并用药情况，不同种类的药物间容易存在药物的相互作用，导致药效的降低和不良反应增加。指南推荐的冠心病二级预防药物常见副作用和处理方案见表8-9-1。

表8-9-1　冠心病二级预防药物常见副作用和处理方案

药物名称	不良反应	禁忌证	处理
他汀类药物	乏力、肌痛、肝酶升高、肌酶升高等	肝酶升高大于3倍正常上限，肌酶升高大于5倍正常上限	开始药物治疗前及治疗后6周，复查血脂和肝功能、肌酸激酶；如血脂达标且肝功能、肌酸激酶正常，以后每6~12个月复查1次上述指标；如肝转氨酶≥正常值3倍或肌酸激酶≥正常值10倍，停用降脂药物，并监测相关指标至正常
β受体阻滞剂	乏力，心动过缓，诱发哮喘和心力衰竭，掩盖低血糖反应等	心率<50次/min；二度以上房室传导阻滞；收缩压<90mmHg；哮喘急性发作期；中/重度左心衰竭	选择β₁高选择性药物；从低剂量开始逐渐增加剂量；加强利尿，避免液体潴留；糖尿病患者定期监测血糖
ACEI	低血压、咳嗽、血肌酐升高、高血钾等	收缩压<90mmHg；肌酐>3mg/dl；双侧肾动脉狭窄；已知对ACEI过敏者	血压偏低时从低剂量开始，监测血压和血肌酐、血钾，有严重咳嗽症状换用ARB
阿司匹林	出血，尤其胃肠道出血等	脑出血后3个月内；胃肠道大出血30天内	血压≥160/100mmHg避免使用；评估患者的出血风险，评估患者胃肠症状和病史，老年、有胃病史或胃肠道症状或幽门螺杆菌检测阳性加用抑酸药物；同时使用华法林需注意监测抗凝强度，降低出血风险
硝酸酯类	心率增快、头痛、低血压等	收缩压≤90mmHg	从低剂量开始逐渐增加

冠心病患者常合并多种代谢性疾病，以及其他并发症，制订药物处方时应全面了解患者服用的各种药物，避免重复用药，降低药物相互作用。细胞色素P450酶系统与从肝脏代谢的药物有可能发生药物相互作用，冠心病药物中主要为他汀类药物，联合应用奥美拉唑、利福平、地塞米松、卡马西平等药物可降低他汀类药物的作用；联合应用抗生素（红霉素、克拉霉素）、抗病毒药物、抗真菌药物、卡维地洛、CCB（拉西地平、地尔硫䓬、硝苯地平、维拉帕米、尼莫地平）、抗心律失常药物（胺碘酮、普罗帕酮）、抗抑郁药［三环类、5-羟色胺再摄取抑制剂、文拉法辛］、免疫抑制剂、抗肿瘤药物等可能增加他汀类药物的作用和不良反应，需注意剂量调整。同理，上述药物使用时均需注意药物相互作用。

（三）关注药物对运动耐量的影响

目前越来越多的心血管专业学者认识到,冠心病治疗不仅需关注冠脉解剖学狭窄的改善,更要关注冠脉功能状态的改善。运动耐量是功能状态的评价指标,是目前已知的心血管病患者预后的最强预测因子,独立于传统危险因素(射血分数、BNP、心力衰竭病史、高血压、高血脂、糖尿病等)。运动耐量每提高 1MET 可以降低全因死亡风险 12%,同时显著提高患者的生活质量和心理状态,最大限度恢复社会功能。

评价运动耐量的金标准为最大摄氧量,最大摄氧量主要由三方面因素决定:心脏泵血和运输氧的能力、肺气体交换能力、骨骼肌代谢能力。凡能改善心脏泵血、提高气体交换和骨骼肌代谢能力的方法都可以提高运动耐量。药物治疗通过增加心肌收缩力、减少心肌耗氧、减轻外周阻力、改善心肌氧的利用和扩张冠状动脉提高运动耐量,如 β 受体阻滞剂、硝酸酯类药物、CCB、控制心率药物伊伐布雷定和改善心肌代谢药物曲美他嗪。不同药物对运动耐量的作用机制和影响不尽相同,在给患者处方药物时需考虑到药物对运动耐量的影响。

1. β 受体阻滞剂 通过减慢心率、减弱心肌收缩力、降低心肌耗氧量、延长心脏舒张期而增加缺血心肌的血液灌注,通过血流重新分布增加缺血区心肌的血液灌注,提高运动耐量。β 受体阻滞剂对运动耐量的"不良影响"应给予关注,主要不良反应为运动耐量相关方面,包括乏力、运动不耐受。多数现有研究证据表明,对 β 受体阻滞剂而言,长期应用可显著提高运动耐量,仅应用早期可能表现为降低最大耗氧量、降低工作负荷和增加自感劳累程度。评估患者运动耐量或指导患者运动时,应考虑上述因素。

2. 硝酸酯类药物 通过扩张冠状动脉和扩张静脉系统降低心脏前负荷,改善心肌供血和降低心肌耗氧,发挥抗心绞痛作用,提高运动耐量。头痛与低血压是此类药物的常见不良反应。长期使用可增加其耐药性,需 24 小时"偏心"给药。另有研究显示长期口服长效硝酸酯类药物可能加重内皮功能损害,因此如长期口服需要评估其临床价值。硝酸酯类药物与选择性磷酸二酯酶 5 抑制剂(如治疗勃起功能障碍或肺动脉高压的西地那非等)同时服用时可能导致严重低血压,故应避免。

3. CCB 包括二氢吡啶类与非二氢吡啶类。两种类型的 CCB 药理学作用有所不同,其抗心绞痛机制也有所不同。此类药物对运动耐量的影响主要体现在对心脏的影响,通过降低心脏负荷、降低心肌耗氧量、缓解心绞痛症状,提高运动耐量。伊伐布雷定选择性抑制窦房结的起搏功能,减慢心率,在不影响心肌收缩力的情况下减少心肌耗氧量。在慢性稳定型心绞痛患者中,与阿替洛尔相比,伊伐布雷定改善患者的运动耐量,减少心绞痛发作次数。该药已被欧洲批准用于不能耐受 β 受体阻滞剂或经 β 受体阻滞剂充分治疗后窦性心律仍超过 70 次 /min 的心绞痛患者。伊伐布雷定最常见的不良反应是"眼内闪光",一般表现为短暂的局部视野亮度增加,常在治疗开始的 2 个月内发生。这种不良反应常可在不停药的情况下自行消失。

4. 改善心肌细胞代谢的药物 这类药物有曲美他嗪和雷诺嗪。曲美他嗪通过抑制"耗氧"的脂肪酸代谢途径,促进葡萄糖有氧代谢途径,让身体细胞在"相对缺氧"的情况下,产生更多的 ATP 用于机体做功,具有改善心肌细胞代谢和抗缺血的作用。其预防心绞痛的作用与普萘洛尔相似。曲美他嗪对细胞代谢的影响不单是作用于心肌细胞,还可作用于骨骼肌,增加骨骼肌对葡萄糖的摄取和利用。研究显示曲美他嗪与其他抗心绞痛药物联合,可进一步增强患者的运动耐量 1.1~1.5METs,改善患者生活质量,与运动疗法联合使用具有协同作用,能进一步提高患者运动耐量。

5. 他汀类药物 这类药物的肌肉副作用及其对运动耐量是否构成影响,也是近年来的热点问题。尽管尚存争议,但现有结果多数更倾向于他汀类药物不影响服药者的有氧运动能力。作为该领域迄今为止样本量最大并且设计精密的临床随机对照试验,STOPN 研究发现,对于初次使用他汀类药物的健康人,为期 6 个月的每天 80mg 阿托伐他汀治疗与安慰剂对照相比,服药者四肢肌肉力量和 peak VO$_2$ 的变化均无显著差异。而另一项纳入 17 264 名参与者的大样本量 1∶1 配对横断面研究表明,相比未服用他汀类药物的患者,他汀类药物使用者更倾向于久坐的生活方式,但峰值代谢当量并不低于非他汀类药物使用者,这一结果提示他汀类药物的使用与有氧运动能力无显著相关性。新近对 ASCOT-LA 研究结果的分析提示,他汀类药物所谓"肌痛""虚弱"等不良反应,甚至可能单纯来源于患者发生了反安慰剂效应的心理反应。

【健康指导】

(一)药物管理在运动康复中应考虑的问题

1. 了解患者是否服用抗心绞痛药物 对服用抗心绞痛药物的患者,运动康复时药物的服用时间和服用剂量应与运动评估前的服用方法保持一致,尤其是 β 受体阻滞剂、非二氢吡啶类 CCB 和硝酸酯类药物,以免不同时间和剂量导致的药效不同,影响运动评估或运动训练效果。如更改上述药物剂量,需重新评估,制订新的运动处方。治疗师在开展运动治疗时需备好硝酸甘油,并提醒患者运动时携带硝酸甘油,以防止严重心血管事件的发生。对于发作稳定的劳力型心绞痛的患者,可在运动前 5~10 分钟使用二硝酸异山梨酯或硝酸酯类喷雾剂,减少运动中出现的心肌缺血,保证运动疗法的有效实施。

2. 了解诱发患者发生心肌缺血的运动阈值 在运动处方和运动指导时避免使用高于缺血阈值的运动强度,急性心肌梗死患者容易发生急性左心衰竭,心脏康复医生和治疗师在进行康复治疗时需警惕急性左心衰竭的症状,如频繁咳嗽、呼吸困难、肺部啰音和泡沫痰。

3. 将心率作为运动靶目标时应考虑药物对心率的影响 一些药物可能会钝化心脏对急性运动负荷的反应能力,如 β 受体阻滞剂和非二氢吡啶类 CCB,服用后患者的心肌变时性(心率反应)和变力反应(泵血功能)都相应下降。给患者开运动处方和监测患者运动效果时,应向患者强调运动康复时药物的服用时间和服用剂量应与运动评估前保持一致,如果更改上述药物剂量或服药时间,需重新评估,制订新的运动处方,避免仍然继续使用原心率靶目标,或使用自我感觉用力程度分级(Borg 评分)来判断患者的运动强度。

4. 关注药物副作用对运动康复的影响

(1)关注硝酸酯类药物和 CCB 的副作用:这两类药物都具有外周血管扩张作用。运动引起骨骼肌血管床扩张,在服用降压药物的基础上,可能进一步增加外周血管的扩张。使用扩张外周血管的药物,在运动康复时需注意低血压(包括直立性低血压)的发生,避免让患者突然改变体位。同时,导致外周血管扩张的其他因素,如环境温度过高或高强度运动,可能导致患者发生低血压相关的头晕或晕厥。心脏康复医生在给患者开出运动处方以及治疗师在指导患者运动时,应注意调整运动强度和运动方式。

(2)他汀类药物是冠心病二级预防的基石药物:他汀类药物相关性肌病目前尚无统

一定义。ACC、AHA 与美国心肺血液研究所（NHLBI）将他汀类药物相关性肌病分为以下三种情况。①肌痛：仅有肌肉疼痛或乏力症状而无血清 CK 升高。②肌炎：有肌肉症状同时 CK 水平升高。③横纹肌溶解：有肌肉症状同时 CK 水平明显升高，大于正常值上限的 10 倍，通常有浓茶色尿和肌红蛋白尿。他汀类药物诱导的疾病多集中于下列几种情况：如高剂量他汀类药物的使用、老年、合并多种疾病、身体衰弱和合并用药（如合用免疫抑制剂能增加疾病风险）。当出现肌痛时，尽早识别，减量或换用其他药物。同时，运动可导致肌酸激酶增加，当检测到肌酸激酶增加时应询问患者的运动情况，避免误认为他汀类药物的副作用。

（3）利尿剂是高血压和心力衰竭的一线治疗药物：服用利尿剂的患者容易出现过度疲劳和虚弱，可能是酸碱或电解质失衡的早期症状。心脏康复医生和治疗师由于与患者紧密接触，有助于发现利尿剂导致的严重的代谢或电解质失衡。

（4）地高辛是改善心力衰竭症状的药物：服用地高辛的患者出现头晕、恶心、心律失常、意识障碍可能是地高辛中毒症状，心脏康复医生和治疗师早期识别地高辛中毒症状可阻止严重或致命的后果。

（5）合理应用抗凝药物：许多冠心病患者因病长时间卧床，血栓形成风险增加，需预防性服用抗凝药物。心脏康复医生和治疗师需了解抗凝药物的使用方法和出血风险。康复治疗中手法治疗如深部组织按摩或排痰须小心使用，避免治疗中出现损伤、导致出血。

（二）提高患者的服药依从性

1. 冠心病患者服药依从性现状　药物治疗始终是冠心病治疗和二级预防的基石。出院患者的服药依从性一直是医务工作者研究的重点领域，大量研究显示目前患者的服药依从性不容乐观。据刘丽娟等的调查，我国冠心病患者服药率及控制率均较低，说明冠心病患者中有相当一部分不能遵医嘱进行治疗，在 120 例老年性冠心病患者中，未能遵医嘱用药者占 57.5%。王穗琼等报道，在被调查的 269 例冠心病患者中，用药依从性者有 28 例，占被调查患者的 10.41%，用药依从性差者有 241 例。由此可见，在我国冠心病患者二级预防用药依从性很低，现状堪忧。

2. 服药依从性的影响因素

（1）药品费用昂贵，部分患者负担不起：王穗琼等报道，冠心病二级预防优化药物治疗方案每日需花费 9~18 元，尤其是血脂调节药，低收入患者因无法长期支付昂贵的药费，无一例患者用药依从性好。而且，预防用药的疗效并非立竿见影，这更加降低了中、低收入患者的用药依从性。在广大农村地区和一些城市的低收入家庭，药品费用因素严重制约着广大患者对药品的有效使用。

（2）缺乏疾病相关知识：患者对自身所患疾病了解甚少，对疾病的病因、诱发因素以及所服药物不了解，缺乏自我监护能力，以至于病情出现变化时不能及时就诊。如一些心力衰竭患者经过治疗，病情得到控制，症状消失后，患者便认为疾病已经痊愈而自行停药，以致病情出现反复甚至加重。

（3）年龄和受教育程度：Heidi 等在对纽约市 Harlem 地区 214 例特殊人群进行了调查分析，他认为预防冠心病的发生，重要措施之一就是要促进对年龄较小的、受教育程度较低的人群的用药依从性教育。一些国内研究也认为，受教育程度低的老年患者多不能正确认识和对待自身疾病，同时接受疾病相关知识也比较局限，这些老年患者由于记忆力下降，容易出现少服、漏服甚至误服现象。

（4）药物因素：心脏病患者最常用的药物种类有利尿剂、血管扩张剂（硝酸酯类、钙通道阻滞剂、血管紧张素转换酶抑制剂）、洋地黄制剂、β受体阻滞剂、抗血小板药物、调脂类药物等。治疗方案过于复杂，患者不易执行医嘱。还有些患者害怕药物的毒副作用，导致对服药产生抗拒心理，从而减少药量或停药。

（5）患者出院后医患交流不够：Nancy认为，医患交流不够，出院后健康教育跟不上，这些都是患者用药依从性不好的原因，此结论同国内的报道一致。

（6）患者自身的心理因素：Anil等报道，患有抑郁症的冠心病患者更容易出现用药不依从，这同抑郁症患者对治疗的期望值低、没有足够的精力坚持服药和他们对药物副作用的过度敏感有关。

3. 提高冠心病患者二级预防用药依从性的护理措施

（1）运用临床健康教育途径对冠心病患者进行护理干预：临床健康教育路径（health education path）是为已确诊为某种疾病的一组患者制订的、以患者为中心的、从入院到出院的一整套医疗护理整体工作计划。王丽清的调查结果显示，健康教育对心血管患者的药物或非药物治疗具有有效的强化、补充和增强作用。一方面，它有利于医患双方进行良好的沟通和建立良好的医患关系；另一方面，它增加了患者对药物或非药物治疗的依从性。王丽清的研究项目中，临床健康教育途径的主要方法是责任护士或当班护士每天根据冠心病健康教育路径上的指标、患者的需求反复进行评估、教育、评价，直至达到最终目标。健康教育措施主要有：强调药物治疗的必要性（药物治疗的目的、作用、用法、副作用和注意事项等）；加强健康指导和疾病知识宣教；列举不遵医行为导致严重后果的病例，让患者认识到遵医行为的重要性，使患者自觉地纠正不遵医行为等。

（2）利用社区医疗护理资源对冠心病患者用药依从性进行干预：这是因为社区干预小组成员根据患者的个体特点，实施因材施教，教育针对性强、重点突出，并能在健康教育过程中通过问答等形式对教育效果进行评价，及早发现教育方法的不足，不断改进教育方法，以提高健康教育质量。

（3）采用多种随访形式随时关注患者的用药依从性行为：现代通信工具的发展使得医院科室同患者及其家属的经常性联系成为可能，医院应充分利用好这一优势，通过电话和网络等随时同患者及其家属加强联系，以掌握患者的用药信息，为患者提供用药服务，及时纠正其低依从性行为。

（4）合理选择药物：在药物的选择上要尽可能为患者选择长效制剂（如缓释剂），减少患者服药次数，在保证治疗效果的同时，尽可能减少服药的种类，这样更容易让患者接受，从而坚持长时间服药。

（5）进行必要的心理指导：根据Anil等的研究结果，护士有必要为患者提供心理疏导措施，对有抑郁倾向和抑郁症状的患者进行心理干预，增强其战胜疾病的信心和信念，以减少因心理因素而造成的用药低依从性行为。

（三）使临床药师加入心脏康复药物管理中

目前临床药师与临床治疗脱节，心脏康复中的药物管理能充分发挥临床药师的作用。临床药师通过审核药物的适应证、分析药物的副作用和药物之间的相互作用，对患者进行随访管理，可协助临床医生管理药物处方，提高治疗的有效性和依从性。

知识拓展

流感疫苗接种应作为心血管病的二级预防

继美国心脏学会和美国心脏病学会(AHA&ACC)在 2006 年的冠心病二级预防更新指南中首次添加了流感疫苗接种之后,2019 年 AHA&ACC 又再次强烈建议流感疫苗接种应作为心血管病的二级预防。

流感疫苗分为灭活疫苗(肌内给药)和活的减毒疫苗(鼻内给药)两种,对心血管病患者应实施灭活疫苗接种,因为后者可使这类高危人群罹患流感。疫苗接种的最佳时间通常为 9~11 月。

现阶段流感疫苗的低接种率以及在不同人种或年龄人群中接种的不平衡分布使其无法发挥最大的防治作用。流感疫苗接种作为一种二级预防,与控制冠心病其他的危险因素如血脂、血压等同样重要。

(张　高)

第十节　心　理　健　康

学习目标

完成本内容学习后,学生将能:
1. 描述心理健康相关评估内容。
2. 列出心理处方的内容。
3. 描述常用抗抑郁药物的作用及副作用。
4. 应用所学的知识为一位存在心理健康问题的患者制订心理处方。

【概述】

随着医学模式向生物－心理－社会医学模式转变,医学界越来越关注如何提高健康医疗质量,生活质量逐渐被列为评价心血管病疗效的指标。心血管病伴随心理问题日渐得到关注,而"双心问题"已经成为临床严重的健康问题。如何诊断、评估及处理"双心问题",是每位心脏科医生需要重视和掌握的内容。特别是现代心脏介入技术发展迅速,疗效显著,随之而来的心理问题也日益增多,不良情绪和心理问题成为心血管病的原发病因和危险因素,同时又可以作为诱发因素使原有的心血管病进程加速,导致临床病情恶化。因此,及时对心理因素进行识别与处理,可明显降低医疗成本,减少资源浪费。

心理干预是心血管综合康复的长期计划中不可缺少的一部分,心脏康复可以改善心血管病对患者生理和心理影响,减少猝死或再梗死的危险,控制心脏病症状,稳定或逆转动脉粥样硬化进程,提高患者的心理、社会和职业状况。

【评估】

（一）认知功能的评估

简易精神状态量表（the mini-mental state examination, MMSE）是认知检查最常用的一个量表,对于心血管病的老年人十分简单方便（见本书附录三）。

（二）生命质量的评估

健康及医疗效果的测量,不仅包括疾病严重程度和患病频率的变化,也必须包括人的整体安康状态,这样才能对人们的生活质量进行有效的评估和研究。生活质量包括的方面（称为领域或维度）一般有综合健康、机体功能、症状与毒副作用、认知功能、情感功能、心理安康、角色功能、性功能、社会安康及功能、精神/信仰。

在治疗心脏病的过程中,不仅要抢救患者的生命,减轻患者的痛苦,同时,作为对生活有重要影响的疾病,如何评估患者的生活质量进而改进生活质量,也是治疗的重要环节。20世纪90年代后,世界卫生组织已明确将患者的生活质量作为治疗的重要结果和指标。许多国家的医疗管理局已将患者生活质量的改善纳入临床医疗的关键。因此,心脏康复中的生活质量是心脏病治疗中的一个重要方面。尤其是心脏病作为一个慢性病,患者的生活质量不仅对患者本人,而且对患者家庭乃至社会,都是十分重要的问题。随着医疗技术的不断发展及医学模式的转变,世界大多数国家心脏病患者的死亡率已明显降低。如何努力恢复和提高心脏病患者的生活质量已成为当前的首要任务之一。对心脏病患者来说,不仅仅要生存,而且要生活。减轻疾病带来的身体、精神、心理痛苦和对社会活动的影响,已成为心脏康复的重要组成部分。从临床医疗的实践来说,不仅是要减轻患者的痛苦,而且要综合性地提高医疗质量,实现从数量到价值的变化。生活质量正是衡量这一变化的主要指标。常用的心血管病患者生命质量普适量表包括世界卫生组织生活质量测定量表（World Health Organization quality of life assessment instrument, WHOQOL）及简表（WHOQOL-BREF）、36-条目健康调查（36-item short-form health survey, SF-36）、欧洲五维健康量表（the European quality of life5 dimensions, EQ-5D 或 EuroQol）。常用的心血管病患者专用生活质量量表包括西雅图心绞痛量表（Seattle angina questionnaire, SAQ）和中国心血管病患者生活质量评定问卷。

（三）精神心理状态的评估

对于识别患者的精神心理问题有几种方法,包括定式访谈、半定式访谈、他评焦虑抑郁量表、自评焦虑抑郁量表等。如果不经过特殊培训,心血管科能用的量表只有患者焦虑抑郁自评类量表,也就是由患者自己填写的量表。自评焦虑抑郁量表国外开发得很多,包括 BECK 焦虑抑郁筛查量表、广泛焦虑问卷7项（generalized anxiety disorder7-item scale, GAD7）、患者健康问卷9项（patient health questionnaire depression scale, PHQ-9）、综合医院焦虑抑郁量表（hospital anxiety and depression scale, HADs）、抑郁自评量表（self-rating depression scale, SDS）和焦虑自评量表（self-rating anxiety scale, SAS）。这些量表并不是专门针对心血管病患者制订的,因此,在应用到心血管病患者身上的时候需要进行效度和信度检测,而且不同种族、不同临床情景、不同疾病患者使用时其效度和信度也不同。推荐心血管科医生采用 PHQ-9（见本书附录3）、GAD7、HADs、躯体化症状自评量表。这4个自评量表在心血管科经过效度和信度检测,有较好的阴性预测值,同时条目少,简单方便。自律神经测定仪和心理量表软件可以作为补充工具。评估结果提示为重度焦虑抑郁的患者,需请精神科会诊,评估结果为轻度或中度焦虑抑郁的患者,可以给予对症治疗,包括正确的疾病认识教育和对症药物治疗。

心血管科的临床诊疗节奏快,对患者的情绪体验难以逐一澄清。心理问题筛查尤为重要。可在诊疗同时,采用简短的三问法,初步筛出可能有问题的患者。这三个问题是:①是否有睡眠不好,已经明显影响白天的精神状态或需要用药?②是否有心烦不安,对以前感兴趣的事情失去兴趣?③是否有明显身体不适,但多次检查都没有发现能够解释的原因。三个问题中如果有两个回答是,符合精神障碍的可能性为80%左右。

需要澄清一点,无论是量表还是筛查问卷,都不是对患者的精神心理问题给予明确诊断,只是提醒我们患者可能存在精神心理问题。我们根据量表提供的抑郁、焦虑的严重程度给予缓解症状治疗,轻度患者可由心血管科医生给予一些药物或非药物治疗,中度患者请精神科会诊,重度患者转诊精神科。

（四）个性特征和感情、情绪特征的评估

1. A型性格评估　年龄 >65 岁、男性、脑力劳动、高中以上文化程度、独身、吸烟是 A 型性格冠心病患者的危险因素,A 型性格患者更容易发生心血管不良事件。因此,A 型性格评估广泛用于冠心病患者。中国版的 A 型行为类型量表 1983 年由张伯源主持全国性的协作组开始修订,研究参考了美国一些 A 型行为量表的内容,并根据中国人的自身特点,前后经过三次测试和修订,完成了信效度较高的 A 型行为类型量表的编制。整个问卷包含 60 个题目,分成 3 个部分。①TH：共有 25 个项目,表示时间匆忙感、时间紧迫感和做事快节奏等特点。②CH：共有 25 个项目,表示竞争性,缺乏耐性和敌意情绪等特征。③L：共有 10 个题目,作为测谎题目,用于检查被试回答量表问题是否诚实、认真。

2. 敌意、愤怒、攻击性的评估　症状自评量表（symptom checklist, SCL-90）是评估个体敌意、愤怒、攻击性特征的常用量表。

（五）睡眠质量的评估

通过问诊了解患者自己对睡眠质量的评价,通过他人了解患者的睡眠状态,是否存在睡眠呼吸暂停;采用匹兹堡睡眠质量评定量表客观评价患者的睡眠质量;对高度怀疑有睡眠呼吸暂停的患者采用多导睡眠监测仪或便携式睡眠呼吸暂停测定仪了解患者夜间缺氧程度、睡眠呼吸暂停的时间及次数。中度和重度睡眠呼吸暂停患者需要治疗。

【处方】

康复过程中,患者情绪变化波动,常伴躯体不适,医生有责任帮助患者判断这种不适是否由心脏病引起,很多时候这种表现与神经功能失调有关。运动康复可非常有效地化解这种症状,同时有助于患者克服焦虑、抑郁情绪,提高自信心。当患者能够完成快步走或慢跑,或能够完成一个疗程的运动康复后,会更加坚信自己可从事正常活动,包括回归工作、恢复正常家庭生活。

心血管科患者的精神心理问题临床处理跨度大,从普通人的患病反应,到患病行为异常及适应障碍,到慢性神经症患者的特殊应对方式,到药物副作用造成的精神症状以及心脏疾病严重时出现的脑病表现。很难用一个模式应对所有情况。因为第一线接触患者的是心血管科医生,而很多患者会拒绝转诊至精神科,同时心血管病是致命性疾病,而心血管科患者存在的精神心理问题通常是亚临床或轻中度焦虑、抑郁,没有达到精神疾病的诊断标准,这部分患者由心血管科医生处理更安全方便。指南列出心血管科医生会起到难以替代作用的

几种处理方法如下：

（一）非药物治疗

非药物治疗可以改善患者生活质量，缓解焦虑、抑郁情绪，可作为首选治疗，但是中重度焦虑、抑郁患者，应选择抗焦虑和抗抑郁药物治疗。

1. 支持性心理帮助　认知因素在决定患者的心理反应中起关键性因素，包括对病因和疾病结果的态度，对治疗的预期作用的态度等。患者在获得诊断和治疗决策阶段，以及后续治疗和康复阶段，可能经历多种心理变化，作为心血管科医生主要的处理手段是认知行为治疗和运动指导。

（1）健康教育：心血管科患者常因对疾病不了解、误解和担忧导致情绪障碍，需要从心理上帮助患者重新认识疾病，合理解释患者心脏疾病的转归和预后，纠正患者不合理的负面认知，恢复患者的自信心，可使很多患者的焦虑、抑郁情绪得到有效缓解。健康教育可通过定期讲课形式或一对一咨询方式进行。内容包括冠心病、高血压、心律失常、心力衰竭等疾病的防治课程，让患者了解疾病的发生和预后，减少误解和不了解造成的心理障碍。同时让患者了解精神心理障碍对心脏疾病发生的影响，使得患者重视精神心理障碍的治疗。

（2）心理支持：有精神障碍的患者往往有大量主诉，在漫长的就医过程中，做了许多检查，用了许多药物进行治疗，但病情仍然得不到很好的缓解。同时患者常会感到自己的病症得不到医生的重视和家人理解，使患者心生怨言。这时，医生要对患者的病情表示理解和同情，耐心倾听和接受患者对疾病的描述，在患者阐述病情时，除了心血管病症状，要尽可能详细询问患者有无其他不适主诉：如睡眠问题，有无紧张和担心、害怕，有无乏力和情绪不佳；讨论症状出现时的心理、情绪问题，要了解患者对本身心脏疾病的认识，有无随时感到疾病会对自己造成重大威胁，或对疾病的治疗和恢复失去信心；要了解患者发病之初有无负性生活事件，如亲人病故、病重以及其他重大精神创伤和压力。有时患者虽然有强烈求治愿望，但因屡治不好，也会对医生失去信赖。医生通过与患者充分交流沟通，可重新取得患者信任，在对患者病情充分了解的情况下，结合本专业知识，对患者进行合情合理的安慰，给予适当的健康保证，打消其顾虑，使患者看到希望，恢复患者战胜疾病的勇气和信心。

（3）提高治疗依从性：研究显示，合并有精神障碍的患者治疗依从性差，表现为对抗焦虑、抑郁治疗的不依从，以及对心血管康复/二级预防的不坚持。因此，提高患者的治疗依从性对改善患者预后非常重要，可从以下方面予以注意：

1）加强治疗指导：以患者能够理解的方式进行，使用亲切的语言使患者感到宽慰，根据患者医疗需求和受教育程度提供浅显易懂的口头和书面信息，如为什么需要治疗，怎样治疗，治疗的益处，各个药物的用法及用量、注意事项、可能产生的不良反应，用药方案尽量适应患者的生活工作习惯，通过对患者进行健康教育，提高患者对自身疾病的认识，正确理解治疗方案，促使患者家属积极配合，支持和监督患者接受治疗。

2）调动支持系统：支持系统作为一种心理社会刺激因素会影响患者的身心健康，提供正确、合理的家庭和社会支持，改善家庭和社会环境，是提高治疗依从性的重要措施。家庭、社会的支持对患者精神健康有直接促进作用，能够让患者在遇到应激事件时，更好地应对困难、渡过难关，降低应激事件对身心健康产生的消极影响，减少心理障碍的诱发因素，降低发病率。良好的家庭、社会支持，对疾病康复起到促进作用的同时减少疾病复发；反之，缺乏家庭、社会有效支持的患者得不到良好康复，会增加复发机会。鼓励患者家属和患者之间的情感互动,可促进患者恢复,同时要对患者家属进行适当的健康教育,提醒患者家属避免过度紧张,从而给患者造成更大精神压力。

（4）随访:有利于定期了解患者病情变化和指导患者进一步治疗,可提高治疗依从性,提高患者对治疗的信心。随访从患者接受治疗开始,可1周或2周一次,之后适当延长随访时间,随访中,医生主要观察患者治疗的效果及对药物的反应,并根据随访情况调整用药及支持性治疗的内容;治疗早期随访非常重要,根据副作用的情况尽量把药物剂量加到有效值,同时鼓励患者治疗达到足够疗程,减少复发。远期随访可获得长期效果,随访过程对患者具有持续心理支持作用。随访可通过门诊咨询、电话或信件等方式进行。

随访过程中,如反复出现治疗依从性不好,患病行为异常（如陷入疑病状态不能自拔）或出现报警信号（缺乏依据投诉医生或有自我伤害行为）,应请精神科或临床心理科医生会诊,缓冲患者负面情绪造成的压力,避免与患者陷入纠缠乃至对立的医患关系。

2. **运动疗法**　运动疗法对冠心病有益已经是医学界的共识,大量研究也证明运动在改善冠心病患者生存率的同时能够改善患者的焦虑、抑郁症状。Lavie等进行的随机对照研究显示运动训练可改善冠心病患者的焦虑和抑郁症状,并且不论患者是年轻人还是老年人都有效。Richard等对522名冠心病患者追踪观察平均长达4年,结果显示运动疗法能使合并抑郁的冠心病患者死亡率降低73%,同时该研究结果还提示只需较小程度的改善患者的心肺功能,即可降低抑郁的发病率以及冠心病患者的死亡率。国内研究同样得出相似结论:3个月的运动疗法显著改善心血管神经症患者的焦虑、抑郁等负性心理障碍,进一步提示运动疗法对心血管病和负性心理应激两方面都有肯定疗效。

运动治疗前,须对患者综合评估,包括:①确认患者有无器质性病变及程度。②患者焦虑、抑郁情况及程度,既往治疗情况,有无复发史等。③心肺功能及运动能力。如果有条件建议患者进行运动评估,并结合患者的兴趣、需要及健康状态来制订运动处方,并遵循个体化的运动处方进行运动治疗。如果条件受限不能进行运动评估,或者患者未合并器质性心脏病,也可以根据年龄、运动习惯等因素给予合适的运动指导。

运动治疗应遵循一般原则,并注意:①建议高危患者在有心电和血压监护下运动。一方面可以观察患者在运动中的心血管反应,及时调整运动处方;另一方面可消除患者的运动恐惧心理,让患者在放松状态下运动。低危患者可以选择在康复中心或者家中进行运动训练,建议在运动过程中播放舒缓的音乐,营造放松的运动环境。②低危冠心病患者或心血管神经症患者有氧运动强度可偏大,建议达到最大运动量的70%~80%;高危冠心病患者则从中低强度开始,循序渐进。在每次运动前后采用柔韧性运动方式进行热身和放松,有助于预防运动损伤。中老年患者可进行平衡训练,降低运动中跌倒的风险。在运动治疗一段时间后应适当增加抗阻训练,以增强肌力和肌耐力,改善患者的生活质量。③治疗过程中多和患者及家属交流,及时解答患者的困惑。多给予鼓励,尤其是在患者有进步时。心理支持应贯穿治疗的始终,其中也包括家属的心理支持。

3. **放松训练与生物反馈技术**　放松训练可减少心血管事件,促进病情恢复。接受简单放松训练的手术后患者表现出术后谵妄减少,并发症减少,住院时间缩短。放松训练包括运用腹式呼吸和集中注意力的想象进行渐进性肌肉放松、自我催眠、沉思、冥想。

生物反馈治疗倾向用于那些喜爱器械及对"谈话治疗"持怀疑态度的患者。通过传感器将采集到的内脏活动的信息加以处理和放大,及时并准确地用人们所熟悉的视觉信号或听觉信号加以显示,相当于让人们听到或看到自己内脏器官的活动情况。通过学习和训练,人们就能在一定范围内做到对内脏器官活动的随意性控制,对偏离正常范围的内脏器官活动加以纠正,恢复内环境的稳态,从而达到防治疾病的目的。

（二）药物治疗

有影响力的药物临床试验显示,对于合并心理适应问题或精神障碍的心脏疾病患者对症处理可改善患者的精神症状,提高生活质量,但何种药物处理能够对心脏疾病有益,仍存争议。心血管病患者抗抑郁和焦虑药物选择如下:

抗抑郁和焦虑药物按作用机制包括如下8类:①单胺氧化酶抑制剂。②三环类抗抑郁药和四环类抗抑郁药。③选择性5-羟色胺(5-HT)再摄取抑制剂(SSRIs)。④5-HT受体拮抗和再摄取抑制剂(SARIs)。⑤5-HT和去甲肾上腺素(norepinephrine, NE)再摄取抑制剂(SNRIs)。⑥去甲肾上腺素和特异性5-HT受体拮抗剂(NaSSA)。⑦多巴胺和去甲肾上腺素再摄取抑制剂(DNRI)。⑧氟哌噻吨美利曲辛复合制剂。有安全性证据用于心血管病患者的抗抑郁、焦虑药物包括以下几种:

1. 选择性5-HT再摄取抑制剂 是当今治疗焦虑、抑郁障碍的一线用药,由于一般2周以上起效,适用于达到适应障碍或更慢性的焦虑和抑郁情况。研究认为该类药物用于心血管病患者相对安全。代表药物:氟西汀、帕罗西汀、西酞普舍曲林、氟伏沙明、艾司西酞普兰。

（1）适应证:各种类型和各种不同程度的抑郁障碍,如焦虑症、疑病症、恐惧症、强迫症、惊恐障碍、创伤后应激障碍等。

（2）禁忌证:①禁止与单胺氧化酶抑制剂、氯米帕明、色氨酸联用。②严重心、肝、肾病患者慎用。③孕期前3个月尽量避免使用。④母乳喂养的产妇不宜使用。⑤慎与抗心律失常药、降糖药物联用。

（3）不良反应:选择性5-HT再摄取抑制剂耐受性较好,约半数患者无不适主诉。①神经系统:头痛、头晕、紧张、不能静坐、乏力、嗜睡、口干、多汗。②胃肠道症状:厌食、消化不良、恶心、呕吐、腹泻。③性功能障碍:轻重因人而异,性欲减退、勃起障碍、射精延迟、女性高潮抑制。④过敏反应:皮疹发生率约为4%。⑤停药综合征:1/3患者出现停药反应,故停药宜缓。

（4）用法:选择性5-HT再摄取抑制剂类药物镇静作用较轻,可白天服用,从小剂量开始,缓慢加量,减少不良反应,若患者出现困倦乏力可晚上服用。为减轻胃肠道刺激,通常餐后服药。建议心血管病患者从最低剂量的半量开始,老年体弱者从最低剂量的1/4量开始,每5~7天缓慢加量至最低有效剂量。

2. 苯二氮䓬类(benzodiazepine, BDZ)药物 苯二氮䓬类药物用于焦虑症和失眠的治疗,特点是抗焦虑作用起效快。BDZ按半衰期,大致可以分为半衰期长和短两类。常用的长半衰期药物有:地西泮(安定)、艾司唑仑(舒乐安定)、氯硝西泮等。常用的短半衰期药物有劳拉西泮、阿普唑仑、咪达唑仑(力月西)、奥沙西泮等。

长半衰期的药物,更适合用于伴有失眠的情况,睡眠时用药,由于老年患者代谢慢,第二天上午往往也有抗焦虑效果,但应注意其肌松作用,容易造成老年人便秘、跌倒、直立性低血压,剂量高时及重症患者注意呼吸抑制,这是这类药物最致命的副作用。由于有一定成瘾性,现在临床一般作为抗焦虑初期的辅助用药,较少单独使用控制慢性焦虑。鉴于中老年患者个性往往已定型,加量也很慎重,在医生指导下用药,即使是短半衰期的药物,出现病理性成瘾(剂量不断增加)也很少见。

注意事项:有呼吸系统疾病者要慎用,易引起呼吸抑制,导致呼吸困难。长期使用会产生药物依赖,突然停药可引起戒断反应。建议连续应用不超过 4 周,逐渐减量停药。

唑吡坦和佐匹克隆是在苯二氮䓬类药物基础上开发的新型助眠药物,没有肌松作用和成瘾性。特点是对入睡困难效果好,晨起没有宿醉反应。但相应缺乏改善中段失眠的作用,也不能改善早醒。没有抗焦虑作用。部分老年患者用唑吡坦后可能出现睡前幻觉(以视幻觉为主)。

3. 复合制剂 氟哌噻吨美利曲辛(黛力新)复合制剂,含有神经松弛剂(氟哌噻吨)和抗抑郁剂(美利曲辛),其中美利曲辛含量为单用剂量的 1/10~1/5,降低了药物的副作用,并协同调整中枢神经系统功能、抗抑郁、抗焦虑,并具有兴奋特性。

(1)适应证:轻中度焦虑和抑郁、神经衰弱、心因性抑郁、抑郁性神经功能症、隐匿性抑郁、心身疾病伴焦虑和情感淡漠、更年期抑郁、嗜酒及药瘾者的焦躁不安及抑郁。

(2)禁忌证:心肌梗死急性期、循环衰竭、房室传导阻滞、未经治疗的闭角性青光眼、急性酒精/巴比妥类药物及鸦片中毒。禁与单胺氧化酶抑制剂同服。

(3)用法:成人通常每天 2 片,早晨及中午各 1 片;严重病例早晨剂量可加至 2 片。老年患者早晨服 1 片即可。维持量通常每天 1 片,早晨口服。对失眠或严重不安的病例,建议在急性期加服镇静剂。老人或此前未接受过精神科治疗的患者,有时半片也能达到效果。

【健康指导】

1. 了解病史 进行细致体格检查及必要的实验室检查,避免误诊、漏诊心血管病。精神障碍是心血管病的重要危险因素,需要干预,但不能因此忽视心血管病的治疗。

2. 治疗目标要确切 如针对明显焦虑症状或抑郁症状,全面考虑患者的症状谱特点(如是否伴有失眠)、年龄、躯体疾病状况、有无合并症、药物的耐受性等,尽量做到个体化用药。

3. 剂量逐步递增 采用最低有效量,使出现不良反应的可能性降到最低。与患者有效沟通治疗方法、药物的性质和作用、可能的不良反应及对策,增加患者对治疗的依从性。

4. 推荐心血管病患者使用的抗抑郁药物 包括 5- 羟色胺(5-HT)再摄取抑制剂和氟哌噻吨美利曲辛。使用的剂量均可以从半片开始,如无效,3 天后加量,5-HT 再摄取抑制剂常用剂量为 1 片 /d,氟哌噻吨美利曲辛常用剂量为 1 片,早晨、中午各口服 1 次。

5. 新型抗抑郁药物 一般治疗在 2 周左右开始起效,治疗的有效率与用药持续时间存在函数关系,如果足量治疗 6~8 周无效,应重新评估病情(咨询精神科),若考虑换药,首先考虑换用作用机制不同的药物。

6. 治疗前的沟通是关键 通过沟通使患者了解药物疗效:氟哌噻吨美利曲辛片起效时间 3 天左右,容易出现口干,多在第 2 周左右开始缓解,如合并严重睡眠障碍,可早期联合使用苯二氮䓬类药物 1~2 周。5-HT 再摄取抑制剂一般 2 周左右起效,胃肠道反应多见,建议饭后服用,用于治疗焦虑障碍时需要和苯二氮䓬类药物或氟哌噻吨美利曲辛联用 2 周,避免焦虑加重。治疗需要持续的时间一般在 3 个月以上。治疗时间可以根据患者病情,原则上焦虑或抑郁症状缓解 1 个月以上考虑逐渐减量停药。减量方法为每 2 周减半片,通常 1 个月左右停药。常见的不良反应有恶心、便秘、心悸、口干等,可通过饭后服用、小剂量开始服用来解决。

7. **考虑药物的相互作用** 5-HT 再摄取抑制剂通过细胞色素 P450 代谢,心血管病患者服用的很多药物如他汀类药物、抗心律失常药物等也通过细胞色素 P450 代谢,因此联合用药时要从小剂量开始,监测药物不良反应。

8. **治疗持续时间** 一般在 3 个月以上,具体疗程目前缺乏研究证据,需根据具体病情决定后续康复措施和药物。避免劳累、高空操作、驾驶、饮酒和吸烟。

9. 避免快速增减药物剂量和形成药物依赖。

10. **定期查体** 长期服药者,要查心电图、脑电图,进行相关血液检查、血药浓度监测等。

（张　高　王雅亭）

第九章　护理教学与科研

第一节　授课技巧及教案书写

学习目标

完成本内容学习后,学生将能:

1. 复述教案的书写方法。
2. 应用授课技巧进行授课。

授课是老师向学生传授知识的主要方式,授课过程是一个多因素、多环节的动态过程,最终的授课效果受多个因素影响。教师在授课前应该做好充分的准备工作,并适当地运用授课技巧,这样才能取得良好的授课效果。本节将重点介绍授课技巧及教案书写。

（一）授课技巧

1. 授课前的准备

（1）授课内容:授课前应根据课程要求及课程特点,并结合学生的具体情况选定教学内容。在授课之前一定要熟读教材,必要时做到精读。教师的授课内容主要来源于教科书,但也不局限于教科书,可以查阅相关文献对最前沿的专科知识内容进行拓展和补充。

（2）授课教案:教案是教师顺利有效开展教学活动的必备条件之一,是课堂教学的准备和计划。教案要根据专业教学大纲的要求,对教学内容、教学方法等进行具体的安排和设计。

（3）授课教具:合理地选择和使用教具,可以让学生更好地完成学习任务,更好地掌握学习内容。授课前可根据教学目标、授课内容及学生特点,充分准备幻灯片、视频、仿真模型等教学工具。

（4）试讲:为了达到更好的教学效果,可在正式授课前进行试讲,从而发现自己在授课过程中的不足。

2. 授课过程中的技巧

（1）注重授课时的形象:着装应整洁、稳重、大方、得体,不穿过于鲜艳的服装,不佩戴夸张的饰物。

（2）选择合适的授课方法:授课方法有多种,包括讲授法、案例教学法、讨论法、演示法等,根据具体的教学目的、教学内容及学生情况选择合理的授课方式。如讲授法有利于发挥教师的主导作用;讨论法让学生提出见解,可以培养学生对知识的综合运用能力;案例教学法让学生自己感受、观察、分析事物,从而掌握事物发展变化的规律,可以调动学生学习的积极性和主动性。

（3）重视授课语言表达：语言表达是一堂课成功与否的关键，教师的语言表达能反映一个教师的基本素质。用准确、简练、通俗易懂的语言讲课，课堂语言要少而精，力求用简练的语言揭示教学内容的本质与内在联系，尽量做到意尽言止。简明扼要的语句使人听起来舒服、便于记忆。另外，发音需要准确，吐字要清晰，使用普通话讲课。为了激发学生的听课兴趣，形成良好的课堂气氛，在授课过程中，老师可努力应用更多生动、形象、趣味的语言，激发学生的学习兴趣。另外授课时语速不宜过快，尤其是讲到重点及难点时，语速要慢并反复强调，以便让学生们能够更好地理解。

（4）学会用肢体语言：肢体语言是无声的语言，肢体语言的合理表达是授课老师需要掌握的重要技巧，会使用肢体语言和不用肢体语言，授课效果有着天壤之别。如适当地变化自己站立的位置，运用手势，动作自如而不做作，能达到无声胜有声的效果。另外，在授课过程中老师注重与学生的眼神交流，要时刻关注学生的听课状态，让学生感觉到老师的亲切自然，从而提高学生的听课效果。

（5）加强授课过程中与学生的互动：展开讲解过程应是老师和学生共同参与的最重要的授课过程。老师与学生的互动非常重要，应多鼓励学生积极参与提问或者讨论，给学生留下足够的思考空间，通过提问、讨论等比较常用的互动形式，教师可以掌握学生对于教学内容的把握程度。

3. 授课后的总结　授课结束后，可根据授课效果对授课内容、授课形式、授课教具等进行总结和反思，对提高老师的自身素质和教学水平是大有益处的。

（二）教案书写

教案（lesson plan）是以课时为单元设计的具体教学实施方案，是教师潜心钻研教材、研究教学方法、确定教学目标、安排教学进程的一份备忘录。教案对于教学，犹如设计蓝图对于大厦的作用，是教师教学设计的集中体现。它承载着教学大纲能否实现、教学过程是否环环相扣、重点难点是否突出、师生能否交流互动、教学效果是否理想等多重任务。

1. 教案的主要形式　教案没有统一固定的标准模式，各种形式可以交叉渗透，不同的教师或不同的课程应有不同的特色。

（1）剧本式教案：整个教学的构思设计详细记录在案，既有整体进程步骤，也有每个环节的授课艺术和技术细节，不是传统教案剧本的写照，而是创造性教育思维的发挥。剧本式教案包括导入和结课，启发与提问，呈现教具与设计板书等教学组织。

（2）简明式教案：以精练的语言、明确的符号或象征性的图式表达出来。其中条文式是通过非常概括的语言"跳跃式"地表达，相对全面；挂图式仅暗示大意，通常只将重点内容的逻辑关系勾画出来，适用具有一定教学经验的老师。

（3）图表式教案：是一种图表语言简案，适用于复杂的结构分析、联系类比，以及总结、复习类的课型。

（4）专题式教案：通过典型问题的分析、特殊征象的解惑、专门技术介绍等方式实施临床小讲课、教学查房、操作指导、病例讨论等实践教学课程。

2. 教案的内容

（1）基本信息：包括授课时间、课程名称、班级、章节内容、学时数、授课方式、教师姓名及职称、授课地点等。

（2）教学目的：也叫教学目标，是指通过教学，拟定学生能从课堂获得多少信息，体现在学生在知识点上不同程度的认知与全面发展。教学目标明确，思路清晰，符合课程大纲的要求，更值得注意的是教学目的要根据学生的不同层次有所调整。

1）知识的认知程度：掌握、理解、了解、拓展，要求的程度逐渐下降，有利于突出课堂重点和难点，重点需要掌握，难点需要理解，而对于前沿内容和目前进展及其他非核心信息作为了解和拓展的内容即可，这也保障了课程的完整性和全面性。

2）根据布鲁姆分类学对教学目标进行分类：学生对知识的认知从低到高依次描述为回忆、理解、应用、分析、评价、创造，并且每一个层级的目标都对应了相应的行为，这样就可以更加详细地描述出教学目标了。例如：能"实施"电极片的放置方式，能"区分"Ⅰ型呼吸衰竭和Ⅱ型呼吸衰竭的动脉血气分析，对应的分别是"应用"层面和"分析"层面，后者要求比前者更高。除了知识点以外，教师还应针对学生的其他能力进行引导和发展，例如临床评判性思维、护理人文思想的传递、沟通能力等。

（3）重点与难点：护理课程的重点一般在于临床表现、护理评估和护理措施方面，难点多在于与课程相关的基础医学方面的内容。教师要在教案中注明课时重点和难点内容，以便于分配时间，并且可针对重点和难点进行分析，在教案中体现出相应的对策。

（4）教学内容：这是教案的主体部分，应简明扼要地列出授课章节内容的框架，按照框架再分细项，根据细项分别描述出教学方式，安排每项内容的讲授时间。教学内容要求无科学性错误，内容的顺序安排符合专业学科逻辑，容量合适，重点和难点突出，理论联系实际。

（5）教学方式：教师应根据教学内容选择最适合的教学方式，充分调动学生的积极性。教学方法通常有多媒体、讲解、小组讨论、板书、教具演示、举例、提问、动画教学、挂图教学、试验等。

（6）时间分配：对于不同的章节需要划分出不同的课时，在每一课时内还要对每一个知识点的时间进行合理分配，重点和难点应占据更多的时间。

3. 参考资料的标注　教案需要具有科学性，因此必须来源于可靠的参考资料，应在教案中罗列出参考资料，需要注意的是：参考资料年限不要过于久远并且需要具有一定的权威性。

（李葆华）

第二节　护理科研选题

学习目标

完成本内容学习后，学生将能：

描述护理科研选题步骤。

护理研究的基本过程遵循普遍性的研究规律,强调在现有知识的指导下,对尚未研究或是尚未深入研究的护理现象和护理问题进行系统探究。护理研究的基本过程包括:①选择和确定研究问题,形成研究目标。②检索文献,分析现状和趋势。③进行研究设计,确定研究对象,选择研究方法。④收集、整理和分析研究资料。⑤撰写论文,推广和应用研究成果。

选题是指形成、选择和确定一个需要研究和解决的科学问题的过程,它是开展科研工作的首要步骤,是研究工作的起点。选题过程具体包括发现研究问题、确立研究问题、评价研究问题和研究问题陈述几个步骤。

（一）发现研究问题

护理研究的范畴涉及护士或护理工作相关的一系列现象或问题,目的是构建护理学科的知识体系以指导护理工作实践。所以护理选题的范围非常广泛。通常发现护理研究问题的途径有以下几种:

1. 从临床实践中发现问题　临床实践中尚未解决的问题和不断产生的新问题是临床研究问题的基本来源。当护士在实际工作过程中发现存在某一临床问题或现象时,首先需要通过循证的途径寻找解决问题的方法,如果没有足够的研究证据,这一临床现象或问题可能就成为选题的切入点,需要将发现的问题或现象采用科学研究的方法进行解决,以完善现有的学科知识体系,指导临床实践。因此,在临床工作中善于观察和勤于思考有利于为科研选题提供思路和启示。在护理临床实践中,可以成为选题来源的往往是比较普遍和重要的问题,即发生率较高或对患者影响较大的问题;护士在临床工作中遇到的新问题或新现象,也可以成为选题的来源;当临床工作中遇到一些繁琐、困难或形成困扰的地方,护士也可以以此为选题,尝试通过研究寻求改进工作方法或程序的策略。总之,护士在工作经验的基础上要养成多动脑、勤思考的习惯,多总结、多思考,提高自己在临床实践中发现研究问题的能力。

2. 从阅读文献中获得灵感　一些已发表的论文往往会在讨论或结论部分提到研究尚存在哪些不足,以及在现有研究基础上今后进一步研究的方向,一些综述性文章也会在文中提出目前该研究领域尚未解决的问题,这些都为研究的选题提供了方向。研究者可以在广泛阅读文献、了解前人研究成果的基础下,针对以往研究的局限和不足,以及研究领域还没有解决或尚存在争议之处,进一步形成自己的研究课题。因此,作为护理研究者应养成阅读专业文献的习惯,经常浏览专业性的期刊杂志,为自己的研究选题找到灵感。

3. 关注科研基金指南　通常,国内外各级科研管理机构、基金组织、专业组织、政府医疗卫生机构等设立的科研基金都会发布科研基金指南,明确优先资助的研究领域,引导科研选题的方向,从而发挥科学基金的导向作用。研究者平时应及时了解研究领域的动态和热点,关注各种科研基金指南的发布,通过认真阅读基金指南,找到适合自己申报的学科方向,选出适合自己能力的科研选题。

4. 与同行相互交流　通过不定期地参加学术交流活动(优秀专家的高水平讲座会综述学科的最新进展),提出将来的研究方向,有助于了解学术前沿信息,开拓研究思路,启迪学术灵感,产生科研选题。

5. 结合理论进行选题　研究者可以将理论作为研究架构用于指导研究设计;或以新发展的理论、模型或概念架构为指导,用于开发或者设计新的研究课题,以验证其正确性、可操作性和可推广性;当发现采用某一理论指导临床工作实践出现理论与实践不一致的情况时,应该想到可以通过科学研究的方法对理论进行修正、补充和完善,使理论逐步走向成熟。

（二）确立研究问题

发现研究问题之后,还需将发现的问题进一步转化为一个清晰、完整、真正可以进行研究的问题,需要进行以下工作:

1. 研究问题具体化　最初发现的研究问题往往是一个粗略、宽泛、抽象或模糊的研究问题,需要深究研究问题的实质,使研究问题逐渐变得清楚、明确、具体。

2. 构建完整的研究问题　推荐使用 PICO 方法构建完整的研究问题。其中 P 代表研究对象（population）或者研究问题（problem）,I 代表干预措施（intervention）或感兴趣的研究议题（issue of interest）,C 代表对照（control）或比较（comparison）,O 代表结局或预期结果（outcome）。研究问题具备了 PICO 的结构,基本上就比较清楚和具体了,从而可以用于指导研究设计。

3. 充分论证　形成研究问题以后,还要对研究问题进行充分论证,建立明确、具体的研究目的,确认该研究的价值和意义。研究问题的论证可以通过研究者自己的深入思考和文件查新来进行,也可以通过与有经验的研究者进行充分讨论或召开专门的课题论证会后决定。

（三）评价研究问题

研究问题具备了清晰的结构之后,还要对该研究问题进行评价。一般对研究问题的评价可以从以下几个方面进行:

1. 评价研究问题的重要性　研究问题的重要性可以从研究问题的普遍性和实用性、研究结果可能导致的变化或带来的益处等角度来衡量。如果该研究问题在临床中发生率较高、是患者或医务人员实际遇到的问题,患者、护士、医疗保健系统或社会能从研究结果中受益,则说明该研究的重要性较高。

2. 评价研究问题的创新性　评价该研究与前人的研究相比是否有所创新,是否完全重复别人的工作。

3. 评价研究问题的可行性　研究问题的可行性是指完成拟开展的研究项目是否具备所需要的条件。可行性评价包括:①技术可行性,研究团队是否具备开展研究项目所需要的技术和能力;②经费可行性,根据经费支持额度判断是否有足够的经费支持该课题的开展;③操作上的可行性,研究项目在具体实施阶段的各个环节中所需要的条件是否具备,如是否可获得足够的研究对象;④时间进程上的可行性,是否有足够的时间完成该研究课题。

（四）研究问题陈述

在确认所选研究问题的重要性、创新性和可行性之后,应使用明确的语言对研究问题进行陈述。通常研究问题的陈述应包含以下内容:

1. 研究题目　研究题目应高度概括课题的核心内容,将研究对象、研究方法和主要变量交代清楚,要准确、简洁、新颖。

2. 立题依据　立题依据要回答"为什么要做这个研究"的问题,内容包括阐述要研究哪个领域的问题,该问题的重要性是怎样的,目前的研究已经解决了哪些问题,还没有解决哪些问题,这个问题是否值得解决等。通过阐述上述内容,表明该研究的重要性（普遍性和实用性）和创新性。这就需要研究者广泛阅读相关文献,充分了解该领域的研究现状和研究进展,并从中分析研究课题的科学依据,并提出创新性思维。

3. **研究目的**　需要回答"该研究要解决什么样的问题"。通常一项研究只能达到1~2个研究目的,研究目的的表述应尽量客观、科学、简练。

（侯淑肖）

第三节　文献的回顾与利用

学习目标

完成本内容学习后,学生将能:
1. 复述文献检索方法。
2. 描述文献管理的步骤。

科学研究具有连续性和继承性的特点,研究者在提出研究问题后必须查阅该领域的相关文献,了解选取的研究问题的研究历史与现状、国内外的研究动态,从而明确前人在该领域已经做了什么,是怎么做的,还存在哪些问题,从而判断自己的选题与已有研究是否完全重复;研究者通过阅读与课题相关的文献,还可以启发和充实自己的研究思路和方法,为研究设计提供借鉴;通过阅读文献中与自己研究内容有关的理论,可以为所研究的问题和撰写论文提供参考文献和相关的理论依据。因此,查阅文献贯穿于研究工作的始终,对于明确研究问题、制订研究方案和论文的撰写都有着至关重要的指导作用。按照文献出版类型的不同,护理研究中常用的参考文献类型有书籍、期刊、学位论文等。

（一）文献检索方法

随着计算机技术的迅速发展,计算机检索已经成为研究者获取文献的主要途径,本节所涉及的文献检索的方法主要以计算机检索为主。文献检索的程序一般包括明确检索目的、确定检索途径和检索词、选择数据库、制订检索策略、进行文献检索等步骤。

1. **明确检索目的**　开始检索文献前,要明确检索的目的,具体确定所需要的资料的类型、年限、范围等。如果查阅文献是为了查看自己的选题是否有创新,应尽可能将该领域的文献查全,这就需要综合运用多个数据库,避免遗漏;如果查阅文献的目的是解某领域的最新研究进展,则尽可能查新,可重点查阅该领域近期发表的论文,特别是综述,可以在短时间内获得较多的信息;如果查阅文献的目的是启发和完善研究思路和方法,则重点查找与自己的课题相关程度较高且质量较高的科研论文。

2. **确定检索途径和检索词**

（1）检索途径:文献检索的检索途径包括根据文献的外部特征检索和根据文献的内容特征检索两大类。文献外部特征包括题名（书名或文章标题）、著者（作者姓名、编者姓名、译者姓名、学术团体名称）、文献编号（专利号、技术标准号）等;文献的内容特征包括文献分类、文献主题、关键词等。检索时可以根据课题对文献的特定要求和已掌握的线索确定检索途径。如已知某位研究者是选题领域的知名专家,已完成多项相关研究,若文献检索的目的是查找该专家署名发表的文章,则可通过著者途径在相关数据库查找该专家发表的研究论文。

（2）检索词：文献检索的基本原理是将研究者提出的检索词与检索系统中的标引词进行对比,当检索词与标引词匹配一致时,即为检索成功。由此可见,能否准确地检索出研究者所需的文献,关键在于能否准确地选择检索词。研究者可以根据检索的需要,结合不同的检索途径使用不同的检索词,尽量选择专业术语、特定概念,避免使用过于宽泛的词作为检索词。

3. **选择数据库**　数据库是用来查找文献信息的电子化检索工具,目前有很多医学文献数据库可供研究者选择。如文摘型数据库有中国生物医学文献数据库、Medline、Embase 等；全文型数据库有中国知网、万方、维普、CINAHL 等。除了专门的医学文献数据库,研究者也可以根据文献检索的需要选择学术搜索引擎（如百度学术、Google 学术）或相关学术团体网站［如国际护士协会（ICN）、美国护士协会（ANA）网站］等进行文献检索。

4. **制订检索策略**　研究者在确定检索途径和检索词、选择数据库之后,需要制订具体的检索策略,包括检索方式的确定和检索表达式的构建,并需要根据检索得到的结果对检索策略进行必要的调整,直到查到所需要的文献为止。

（1）检索方式：数据库常见的检索方式如下。①基本检索,是最简单的检索方法,数据库一般只提供一个检索框,且只能输入一个检索词或词组供研究者进行检索,但有的数据库可以用两词或多词进行检索。②高级检索,提供多个并列的检索框,每个检索框可以输入一个词或词组进行检索,研究者可以通过点击选择数据库提供的限定条件,进行检索条件的多种组合。③二次检索,是在原有检索的基础上,进一步选用新的检索词进行缩小范围的检索,有的数据库设置的"结果中检索"为研究者提供了二次检索的通道。④专业检索,一般只有一个检索框,需要用户自己输入检索词及检索运算符进行组配检索,这需要使用者具备熟练的检索技术。

（2）检索表达式：又称检索式,是检索策略的具体表现。检索表达式由检索词和逻辑运算符组配而成。布尔逻辑检索是目前常用的检索技术,是利用布尔逻辑运算符连接各个检索词,然后由计算机进行相应的逻辑运算,以找出所需信息的方法。布尔逻辑运算符主要有三种,即"逻辑与"（AND）、"逻辑或"（OR）和"逻辑非"（NOT）,这三种运算符可以单独使用,也可以组合使用,计算机在处理检索问题时优先顺序为 NOT>AND>OR,可以用圆括号来改变优先级顺序,圆括号中的检索式最先运算。另外在西方语言中,一个词可能有多种形态,而这些不同形态多半只具有语法上的意义,对检索问题而言意义是相同的。对于此类的检索词,可以使用截词检索扩大检索范围,避免漏检,且减少输入多次的麻烦。在不同的检索系统中截词符号有所不同,一般为 *、？、# 等。常用的截词方式有：①无限截词,使检索词串与被检索词实现部分一致的匹配,常用 * 表示一串字符,如 child* 为后截词,可以检索出含有 child, children, childhood 等词的文献；*ology 为前截词,可以检索出含有 physiology, biology, pathology 等词的文献；"急性 * 肾炎"为中间截词,可以检索出含有"急性肾小球肾炎""急性肾盂肾炎""急性肾炎"等词的文献。②有限截词,是指检索词串与被检索词只可以在指定的位置不一致,常用"？"来代替一个字符或空字符,可使用多个"?"。

5. **使用检索策略进行文献检索**　检索策略构建完成后,即可使用该检索策略进行文献检索。文献检索过程中可进行精确检索或模糊检索。精确检索是将一个词组或短语作为一个独立运算单元,与标引词进行严格匹配,以提高检索准确度的一种方法。模糊检索是将检索词进行拆分后再检索,也可能检索到与检索词意义相近的同义词的结果。

研究者使用拟定的检索策略初步进行文献检索之后,应对检索结果进行评价,看是否满足检索需求。通常情况下需要多次修改检索策略,直至查询到满意的结果。一般检索策略调整有两个方向:一是扩大检索范围,提高查全率;二是缩小检索范围,提高查准率。应结合课题的具体要求以及数据库的实际情况选择检索策略调整的方向。

（二）文献的整理与利用

研究者通过文献检索会得到大量的文献信息,如果这些文献不经过合理的鉴别和整理而直接加以利用,不仅会消耗大量的时间与精力,还会导致文献引证的不准确。因此,如何对检索到的文献进行合理的整理和利用,是研究工作需要解决的重要问题。

1. **文献的整理**　检索文献后,首先需要进行文献信息的整理。文献整理通常包括文献阅读、文献鉴别、文献记录与管理几个步骤。

（1）文献阅读:文献阅读一般应遵循以下原则。①先浏览,后粗读,再精读。在短时间内以较快的速度阅读检索到的文献的大致内容即为浏览,其方法是一看题目,二看关键词,三看摘要,四看前言,五看结论。阅读文献时,往往要浏览、粗读和精读相互配合。②先中文后外文。一般中文文献阅读速度较快,有助于对研究课题形成系统化认识,为检索外文文献打下基础;同时中文文献可能引用了外文文献,可再进一步检索。③先文摘后全文。根据文摘提供的信息,决定是否需要阅读全文,可以节约阅读全文的时间。④先综述后专题。研究者通过阅读指南或综述性文章,可以迅速了解有关课题的历史、现状、存在的问题和展望,通过阅读综述对研究问题会有较为全面的认识,在此基础上可继续有目的地检索有关文献;而在综述后往往列出许多文献线索,可帮助扩大文献资料来源。⑤先近期文献后远期文献。先从最新、最近的文献开始,追溯以往的文献,可以迅速了解现在的专业水平和先进的理论、观点及方法,而且近期文献常引用既往文献。此外研究者可根据不同阶段查阅文献的目的来阅读文献。在研究的准备阶段,主要目的是确定选题,了解国内外的研究现状,制订和完善研究设计;资料整理与分析阶段,阅读文献的目的是进一步借鉴他人所用的资料和分析方法,为自己的数据整理和分析提供参考;在论文撰写阶段,目的是将自己的研究结果与以往类似的研究结果进行比较,并寻找与自己研究结果相对应的理论支持和合理解释。研究者明确自己不同阶段阅读文献的目的,才能更好地提高阅读文献的效率。

（2）文献鉴别:研究者在广泛阅读文献的基础上,应根据文献内容对其进行可靠性、针对性和先进性等方面的鉴别和筛选。①文献的可靠性,表现在文献所包含内容的科学、精确、完整和成熟程度上。立论依据科学、逻辑严密、研究方法严谨、技术成熟、数据准确、阐述完整、参考文献标注准确的文献具有较高的可靠性。研究者可通过阅读文献中涉及的研究方法,提出的基本观点、论点论据、主要结论等来衡量文献的可靠性。②文献的针对性,指文献涉及的内容与方法是否与研究者的选题有关。③文献的先进性,指文献内容的创新性,是否在理论、技术、应用等方面具有先进性。研究者通过对文献的评价和鉴别,筛选出可靠性、针对性和先进性强的文献进行精读和引用。

（3）文献的记录和管理：文献记录和管理是在检索、筛选和阅读文献的过程中随时进行的工作，是文献积累的重要手段。传统的文献记录和管理主要是通过笔记、卡片、复印等方式进行，通常需要记录研究的研究目的、设计类型、研究对象的入选标准、样本量、抽样方法、研究场所、研究中的变量、有无干预措施及干预方法、收集资料的方法、研究的主要结果、研究结论等内容。随着信息技术的飞速发展，为满足科研人员高效、准确、便捷地整理和利用海量参考文献的需求，出现了一系列的文献管理软件，如 Endnote、NoteExpress 等。文献管理软件集文献检索、整理、分析、利用功能于一体，有助于研究者快速、准确地处理海量的文献信息，其自动化、智能化的功能可以大大提高文献管理效率，节省研究人员的时间。

2. 文献的利用　文献检索的目的是合理地利用文献，因此研究者应对整理后的文献进行深入的研读和分析，对参考文献进行正确的引用。在利用参考文献时，对文献中观点、数据等的引用必须注明出处；引用文献力求客观、准确，不得改变或歪曲被引内容的原义；且引文应以原始文献和第一手资料为原则，应用的文献应该是最原始的出处，不应转引他人的引用，如必须转引文献资料必须如实说明；引用文献时还应注意引用信息的关联度，引用以必要、适当为限，不要过量引用。

（侯淑肖）

第四节　护理研究设计

学习目标

完成本内容学习后，学生将能：
1. 了解科研设计的基本内容。
2. 了解如何撰写论文，推广和应用研究成果。

研究设计是科研工作的重要环节，根据研究目的设计合理的研究方案，指导研究过程的方向和步骤，是保证研究结果可靠性和研究工作科学性的重要基础，与研究论文的质量密切相关。

（一）研究设计的基本概念

1. 总体　是根据研究目的确定的同质观察单位的全体。当研究有明确具体的研究指标时，总体就是性质相同的符合研究要求的所有观察单位的该项变量值的全体。如在"社区护理干预对居家糖尿病患者血糖控制效果的影响"的研究中，其观察指标是空腹血糖值，研究总体就是所有居家糖尿病患者的空腹血糖值的集合。

2. 样本　是指从总体中抽取的部分观察单位，是实际测量值的集合。在护理研究工作中，由于总体经常是比较大的，甚至是无限大的，不可能对所有符合研究要求的观察单位都进行研究,研究者常常通过样本来研究总体。如预研究社区护理干预对居家糖尿病患者血糖控制效果的影响,研究者抽取了某社区的 300 名居家糖尿病患者,在干预前后测量其空腹血糖值,此时的样本就是 300 名居家糖尿病患者的空腹血糖值。

3. **抽样**　是从总体中抽取一定数量的观察单位组成样本的过程。抽样的目的是通过对样本的研究,根据样本信息了解总体,推断总体特征。为了能用样本特征推论总体特征,必须保证被直接观察或测量的样本对其所属的总体具有代表性。

4. **误差**　是研究中所得到的实际测量值与客观真实值之间的差异。在护理研究中,由于各种因素的影响,如不同的测量方法、不同的测量者、实际操作的规范性等均可造成实际测量值与真实值之间的差异。任何研究所测到的测量结果都只能在一定条件下无限接近真实值,而不可能做到绝对准确。根据误差的来源不同,护理研究中常见的误差可以分为随机误差和系统误差两类。其中随机误差包括随机抽样误差和随机测量误差。随机抽样误差是由于个体生物学变异的存在,在随机抽样研究中产生的样本统计量与总体参数之间的差别,其大小随样本不同而改变。随机测量误差是指同一观察单位某项指标在同一条件下进行反复测量时,其大小和方向以偶然的方式出现的误差。当研究样本含量足够大时,随机误差服从正态分布,因此可以通过扩大样本量来减小随机误差。系统误差又称为偏倚,是由某些确定性原因造成的确定性误差,通常表现为结果有规律的偏大或偏小。偏倚可来自以下几个方面:①研究对象抽样不均匀、分配不随机。②测量者倾向性暗示或在操作时个人技术有偏差。③仪器未校正、发生故障或使用不当。④外环境的干扰。

5. **变量**　是研究工作中所遇到的各种变化的因素,如血压、血糖、血红蛋白、焦虑量表得分等,变量值是可以观察或测量出来的。在护理研究中,根据变量在研究中的作用不同,可以将变量分为因变量、自变量和混杂变量。

(1)因变量:是研究中想要观察的结果或反应,它随自变量的改变而改变,也可受其他因素的影响。如在"延续性护理方案对早产儿母亲育儿认知状况的干预效果"研究中,"育儿认知状况"就是因变量,它受"延续性护理方案"的影响,也可受母亲文化程度、家庭环境等因素的影响。

(2)自变量:是可以导致结果产生或影响结果的因素,它不受结果的影响,是研究问题的"因"。如在"叙事护理对维持性血液透析患者睡眠质量的影响"研究中,"叙事护理"就是自变量,是导致维持性血液透析患者睡眠质量变化的"因"。

(3)混杂变量:指某些能干扰研究结果的因素,应在研究设计中尽量排除。设立对照组和随机分组可以达到减小混杂变量影响的作用。如在"认知功能对居家老年人跌倒危险性的影响分析"研究中,自变量是"认知功能",因变量是"跌倒危险性",可能的混杂变量有"运动功能、生活环境、视力情况、用药情况"等。

(二)常见的研究设计类型

根据研究方法的不同,可将护理研究分为不同的类型。根据研究性质不同,护理研究可分为量性研究和质性研究。根据设计内容不同,量性研究又可分为实验性研究、类实验性研究和非实验性研究。

1. **量性研究与质性研究**

(1)量性研究:是通过数字资料来描述现象,研究现象之间的关系,并用统计学方法分析资料的研究方法。量性研究在确定选题后要有科研设计和对研究形成假设,并规定收集资料的方法,通过对获得数据进行统计分析从而得出研究结果和结论。目前医学和护理学杂志刊登的研究论文采用的研究方法大多是量性研究的方法,本节也主要介绍量性研究设计的具体内容。

(2)质性研究:是在自然情境下,采用访谈、观察、实物分析等多种方法收集资料,对研究现象进行深入的整体性探究,从原始资料中形成结论和理论。质性研究侧重探讨现象的本质,常采用面对面的个案互动或观察法的研究方式收集资料。收集资料后常采用归纳的方式进行分析,从而发现共性问题。质性研究常用来对某种特殊问题或现象进行研究和解释,在研究方案设计和资料分析方面是与量性研究完全不同的一种研究方法。

2. 实验性研究、类实验性研究和非实验性研究

(1)实验性研究:是用随机分组的方法将研究对象分为实验组和对照组,然后对实验组施加干预措施,比较两组的结局,以验证干预效果的研究设计。实验性研究设计必须具备三个要素:①干预,即研究者有目的地对研究对象施加某些干预措施。②对照,为排除、控制混杂变量对研究结果的影响而设立对照组。③随机,包括随机抽样和随机分组,使试验组和对照组能在均衡条件下比较,使样本更具代表性。实验性研究属于干预性研究,能准确地解释自变量和因变量之间的因果关系。

(2)类实验性研究:与实验性研究设计基本相似,属于干预性研究,也对研究对象施加干预措施,但研究设计内容缺少了随机分组或者没有设对照组,或两者都没有。类实验性研究对因果关系的论证较实验性研究弱,不如实验性研究可信度高,但其研究也能在一定程度上说明问题。由于在实际开展的以人为研究对象的研究中,进行完全的实验性研究难度较大,特别是达到随机分组比较困难,故往往选择类实验性研究的可行性更高,所以类实验性研究在护理研究中比较常用。

(3)非实验性研究:非实验性研究又称为观察性研究,研究中对研究对象不施加任何干预措施,主要观察研究对象在自然状态下的某些现象和特征,比较简便易行,适用于对所研究的问题了解不多或该研究问题情况比较复杂时选用。其研究结果可用来描述和比较各变量的状况。如描述性研究、分析性研究等均属于非实验性研究。其结果虽然不能解释因果关系,但可作为实验性研究的重要基础。①描述性研究,目的是观察、记录和描述某研究问题的状况、程度等,以便从中发现规律或探讨相关的影响因素。描述性研究可不设定自变量和因变量,但需要确定观察的内容和变量。在护理研究中如现况调查、相关因素或影响因素的调查等都属于描述性研究,是目前护理领域应用最多的一种研究类型。②分析性研究,包括病例对照研究和队列研究。病例对照研究是以现在确诊的患有某特定疾病或具有某种特殊问题的患者作为病例,以不患有该病或不存在该问题但具有可比性的个体作为对照,通过询问、实验室检查或复查病史,搜集既往各种可能的危险因素的暴露史,测量并比较病例组与对照组中各因素的暴露比例,经统计学检验,若两组差别有意义,则可认为因素与疾病之间存在着统计学上的关联。队列研究是将某一特定人群按是否暴露于某可疑因素或暴露程度分为不同的亚组,追踪观察两组或多组成员结局(如疾病)发生的情况,比较各组之间结局发生率的差异,从而判定这些因素与该结局之间有无因果关联及关联程度的一种观察性研究方法。

(三)研究设计的基本要素

尽管每项科学研究的具体设计内容不同,但核心的设计要素是相同的,即选择研究类

型、确定研究对象、确认研究变量、选择测评指标等。下面介绍这些研究设计基本要素的具体内容。

1. 选择研究类型　根据研究目的的不同选择合适的研究类型。如研究目的为描述某变量的状况、探索相关因素,则选择描述性研究;如研究目的为探讨变量之间的关系,可选择病例对照研究或队列研究;如研究目的为验证某种干预的效果,可选择随机对照实验性研究或类实验性研究。

2. 确定研究对象

(1) 确定入选条件:为了保证研究对象的同质性和代表性,研究对象的选择要有明确的纳入标准和排除标准,制订纳入标准时,可以从以下几个方面考虑:疾病的诊断标准、患者的年龄范围、病程、疾病严重程度、是否自愿参与研究等;同时应排除各种可能影响研究结果的因素,如有某些并发症或病情复杂可能影响研究结果,无法按要求完成干预,因患者意识不清或有视力障碍等可能影响资料的收集等情况。

(2) 确定样本来源:应根据研究目的、要求、样本量、技术力量等选择不同来源的病例,如样本是来自全国还是某个或某些地区,来自城市还是农村,来自病房还是门诊,来自社区还是医院等。不同的样本来源所得的样本特征不同,如门诊患者一般病情较轻,容易获得足够样本量,能在短时间内获得结果,但依从性差,失访率高,不易控制;病房患者一般症状较重,但依从性好,干扰因素少,容易控制。

(3) 确定抽样方法:由于符合纳入标准的研究对象很多,大多数护理研究属于抽样研究。因此应当确定恰当的抽样方法,从而保证研究对象的代表性。常用的抽样方法包括随机抽样和非随机抽样两大类。随机抽样指遵循随机化的原则抽取样本,使每一个研究对象都具有同等被抽中的可能性,比非随机抽样产生的样本具有更好的代表性。常见的随机抽样方法包括单纯随机抽样、系统随机抽样、分层随机抽样、区组随机抽样、整群随机抽样等。

(4) 确定样本量:严格来说,应该通过公式估算样本量,由于公式涉及较为复杂的方法和参数,这里不做详细介绍。通常样本量的大小取决于以下因素:①研究类型。一般来说干预性研究[包括 RCT(随机对照试验)和类实验性研究]所需样本量相对较小,但试验组和对照组的均衡性也影响样本量的大小,两组匹配越好,所需的样本量越少。非实验性研究所需样本量较大,此外,非实验性研究样本量还受到观察指标个数和统计学方法的影响。②资料性质。计量资料如果设计均衡,误差控制好,所需的样本量相对较小;计数资料由于要计算某事件的发生率,所需的样本量往往比计量资料要大。③指标的敏感性。指标越敏感,所需样本量越小。例如观察 PICC 日常维护对预防导管相关性感染的效果,由于导管相关性感染的发生率较低,要比较试验组和对照组发生率的差异,所需样本量较大。如果取导管做细菌培养,以菌落计数作为测评指标,则敏感性较强,所需样本量相对较小。④干预措施的有效性。干预措施的有效性越高,即干预后试验组和对照组观察指标差异越大,样本量就越小。例如"健康教育对改善社区居民食盐摄入知识的效果"与"健康教育对改善居民社区骨密度的效果"相比,钙摄入的变化更显著,所需样本量相对较小。⑤研究的实际情况。从研究设计的角度确定样本含量后,还应考虑研究的实际情况。如果是调查研究,样本量会受到调查范围、调查的条件、调查的组织管理等方面的影响;如果是临床观察性研究,会受到获得病例的可行性、患者的依从性等问题的影响;如果是基础研究,样本量会受到来源、价格、经费等问题的影响。

3. **确认研究变量和研究工具**

（1）研究变量：进行护理研究时，需要根据研究目的，对研究对象的某些特征进行观测，这些特征是需要在研究工作中加以解释、探讨、描述或检验的，称为变量。在护理研究中，有的研究变量是具体的，如血压、体温、脉搏、身高、体重等；有些研究变量是抽象的，如满意度、生活质量、社会支持等，对于抽象的变量，通常用量表来进行测量。确定研究变量的方法如下：①根据研究设计和研究目的，确定研究的主要变量，并明确变量的理论性和操作性定义。如描述性研究的主要变量是观察或测量没有施加任何干预措施的自然情境下的变量。实验性研究和类实验性研究中的变量包括自变量、因变量和混杂变量。②根据文献并结合研究目的和变量之间的逻辑关系，确定研究变量可测量的指标是什么，例如在"挤压脐带断脐对胎龄小于 32 周早产儿贫血和黄疸的影响研究"中，结局变量为贫血和黄疸，其中黄疸的具体测量指标为"经皮胆红素峰值、光疗时间、病理性黄疸、红细胞增多症"等。

（2）研究工具：确认研究变量和测量指标后，需要进一步选择或设计研究工具，用以对指标进行测量，收集研究数据。从研究变量到研究工具通常有两种方式：①根据变量和指标的定义选择现成的测量工具或量表，当研究者选用现成的量表时，需特别注意量表的原创者对该变量的理论性定义是什么，是否与研究中变量的定义是一致的。②根据变量和指标的定义设计测量工具或量表，当没有现成的工具测量抽象概念的变量时，需要研究者根据操作性定义去设计相应的工具。

4. **明确干预措施**　在实验性研究和类实验性研究中，还需明确干预措施。干预措施是研究设计中人为施加的因素，即研究者有目的地对研究对象施加的某种干预措施，干预措施是根据研究目的确定的，作用于研究对象，并引起直接或间接效应，这些施加因素通常作为研究的自变量对研究结果产生影响。设计干预措施时，需注意以下问题：

（1）干预措施的科学性：干预方案的制订要具有充分的科学依据且风险可控，有必要的文献和理论支持，保证干预措施的有效性和安全性。

（2）干预措施的可操作性：为了保证干预措施的准确实施，在进行研究设计时，应规定干预的具体方法、时间、频率、内容、实施者等，并保证干预措施的客观性，以及干预措施可被他人重复实施。

（3）干预措施的可行性：在设计干预方案时，应综合考虑干预所需的人力、物力、时间、经费等是否具备可行的条件；干预措施是否能够被研究对象所接受；研究对象是否能按要求完成干预的整个过程等。

（4）干预的伦理学问题：因为大多数护理研究的研究对象是人，因此必须保证干预措施是安全无害的，且应在征得研究对象的同意后方可进行。

5. **研究设计的其他内容**　在确定了研究设计的基本要素之后，还需具体考虑研究的实施方法和可能出现的问题，包括：①确定收集资料的方法。根据研究目的和测量指标的特点，选择合适的收集资料的方法，并设计对研究过程进行质量控制的方案。②确定统计学分析方法。应根据研究目的估计将采用哪些统计学分析方法。③确定研究进度和经费预算。根据研究流程的需要和工作量的大小来安排研究进度和完成期限，对各阶段的研究工作作出合理的安排。④估计研究中可能遇到的问题，并提出解决方案。

（侯淑肖）

第五节　研究资料收集

学习目标

完成本内容学习后,学生将能:

复述收集资料的方法。

收集资料是指从研究对象处获取数据和资料的过程。资料的真实性、准确性直接影响研究结果的可靠性,因此,收集资料是科研过程中非常重要的环节。研究者必须掌握正确的收集资料的方法。本节主要介绍护理研究中常用的收集资料方法,包括问卷调查法、生物医学测量法、访谈法和观察法。

（一）问卷调查法

问卷调查法是研究者使用统一的问卷测量被调查对象的个人资料、知识、态度、信念、行为等情况的调查方法,是护理研究中最常用的收集资料的方法之一。

1. 问卷调查法的实施过程

（1）调查工具的编制和选择:问卷调查法的调查工具是调查问卷,问卷设计是否科学、能否反映研究对象的实际情况,将直接关系到研究结果是否真实可靠。因此问卷的编制和使用是问卷调查法的关键步骤。一般在确定使用问卷调查法收集资料之后,应先根据研究目的进行文献回顾,如果该研究领域已有公认的量表,则优先使用公认的量表;如果该研究领域没有公认的量表,则需要根据研究目的自行设计调查问卷。

1）公认的量表:在护理研究中测量研究对象对某一事物的态度与评价,或对某一心理－社会－行为变量进行测量时,经常使用公认的量表或成熟的问卷,如焦虑自评量表（SAS）、社会支持评定量表等。一般来说研究者可以通过查阅量表使用手册和期刊论文,或借助网络搜索平台查找量表。选用公认的量表时应仔细阅读文献中关于量表的适用范围、评定方法、计分方法、评价标准、信度、效度等的说明,确定该量表是否适用于本研究,并按照量表评定方法的要求,确定由何人、何时、在何地进行量表的评定。引用国外量表时一般按照翻译－回译－检测原量表和翻译量表之间的等同性的步骤进行。如果不能获得双语样本检测两个版本量表的等同性,也可以选取一定数量的中文研究对象进行预试验,以检测量表的内部一致性,并了解翻译版量表的文字是否通俗易懂,是否符合中国人的表达习惯等。

2）自设问卷:在护理研究中,有很多涉及知识、态度和行为的变量,目前还缺乏公认的量表,因此需要研究者自行设计。自设问卷时首先应该根据研究目的确定问卷调查的主题,并在查阅相关文献和研究者经验的基础上把主题划分为若干模块,进而拟定调查问卷的提纲。然后再将每一个提纲下的内容细化为具体的问题,用以反映该提纲的内容。根据问题是否有预设答案,可将问题分为封闭式问题和开放式问题。其中最常用的为封闭式问题,即问卷中提供备选答案供被调查者选择,比较容易回答且节省时间,问卷的回收率较高;对于一些敏感性问题往往比直接用开放性问题更能获得相对真实的回答,也便于进行资料分析和比较。但封闭式问题对于有些不认真或不知怎样回答的调查对象,答案给他们提供了猜测和随便选答的机会,资料有时不能反映真实情况;另外,如果封闭式问题设计不恰当,如某些问题的答案选项没有列全,可能也会影响恰当选项的选择。开放式问题不提供任何答案,由被调查者自行填写,这种提问方式可以收集到丰富的资料,但这种提问方式要求回答者能够正确理解题意,认真思考答案,且有较好的语言表达能力,问题的回答需要花费较多的时间和精力,往往导致应答率较低;另外,开放式问题的统计处理常常比较困难,有时甚至无法进行归类和统计。因此在设计问卷时尽量以封闭式问题为主,辅以少量开放性问题。封闭式问题的答案有填空式、两级评分式、等级评分式、图表式、排序式等,可根据不同问题的需要确定答案的形式。确定问题及答案之后,研究者还需考虑各个问题在问卷中的排列顺序,一般先排列容易回答的问题,敏感性问题、开放性问题宜放在问卷的后面部分。另外,问题要按照一定的逻辑顺序进行排列,避免跳跃性的提问。问卷内容除问题和答案外,还需在问卷的最前面加一段指导语,一般包括调查目的、问卷填写说明、大致需要的时间及对保密性的承诺等。设计好的问卷初稿需要进行反复修改,之后进行问卷信度和效度的测定,并进行预调查,以便发现和修订问卷中的问题,如用词是否恰当、是否能够被调查对象理解、问题和选项有无遗漏等。

(2)调查员培训:在开展调查之前,应对调查人员进行统一的培训,帮助他们掌握调查的目的和意义、发放问卷的方法、统一条目的含义和填写方法、明确调查工作的进程和注意事项。

(3)问卷调查法的实施:问卷调查可采用现场发放、邮寄、电话、电子邮件等方式进行,不同的调查方式对问卷的回收率有较大影响,通常邮寄法的回收率偏低,现场发放法的回收率较高。一般回收率达到70%以上时,回收的问卷才有较好的代表性。研究对象填写问卷的方式有自填式和他填式两种。自填式由调查对象独立完成问卷的填写,调查员只做适当的指导。问卷应尽可能由本人填写,在某些特殊情况下研究对象无法自行完成填写时,调查员可以用中性、不加评判的态度逐一阅读题目,研究对象口头回答,由调查员代为填写。

(4)问卷的回收和整理:回收问卷后要清点问卷数量,检查是否收齐,然后认真检查每份问卷的质量,检查是否有遗漏的问题、是否有无效问卷,如存在问题应请研究对象及时补充或重新填写,以保证回收问卷的有效率。合格的问卷进行编号,注明资料收集人和回收日期,妥善保管。

2. **问卷调查法的优缺点** 问卷调查法的优点是省时、省力、节省经费,容易得到调查对象的配合,便于调查结果进行统计分析,但不适合文化程度低的人,且问卷的回收率和调查结果的可靠性会受到很多因素的影响。在使用问卷调查法时应注意:①考虑调查对象的特征,选择积极性较高的调查对象进行问卷作答,并在设计调查问卷时注意研究对象的特征和需求。②提高问卷的回收率,通过挑选恰当的调查对象、提高问卷的设计质量、采用适宜的调查技巧、争取相关机构的支持等方式提高问卷的回收率,同时还应对问卷的回收进行主动追踪,进行提示和提醒。③提高问卷的有效率,问卷回收以后应认真审查每份问卷的质量,提出不合格的无效问卷,并认真分析无效问卷的原因,采取相应的补救措施,对问卷发放过程或问卷设计进行调整,从而提高问卷的有效率。

（二）生物医学测量法

生物医学测量法是借助相应的仪器设备和技术来获取数据资料的方法,在护理研究中,测量血压、血糖、血氧饱和度等时使用的方法就是生物医学测量法。生物医学测量法也是护理研究常用的收集资料的方法。为了减少测量过程中的误差,保证测量结果的准确性,应明确测量指标,选择统一的测量工具和测量程序,严格界定结果的判定标准,并培训测量者。

1. 生物医学测量法的实施过程

（1）明确测量指标:研究者需要根据研究目的确定需要测量的指标,如果一项研究中有多个指标需要测量时,还需明确主要指标和次要指标。

（2）选择测量工具:根据研究指标的不同,确定相应的测量工具和测量方法。当一个指标有多种不同的测量工具或测量方法时,研究者需要结合研究目的、研究对象的特点、研究设计、研究经费等多方面考虑,选择最合适的测量工具和测量方法。在研究开始前,必须统一测量工具的种类、厂家、型号等,并对测量工具的质量进行检测,以保证测量结果的精确。

（3）规范测量程序:在研究设计阶段应充分考虑具体细节,制订明确规范且可操作性强的标准流程,保证研究中测量方法和程序的一致性。测量程序应包括测量过程中的详细步骤及操作方法。最好在正式研究之前进行预测量,以熟悉测量方法,检测测量条件,发现并排除影响测量结果的障碍因素。

（4）培训测量人员:正式测量之前应事先进行统一培训,使测量者熟悉、掌握测量方法,统一测量程序及结果的判定标准等。为了减少测量偏倚,最好由非课题组成员的测量人员完成测量,并且在测量过程中实施盲法。如果样本量较大,必须由多名测量人员完成测量时,应通过预实验检测多位测量人员的一致性。

（5）实施测量:在测量过程中,应严格按照测量程序,对每个研究对象实施统一标准的测量程序,并注意控制影响测量结果的干扰因素。测量结束后及时记录测量结果,并妥善保管原始数据和资料。

2. 生物医学测量法的优缺点　生物医学测量法通过精密的仪器、规范的测量程序、统一的操作方法进行测量,测量者的主观因素对结果的影响较小,测量结果更为客观,可信度高。因此在护理研究中,如果条件允许应尽可能选择生物医学测量法收集研究资料;相同条件下有多个测量工具可供选择时,应优先选择测量者主观因素影响小的研究工具。但与其他方法相比,生物医学测量法的成本更高,有时由于经费和技术水平的限制而无法实施;同时标本的采集还有可能会给研究对象带来痛苦或损伤。

（三）访谈法

访谈法是研究者通过与研究对象进行有目的的会谈,直接从研究对象处获取资料的方法。访谈法通常通过直接的、面对面的口头交流进行,但随着信息技术的发展,电话访问、网上互动交流等也开始在访谈中应用。在护理研究中,访谈法既可以单独应用,也可以与其他收集资料的方法结合应用,且后者往往效果更佳。访谈法的实施过程如下:

（1）访谈问题的设计:一方面要主题明确,另一方面要保证研究对象有一定的表述空间。访谈问题一般按内容进行分组,要注意内容安排的合理性和逻辑性,原则上先从广泛、普遍的问题开始,逐步过渡到具体、敏感的问题。访谈问题的设计还应注意语言恰当,适合访谈对象的年龄、文化程度和喜好等,对于非专业人员,应采用通俗易懂的语言,以便于访谈对象理解访谈问题。

（2）访谈者培训:正式访谈前应对访谈者进行培训,内容包括如何展开话题、如何引导研究对象进一步深入表达观点和感受、如何倾听其表述等,可以通过模拟访谈、角色扮演等方法培训访谈者,要求访谈者的语言表达不带有任何倾向性,同时对敏感话题应事先承诺保密。如果一项研究需要多个访谈者进行访谈,应对访谈者的一致性进行把控和检测。

（3）访谈准备:在正式访谈之前,访谈者应与访谈对象预约访谈的时间和地点,访谈者应准备好所需的访谈提纲和记录设备,并准时到达预约地点。尽可能选择访谈对象熟悉的场所进行访谈,并保持访谈场所的安静,避免干扰。访谈开始前,访谈者应将访谈的目的、程序向访谈对象做适当的解释。

（4）访谈的实施:研究者首先必须熟悉访谈的内容,访谈过程中语气应友好、平和,访谈者应善于应用倾听和交流技巧,鼓励研究对象深入交谈。访谈的整体氛围应是接纳性、包容性的,访谈者的个人观点和情感不应表露,也不应影响访谈过程。

（5）访谈的记录:访谈的记录可分为现场记录、随后记录、现场录音、录像等方式,现场记录能保证访谈内容不被遗忘,但会在一定程度上影响访谈的进行,随后记录常会造成访谈内容的部分遗忘。现场录音和录像是较好的记录方法,但必须获得研究对象的同意。也可安排记录员专门负责访谈内容的记录。

（四）观察法

观察法是指研究者运用自己的感觉器官和辅助工具直接对处于自然状态下的事物或现象进行观察,以获得一手资料的方法。可观察的内容包括个体特征、活动型态、环境特征、社会现象等多个方面。在护理研究中,很多复杂的现象或行为都无法通过测量或问卷调查获得,需要通过观察来获取资料。

1. 观察法的实施过程

（1）观察准备:按照观察的内容分类,观察法可分为结构式观察法和非结构式观察法。结构式观察法在观察前要制订详细的观察计划和明确的观察指标,有规范的观察记录表格,规定观察者的观察内容和记录方式,能对整个观察过程进行系统的、有效的控制和完整、全面的记录。非结构式观察法中观察者只有一个总的观察目的和要求,或者只有一个大致的观察范围和内容,没有详细的观察计划和观察指标,也没有规范的观察记录表格,观察者根据对观察目的的理解有选择地记录观察内容。在现场观察工作开始之前,研究者需要根据研究目的和内容,按照不同类型观察方法的要求制订观察计划。观察计划主要包括观察对象、观察内容、观察的时间、观察的地点、观察的方式和手段等。结构式观察应准备标准化的观察工具,如观察项目清单、观察表或观察卡等。非结构式观察应准备观察提纲,观察提纲是观察内容的框架,为观察活动提供方向,提纲应具有一定的开放性和变通性。另外,在正式观察之前,还应了解观察场所内可能影响观察结果的因素,并做好后勤准备和技术工作。

（2）观察员培训:在正式进入观察现场前,应对观察员进行培训,帮助观察员掌握观察的方法和技巧,熟悉观察的目的和意义、观察的内容和要求,以及观察表的填写方法,明确观察工作的进程和注意事项。

（3）观察实施：在进入观察现场时,要注意选择恰当的方式。首先应征得观察现场所在单位和观察对象的同意。根据实际情况选择公开进入、逐步进入或隐蔽进入现场的方式。观察者顺利进入现场之后,即可根据特定角色和观察方式的要求进行观察。观察过程中应关注以下问题：①消除观察对象的疑虑。观察者应表现出友善的态度,让观察对象相信观察者的目的不是来针对某个人或某件事,而是为了了解各种现象,使观察对象尽快消除对观察者的陌生感和戒备心理,一切活动照常进行,而不必有任何顾虑。②深入到观察对象的生活中,必要时与观察对象共同工作和生活,逐步取得他们的信任,只有这样才能不仅看到他们的所作所为,还能了解到他们的所思所想,观察才有可能全面、深入。③遵从观察对象的生活习惯和生活方式,而且要尽可能使自己的行为与他们保持一致,这样才能与观察对象很快融为一体,建立信任和友谊,为实现自己的观察目的创造良好条件。

（4）观察记录：观察记录是对所观察到的现象的文字描述,也可先用录像的方式将资料记录下来,再进行事后分析和整理。观察记录的过程是观察者对观察现象思考、分类和筛选的过程,也是一个澄清事实、提炼观点的过程。因此,观察记录可以使观察者对所观察现象的理解和认识更加明确和深入。观察记录包括两个方面的工作,一是正确和详细地进行记录,二是科学地整理与分析记录。结构式观察中,通常记录在根据调查目的事先设定的观察表格或记录卡上,应注明观察的时间、地点,观察内容应具体详细,并尽量将观察内容量化,以使观察结果更有说服力,观察员必须签名,以明确责任并备查。同时应将记录中的客观描述与观察者的看法和解释区分开来,分别记录。在非结构式观察中,记录方式没有统一、固定的格式,但一定要清楚、有条理,以便今后查找核对。记录纸上每页标明观察者姓名、观察标题、地点、时间、标号等,记录内容应尽量详细、具体,一事一段,一人一段,如果条件允许,尽可能运用录音、录像等手段进行观察记录,并严格区分对观察现象的客观描述与观察者的个人推断和思考。记录过程最关键的一点是不能破坏观察现场的自然状态。

2. 观察法的优缺点 首先,与其他资料收集方法相比,观察法能提供更为深入的资料,观察者直接到现场观察发生在自然状态下的现象,可以直接获取生动、具体的第一手资料,还可以借助现场记录、录音、录像等得到详细、可靠的信息。同时,观察法也适用于收集用其他方法难以获取的信息,如适合对行为、活动的研究,适合婴幼儿、聋哑人、昏迷患者等通过问卷法或访谈法无法收集资料的对象。但使用观察法获取研究资料时,观察对象可能因为知道被观察而有意改变其行为,从而造成结果的偏差。其次,因为观察者需要对观察到的现象作出记录和判断,且人的感官能力是有限的和有选择性的,因此观察结果容易受到观察者主观因素的影响,不同的观察者对相同的观察对象可能得出不同的结论;另外,使用观察法时,容易涉及伦理问题;而且,由于观察法涉及的现象和行为非常复杂,范围较大,导致资料整理和分析的难度大。因此在使用观察法收集资料时,应采取各种手段,注意尽量不干扰研究对象的活动;在实施观察法前,应制订具体的干预计划,细化观察标准,并对观察者进行培训,必要时进行观察者间的一致性测评;为了规避可能带来的伦理问题,观察者必须事先征得观察对象的同意,最好签署知情同意书,且不能对外公开涉及研究对象身份信息的视频资料。

（侯淑肖）

第六节　资料的整理与分析

学习目标

完成本内容学习后,学生将能:

1. 描述研究资料整理的步骤。

2. 复述研究资料统计分析的方法。

资料收集后,需要对收集到的资料进行整理和分析,在此基础上形成研究结果。

（一）资料的整理

在资料收集过程中获得的原始资料和数据需要进行整理和加工,使其系统化、条理化,这就是资料整理的过程,资料整理是资料收集完成后科研工作的继续,也是数据统计分析的前提。

1. **核校原始数据**　在资料收集过程中,可能会出现漏项、记录差错等,因此在对资料进行分析之前,需要对原始资料进行检查与核实,检查原始资料有无遗漏、重复、异常值等问题,以保证资料的真实性、准确性和完整性。核查原始资料的方法主要有专业检查和统计检查两种。

（1）专业检查:即从专业的角度,利用专业知识和生活常识来发现数据资料中的问题。例如在调查问卷中发现男性患者患卵巢癌,这就违背了人体解剖学的基本规律,是明显错误的。

（2）统计检查:即利用统计学的规律发现错误。许多数据本身有一定的统计学规律,有些数据有一定的取值范围,不可能小于或大于一定数值。如果某研究对象的体温记录为63℃,一定是出现了记录错误。这种错误通常可以使用统计软件来发现。

2. **建立数据库**　建立数据库是使用计算机进行统计分析的前提,研究者通常使用统计软件建立数据库,如 SPSS、EpiData 软件等,其中 SPSS 软件是目前最常用的统计分析软件,其特点是使用方便,功能强大,包含数据录入、编辑、统计分析、图形制作等功能,可通过程序菜单、按钮和对话框完成操作,通常不需要使用者编程,因此受到使用者的广泛欢迎。关于统计分析软件的使用,在此不做详细介绍,读者可以查阅相关工具书进行学习。利用统计分析软件建立数据库,录入和保存数据后,首先使用统计功能对数据进行核查,纠正可能出现的数据错误。核查无误后,在进行数据分析之前,有时需要根据分析的需要,对数据进行编辑。如对某个变量进行重新编码或者将变量组合生成新的变量。

（1）重新编码:在对研究数据进行统计分析时,有时需要对某个变量的数据进行重新编码,转换出新数据。如某些量表中包含反向计分的条目,在计算量表总分前必须将这些反向计分的条目的得分转换过来,然后以转换后的数据进行分析。或者根据原数值进行分组的数据转换,如将年龄≥60岁的研究对象设为老年组,将年龄<60岁的研究对象设为非老年组,也可通过数据转换功能实现。数据转换进行重新编码后,可以根据需要选择保留原变量并重新生成一个新的变量,也可使生成的变量将原变量直接覆盖。

(2)变量组合:在进行数据分析时,有时需要将原有的变量进行组合生成新的变量,如将量表的若干个条目得分相加,计算出量表的总分或因子分,此时可使用统计软件的数据编辑功能将几个变量相加,生成新的变量。

(二)资料的统计分析

在量性研究中,统计分析方法的选择取决于研究目的、资料类型及研究设计的类型。一般先采用均数、标准差、中位数、频数、构成比、率等进行描述性统计,从而描述数据的分布特征及规律。然后,根据研究目的,选择适宜的统计分析方法比较组间某些变量的差异(如 t 检验、方差分析、卡方检验等),或分析变量之间的关系(如相关分析、回归分析等)。

1. 科研资料的类型 在量性研究中,常见的研究资料类型有计量资料、计数资料和等级资料三种。因为不同类型的资料所用的统计分析方法有所不同,所以应先准确判断要分析的资料属于哪种类型,再根据资料类型选择相应的统计分析方法。

(1)计量资料:又称为连续型资料,是用定量的方法测定某项指标量的大小而获得的资料。这类资料表现为数值大小,一般有度量衡单位。在护理研究中,研究者经常使用量表对一些变量进行测评,如使用抑郁自评量表测评抑郁状况,量表测评所测分数也属于计量资料。

(2)计数资料:又称为无序分类资料,是将观察单位按某种属性或类别分组,计数各组的例数而得到的资料。计数资料是定性的,表现为互不相容的类别。计数资料包括二分类资料(如按性别分为男、女两组)和多分类资料(如科室分为内科、外科、妇产科、儿科等)。计数资料的特点是各类别之间只是性质不同,没有数量上的级别关系,也没有先后顺序之分。

(3)等级资料:又称为有序分类资料,是将观察单位按某种属性的不同程度分成等级,计数各组的例数而得到的资料。这类资料具有半定量性质,各类别之间有程度的差别。如按病情严重程度(轻、中、重)、满意度(非常满意、一般、不满意)等分组。

(4)资料类型的转换:在资料分析过程中,有时需要将计量资料转换为计数资料或等级资料。例如采用抑郁自评量表测评抑郁,如果以量表得分作为反映抑郁的指标,则属于计量资料;如果按界值分数,划分为抑郁和非抑郁,就转换为了计数资料;如果按得分多少划分为无抑郁、轻度抑郁、中度抑郁、重度抑郁,就转换为了等级资料。需要注意的是,计量资料可以转换为计数资料或等级资料,但计数资料和等级资料无法转换为计量资料。如某研究在收集数据时,将年龄分为几个年龄段,让研究对象从中选择,得到的是等级资料;在数据分析时,如果想将年龄分组转换为年龄的具体数值(计量资料),则无法实现。因此在研究设计阶段应根据变量的特征和统计分析的需要明确变量的资料类型。

2. 描述性统计 在量性研究中,对于收集到的资料,应先使用各种描述性统计指标,描述资料的分布特征及规律。各类型资料常用的描述性统计指标见表9-6-1。

3. 推断性统计 比较两个或多个组之间的均数、率、构成比有无差异时,常用单样本 t 检验、配对 t 检验、两独立样本 t 检验、方差分析、卡方检验、秩和检验等统计分析方法;分析变量之间的关联时,可采用相关分析、回归分析等(表9-6-2)。

表 9-6-1 各类型资料常用的描述性统计指标

资料类型	常用的描述性统计指标
计数资料：正态分布	均数 ± 标准差、最小值、最大值
计数资料：偏态分布	中位数、四分位数间距、最小值、最大值
计数资料	频数、率、构成比
等级资料	频数、构成比

表 9-6-2 各类型资料常用的比较组间差异的统计分析方法

资料类型	设计类型	常用的统计分析方法
计量资料：正态分布	样本均数与总体均数比较	单样本 t 检验
	两个独立样本均数比较	独立样本 t 检验
	配对样本均数比较	配对样本 t 检验
	多个独立样本均数比较	单因素方差分析
计量资料：偏态分布	两个独立样本比较	Mann-Whitney u 检验
	配对样本比较	Wilcoxon 符号秩和检验
	多个独立样本比较	Kruskal-Wallis 秩和检验
计数资料	两个样本率或构成比比较	四个表卡方检验
	配对样本率或构成比比较	配对设计卡方检验
	多个样本率或构成比比较	行 × 列表卡方检验
等级资料	配对样本比较	Wilcoxon 符号秩和检验
	两个独立样本比较	Wilcoxon 或 Mann-Whitney u 检验
	多个独立样本比较	Kruskal-Wallis 秩和检验

第七节 护理研究论文的撰写与发表

学习目标

完成本内容学习后，学生将能：

应用所学内容，掌握综述论文的写作方法，并完成个案研究论文。

护理论文是对护理研究工作的书面总结，是交流、传递最新护理成果，进而推进护理学科发展的重要途径。护理论文按照体裁不同可以分为研究论文（论著）、文献综述、个案论文、经验介绍、案例报告等类型。这里主要介绍护理研究论文的书写。护理研究论文是研究者在护理研究的基础上，运用归纳、综合、判断和推理等思维方法，将研究过程中获得的研究资料进行整理、分析而撰写的文章。

（一）护理研究论文写作的基本原则

在撰写护理研究论文时，必须坚持严肃的态度、严谨的学风和严密的方法，并遵循以下基本原则。

1. 科学性原则 科学性是护理研究论文的根本性原则，是指科技成果客观、真实和严密的程度。研究的科学性是研究结果得以成立的先决条件和前提要素。研究论文的科学性一方面体现在研究方法的科学性，可以从研究程序的公开性、研究对象的选择、收集资料的客观性、分析方法的系统性、所得结论的可重复性等方面来考察研究的科学性。研究资料是否真实、研究要素是否科学、是否遵循研究设计的基本原则是评价论文科学性的重中之重。科学性另一方面体现在研究态度的科学性，研究者要以严肃的态度、严谨的学风、严密的方法开展科学研究。任何在设计研究计划、从事科学研究、评审科学研究、报告研究结果中发生的捏造、篡改、剽窃、伪造等行为，均属于学术不端行为。

2. 创新性原则 创新是研究论文的灵魂。强调创新并不是说论文的选题或结果必须是"前所未有"的开创性发现。创新包括多种形式，利用新的研究方法、新的实验材料或者用新的观点在新的水平上解决一个陈旧的问题都属于创新。当然，科学研究应当鼓励原创性的研究，原创性研究是推进社会发展的主要动力。

3. 实用性原则 护理学本身是一个实用性的学科，护理研究的最终目的是解决护理实践中存在的实际问题，提高护理实践的质量。因此，护理研究论文的内容应对临床护理、护理教育或护理管理具有指导作用，对护理学科的发展具有积极的推动价值。

4. 规范性原则 规范性就是要求护理研究论文要符合一定的规定和标准，要求应用科学的语言、规范的名词术语、标准化的量和单位、统一的格式，以完整的结构、严谨的逻辑、简洁的文字传递较多的信息。

（二）护理研究论文的书写

护理研究论文的基本结构包括题目、作者署名和单位、摘要、关键词、正文（包括前言、对象与方法、结果、讨论）和参考文献几个部分。

1. 题目 论文题目即文题，是对论文主要内容的高度概括和综合，起到画龙点睛的作用，是读者决定是否阅读其全文的重要线索。因此文题应能准确概括论文的核心内容，做到准确、简短、醒目、新颖，富有吸引力，能够引起读者的注意和兴趣。论文题目书写的基本要求如下：

（1）准确具体：论文题目应能表达研究的基本要素，如观察性研究论文题目中应包含研究对象、观察指标等关键信息，干预性研究论文的论文题目除研究对象和观察指标外，还应包含干预措施的信息。如"老年糖尿病患者衰弱现状及影响因素研究"，由文题可知，其研究对象是"老年糖尿病患者"，观察指标是"衰弱状况"。"低碳水化合物饮食对慢性阻塞性肺疾病患者血气分析指标及生活质量影响的研究"，研究对象是"慢性阻塞性肺疾病患者"，干预措施是"低碳水化合物饮食"，观察指标是"血气分析指标"和"生活质量"。而"升温毯在老年患者前列腺电切术中的应用效果评价"这一题目则缺少了结局指标信息，不够完整，根据文章内容可改为"升温毯预防老年前列腺电切术患者术中低体温的效果评价"更为准确。

（2）新颖、有特色：题目要有新意，能体现文章的创新性。

（3）简洁、精练：文章题目不宜过长，尽量用简洁、精练的语言点明文章的主要内容，通常以 20~25 字为宜，题目一般不加标点符号。如果文题非常长，可以使用副标题，用破折号与主标题分开。避免使用同行不熟悉的简称或缩略语，以免读者可能由于不能理解其含义而漏掉该论文。

2. **署名**　是一种拥有著作权的声明，是作者文责自负的承诺，也是编制检索的需要，以及编辑或读者与作者取得联系的信息点。署名必须遵守学术道德，实事求是。署名包括单位署名和作者署名。

（1）单位署名：是作者完成论文时的工作单位，也是文章著作权的归属单位。应标明单位所在省、市及邮政编码，单位署名要写全称，不能简写，位置应居文题之下、作者署名之后。如果在文章发表之前作者调往其他单位，可在同页注脚中注明新单位的通信地址。

（2）作者署名：文章署名作者应是对文章完成有实质性贡献的人员，包括参与选定研究课题和制订研究方案的人员，课题研究的主要执行者或参与论文撰写，能对文章的内容负责任的人。作者署名必须用真名，应置于文题下方，如有多名作者，署名顺序视其贡献大小而定。通常第一作者是研究工作的主要设计、执行及论文的主要撰写者。通讯作者是论文的主要责任人，对论文的科学性和结果、结论的可靠性负主要责任。通讯作者可以是第一作者，也可以是其他作者。

3. **摘要和关键词**

（1）摘要：是文章的内容提要，是将原文的中心内容浓缩、加工、整理后写成的意义连贯、表达准确、中心突出的介绍性短文。其主要作用是提供科技信息，便于进行文献检索，同时也便于读者在较短的时间内对论文内容有大致的了解。研究论文的摘要多采用结构式格式，由目的、方法、结果、结论四部分组成。目的：简要说明研究目的及其重要性；方法：简述研究对象、研究方法、干预措施、主要指标等；结果：简要描述最重要的研究结果，列出主要数据；结论：提出由研究结果得出的主要观点及其理论或实用价值。摘要书写应精练，着重说明研究工作的创新内容，字数一般为 200~300 字；内容完整，独立成章，不分段落；不列图表，没有引文，尽量不用缩略语。摘要书写常见的问题有：目的阐述不清；方法描述太过简单，缺失重要信息；结果未列出重要研究数据；结论泛泛，未针对本文研究目的与结果，或过度外推延伸；结论写成对策建议；摘要内容与正文不符等。

（2）关键词：是最能反映论文中心内容的单词、词组或短语，其作用是便于读者快速了解论文的主题和进行文献检索。一篇文章一般选 3~5 个关键词。关键词书写应用全称，尽可能使用规范语言，不用缩略语，通常参照美国国立医学图书馆编辑的医学主题词表（Medical Subject Handings，MeSH）中列出的主题词。关键词之间可用分号隔开，或者空一格书写，最后一词末尾不加标点符号。关键词书写常见问题有缺少重要的关键词，关键词选取不当，关键词书写不规范等。

4. **正文**　正文部分是研究论文的主体，包括前言、对象与方法（或材料与方法）、结果、讨论四部分。

（1）前言：又称引言或导言，主要阐明论文的立题依据和研究目的，包括研究涉及的人群和临床问题，问题的普遍性和重要性，研究现状及尚未解决的问题等背景资料，以论证为什么要开展这项研究（立题依据），从而引出本研究要解决的具体问题及其重要性（研究目的）。如果研究中涉及一些新概念或专业术语，应在前言部分加以界定。前言书写的常见问题有：立题依据不充分，重要性、创新性阐述不够；研究目的阐述不清，与摘要、结果不一致；内容与主题无关；将研究的结论放在前言中；与摘要、讨论重复；文献不充分或使用不准确；逻辑混乱，语言不流畅等。

（2）对象与方法：也称材料与方法或资料与方法，是评价论文科学性和先进性的重要内容，描写应准确、真实、详细，便于他人能够重复研究，对研究结果进行评价和验证，并使读者了解该研究的具体做法。对象与方法的书写内容包括：

1）研究对象：描述研究对象的入选条件、样本来源、样本量、抽样方法等，如涉及分组，还应介绍具体的分组情况。

2）研究方法：介绍具体的研究设计类型，具体的干预措施，测评指标、测评工具、评定标准；收集资料的方法；资料的统计分析方法等。如使用仪器对某些指标进行测量，应介绍仪器的来源、型号、测试方法；如果测评工具是公认的量表，应写明其全称、来源、结构及条目、信度效度指标、具体的评分方法等；如果测评工具是自设问卷，应写明问卷的设计过程、问卷结构、每部分的题目及形式、如何评分、信效度测评结果等。

3）研究对象书写常见的问题：研究对象来源不清晰；纳入标准与排除标准描述不准确；抽样方法与分组方法描述笼统；将研究结果写在研究对象部分；未描述失访情况等。

4）研究方法书写常见问题：未说明研究设计类型；阐述简单，不能重复，不能体现创新点；干预方法科学基础不够或有潜在风险；未描述对照组的干预方法；重要方法缺少参考文献，未介绍评价指标的判断标准或测量方法；未介绍测量时间；未介绍指标评价者等。

（3）结果：是用文字、统计表或统计图将经过归纳和分析的数据和资料准确、客观、具体地报告出来。结果是研究论文的核心部分，是讨论部分论述观点的依据和基础。书写结果时应注意：①准确性。应列出具体数据，准确描述统计结果，不能用含糊的描述。②客观性。描述结果应实事求是，只呈现客观结果，不应进行评论，避免只呈现对论点有利的阳性结果。③层次清晰。可将结果分成几个小标题，按照一定的逻辑顺序书写，注意与研究问题和方法相呼应。④恰当运用统计表和统计图，使结果更为直观、清晰，可用扼要的文字说明图表的主要内容，但应避免文字与图表内容完全重复。结果书写常见问题：结果与方法没有呼应，与讨论中的论据不吻合；统计图表不规范，图表与文字重复；未经统计学分析或统计学方法选择错误；未给出具体统计量值，或者重要值缺失；结果中夹杂讨论内容等。

（4）讨论：是针对研究结果，对其产生的原因、意义、与同类研究的异同、对临床工作的启示等进行分析和解释，是论文的精华部分。讨论的书写内容应注意：①讨论应与结果紧密联系，针对结果进行分析和解释。②以观点性描述为小标题提出论点。③用数据和理论为论据对观点进行论证，可与国内外同类研究的结果或观点进行比较，用现有的理论对结果的可能原因进行分析，解释可能的机制，点明研究的创新点。④可提出对临床工作的启示，说明研究结果在临床的应用建议，指出本研究的局限性及下一步的研究方向。讨论部分书写常见的问题：过多重复结果；讨论与结果脱节，存在过多与结果无关的论述；大量罗列文献，冲淡了自己的观点；论点含混不清，缺乏科学性；文章逻辑性差等。

5. **参考文献**　是指撰写论文时引用的有关期刊、书籍等文献资料。凡引用已发表文献中的数据、观点或理论等，都应在文中引用处予以标明，并在文末列出参考文献表，说明其出处。列出参考文献一方面表明科研工作的继承性和对他人研究成果的尊重，反映论文有真实可靠的科学依据，同时参考文献的数量和质量也反映了作者对本研究领域的了解程度，在一定程度上反映出论文的水平和质量。引用参考文献时应注意：①引用的文献必须是公开发表的文献，文献来源可包括期刊论文、书籍、学位论文、官方网站等。②文献引用应准确，不应断章取义或歪曲作者原意，引用的文献应是作者亲自阅读过的，尽量避免间接引用。③引用最必要的和最新的文献,以近 3~5 年的文献为主,在本领域有开创性贡献的经典文献也可适当引用。④参考文献格式应按国际标准或杂志要求书写,并在文中引用文献处进行标注。参考文献书写常见的问题:参考文献陈旧或不够权威;引用文献不够准确或不够严谨;参考文献书写格式不规范;文中未准确标出参考文献的引用位置;引用的参考文献与本文关系不大等。

（三）护理研究论文的投稿与发表

护理专业杂志发表文章是护理研究成果最常见的表现形式,论文能否成功发表不仅取决于科研课题完成的质量,也在于文章书写、投稿与修订的过程。

1. 投稿前的准备

（1）完成论文:将研究成果总结为研究论文时应注意以下几个方面。①论文结构的完整性:在撰写论文前,应围绕研究目的,统筹安排论文的结构,过分的拆分会导致文章内容不够完整,论文结构的整体性遭到破坏。②材料取舍的合理性:如果研究的内容较多,需要进行合理的取舍,避免把所有内容放到一篇文章中,导致论文主题不突出。③文章表达的逻辑性:围绕文章的主题展开,前后呼应,重点突出,条理分明。

（2）选择投稿杂志:在选择投稿杂志时,应考虑自己的论文是否符合期刊的"办刊宗旨"和"选稿范围",选择适合自己研究内容的杂志进行投稿,以提高投稿的成功率。选择杂志时可考虑:①自己既往学术研究中经常参考和引用的专业学术期刊。②阅读杂志的《投稿须知》和《约稿通知》,了解杂志的特色、学术方向和重点学科。③阅读杂志近期收录文章的目录,了解杂志关注的重点。

（3）根据期刊要求修改论文:选定投稿杂志后,根据杂志《投稿须知》的要求修改论文的结构、格式、字数等,做好投稿的准备。

2. 投稿与发表的程序

（1）投稿:按照杂志的投稿要求,采用网上或邮寄的方式投稿,网上投稿可按照系统提示的步骤填写和提交相关内容,并缴纳稿件处理费。稿件应注明第一作者和通讯作者的详细信息,投稿应特别注意不允许一稿两投,不涉及保密问题,并保证作者署名和排序无争议。

（2）审稿与修稿:杂志社审稿的流程一般包括编辑初审、专家外审和编审终审的过程。初审退稿的常见原因:不符合杂志的选稿范围;存在抄袭现象;选题过于宽泛或缺乏新意;写作不规范等。专家外审的结论通常包括退稿、修后审、修后刊和刊用四种。外审退稿的常见原因:专业方面存在不可弥补的缺陷;研究没有阐述科学问题;研究设计存在缺陷;样本量太少;研究结果存在明显的错误;统计方法运用错误或不当;结论不正确;违背国家政策或保密原则等。经过专家审稿后,编辑会汇总专家意见,结合杂志社的讨论结果,将稿件修改意见反馈给作者,要求作者在规定时间内完成稿件的修改。此时作者认真阅读审稿意见,根据专家的建议进行修改;如有不同意见,应及时与编辑沟通,尊重审稿意见,共同探讨。修改完成后将修改稿连同修改说明返回杂志社,如有延期应及时向编辑说明。

（3）发表:修改完成的稿件由编辑送主编终审,达到刊出要求、确认可以刊用后,编辑会联系作者签署版权授权书等文件,并交纳版面费后根据杂志的排期进行排版,最后进行文章小样的校对和确认,论文可印制发表。

（侯淑肖）

附 录

附录一　主动脉内球囊反搏术的操作考核标准

【目的】

主动脉内球囊反搏（IABP）术即将带有一个气囊的导管植入降主动脉近心端,通过气囊的充气和放气增加心脏排血量,减少心肌耗氧量,同时增加冠状动脉血流和心肌氧供,增加全身灌注。

【操作步骤及评分标准】

操作步骤	操作要点	标准分
操作前准备（16分）		
（1）患者准备:①评估患者。②向患者及家属做相关解释,并签署知情同意书。③指导患者配合及完善各项术前准备。④留置静脉通路。⑤穿刺部位清洁备皮。⑥插管前提醒医生检查气囊是否存在漏气情况。⑦协助患者取平卧位或30°半卧位。	①评估内容:双下肢皮肤颜色、温度、动脉搏动、基础感觉和运动能力以及患者插管前的血流动力学状态,并进行全面的神经系统的检查。②解释内容:IABP治疗相关的问题,如治疗的目的、反搏的原理、可能出现的并发症、术中如何配合等。③检查内容:血常规、血生化、凝血功能、心肌损伤标记物、尿钠肽、传染病筛查和血型等。	2分
（2）环境准备:紧急床边置管时,可不进行环境准备。非紧急情况需在介入手术室进行此操作。	避免患者着凉、保护患者隐私。	2分
（3）用物准备:根据患者身高选择合适的主动脉球囊反搏导管、介入穿刺包、无菌手套、无菌注射器、压力换能器、无菌纱布、敷贴、弹性绷带、爱尔碘溶液和无菌手术衣等。	①主动脉球囊反搏导管选择:身高183cm以上,选择50ml球囊;身高163~183cm,选择40ml球囊;身高152~162cm,选择34ml球囊。②必要时备血压计、听诊器、木板和脚踏凳。	4分
（4）药品准备:0.1%利多卡因、肝素钠、各种急救药品、生理盐水、软包装生理盐水。	0.9%氯化钠溶液500ml+肝素钠6250U,以备冲洗动脉导管。	2分
（5）仪器准备:反搏机、除颤器、心电图机、呼吸机、抢救车等各种抢救仪器备于床旁,设备处于正常工作状态,功能完好。	连接主动脉球囊反搏的心电导联线,选择一个R波向上的最佳ECG导联。	4分
（6）护士准备:衣帽整洁,戴口罩,洗手。	遵守医院感染控制要求。	2分

续表

操作步骤	操作要点	标准分
操作过程（50分）		
（1）协助医生对穿刺部位进行严格消毒。	消毒范围为以股动脉穿刺点为中心半径10cm左右。	5分
（2）打开手术包，协助医生穿手术衣，戴无菌手套，铺好洞巾。		5分
（3）在无菌碗内盛入肝素生理盐水冲洗动脉导管。		5分
（4）抽取利多卡因溶液，对局部皮肤进行麻醉。		5分
（5）护士应熟悉整体操作步骤。	医生采用Seldinger法穿刺右侧或左侧股动脉，沿穿刺针放入导引导丝，拔出穿刺针，放入动脉鞘，注入肝素2 000U；取出IABP导管，确保球囊完好无漏气；经体表测量置管长度，准确距离为穿刺点至胸骨角，并在导管上做好标记，将球囊导管沿导丝进入主动脉，当导管上的标记处于动脉鞘口时，估计球囊已至降主动脉，位于左锁骨下动脉开口与肾动脉之间，拔出导丝，中心腔行动脉压监测，加压给予肝素盐水冲管。	5分
（6）置管完成后，将导管与反搏泵相应接口连接。	连接压力冲洗装置，排空气体。	5分
（7）连接反搏泵与球囊导管。		5分
（8）固定压力传感器位置。	传感器位置与患者腋中线在同一水平，校正零点。	5分
（9）按下开始按钮，对球囊充气，开始进行反搏。	评估反搏效果	5分
（10）医生在确定反搏效果良好后妥善固定好IABP导管。		5分
注意事项（22分）		
（1）进行床边胸部X线检查，以确保球囊位于正确位置。	若球囊过高，可影响左锁骨下动脉血流，导管尖端可能损伤主动脉内膜造成主动脉夹层；导管位置过低，可导致肾灌注不足而出现肾功能不全。	4分
（2）在反搏开始后检查触发模式及触发比例。	机器内置触发模式是心电触发，当调节ECG无效时，反搏机可自动转变为压力触发，以保证有效反搏。反搏频率一般选择1∶1，设置反搏压报警，根据患者病情及时调整反搏压力报警数值，一般报警设置比患者的反搏压低10~20mmHg。	10分

操作步骤	操作要点	标准分
（3）关注患者的主诉,给予患者心理支持。	耐心解释患者提出的问题,安慰、鼓励患者,为患者创造一个安静的、能够充分休息的环境,在条件允许的情况下可以遵医嘱给予镇静药。	4分
（4）整理床单位,处置用物。		2分
（5）洗手,记录。		2分

评分依据:

1. 操作应在 5min 内,操作时间超过规定时间的 20% 减 1 分,超过规定时间的 30%~40% 时减 2 分,超过规定时间的 40% 时则减 3 分;如超时达到规定时间的 50% 仍未完成操作者停止操作,尚未完成项及操作速度项得分全部扣除。
2. 仪表 衣帽、鞋、头发整洁并符合要求,戴口罩,指甲长短适宜,不符合标准扣 2 分。
3. 服务态度 操作中应注意保护患者隐私,违反该规则扣 3 分。
4. 操作程序缺项或不符合要求按各项实际分值扣除。
5. 操作程序颠倒 一处扣 1 分。
6. 操作目的共 2 分。
7. "临床应用部分"为附加分值,共 10 分,评价老师可根据情况自设临床实践问题进行考核,按照考生回答情况给附加分,题量可设 1~3 题。

附录二　尼古丁依赖监测量表

1. 您早上起来后多长时间吸第一支烟?	
A. ≤5 分钟（3 分）	B. 6~30 分钟（2 分）
C. 31~60 分钟（1 分）	D. >60 分钟（0 分）

2. 您是否在许多禁烟场所很难控制吸烟的需求?

○ A. 是（1 分）　　　　　　　　　　○ B. 否（0 分）

3. 您认为哪一支烟最不愿意放弃?

○ A. 早晨第一支（1 分）　　　　　　○ B. 其他时间（0 分）

4. 您每天抽多少支烟?

○ A. 大于 30 支（3 分）　　　　　　○ B. 21~30 支（2 分）

○ C. 11~20 支（1 分）　　　　　　　○ D. 小于等于 10 支（0 分）

5. 您早晨醒来后第一小时是否比其他时间抽烟多?

○ A. 是（1 分）　　　　　　　　　　○ B. 否（0 分）

6. 您卧病在床时是否依旧吸烟?

○ A. 是（1 分）　　　　　　　　　　○ B. 否（0 分）

总分：_____

得分说明：

分值范围 0~10 分。

0~3 分为轻度依赖，

4~6 分为中度依赖，

≥7 分提示高度依赖

附录三　精神 / 心理检查量表

简易精神状态量表（MMSE）

简易精神状态量表（MMSE）用于筛查认知障碍的最常用的评估工具，该量表测评被试者的定向力、记忆力、注意力和计算力、回忆能力、语言能力、结构模仿能力，操作简单，需 10 分钟左右即可完成，是目前应用最广泛的痴呆筛查量表，有助于发现早期痴呆病人。

	分数	最高分
定向力		
现在是:（星期几）（几号）（几月）（什么季节）（哪一年）	（　　）	5
我们现在在哪里:（省市）（区或县）（街道或乡）（什么地方）		5
（第几层楼）	（　　）	5
记忆力	（　　）	3

现在我要说三样东西的名称，在我讲完以后，请您重复说一遍。请您记住这三样东西，因为几分钟后要再问您的。

（请仔细说清楚，每样东西一秒。）

"皮球""国旗""树木"

请您把这三样东西说一遍（以第一次的答案计分）

	分数	最高分
注意力和定向力	（　　）	5

请您算一算 100 减 7，然后从所得的数目再减去 7，如此一直计算下去，请您将每减一个 7 后的答案告诉我，直到我说停为止。

（若错了，但下一个答案是对的，那么只记一次错误）

93，86，79，72，65……

	分数	最高分
回忆力	（　　）	3

现在请您说出刚才我让您记住的三样东西？

"皮球""国旗""树木"

	分数	最高分
语言能力		
（出示手表）这个东西叫什么？	（　　）	1
（出示铅笔）这个东西叫什么？	（　　）	1
现在我要说一句话，请您跟着我清楚地重复一遍。	（　　）	1

"四十四只石狮子"

我给您一张纸请您按我说的去做,现在开始:"用右手拿着这 （　　）3
张纸,用两只手将它对折起来,放在您的大腿上。"(不要重复说明,也不要示范)

请您念一念这句话,并且按照上面的意思去做。(量表背面: （　　）1
闭上您的眼睛)

请您给我写一个完整的句子。(句子必须有主语、动词且有意义) （　　）1
记下所叙述句子的全文。

(量表背面)这是一张图,请您在同一张纸上照样把它画下来。 （　　）1
(对:两个五边形的图案,交叉处有个小四边形)

评价标准:简易精神状态量表共 30 个小项,每个小项回答或操作正确计 1 分,错误或不做计 0 分。总分范围 0~30 分,27~30 分为正常,小于 27 分为认知功能障碍,应进一步请专科医生进行检查。

生活质量量表(SF-36)

SF-36(the MOS 36-item short form health survey)是美国波士顿健康研究所开发的一个普适性测定量表,共包括 11 项,36 个条目,8 个维度,分别为生理功能、生理职能、躯体疼痛、一般健康状况、精力、社会功能、情感职能和精神健康,每个维度记分采用百分制,分值越高,代表功能越好或限制越少,患者的生活质量越好。该量表被广泛应用于普通人群的生活质量测定。

八个维度的具体意义:

1. 生理功能(PF: physical functioning)　测评健康状况是否影响了正常的生理活动。

2. 生理职能(RP: role-physical)　测评由于生理健康问题所造成的职能限制。

3. 躯体疼痛(BP: bodily pain)　测评疼痛程度以及疼痛对日常活动的影响。

4. 一般健康状况(GH: general health)　测评个体对自身健康状况及其发展趋势的评价。

5. 精力(VT: vitality)　测评个体对自身精力和疲劳程度的主观感受。

6. 社会功能(SP: social functioning)　测评生理和心理问题对社会活动的数量和质量所造成的影响。

7. 情感职能(RE: role-emotional)　测评由于情感问题所造成的职能限制。

8. 精神健康(MH: mental health)　测评四类精神健康项目,包括激励、压抑、行为或情感失控、心理主观感受。

1. 总体来讲,您的健康状况是?

①非常好　　　②很好　　　③好　　　④一般　　　⑤差

2. 跟 1 年以前比您觉得自己的健康状况是?

①比 1 年前好多了　　②比 1 年前好一些　　③跟 1 年前差不多

④比 1 年前差一些　　⑤比 1 年前差多了

(权重或得分依次为 1、2、3、4 和 5)

健康和日常活动

3. 以下这些问题都和日常活动有关。请您想一想,您的健康状况是否限制了这些活动？如果有限制,程度如何？

（1）重体力活动,如跑步举重、参加剧烈运动等：

①限制很大　　　　　　②有些限制　　　　　　③毫无限制

（权重或得分依次为 1,2,3；下同）注意：如果采用汉化版本,则得分为 1、2、3、4,得分转换时做相应的改变。

（2）适度的活动,如移动一张桌子、扫地、打太极拳、做简单体操等：

①限制很大　　　　　　②有些限制　　　　　　③毫无限制

（3）手提日用品,如买菜、购物等：

①限制很大　　　　　　②有些限制　　　　　　③毫无限制

（4）上几层楼梯：

①限制很大　　　　　　②有些限制　　　　　　③毫无限制

（5）上一层楼梯：

①限制很大　　　　　　②有些限制　　　　　　③毫无限制

（6）弯腰、屈膝、下蹲：

①限制很大　　　　　　②有些限制　　　　　　③毫无限制

（7）步行 1 500m 以上的路程：

①限制很大　　　　　　②有些限制　　　　　　③毫无限制

（8）步行 1 000m 的路程：

①限制很大　　　　　　②有些限制　　　　　　③毫无限制

（9）步行 100m 的路程：

①限制很大　　　　　　②有些限制　　　　　　③毫无限制

（10）自己洗澡、穿衣：

①限制很大　　　　　　②有些限制　　　　　　③毫无限制

4. 在过去 4 个星期里,您的工作和日常活动有无因为身体健康的原因而出现以下这些问题？

（1）减少了工作或其他活动时间：

①是　　　　　　　　　②不是

（权重或得分依次为 1,2；下同）

（2）本来想要做的事情只能完成一部分：

①是　　　　　　　　　②不是

（3）想要干的工作或活动种类受到限制：

①是　　　　　　　　　②不是

（4）完成工作或其他活动困难增多（比如需要额外的努力）：

①是　　　　　　　　　②不是

5. 在过去 4 个星期里,您的工作和日常活动有无因为情绪的原因（如压抑或忧虑）而出现以下这些问题？

（1）减少了工作或活动时间：

①是　　　　　　　　　②不是

（权重或得分依次为 1,2；下同）

（2）本来想要做的事情只能完成一部分：

①是　　　　　　　　　　②不是

（3）干事情不如平时仔细

①是　　　　　　　　　　②不是

6. 在过去 4 个星期里,您的健康或情绪不好在多大程度上影响了您与家人、朋友、邻居或集体的正常社会交往?

①完全没有影响　　②有一点影响　　③中等影响　　④影响很大　　⑤影响非常大

（权重或得分依次为 5,4,3,2,1）

7. 在过去 4 个星期里,您有身体疼痛吗?

①完全没有疼痛　　②有一点疼痛　　③中等疼痛　　④严重疼痛　　⑤很严重疼痛

（权重或得分依次为 6,5.4,4.2,3.1,2.2,1）

8. 在过去 4 个星期里,您的身体疼痛影响了您的工作和家务吗?

①完全没有影响　　②有一点影响　　③中等影响　　④影响很大　　⑤影响非常大

（如果 7 无 8 无,权重或得分依次为 6,4.75,3.5,2.25,1.0;如果为 7 有 8 无,则为 5,4,3,2,1）

您的感觉

9. 以下这些问题是关于过去 1 个月里您自己的感觉,对每一条问题所说的事情,您的情况是什么样的?

（1）您觉得生活充实：

①所有的时间　　②大部分时间　　③比较多时间　　④一部分时间

⑤小部分时间　　⑥没有这种感觉

（权重或得分依次为 6,5,4,3,2,1）

（2）您是一个敏感的人：

①所有的时间　　②大部分时间　　③比较多时间　　④一部分时间

⑤小部分时间　　⑥没有这种感觉

（权重或得分依次为 1,2,3,4,5,6）

（3）您的情绪非常不好,什么事都不能使您高兴起来：

①所有的时间　　②大部分时间　　③比较多时间　　④一部分时间

⑤小部分时间　　⑥没有这种感觉

（权重或得分依次为 1,2,3,4,5,6）

（4）您的心理很平静：

①所有的时间　　②大部分时间　　③比较多时间　　④一部分时间

⑤小部分时间　　⑥没有这种感觉

（权重或得分依次为 6,5,4,3,2,1）

（5）您做事精力充沛：

①所有的时间　　②大部分时间　　③比较多时间　　④一部分时间

⑤小部分时间　　⑥没有这种感觉

（权重或得分依次为 6,5,4,3,2,1）

（6）您的情绪低落：

①所有的时间　　　②大部分时间　　　③比较多时间　　　④一部分时间

⑤小部分时间　　　⑥没有这种感觉

（权重或得分依次为 1, 2, 3, 4, 5, 6）

（7）您觉得筋疲力尽：

①所有的时间　　　②大部分时间　　　③比较多时间　　　④一部分时间

⑤小部分时间　　　⑥没有这种感觉

（权重或得分依次为 1, 2, 3, 4, 5, 6）

（8）您是个快乐的人：

①所有的时间　　　②大部分时间　　　③比较多时间　　　④一部分时间

⑤小部分时间　　　⑥没有这种感觉

（权重或得分依次为 6, 5, 4, 3, 2, 1）

（9）您感觉厌烦：

①所有的时间　　　②大部分时间　　　③比较多时间　　　④一部分时间

⑤小部分时间　　　⑥没有这种感觉

（权重或得分依次为 1, 2, 3, 4, 5, 6）

10. 不健康影响了您的社会活动（如走亲访友）：

①所有的时间　　　②大部分时间　　　③比较多时间　　　④一部分时间

⑤小部分时间　　　⑥没有这种感觉

（权重或得分依次为 1, 2, 3, 4, 5）

总体健康情况

11. 请看下列每一条问题, 哪一种答案最符合您的情况？

（1）我好像比别人容易生病：

①绝对正确　　　②大部分正确　　　③不能肯定　　　④大部分错误　　　⑤绝对错误

（权重或得分依次为 1, 2, 3, 4, 5）

（2）我跟周围人一样健康：

①绝对正确　　　②大部分正确　　　③不能肯定　　　④大部分错误　　　⑤绝对错误

（权重或得分依次为 5, 4, 3, 2, 1）

（3）我认为我的健康状况在变坏：

①绝对正确　　　②大部分正确　　　③不能肯定　　　④大部分错误　　　⑤绝对错误

（权重或得分依次为 1, 2, 3, 4, 5）

（4）我的健康状况非常好：

①绝对正确　　　②大部分正确　　　③不能肯定　　　④大部分错误　　　⑤绝对错误

（权重或得分依次为 5, 4, 3, 2, 1）

评价标准：

各维度得分换算的基本公式为：

$$换算得分 = \frac{（实际得分 - 该方面可能最低得分）}{该方面可得最高分与最低分之差} \times 100$$

附录四　精神心理状态的评估

病人健康问卷 2（PHQ-2）

在过去两个星期,有多少时候您受到以下任何问题的困扰？请用√勾选您的答案	完全没有	几天	一半以上的天数	几乎每天
1 做事时提不起劲或没兴趣	0	1	2	3
2 感到心情低落、沮丧或绝望	0	1	2	3

注：PHQ-2 是进一步临床诊断筛选高危人群的第一步,用于初步筛查抑郁高危人群,所筛查的样本是否符合抑郁障碍诊断标准需要进一步的使用 PHQ-9 等其他的诊断工具或者直接进行访谈。当评分≥2 分时继续使用 PHQ-9。

病人健康问卷 9（PHQ-9）

在过去两个星期,有多少时候您受到以下任何问题的困扰？请用√勾选您的答案	完全没有	几天	一半以上的天数	几乎每天
1 做事时提不起劲或没兴趣	0	1	2	3
2 感到心情低落、沮丧或绝望	0	1	2	3
3 入睡困难、睡不安稳或睡眠过多	0	1	2	3
4 感觉疲乏或没有活力	0	1	2	3
5 食欲不振或吃太多	0	1	2	3
6 觉得自己很糟,或觉得自己很失败,或让自己或家人失望	0	1	2	3
7 对事物专注有困难,例如阅读报纸或看电视时不能集中精力	0	1	2	3
8 动作或说话速度缓慢到别人已经察觉,或正好相反 - 烦躁或坐立不安、动来动去的情况更胜于平常	0	1	2	3
9 有不如死掉或用某种方式伤害自己的念头	0	1	2	3

总分：_____

得分说明：PHQ-9 是基于 DSM-Ⅳ的诊断标准而修订的关于抑郁的一个筛查表。

每个条目的分值设置为 0~3 分,共有 9 个条目总分值 27 分。根据分值评估抑郁程度。

0~4 分无抑郁；

5~9 分有抑郁症状；

10~14 分明显抑郁症状；

15 分以上重度抑郁。

对于以上得分,有抑郁症状及以上的即为阳性样本。

参 考 文 献

［1］葛均波,徐永健,王辰.内科学［M］.9版.北京:人民卫生出版社,2018.

［2］龙黎明,吴瑛.内科护理学［M］.6版.北京:人民卫生出版社,2017.

［3］李庆印,陈永强.重症专科护理［M］.北京:人民卫生出版社,2018.

［4］钟清玲,许虹.急危重症护理学［M］.2版.北京:人民卫生出版社,2019.

［5］刘春英,王悦.手术室护理质量管理［M］.北京:中国医药科技出版社,2018.

［6］王卫平,孙琨,常立文.儿科学［M］.9版.北京:人民卫生出版社,2018.

［7］董念国,廖崇先.心肺移植学［M］.北京:科学出版社,2019.

［8］杨美玲,李国宏.手术室护士分级培训指南［M］.南京:东南大学出版社,2016.

［9］柏树令,应大君.系统解剖学［M］.3版.北京:人民卫生出版社,2015.

［10］马爱群,王建安.心血管系统疾病［M］.北京:人民卫生出版社,2015.

［11］吴秀娟.护理管理工具与方法实用手册［M］.北京:人民卫生出版社,2015.

［12］汪耀.实用老年病学［M］.北京:人民卫生出版社,2014.

［13］万学红,卢雪峰.诊断学［M］.8版.北京:人民卫生出版社,2013.

［14］郭莉.手术室护理实践指南:2018年版［M］.北京:人民卫生出版社,2018.

［15］中国高血压防治指南修订委员会.中国高血压防治指南［M］.北京:中国医药科技出版社.2018.

［16］王丽华.ICU专科护士资格认证培训教程［M］.2版.北京:人民军医出版社,2018.

［17］中国心脏康复与二级预防指南［M］.北京:北京大学医学出版社,2018.

［18］国康复医学会心血管病专业委员会.中国心脏康复与二级预防指南［M］.北京:北京大学医学出版社,2018.

［19］美国心肺康复协会.美国心脏康复和二级预防项目指南［M］.5版.周明成,主译.上海:上海科学技术出版社,2017.

［20］霍勇,韩雅玲,周玉.冠心病合理用药指南［M］.2版.北京:人民卫生出版社,2016.

［21］付强,刘运喜.医院感染监测基本数据集及质量控制指标集实施指南［M］.北京:人民卫生出版社,2016.

［22］中国疾病预防控制中心.2015中国成人烟草调查报告［M］.北京:人民卫生出版社,2015.

［23］卢天舒,周丽娟,梁英.心血管病专科护士培训教程［M］.2版.北京:科学出版社,2017.

［24］国家卫生和计划生育委员会疾病预防控制局.中国居民营养与慢性病状况报告（2015年）.北京:人民卫生出版社,2015.

［25］杨辉,张文光.外科责任制整体护理常规［M］.北京:人民卫生出版社,2014.

［26］赵庆华.危重症临床护理实用手册［M］.北京:人民卫生出版社,2014.

［27］王丽华,李庆印.ICU 专科护士资格认证培训教程［M］.北京:人民军医出版社,2014.

［28］中华人民共和国国家卫生和计划生育委员会.中国临床戒烟指南(2015 年版)［M］.北京:人民卫生出版社,2015.

［29］中华人民共和国住房和城乡建设部.医院洁净手术部建筑技术规范［M］.北京:中国建筑工业出版社,2013.

［30］孙桂芝.心外科疾病围术期护理指南［M］.北京:人民卫生出版社,2013.

［31］BOJAR R M 成人心脏外科围手术期处理手册［M］.5 版.高长青,主译.北京:科学出版社,2012.

［32］朱秀勤,李帼英,李海燕.内科护理急性事件处理预案［M］.北京:人民军医出版社,2011.

［33］王增武.美国心脏康复和二级预防项目指南［M］.4 版.北京:人民军医出版社,2010.

［34］WS/T312—2009 医院感染监测规范［Z］.中华人民共和国卫生部,2009.

［35］刘淑媛.心血管疾病特色护理技术［M］.北京:科学技术文献出版社,2008.

［36］郝云霞,李庆印.急诊经皮冠状动脉介入治疗护理实践指南的构建［J］.中华护理杂志,2019,54(1):36-41.

［37］余金波,智宏.2018 年欧洲心脏病协会晕厥诊断与管理指南解读［J］.中国介入心脏病杂志,2018,26(9):492-496.

［38］中国高血压防治指南修订委员会,中华医学会心血管病学分会.中国高血压防治指南(2018 年修订版)［J］.心脑血管病防治,2019,2(19):937-953.

［39］中华医学会糖尿病学分会.中国 2 型糖尿病防治指南(2017 年版)［J］.中华糖尿病杂志,2018,10(1):4-76.

［40］蔡虹,高凤莉.导管相关感染防控最佳护理实践专家共识［M］.北京:人民卫生出版社,2018:2-30.

［41］高玲,皮红英,徐文红,等.高流量氧疗湿化技术在心脏术后低氧血症患者氧疗中的应用［J］.中国体外循环杂志,2018,16(04):47-50+62.

［42］李雯莉,孙虎,李丹丹,等.高流量氧疗与无创正压通气对呼衰患者的影响［J］.中华急诊医学杂志,2018(4):381-383.

［43］张帆,周文琴,黄柳燕.2017 年 ISRNM《血液透析治疗期间饮食》专家共识解读［J］.护理研究,2018,14(610):2159-2162.

［44］胡大一,郭继鸿.晕厥诊断与治疗中国专家共识 2018［J］.中华心血管病杂志.2019,47(2):96-107.

［45］何奔,韩雅玲.中国 ST 段抬高型心肌梗死救治现状及应有对策［J］.中华心血管病杂志.2019,47(2):82-84

［46］王喆,陈瑾.《2018 年欧洲心脏病学会/欧洲高血压学会高血压管理指南》解读［J］.中国临床医生杂志,2019,47(05):516-518.

［47］赵春莉,毛桂珍.动脉血气标 150 份缺陷分析及其对护理工作的启示［J］.中国社区医师,2019,35(5):182-184.

［48］中国康复医学会心血管病专业委员会.中国心脏康复与二级预防指南 2018 精要［J］.中华内科杂志,2018,57(11):802-810.

［49］周瑾，刘洁珍，曾洁仪，等．风险评估追踪管理在降低气管插管患者非计划拔管中的应用［J］．现代临床护理，2017，16（3）：64–67.

［50］中华医学会呼吸病学分会呼吸危重症医学学组，中国医师协会呼吸医师分会危重症医学工作委员会．成人经鼻高流量湿化氧疗临床规范应用专家共识［J］．中华结核和呼吸杂志，2019，42（2）：83–91.

［51］赵梦林，于婕．经鼻导管高流量氧疗应用于心力衰竭的研究进展［J］．中国循环杂志，2018（4）：407–410.

［52］许德星，丁荣晶，袁丽霞．2017年ACC/AHA/HRS晕厥诊治指南解读［J］．临床心电学杂志．2017，26（5）：375–382.

［53］殷伟贤．全球心力衰竭现状［J］．中国心血管杂志，2018，23（01）：11–14.

［54］李云芳，齐卫东．临床护理技能学［M］．2版．北京：人民卫生出版社，2017.

［55］吴惠平等．临床护理相关仪器设备使用与维护［M］．北京：人民卫生出版社，2010.

［56］黄露．心电监护仪的问题分析及护理对策分析［J］．影像研究与医学应用，2017，1（18）：175–176.

［57］陈稚林．多功能心电监护仪的规范使用与管理［J］．护理研究，2017，31（21）：2674–2676.

［58］汤文喜，张转，史成梅，等．降低深静脉置管并发症的系统化措施［J］．麻醉安全与质控，2017，1（02）：77–80.

［59］胥小芳，孙红，李春燕，等．《动脉血气分析临床操作实践标准》要点解读［J］．中国护理管理，2017，17（09）：1158–1161.

［60］吴显兰，张继旺，李远，等．空气对血气分析结果的影响［J］．临床检验杂志，2017，35（9）：709–710.

［61］秦绪珍，高君，朱力，等．影响血气分析结果的分析前因素调查［J］．临床检验杂志，2017，35（6）：467–469.

［62］沈祥礼，祖丽比娅，李岚，等．心力衰竭专用超滤设备治疗心力衰竭有效性和安全性的随机对照研究［J］．中华心血管病杂志，2017，45（07）：608–612.

［63］王菊子，寻引平．循证护理在开胸术后患者动脉采血中的应用［J］．护理研究，2018，32（12）：1981–1983.

［64］王欣，贺婷，李云，等．非计划拔管风险评估工具的研究［J］．护理学报，2016，23（5）：1–52.

［65］陈永强．《2015美国心脏协会心肺复苏及心血管急救指南更新》解读［J］．中华护理杂志，2016，51（02）：253–256.

［66］李庆印，李峥，康晓凤，等．成人急性心力衰竭护理实践指南［J］．中国护理管理，2016，16（09）：1179–1188.

［67］姚瑞．心源性休克研究进展［J］．中西医结合杂志．2016，4（19）：1–5.

［68］丁杰，都鹏飞．小儿先心病及其介入治疗的相关进展［J］．中华全科医学，2016，14（06）：883–884.

［69］中国成人血脂异常防治指南修订联合委员会．中国成人血脂异常防治指南（2016年修订版）［J］．中国循环杂志，2016，31（10）：937–953.

［70］王斌，安友仲．当前对动脉导管相关性血流感染的认识［J］．中华危重病急救医学，2016，28（5）：478-480．

［71］赵新菊，左力．KDOQI血液透析充分性临床实践指南2015更新版-开始血液透析的时机解读［J］．中国血液净化，2016，15（8）：385-387．

［72］杨艳秋．亚低温联合促红细胞生成素治疗新生儿窒息后缺氧缺血脑损伤的疗效［J］．中国实用神经疾病杂志，2016，19（12）：46-48．

［73］心力衰竭超滤治疗专家组．心力衰竭超滤治疗建议［J］．中华心血管病杂志，2016，44（6）：477-482．

［74］崔文欣．心脏康复中运动处方的制订．中国卫生标准管理，2016（15）：38-40．

［75］关欣，王蕾，罗家音，等．双腔中心静脉导管不同管腔测量中心静脉压的比较研究［J］．中华护理杂志，2015，50（9）：1064-1066．

［76］中华医学会心血管病学分会流行病学组，中国医师协会心血管内科医师分会，中国老年学学会心血管病专业委员会．糖代谢异常与动脉粥样硬化性心血管疾病的临床诊断和治疗指南［J］．中华心血管杂志，2015，43（6）：488-506．

［77］中国医师协会肾脏病医师分会血液透析充分性协作组．中国血液透析充分性临床实践指南［J］．中华医学杂志，2015，95（34）：2748-2753．

［78］张克娜，夏崇春．生理盐水持续加压冲洗在有创血压监测中的应用［J］．中国急救医学，2014，34（5）：407-409．

［79］2014年中国胆固醇教育计划血脂异常防治建议专家组，中华心血管病编辑委员会，血脂与动脉硬化循证工作组，等．2014年中国胆固醇教育计划血脂异常防治专家建议［J］．中华心血管病杂志，2014，42（8）：633-637．

［80］王玉柱，叶朝阳，金其庄．中国血液透析用血管通路专家共识［J］．中国血液净化，2014，13（8）：549-558．

［81］中国康复医学会心血管病专业委员会．心血管疾病营养处方专家共识［J］．中华内科杂志，2014，53（2）：124-130．

［82］程勤，张玲琳，王家玲，等．470例达芬奇机器人手术护理配合关键点探讨［J］．局解手术学杂志，2013，22（5）：546-547．

［83］中华医学会心血管病学分会，中国康复医学会心血管病专业委员会，中国老年学学会心脑血管病专业委员会［J］．冠心病心脏康复与二级预防专家共识．中华心血管病杂志，2013，4（4）：267-275．

［84］童建成，张广雄．亚低温治疗开始时机对心脏骤停心肺复苏患者预后的影响［J］．武警医学，2012，23（8）：718．

［85］张劲松，孙昊．对我国亚低温治疗现状的认识［J］．实用医院临床杂志，2012，09（1）：31-33．

［86］金克非，许斌，尤斌．心脏微创小切口直视下实施二尖瓣置换术的手术配合［J］．现代临床护理，2012，4（11）：34-35．

［87］魏艳艳，石丽，吴荣．8例左心辅助循环装置置入术患者的护理［J］．中华护理杂志，2011，46（11）：1134-1135．

［88］柯绪芬，汤宪凤．动脉采血部位及穿刺方法的研究进展［J］．中国实用医药，2011，6

（33）：247-248.

［89］王少清,汪力,秦花,等.慢性心力衰竭伴顽固性水肿血液超滤治疗策略及效果观察
［J］.实用医院临床杂志,2011（4）：72-74.

［90］史战国,余开慧,王柏青,等.慢性肾功能衰竭患者血液透析并发心律失常的防治［J］.
西部医学,2010,22（2）：239-241.

［91］LI H Y, GUO Y T, TIAN C, et al. A risk prediction score model for predicting occurrence
of post-PCI vasovagal reflex syndrome：a single center study in Chinese population［J］.
Journal of Geriatric Cardiology, 2017, 14（8）：509-514.

［92］NISHIMURA M. High-flow nasal cannula oxygen therapy in adults：physiological benefits,
indication, clinical benefits, and adverse effects［J］. Respiratory Care, 2016, 61（4）：529.

［93］NISHIMURA M. High-flow nasal cannula oxygen therapy in adults：physiological benefits,
indication, clinical benefits, and adverse effects［J］. Respiratory Care, 2016, 61（4）：529.

［94］FRAT J P, THILLE A W, MERCAT A, et al. High-flow oxygen through nasal cannula in
acute hypoxemic respiratory failure.［J］. New England Journal of Medicine, 2015, 372（23）：
2185.

［95］LEONG D P, TEO K K, RANGARAJAN S, et al. Prognostic value of grip strength：findings
from the Prospective Urban Rural Epidemiology（PURE）study.［J］. Lancet, 2015, 386
（9990）：266-273.

［96］Brito L B, Ricardo D R, Araújo D S, et al. Ability to sit and rise from the floor as a predictor
of all-cause mortality.［J］. European Journal of Preventive Cardiology, 2014, 21（7）：892-
898.

［97］GRONEMEYER S A, STEEN R G, KAUFFMAN W M, et al. Fast adipose tissue（FAT）
assessment by MRI［J］. Magnetic Resonance Imaging, 2000, 18（7）：815-818.

［98］FLETCHER G F, ADES P A, KLIGFIELD P, et al. Exercise standards for testing and
training：a scientific statement from the American heart association［J］. Circulation, 2013,
128（8）：873-934.

［99］PERK J, DEBACKER G, SANER H, et al. The 10-year anniversary of the European
association for cardiovascular prevention and rehabilitation：achievements and challenges
［J］. European Journal of Preventive Cardiology, 2015, 22（10）：1340-1345.

［100］YON C K, LOW C L. Sodium citrate 4% versus heparin as a lock solution in hemodialysis
patients with central venous catheters［J］. Am J Health Syst Pharm, 2013, 70（2）：131-
136.

［101］MOURVILLIER B, TUBACH F, BEEK D V D, et al. Induced hypothermia in severe
bacterial meningitis：a randomized clinical trial［J］. JAMA, 2013, 310（20）：2174-2183.

［102］VILACA K H C, PAULA F J A, FERRIOLLI E, et al. Body composition assessment
of undernourished older subjects by dual-energy x-ray absorptiometry and bioelectric
impedance analysis［J］. Journal of Nutrition Health & Aging, 2011, 15（6）：439-443.

［103］BALADY G J, ARENA R, SIETSEMA K, et al. Clinician's guide to cardiopulmonary
exercise testing in adults［J］. Circulation, 2010, 122（2）：191-225.

［104］VERDIJK L B, LUCVAN.L, KENNETH.M, er al. One-repetition maximum strength test represents a valid means to assess leg strength in vivo in humans［J］. Journal of Sports Ences, 2009, 27（1）: 59-68.

［105］WIACEK M, HANGNER W. The history and economic impact on the functional fitness of elderly in the South-Eastern region of Poland: a comparison with US citizens［J］. Arch Gerontol Geriatr, 2008, 46（2）: 221-226.

［106］GREMEAUX V, ISKANDAR M, KERVIO G, et al. Comparative analysis of oxygen uptake in elderly subjects performing two walk tests: the six-minute walk test and the 200m fast walk test.［J］. Clinical Rehabilitation, 2008, 22（2）: 162-168.

［107］BEAN J F, KIELY D K, LAROSE S, et al. Is stair climb power a clinically relevant measure of leg power impairments in at-risk older adults?［J］. Archives of Physical Medicine & Rehabilitation, 2007, 88（5）: 604-609.

［108］WILLIAMS M A, HASKELLl W L, ADES P A, et al. Resistance exercise in individuals with and without cardiovascular disease（2007 update）: a scientific statement from the American Heart Association Council on Clinical Cardiology and Council on Nutrition, Physical Activity, and Metabolism.［J］. Circulation, 2015, 116（5）: 572-584.

［109］KRUM, HENRY, CAMERON, et al. Diuretics in the treatment of heart failure: mainstay of therapy or potential hazard?［J］. Journal of Cardiac Failure, 2006, 12（5）: 333-335.

53检